1579249.

CW00708524

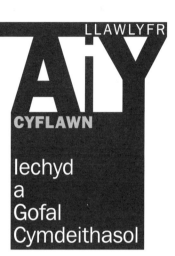

LLAWLYFR

AU
CYFLAWN

Iechyd
a
Gofal
Cymdeithasol

TORFAEN LIBRARIES
WITHDRAWN

Book No.   1579249

LLAWLYFR

AU

CYFLAWN

Iechyd
a
Gofal
Cymdeithasol

JUDY RICHARDS

Golygyddion Arbenigol
HILDA HAWS
a CAROLE REES

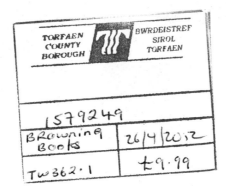

TORFAEN COUNTY BOROUGH   BWRDEISTREF SIROL TORFAEN

1579249

BRowning Books   26/4/2012

Tw 362·1   £9·99

Llawlyfr A i Y Cyflawn Iechyd a Gofal Cymdeithasol

Addasiad Cymraeg © Gwasg Taf 2010 (h)

Mae hawlfraint ar y deunyddiau hyn ac ni ellir eu hatgynhyrchu na'u cyhoeddi mewn unrhyw fodd heb ganiatâd perchennog yr hawlfraint.

ISBN 978-1-904837-25-5-1

Cysodwyd gan Almon, Pwllheli, Gwynedd
Argraffwyd gan y Lolfa, Talybont, Ceredigion

Cyhoeddwyd gyntaf yn 2010 gan Wasg Taf
Hen Dŷ, Llanfair-yng-Nghornwy, Caergybi, Ynys Môn LL65 4LS

Noddwyd gan Lywodraeth Cynulliad Cymru

Complete A-Z Health and Social Care Handbook, Judy Richards
Copyright © 1999, 2003 Judy Richards

Cyhoeddwyd *Complete A-Z Health and Social Care Handbook*
gyntaf yn Saesneg yn 1999 gan Hodder & Stoughton.
Cyhoeddir y cyfieithiad hwn drwy drefniant gyda Hodder & Stoughton.

Complete A-Z Health and Social Care Handbook
was first published in English in 1999 by Hodder & Stoughton.
This translation is published by arrangement with Hodder & Stoughton.

Llun y clawr: © Charles Krebs/Corbis

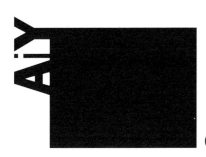

Cynnwys

A
B
C
Ch
D
Dd
E
F
Ff
G
Ng
H
I
L
Ll
M
N
O
P
Ph
R
Rh
S
T
Th
U
W
Y

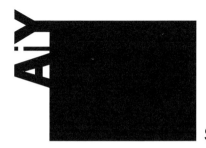

Sut i ddefnyddio'r llyfr hwn

Mae Llawlyfr A i Y Iechyd a Gofal Cymdeithasol yn rhestr termau yn ôl yr wyddor a gynlluniwyd i fod yn rhwydd i'w ddefnyddio. Fel y byddwch yn gwerthfawrogi, mae iechyd a gofal cymdeithasol yn bwnc eang ac mae'r prif gysyniadau y byddwch yn dod ar eu traws yn eich astudiaethau achos ym maes iechyd a gofal cymdeithasol wedi eu cynnwys. Y mae'r llawlyfr hwn felly yn gyfeirlyfr pwysig a fydd yn eich cynorthwyo i ddeall y gofynion sylfaenol ar gyfer eich astudiaeth.

Mae pob cofnod yn cychwyn gyda diffiniad. Dylai hyn roi rhywfaint o ddealltwriaeth i chi o'r hyn yr ydych yn chwilio amdano. Mae hyd y cofnod fel arfer yn dibynnu ar ba mor berthnasol y mae'r cynnwys i'r cysyniadau o ofal o fewn iechyd a gofal cymdeithasol. Mae'r cofnodion felly'n ceisio rhoi rhywfaint o arweiniad i'r prif bwyntiau, neu gyflwyniad iddynt. Ceir darluniau a thablau i'ch cynorthwyo i ddeall y cofnod.

I gefnogi eich ymchwil, gallwch wneud defnydd o'r croesgyfeirio o fewn y cofnodion. Fe'u ceir mewn italig naill ai yng nghorff y cofnod neu ar ddiwedd y cofnod. Mae'r croesgyfeiriadau hyn yn eich cyfeirio at bynciau sy'n berthnasol i'r maes dan sylw.

Rhestr termau yw A i Y a fydd yn gymorth i chi yn eich astudiaeth o iechyd a gofal cymdeithasol; mae'n bwysig sylweddoli nad gwerslyfr mohono. Mae hyn yn golygu y bydd gofyn i chi ddarllen yn ehangach er mwyn cwblhau eich gafael ar y pwnc ond bydd yr A i Y yn ffynhonnell gyfeirio hwylus pan fyddwch yn dod ar draws termau nad ydych yn siwr ohonynt.

Mae samplau o sefydliadau wedi eu cynnwys i'ch cefnogi a chynyddu eich dealltwriaeth o faes sefydliadau gwirfoddol. Mae'r rhain yn cynnwys y sefydliadau ambarél yng Nghymru, Gogledd Iwerddon a'r Alban.

I gloi, rwy'n gobeithio'n fawr y byddwch yn mwynhau defnyddio'r A i Y bob dydd ac y bydd yn adnodd gwerthfawr yn eich astudiaethau. Yn sicr rwyf innau wedi mwynhau ei gasglu ynghyd.

Judy Richards

Roedd deddfwriaeth ac adroddiadau gan y llywodraeth yn arfer cael eu cyhoeddi gan Lyfrfa Ei Mawrhydi (LIEM) a nodir hynny ynghyd â blwyddyn eu cyhoeddi mewn nifer dda o'r cofnodion ar ddeddfwriaeth ac adroddiadau. Bellach mae'r Llyfrfa o dan adain Swyddfa Gwybodaeth y Sector Gyhoeddus a gellir chwilio ar-lein am eu holl gyhoeddiadau ar ei gwefan www.psi.gov.uk

Cofiwch fod y croesgyfeirio mewn italig yn aml yn gallu bod yn ffurfiau unigol neu luosog y gair neu'r geiriau e.e. gall *esgyrn* gyfeirio at *asgwrn*. Cofiwch hefyd y bydd y geiriau mewn italig weithiau wedi eu treiglo, ond mai'r ffurf gysefin heb ei threiglo sydd ar ddechrau'r cofnodion.

Ceir rhestr o dermau ar ddiwedd y llyfr ar ffurf Geirfa Gryno Cymraeg i Saesneg er mwyn eich cynorthwyo gydag ymgynghori â llyfrau, cyfeirlyfrau a ffynonellau Saesneg eu hiaith.

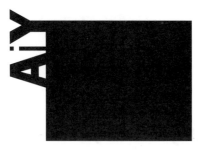

Cydnabyddiaethau

Mae hon wedi bod yn dasg anferth na fyddwn wedi gallu ei chyflawni heb fy nghefnogwyr anhepgor. Hoffwn ddiolch i'm gŵr Jeff, fy merched Jessica a Helen a'm cadwodd yn fy hwyliau yn ystod f'ymchwil, Doreen Rowe yr oedd ei medrusrwydd wrth y bysellfwrdd yn gymaint o gaffaeliad, a'm golygyddion arbenigol a olygydd y cofnodion, Hilda Haws a Carole Rees.

I'm ffrindiau a'm cydweithwyr Esther, Pat, Sarah R, Marg, Donna, Anthea, Wendy, Chris a Jenny Giles.

Fy myfyrwyr o'r gorffennol a'r presennol, sy'n dal i fod yn ysbrydoliaeth imi.

Mae gwahanol sefydliadau wedi rhoi gwybodaeth amhrisiadwy. Gair arbennig i fyfyrwyr: os byddwch yn cysylltu ag unrhyw rai o'r sefydliadau hyn am wybodaeth, peidiwch ag anghofio cynnwys amlen o faint A4 ynghyd â stamp gwerth £1.00.

Gwnaed pob ymdrech i sicrhau'r caniatâd angenrheidiol mewn perthynas â deunydd hawlfraint. Y mae'r cyhoeddwyr yn ymddiheuro am unrhyw ffynhonnell nad oes cydnabyddiaeth iddi a byddant yn falch o wneud y trefniadau angenrheidiol ar y cyfle cyntaf.

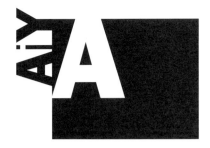

ABC adfywio: dull o adfywio i'w ddefnyddio mewn argyfwng.

- A – pibell wynt – pwyso pen y clwyfedig yn ôl ar ogwydd a chodi'r ên i agor y bibell wynt. Mae'r safle ar ogwydd yn codi tafod y clwyfedig o gefn y corn gwddw fel nad yw'n cau'r bibell wynt.
- B – anadlu – os nad yw'r clwyfedig yn anadlu, gall rhywun arall anadlu ar ei ran ef neu hi ac felly ocsigeneiddio'r gwaed, drwy 'awyru artiffisial', chwythu eu hanadl nhw allan, ac i mewn i ysgyfaint y clwyfedig.
- C – cylchrediad – os yw'r galon wedi stopio gellir 'gwasgu'r frest' i orfodi gwaed i gylchredeg drwy'r galon ac o amgylch y corff. Mae'n rhaid cael awyru artiffisial gyda'r rhain fel bod y gwaed yn cael ei ocsigeneiddio (Ambiwlans Sant Ioan 1997). (Gweler *resbiradaeth artiffisial*, cod *AVPU*.)

ABC adfywio

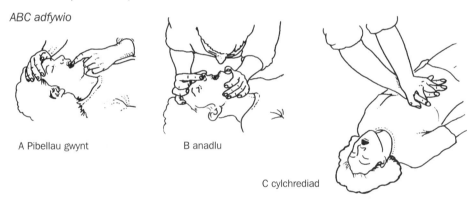

A Pibellau gwynt   B anadlu

C cylchrediad

abdomen: dyma'r rhan o'r corff sy'n cynnwys yr organau mewnol i gyd ar wahân i'r *galon* a'r *ysgyfaint*. Mae'r abdomen wedi ei wahanau oddi wrth y thoracs gan raniad o'r enw y diaffram. Mae'r abdomen wedi ei leinio gyda philen o'r enw'r peritonewm.

aciwbigo: dull amgen o driniaeth a ddaeth o Tsieina. Mae'n driniaeth gymharol ddi-boen lle rhoddir nodwyddau main yn y croen ar fannau penodol. Mae aciwbigo hefyd yn cryfhau iechyd a'r system imiwnedd yn ogystal ag yn trin symptomau penodol. Gall cymhwyso i fod yn aciwbigwr gymryd tair neu bedair blynedd o hyfforddi amser llawn neu rhwng tair a phum mlynedd yn rhan amser.

aciwbwysedd: dull amgen o driniaeth sy'n gyfuniad o aciwbigo a thylino. Defnyddir ef i leddfu poen, cynhyrchu anesthesia neu reoleiddio un o swyddogaethau'r corff. Yn y driniaeth hon mae'r bodiau a blaenau'r bysedd yn rhoi pwysau a thylino ar hyd yr un mannau ag y rhoddir nodwyddau ynddynt gydag aciwbigo.

acsila: y man o dan y fraich neu'r gesail. Yn ystod *llencyndod* mae blew yn tyfu yn yr acsila mewn ymateb i newidiadau hormonol. Mae blew'r gesail yn amsugno chwys sy'n cronni o dan y fraich. Wrth ofalu am *gleientiaid* sydd angen gofal corfforol llwyr, mae'n bwysig ymolchi o dan y gesail a'i sychu fel nad yw'r cleient yn cael briwiau. Mae un dull o fesur tymheredd y corff yn rhoi thermomedr clinigol yn yr acsila. Cam *diogelwch* yw hwn, am y gallai plant ifanc gael eu temtio i frathu thermomedr yn y geg.

acson: un o gydrannau cell nerfol. Mae'r acson yn dargludo ysgogiadau i ffwrdd o gorff y gell nerfol. Mae wedi ei gau â gwain fyelin frasterog sy'n amddiffyn ffibr y nerf ac yn cyflymu'r trosglwyddo ar ysgogiadau.

achosion sifil: achosion llys nad ydynt yn ymdrin â gweithredoedd troseddol ond sy'n delio â materion arbennig gan gynnwys y rheiny sy'n effeithio ar blant a materion cyfreithiol eraill sy'n gysylltiedig â *Deddf Plant 2004*.

achosion troseddol: y modd y bydd y *System Cyfiawnder Troseddol* yn delio â rhywun sydd dan amheuaeth o fod wedi cyflawni gweithred droseddol. Mae'r broses hon yn cynnwys:

- arestio a chyhuddo gan yr heddlu
- y gwahanol ganlyniadau, naill ai rhybudd heddlu neu erlyniad
- os yw erlyniad ar fin digwydd, y mae'n bosibl y bydd y person yn cael ei gadw yn y ddalfa
- pob achos troseddol sy'n cychwyn yn llys yr ynadon.

adeiladwaith oedran a'r boblogaeth: y ffordd mae oedrannau unigolion wedi eu dosrannu ymhlith y boblogaeth genedlaethol, ryngwladol neu fydeang. Yn y DU mae'r adeilwaith oedran wedi newid yn y degawdau diwethaf. Ymysg y newidiadau hyn mae:

- cynnydd yng nghyfran y bobl mewn oed, yn enwedig y rhai dros 75 oed
- lleihad yng nghyfran pobl ifanc o dan 16 oed.

adeiledd yr atom: adeiledd atomau. Mae atom wedi ei gwneud o niwclews sy'n cynnwys gronynnau positif eu gwefr (a elwir yn brotonau) a niwtronau, gronynnau heb wefr. Yn troi o gwmpas y niwclews mae gronynnau negatif eu gwefr o'r enw electronau. Mewn atom mae nifer y protonau yn hafal i nifer yr electronau sy'n hafal i'r rhif atomig.

Gellir disgrifio adeiledd yr atom drwy ei rif atomig a'i rif màs.

- Rhif atomig – nifer y protonau mewn niwclews atom. Mae pob elfen yn cael ei diffinio gan ei rhif atomig. Er enghraifft mae unrhyw atom gyda chwe phroton yn garbon, ni waeth faint o niwtronau ac electronau sydd ganddi.
- Rhif màs – cyfanswm y protonau a'r niwtronau mewn un atom o elfen. Gall rhif màs elfen amrywio am fod nifer y niwtronau yn gallu newid. Mae'r rhif màs fel arfer tua dwy waith y rhif atomig.

Mae isotopau yn ffurfiau gwahanol ar elfen, gyda'r un nifer o brotonau, ond niferoedd gwahanol o niwtronau. Felly mae gan isotopau elfen yr un rhif atomig â'i gilydd ond rhif màs gwahanol. Gwahaniaethir rhwng isotopau drwy ysgrifennu y rhif màs wrth enw neu symbol yr elfen, fel hyn: sodiwm-24 neu ^{24}Na. (Stockley, Oxlade a Wertheim 1988)

adenosin deuffosffad (ADP): cyfansoddyn egni uchel a geir mewn celloedd. Ei swyddogaeth yw storio a throsglwyddo egni. Pan fydd egni ychwanegol a ffosffad yn cael eu hychwanegu mae'n ffurfio adenosin triffosffad (ATP).

adenosin triffosffad (ATP): cyfansoddyn gyda lefel uchel o egni a geir mewn celloedd. Ei swyddogaeth yw storio a throsglwyddo egni. Gellir ei dorri i lawr i ffurfio ADP ac asid ffosfforig. Mae egni'n cael ei ryddhau yn y broses hon. Collir peth o'r egni ar ffurf gwres, ond gellir defnyddio cyfran ohono ar gyfer gweithagreddau biolegol. (Gweler *glycolysis*.)

adferiad: datblygu trefn a *chynllun gofal* sy'n cefnogi *cleientiaid* neu *gleifion* yn dilyn *damwain*, llawdriniaeth neu unrhyw ffurf arall ar driniaeth feddygol. Mae'r enghreifftiau yn cynnwys:

- ffisiotherapi – os bydd rhywun wedi anafu aelod neu ran o'r corff mewn damwain, fe fydd angen ffisiotherapi a chefnogaeth arno ef neu hi er mwyn adfer eu hiechyd a'u symudiad. Ond os nad yw adferiad llawn yn bosibl, yna fe gânt eu hannog i drefnu eu bywydau fel y gallant fod mor annibynnol ag y bo modd

- therapi galwedigaethol – pan fydd rhywun yn dioddef o *iselder ysbryd*, er enghraifft, dylid eu hannog i ailgydio yn eu bywydau unwaith eto. Y mae'n bosibl y byddant yn ymweld â chanolfannau dydd, yn mynd i siopa, yn dysgu sut i wneud penderfyniadau ac, os oes modd, yn dychwelyd i'r *gwaith*

- therapi cynghori – yn dilyn trychineb megis tân, efallai y bydd angen *cynghori* ar rywun i'w helpu i ddod i delerau â'r hyn sydd wedi digwydd.

Mae adferiad yn rhan bwysig o wellhad rhywun ac mae'n hanfodol bod y person yn dysgu i addasu ac i fod yn aelod gweithgar o gymdeithas unwaith eto. Mae ganddynt hwy *hawl* i wneud eu dewisiadau eu hunain yn hyn o beth. (Gweler *gweithgareddau byw bob dydd*.)

adfywio: gweler *ABC adfywio*.

adfywio artiffisial: dulliau a ddefnyddir i adfywio rhywun o gyflwr anymwybodol neu farwolaeth o bosibl. Mewn *ysbytai*, gall adfywio artiffisial fod ar ffurf tylino cardaidd, adfywio'r *galon* gyda'r dwylo neu drwy ddefnyddio triniaeth sioc drydan neu ddiffibrilio i adfer curiad y galon. Mae'n rhaid i gyhyr y galon gael ei adfywio cyn pen rhwng tri a phum munud neu gellir cael difrod parhaol i'r ymennydd. (Gweler *ABC adfywio*.)

adnoddau'r GIG: *cyllido* sy'n berthnasol i'r *GIG*. Cyllidir y GIG drwy drethiant cyffredinol. Mewn diwygiadau diweddar gan y llywodraeth (yn cael eu gweithredu o 1997), sefydlwyd y Pwyllgor Ymgynghorol dros Ddyrannu Adnoddau i wella'r trefniadau ar gyfer dosbarthu adnoddau i ofal cyntaf ac eilaidd fel ei gilydd. Ochr yn ochr â hyn, sefydlwyd Grŵp Ymgynghorol Blaenoriaethu Cyfalaf i asesu pa brosiectau datblygu cyfalaf o bwys ddylai fynd yn eu blaenau. Bydd datblygu pellach ar bartneriaethau cyhoeddus a phreifat mewn meysydd llai dwys fel *technoleg gwybodaeth* a *gwasanaethau iechyd cymunedol*.

adolygiad barnwrol: gorchymyn o'r llys adrannol sy'n dileu penderfyniad gan *awdurdod lleol*. Mae a wnelo â datgan mewn achos neilltuol beth yw'r gyfraith, neu orchymyn yn mynnu bod awdurdod yn cymryd, neu beidio â chymryd, camau neilltuol. Nid yw'r llys adrannol fel arfer yn rhoi ei benderfyniad ei hun yn ei le ond yn anfon y mater yn ôl at yr awdurdod i gael ei ailystyried.

Adran Addysg: gweler *APADGOS*.

Adran Gwaith a Phensiynau: yr adran fwyaf yn llywodraeth y Deyrnas Unedig a grëwyd yn 2001 drwy uno rhan cyflogaeth yr Adran Addysg a Chyflogaeth gyda'r Adran Nawdd Cymdeithasol. Mae hi'n gyfrifol am *Ganolfan Byd Gwaith* sy'n ceisio cael pobl yn ôl mewn gwaith ac yn gweinyddu *budd-daliadau*, ac am y Gwasanaeth Pensiwn a'r Gwasanaeth Anabledd a Gofalwyr. Mae'n anelu at ryddhau pobl rhag *tlodi* a lleihau eu dibyniaeth ar daliadau *lles*.

adran gwasanaethau cymdeithasol: y corff ym mhob *awdurdod lleol* sy'n gyfrifol am wasanaethau cymdeithasol personol. Yn bennaf mae'n cynnwys gweithwyr cymdeithasol sy'n gweithredu mewn timau sy'n gofalu am gleientiaid mewn amryw o gategorïau fel plant, *pobl hŷn*, y sâl eu meddwl, a'r anabl yn gorfforol. Mae'r adran gwasanaethau cymdeithasol leol yn atebol i'r *pwyllgor gwasanaethau cymdeithasol*. Mae gwaith yr adran gwasanaethau cymdeithasol yn cael ei gynnal o dan ddeddfwriaeth fel *Deddf Plant 2004*, *Deddf GIG a Gofal yn y Gymuned 1990*, a *Deddf Iechyd Meddwl 2007*.

Adran Iechyd: corff y llywodraeth ganolog sy'n gyfrifol am weinyddiaeth iechyd a gofal cymdeithasol. Yr Ysgrifennydd Iechyd Gwladol sy'n llywodraethu arno. Dan y Papur Gwyn,

A
B
C
Ch
D
Dd
E
F
Ff
G
Ng
H
I
L
Ll
M
N
O
P
Ph
R
Rh
S
T
Th
U
W
Y

Y GIG Newydd – Modern, Dibynadwy 1997, mae'r Adran Iechyd, ac, oddi mewn iddi, Adran Weithredol y GIG, yn ysgwyddo cyfrifoldeb am y gweithredu sydd ei angen yn genedlaethol. Mae'n integreiddio polisïau iechyd a gwasanaethau cymdeithasol gan roi arweiniad cenedlaethol arnynt. Mae hefyd yn gweithio gyda'r proffesiynau clinigol i ddatblygu fframweithiau gwasanaeth cenedlaethol, sydd ynghlwm wrth ddulliau i'w gweithredu ar draws y GIG. Am y tro cyntaf, cynhelir arolwg blynyddol er mwyn cael cymariaethau systematig o brofiadau cleifion a'u *gofalwyr* dros gyfnod o amser, a chymariaethau rhwng gwahanol rannau o'r wlad. Mae *Siarter y GIG* yn amlinellu hawliau a chyfrifoldebau ar ran cleifion. Mae gan yr *Ysgrifennydd Gwladol* bwerau wrth gefn i ymyrryd lle nad yw'r *awdurdodau iechyd*, *grwpiau gofal cychwynnol* ac *ymddiriedolaethau'r GIG* yn cwrdd â'r safonau hyn.

adrenalin (epineffrin): yr hormon sy'n cael ei gynhyrchu ym medwla'r chwarren adrenal. Mae'n achosi i'r corff ymateb yn seicolegol i effeithiau straen ac yn cychwyn yr ymateb 'ymladd, ymladd ac ymladd'. Pan gynhyrchir adrenalin mewn symiau mawr ar adegau o argyfwng mae ganddo'r effeithiau a ganlyn ar y corff:

- mae'r *croen* yn gwelwi, am fod y llestri gwaed o dan wyneb y croen yn darwasgu gan ddargyfeirio gwaed oddi ar yr wyneb a galluogi i fwy o *waed* gael ei gyflenwi i'r *cyhyrau*
- mae *pwysau gwaed* yn codi, a'r galon yn curo'n gyflymach ac mae mwy o waed yn cael ei bwmpio o amgylch y corff
- mae'r *iau* yn rhyddhau peth o'r *carbohydrad* a storir yno i roi mwy o egni
- mae canhwyllau'r llygaid yn ymledu.

Adroddiad Barclay 1982 (dan y teitl 'Gweithwyr cymdeithasol: y rolau a'r tasgau sydd ganddynt'): adroddiad a noddwyd gan y llywodraeth a gyhoeddwyd yn 1982 a oedd yn adolygu ac yn archwilio rôl gwaith cymdeithasol.

Roedd y prif bwyntiau a godwyd yn yr adroddiad yn cynnwys:

- *cynllunio gofal*
- dewisiadau *continwwm gofal* – cleinentiaid sydd angen gofal yn cael dewis o ofal yn y gymuned neu ofal preswyl
- *gwneud penderfyniadau*
- datblygu gwaith cymdeithasol yn y gymuned er mwyn atgyfnerthu a chryfhau rhwydweithiau'r cleient ei hun. (LIEM 1982)

Adroddiad Beveridge 1942: adroddiad gan y llywodraeth a arweiniodd at greu'r wladwriaeth les. Nododd Adroddiad Beveridge bum problem fawr a oedd yn effeithio ar fywyd ym Mhrydain. Y rhain oedd tlodi, anwybodaeth, afiechyd, budreddi a segurdod. Gwnaed argymhellion gan yr adroddiad a oedd yn cynnwys cyflwyno:

- cynllun yswiriant cymdeithasol yr oedd gweithwyr yn talu swm bychan iddo o'u cyflogau: wedyn gallent hawlio budd-daliadau drwy gyfnodau o ddiweithdra, salwch ac ymddeoliad (*Yswiriant Gwladol* yw'r enw ar hwn)
- *budd-daliadau* i gael eu talu ar gyfradd wastad heb ystyried unrhyw ffurfiau eraill ar incwm ac i gael eu cyllido gan gynllun yswiriant gwladol ar gyfradd wastad
- grantiau mamolaeth a budd-daliadau i weddwon
- 'rhwyd ddiogelwch' a oedd yn ddull i gwrdd ag anghenion y rhai heb gynllun yswiriant drwy fudd-dâl diweithdra ('y dôl')
- system wybodaeth i roi gwybod i unigolion am gyfleoedd gwaith.

Adroddiad Black 1980: adroddiad gan y llywodraeth ar 'anghydraddoldebau iechyd' a gynhyrchwyd gan Syr Douglas Black yn 1980. Seiliwyd yr adroddiad ar waith ymchwil wedi ei wneud yn niwedd y 1970au. Roedd yr adroddiad yn dwyn sylw at agweddau gwahanol o amddifadedd, *tlodi* a *dosbarth cymdeithasol*. Roedd meysydd wedi eu diffinio'n glir o *anghyfartaleddau mewn iechyd* a statws rhwng y *grwpiau cymdeithasol ac economaidd* gwahanol. Yn y Papur Gwyrdd (dogfen drafod gan y Llywodraeth) *'Ein Cenedl Iachach'* 1998, roedd y ddadl gymdeithasol yn dangos bod cysylltiad rhwng incwm, dosbarth ac iechyd.

Adroddiad Griffiths – Agenda ar gyfer Gweithredu Gofal yn y Gymuned 1988: adroddiad llywodraeth a ysgrifennwyd gan Roy Griffiths. Comisiynwyd yr adroddiad er mwyn penderfynu ar bolisi *gofal yn y gymuned*. Roedd hyn yn cynnwys rhyddhau *cleifion* tymor hir o *ysbytai* seiciatrig mawr a'u cartrefu yn y gymuned gyda chynigion:

- y dylai fod gan *adrannau gwasanaethau cymdeithasol* ran flaenllaw i'w chwarae o ran prynu gofal yn y gymuned ar gyfer defnyddwyr eu gwasanaethau
- y dylai *awdurdodau lleol* lunio *cynlluniau gofal yn y gymuned*
- y dylid asesu gofynion *defnyddwyr gwasanaethau* o safbwynt y gwasanaethau yr oedd eu hangen
- y dylid ysgogi'r ddarpariaeth o wasanaethau oedd ar gael drwy'r sectorau *preifat* a gwirfoddol.

adroddiad lles: adroddiad wedi'i baratoi a'i ysgrifennu gan aelod o *Wasanaeth Lles y Llys Teulu* neu'r *adran gwasanaethau cymdeithasol* ar gais llys. Mae'n ystyried unrhyw fater sydd a wnelo ef â lles plentyn oddi mewn i fframwaith deddfwriaethol *Deddf Plant 1989*. Mae'r pethau sydd orau er lles y plentyn yn cael eu hystyried bob amser. Mae angen adroddiad lles pan fydd rhieni yn gwahanu a chyswllt â'r plentyn dan ystyriaeth (gofal am blentyn/blant, yn ôl cyfarwyddyd y llys.)

Adroddiad Platt 1959, Lles Plant mewn Ysbytai: dyma'r adroddiad cyntaf o bwys a oedd yn ymdrin yn benodol â gofynion plant mewn *ysbytai*. Argymhellodd Platt:

- fod plant yn cael eu nyrsio mewn unedau addas
- fod plant yn cael gofalu amdanynt gan nyrsys paediatrig wedi cymhwyso
- y dylai fod a wnelo'r teuluoedd gymaint â phosibl ym mhob agwedd ar y gofal ac â'r holl benderfyniadau
- y dylid caniatáu ymweld heb gyfyngiadau, ynghyd â lleoedd aros i rieni
- y dylai cyfleusterau *chwarae* ac addysg fod ar gael
- y dylid rhyddhau plant i'r gymuned mor fuan â phosibl.

(LIEM 1959)

Yn dilyn yr adroddiad hwn sefydlwyd y Gymdeithas Genedlaethol er Lles Plant mewn Ysbytai i gefnogi plant mewn ysbytai a'u teuluoedd. Gweithredu dros Blant Sâl yw'r enw erbyn hyn.

(Am fwy o wybodaeth cysylltwch â Gweithredu dros Blant Sâl, 6 High Lane Business Court, High Lane, Stockport SK6 8BH.)

Adroddiad Pwyllgor Nolan 1997: adroddiad gan y llywodraeth a baratowyd gan yr Arglwydd Nolan a'i bwyllgor ar safonau mewn bywyd cyhoeddus. Roedd yn adolygu'r berthynas rhwng y sector gwirfoddol ac *awdurdodau lleol*. Mae argymhellion yr adroddiad yn cael eu hadnabod fel 'Egwyddorion Nolan' ac maent yn cynnwys:

- rheolau gwell ar *chwythu'r chwiban* a mynediad ehangach at weithdrefnau cwyno a chwythu'r chwiban
- cod ymddygiad eglur i gynghorwyr

A B C Ch D Dd E F Ff G Ng H I L Ll M N O P Ph R Rh S T Th U W Y

- pob cyngor i fod â phwyllgor safonau i ymdrin â materion priodoldeb
- tribiwnlys llywodraeth leol newydd i fod yn ganolwr annibynnol ar god ymddygiad pob cyngor
- trosedd statudol newydd o gamddefnydd ar swydd gyhoeddus.

(LlEM 1997)

Adroddiad Utting 1997 'Pobl fel ni': adroddiad gan y llywodraeth oedd yn adolygu gofal preswyl i blant. Roedd y pwyllgor dan gadeiryddiaeth Syr William Utting a gwnaeth argymhellion sy'n effeithio ar gartrefi plant, ysgolion preswyl a chartrefi maeth. Mae'r argymhellion hyn, sy'n berthnasol i Gymru a Lloegr, yn cynnwys:

- datblygu strategaeth gofal plant preswyl
- sefydlu cod ymddygiad ar gyfer recriwtio, dewis, hyfforddi a chefnogi *gofalwyr maeth*
- cyflwyno deddfwriaeth newydd sy'n mynnu bod awdurdodau lleol yn cofrestru gofalwyr maeth preifat, gan wneud gofal maeth heb gofrestru yn drosedd
- ymestyn *Deddf Plant 1989* i bob ysgol gyda darpariaeth breswyl ynddi
- diffinio cyfrifoldebau a hawliau rhieni o dan y gyfraith
- noddi rhaglen wybodaeth i rieni, wedi'i hanelu at leihau peryglon i blant sy'n byw oddi cartref
- archwilio'r angen i gryfhau'r amddiffyn cyfreithiol ar asiantaethau sy'n trosglwyddo gwybodaeth am bobl sy'n anaddas i weithio gyda phlant
- sicrhau bod yr amddiffyn cyfreithiol yn erbyn cam-drin yn gyson ym mhob lleoliad
- buddsoddi mewn adrannau llywodraeth gyda chyfrifoldebau sy'n effeithio ar blant, gan anelu at eu diogelu a hyrwyddo eu lles
- adolygu ac ailgyhoeddi canllawiau'r Ddeddf Plant ar ofal maeth
- argymell canllawiau newydd i awdurdodau lleol o ran goruchwylio plant mewn gofal, dulliau asesu a chwrdd â'r gofynion addysg gwahanol
- anghenion iechyd plant.

(LlEM 1997)

Adroddiad Wagner 1988 – Gofal Preswyl a Dewis Cadarnhaol: adroddiad gan y Llywodraeth a oedd yn adolygu datblygiad hanesyddol *gofal preswyl* a'r defnydd cyfredol arno. Roedd yr adroddiad yn amlinellu safon lleiafswm o arfer da mewn gofal preswyl ac yn gwneud argymhellion. Pwysleisiai'r pwynt 'na ddylai neb orfod newid eu llety parhaol er mwyn cael gwasanaethau, a allai fod ar gael iddynt yn eu cartrefi'u hunain' a bod 'pobl sy'n mynd i ofal preswyl yn gwneud hynny drwy ddewis cadarnhaol'. (LlEM 1988). Ynghyd ag *Adroddiad Griffiths ar Ofal Cymunedol – Agenda ar gyfer Gweithredu 1988*, roedd Adroddiad Wagner yn gwneud cyfraniad gwerthfawr at y syniadau yn y Papur Gwyn – *Gofalu am Bobl 1989* a oedd yn sail i *Ddeddf GIG a Gofal yn y Gymuned 1990*.

Adroddiad Warner 1992: adroddiad gan y llywodraeth a oedd yn adolygu'r dewis, y datblygu a'r rheoli ar staff a oedd wrthi'n gweithio gyda phlant mewn cartrefi preswyl. (LlEM 1992)

Adroddiad Warnock 1978: adroddiad gan y llywodraeth a oedd yn adolygu'r posibiliadau addysgol i blant a phobl ifanc gydag *anghenion arbennig*. Roedd yn argymell y dylai plant gael eu hintegreiddio i mewn i addysg brif ffrwd, h.y. eu gosod mewn ysgol gyffredin. Ymhellach na hynny, roedd yr adroddiad yn argymell y dylai'r ddarpariaeth addysg i'r rhai gydag anawsterau dysgu gael ei hymestyn, gyda phobl ifanc yn cael eu hannog i ymgymryd ag addysg bellach ac addysg ychwanegol.

adwaith imiwn: y modd y bydd system imiwnedd y corff yn ymateb pan gyflwynir antigenau estron. Cynhyrchir gwrthgyrff sy'n cyfuno â'r antigenau estron i'w hanactifadu. Dyma fecanwaith sylfaenol imiwnedd gweithredol. Y prif gelloedd perthnasol yw celloedd gwyn y gwaed o'r enw lymffocytau. Mae dau brif fath:

- lymffocytau-ß – mae'r rhain yn cael eu cynhyrchu ym mêr yr esgyrn ac yna'n cael eu cludo i'r nodau lymff. Pan fydd antigen yn mynd i mewn i'r nodau lymff, mae lymffocytau-ß yn rhannu yn gyflym ac yn cynhyrchu gwrthgyrff fel imiwnoglobwlinau sy'n teithio drwy lif y gwaed. Maent yn darparu'r amddiffyniad angenrheidiol rhag bacteria a firysau.

- lymffocytau-T – mae'r rhain eto yn cael eu cynhyrchu ym mêr yr esgyrn ond maent yn aeddfedu yn chwarren y thymws. Maent yn lluosi ac yn cylchredeg o amgylch llif y gwaed pan fydd antigen yn mynd i mewn i'r corff. Pan ddônt i gysylltiad â'r gell sy'n cynnwys yr antigen maent yn ymosod arni ac yn ei difa.

adweitheg: triniaeth amgen sy'n golygu tylino'r traed, sy'n gallu cael effaith ddofn ar y person cyfan. Yn ôl egwyddorion adweitheg, mae'r traed yn fap o'r corff a gall camweithrediad mewn unrhyw ran o'r corff gael ei adlewyrchu yno.

addasiad – y llygad: gallu'r llygad i newid ffocws fel bod gwrthrychau agos a phell yn cael eu gweld yn eglur. Pan fydd rhywun yn edrych ar wrthrych o bell mae pelydrau'r golau wedi eu plygu (plygiant) gan y gornbilen (cornea) a'r lens ac yn cael eu ffocysu ar y retina. Os deuir â'r gwrthrych yn nes, mae'n rhaid i'r pelydrau golau gael eu plygu fwy os ydynt i aros wedi'u ffocysu. Gwneir hyn drwy gyfangu'r cyhyrau ciliaraidd sy'n newid siâp y lens fel ei fod yn mynd yn fwy amgrwm.

addasu ymddygiad: dull a ddefnyddir i ddysgu i unigolion newid eu *hymddygiad* negyddol drwy ddefnyddio atgyfnerthwyr i arwain at ymddygiad cadarnhaol. Mae'n ffordd i gael gwared ar yr ymddygiad annerbyniol a chynyddu'r hyn sy'n briodol yn gymdeithasol. Er enghraifft, gyda phlentyn sy'n camymddwyn drwy'r amser ac yn tynnu sylw eraill yn y dosbarth, gellwch roi seren iddo am y deng munud cyntaf y mae yn gallu gweithio ar ei ben ei hun heb dorri ar draws y dosbarth. Mae hwn yn ddull o atgyfnerthu cadarnhaol i annog ymddygiad cadarnhaol yn yr ystafell ddosbarth. Mae addasu ymddygiad wedi ei seilio ar *theorïau dysgu*.

addysg: y broses o ddysgu. Mae a wnelo hi ag ennill a datblygu gwybodaeth a sgiliau mewn lleoliadau ffurfiol megis ysgolion a lleoliadau anffurfiol megis clybiau chwaraeon a hamdden. Mae'r llywodraeth wedi sefydlu rhaglen gynhwysfawr i wella ysgolion yn Lloegr. Yn y Papur Gwyn 'Rhagoriaeth mewn Ysgolion', mae rhaglen o ddiwygiadau wedi ei seilio ar gyfres a strategaethau i wella safonau. Ymysg y rhain ceir:

- ehangu addysg cyn-ysgol
- ymgyrchu i wella llythrennedd a rhifedd mewn addysg gynradd i sicrhau bod gan blant yr arfau ar gyfer dysgu
- lleihau maint dosbarthiadau mewn ysgolion babanod
- cyflwyno parthau gweithredu addysg, a fydd yn cynnig cefnogaeth a datblygu yn yr ardaloedd daearyddol hynny mae fwyaf o'u hangen
- hyrwyddo lleoliadau, fel bod y system gyfun yn cael ei diweddaru ar gyfer y byd heddiw
- sicrhau *ymreolaeth* i bob ysgol a sut cânt eu rheoli
- sefydlu clybiau ar ôl yr ysgol i gryfhau'r cyfleoedd sydd gan blant i ddysgu, yn enwedig y plant hynny sydd mewn mwyaf o berygl o dangyflawni.

Ceir menter debyg yn yr Alban. Nid yw dysgu yn dod i ben yn yr ysgol na hyd yn oed wrth borth y brifysgol. Mae'r gymdeithas sy'n dysgu yn un y mae gan bawb y cyfle i wella'u gwybodaeth a'u sgiliau. Mae gan ddysgu cymunedol, oedolion a theuluol rannau hanfodol i'w chwarae yn y broses dysgu gydol oes. (LIEM 1997)

addysg cyn-genhedliad: cyngor i fenywod sy'n paratoi ar gyfer cenhedlu. Mae hyn yn golygu sicrhau bod y fenyw yn gwybod ynghylch:

- bwyta *diet cytbwys* ac iach
- cymryd ychwanegyn asid ffolig
- rhoi'r gorau i *ysmygu* sigaréts ac yfed *alcohol*
- peidio â chymryd unrhyw *gyffuriau* na *meddyginiaethau* a allai niweidio *embryo* datblygol.

addysg feithrin: darpariaeth gofal plant i blant rhwng tair a phump oed. Ceir mathau gwahanol o ddarpariaeth addysg blynyddoedd cynnar gyda niferoedd penodedig amrywiol o staff i'r nifer o blant. Mae'r darpariaethau yn cynnwys:

- ysgolion meithrin yr awdurdod addysg lleol – yn agored am ddeg sesiwn hanner diwrnod yr wythnos, am 40 wythnos bob blwyddyn. Gall yr ysgolion gymryd hyd at 50 o blant y sesiwn, a rhaid bod gan y staff hyfforddiant athro neu *weinyddes feithrin*
- ysgolion meithrin annibynnol – gydag amseroedd agor tebyg i sefydliadau'r awdurdodau lleol, gyda hyd at 30 o blant y sesiwn
- dosbarthiadau meithrin – darpariaeth gofal plant mewn ysgolion cynradd gyda hyd at 30 o blant y sesiwn
- *meithrinfeydd dydd* – darpariaeth i blant sy'n cynnig gofal dydd amser llawn i blant rhwng tri mis a phum mlwydd oed
- meithrinfeydd dydd annibynnol – yn debyg i'r rhai dan ofal yr awdurdodau lleol ond eu bod mewn perchnogaeth breifat
- *grwpiau cyn-ysgol* – darpariaethau gofal plant a gefnogir gan y Gynghrair Blynyddoedd Cynnar, y Gymdeithas Grwpiau Chwarae Cyn-Ysgol gynt. Fel arfer bydd plant yn mynychu sesiynau bore neu bnawn. (Gweler *Y Cyfnod Sylfaen*.)

addysg gynnar: gwasanaethau sy'n cefnogi *gofal* a dysgu plant cyn oed ysgol, er enghraifft, *meithrinfeydd dydd*, *grwpiau chwarae* a *gofalwyr plant*.

addysg iechyd: rhaglen sy'n rhoi gwybod i'r cyhoedd yn gyffredinol am faterion sydd a wnelont â dulliau byw'n iach. Mae hyn yn gadael i unigolion elwa ar allu gwneud dewisiadau gwybodus. Roedd gan fenter y llywodraeth 'Ein Cenedl Iachach – Cytundeb dros Iechyd' ddau nod allweddol:

- gwella iechyd y boblogaeth yn ei chyfanrwydd drwy gynyddu hyd oes pobl a'r nifer o flynyddoedd mae pobl yn cadw'n rhydd rhag afiechyd a gwella iechyd y rhai gwaethaf eu byd yn y gymdeithas a lleihau'r bwlch iechyd.

Mae gan raglenni addysg iechyd dair lefel wahanol:

- addysg iechyd sylfaenol wedi ei hanelu at bobl iach. Er enghraifft, rhoi cyflwyniadau a thargedu pobl gyda gwybodaeth ar ddietau iach
- addysg iechyd eilaidd wedi ei hanelu at y bobl hynny sydd â chyflwr iechyd yn barod. Er enghraifft, archwilio strategaethau i annog ysmygwr trwm gyda phroblemau'r ysgyfaint roi'r gorau i ysmygu, neu i annog i rywun sydd dros ei bwysau gyda chyflwr ar y galon golli pwysau
- addysg iechyd drydyddol wedi ei hanelu at yr unigolion hynny sydd ag anhwylder, camweithrediad neu afiechyd na ellid bod wedi ei rwystro ac nad oes gwella arno. Mae a wnelo'r wybodaeth a gyhoeddir ag *adferiad* a rhaglenni cefnogi arbenigol.

Mae addysg iechyd yn perthyn yn agos i *dargedau iechyd gwladol*. Gall addysg iechyd ymdrin â meysydd megis:

- lleihau'r tebygrwydd o afiechyd drwy hyrwyddo rhaglenni imiwneiddio, neu fwyta'n iach i rwystro clefyd y galon
- lleiafsymio'r perygl o ddulliau byw â'r potensial i fod yn niweidiol, e.e. ysmygu, yfed, cymryd *cyffuriau*, rhai arferion rhywiol, y mae pob un ohonynt yn cydberthyn i gyflyrau meddygol (clefyd y galon, *canser*, *HIV*)
- hyrwyddo arferion byw'n iach drwy *ddiet* ac *ymarfer*
- hyrwyddo diogelwch personol mewn perthynas â defnyddio offer, diogelwch yn y cartref a'r gwaith.

aeddfedrwydd emosiynol: y datblygu ar *hunan-gysyniad* neu *hunaniaeth*, sy'n galluogi i'r unigolyn fod yn *annibynnol* a chymryd cyfrifoldeb am ei weithedoedd ei hun.

aeddfedrwydd rhywiol: cam ar ddatblygiad corfforol sy'n arwain at y gallu i atgenhedlu. Mae hyn oherwydd newidiadau corfforol yn y corff o ganlyniad i ryddhau *hormonau* yn y gwryw a'r fenyw fel ei gilydd. (Gweler *llencyndod*.)

aer cyfnewid: yr aer sy'n cael ei anadlu i mewn ac allan o'r *ysgyfaint* yn ystod pob cylchred anadlu.

aer yw'r cymysgedd o nwyon sy'n ffurfio'r atmosffer. Mae'n cynnwys, yn fras:

- 78 y cant nitrogen
- 21 y cant ocsigen
- 1 y cant carbon deuocsid a'r nwyon prin argon, senon, neon, crypton a heliwm.

aetioleg: y wyddor sy'n ymchwilio i achosion afiechyd. Er enghraifft, mae aetioleg *twymyn teiffoid* yn galw am astudio'r asiant achosol, organeb o'r enw Bacillus typhosis, sydd i'w chael mewn cyflenwadau dŵr diffygiol sy'n cynnwys carthion.

afiechyd: *iechyd* a *lles* cyffredinol yn torri i lawr. Gall ddigwydd oherwydd:

- diffyg cemegyn yn y corff, e.e. *diabetes*
- anhwylder neu gamweithrediad, e.e. afleoliad *cynhenid* y glun
- anhwylder neu gamweithrediad meddyliol, e.e. iselder ysbryd
- *haint*, e.e. *brech yr ieir*
- *clefyd* etifeddol, e.e. *haemoffilia*
- clefyd dirywiol, e.e. *arthritis*.

Mae achosion afiechyd yn rhai cymhleth, megis *heneiddio*, diet annigonol, diffyg gweithgaredd corfforol neu effeithiau ymddygiad rhywiol, *ysmygu*, *alcohol* a *chyffuriau*. Mae materion cymdeithasol ac economaidd hefyd yn chwarae eu rhan. Mae'r rhain yn cynnwys *tlodi*, *diweithdra*, a *gwahardd cymdeithasol*. Mae ffactorau amgylcheddol fel ansawdd yr aer a'r dŵr a thai hefyd yn cyfrannu at afiechyd. (Gweler *amgylchedd*, *Ein Cenedl Iachach – Cytundeb Iechyd*, *anghydraddoldebau iechyd*.)

afiechyd Alzheimer: anhwylder niwrolegol a chanddo effeithiau *dirywiol* difrifol ar yr unigolyn. Mae'r effeithiau hyn yn cynnwys:

- anhawster i gofio digwyddiadau diweddar – gan arwain at ddryswch ac anghofrwydd
- mynd yn fwyfwy dryslyd – gan arwain at ffwndro ac anallu i adnabod pobl a lleoedd
- pyliau o weld rhithiau – gan arwain at weld pethau neu unigolion nad ydynt yno
- paranoia, gan arwain at ddicter, neu deimladau fod pobl wrthi'n gwylio

A B C Ch D Dd E F Ff G Ng H I L Ll M N O P Ph R Rh S T Th U W Y

9

- newid ffyrnig ar hwyliau

Mae afiechyd Alzheimer yn arwain at gleifion yn colli'r gallu i ofalu amdanynt eu hunain a gwneud gweithgareddau bob dydd fel *ymolchi*, gwisgo amdanynt, bwyta prydau, darllen ac ysgrifennu. Ymysg yr achosion posibl y mae etifeddiaeth enynnol, dyddodion abnormal o *brotein* yn yr *ymennydd* ac anadlu gwenwynau o'r amgylchedd. (Gweler hefyd *dementia*.)

(Am fwy o wybodaeth cysylltwch â'r Alzheimer's Disease Society, Devon House, 58 St Katharine's Way, Llundain E1W 1JX.)

afiechyd cysylltiedig â straen: unrhyw fath o afiechyd a achosir, neu a wneir yn waeth, gan *straen*. Afiechydon sy'n cael eu cysylltu yn arbennig â straen yw clefyd y *galon*, *diabetes*, anhwylderau treulio, anhwylderau'r *croen* a thuedd i gael anwydon a'r ffliw.

Afiechyd Imiwnedd Diffygiol (AIDS): afiechyd a achosir gan y firws diffyg imiwnedd dynol (*HIV*). Mae'r firws yn ymosod ar y system imiwnedd ac felly'n newid ymateb y corff i heintiadau. Mae HIV yn cael ei drosglwyddo:

- drwy gyswllt rhywiol drwy hylifau'r corff fel semen a hylif y wain
- drwy chwistrellu cyffuriau – h.y. defnyddio nodwyddau wedi eu heintio'n barod
- drwy drallwysiad gwaed – defnyddio gwaed wedi ei heintio â HIV
- gan fam sy'n bositif i HIV i'r plentyn yn y groth – gall y firws HIV fynd o'r fam drwy'r brych at y ffoetws; mae'r firws HIV hefyd yn bresennol yn llaeth y fron gan fam a HIV arni.

Mae'n bwysig cofio na fydd pob un y mae'r firws HIV ganddo yn cael AIDS llawn. Fel arfer ceir AIDS llawn ar ôl mynd drwy'r pedwar cam a ganlyn. Nid oes dim cyfnod amser penodol ar gyfer pob cam.

- Cam 1 – y cam heb symptomau. Mae'r firws HIV ar rywun, ond mae'n cynhyrchu gwrthgyrff i ymladd yr haint ac yn ymddangos yn ddigon iach. Maent yn dal i allu heintio eraill ac felly dylid dal i gymryd camau gydag iechyd a diogelwch, e.e. rhyw diogel gan ddefnyddio condom.
- Cam 2 – lymffadenopathi cyffredinol parhaus (chwarennau wedi chwyddo). Dyma'r arwydd cyntaf fod y system imwnedd yn gwegian, gyda chwarennau lymff wedi chwyddo yn y gwddw, yr afl a'r axillae (cesail).
- Cam 3 – cyflyrau sy'n perthyn i AIDS fel colli pwysau, chwysu yn y nos, twymyn, methu â gwrthsefyll afiechyd, teimlad o flinder neu ludded cyffredinol a heb deimlo'n dda.
- Cam 4 – mae'r system imwnedd yn dangos arwyddion ei bod hi'n methu a gall y diffyg gallu i wrthwynebu arwain at heintiau gwahanol yn effeithio ar y corff. Mae'r rhain yn cynnwys heintiau ar y frest, heintiau ar yr ymennydd sy'n achosi dallineb, colli lleferydd a chrynu, afiechydon ar y croen sy'n achosi briwiau, cornwydydd, tarwden, canser y tafod ac ardal organau cenhedlu'r corff. Mae'r cam hwn yn arwain at farwolaeth.

Mae camau iechyd a diogelwch y dylid eu dilyn wrth weithio gyda phobl a HIV arnynt fel gwisgo menyg wrth drin clwyfau.

afiechyd marwol: *clefyd* neu anhwylder corfforol sy'n arwain at *farwolaeth*, e.e. *cleifion* sy'n dioddef o *ganser* datblygedig sydd wedi lledaenu i wahanol rannau o'r corff. Mae angen gofal arbenigol iawn ar unigolion sydd ag afiechyd marwol. Sail y math hwn o ofal yw tosturi, ymrwymiad, cysondeb a'r sgiliau angenrheidiol i gyflawni tasgau a gweithgareddau ymarferol. Fe all pobl ag afiechyd marwol fod â nifer o anghenion gan gynnwys:

- anghenion corfforol, fel cymorth gyda defnyddio'r toiled, ymolchi, *bathio* a bwydo drwy ddarparu prydau maethlon i ysgogi eu harchwaeth bwyd, sy'n lleihau
- anghenion cymdeithasol, megis cysylltiad ag eraill, sgyrsiau a mynd allan gyda theuluoedd

a ffrindiau

- anghenion emosiynol, fel teimlo eu bod yn dal i gael eu caru, nad ydynt yn ddiwerth a bod pwrpas i'w bywyd o hyd; mae hwn yn gyfnod anodd i *ofalwyr* a all deimlo'n ddiymadferth am nad oes iachâd i'r clefyd ac sy'n aml yn gweld rhywun yn brwydro gyda phoen ac anobaith; mae *gwrando* a rhannu newyddion diddorol, a gwneud i rywun deimlo bod eu cyfraniad yn bwysig, yn hanfodol

- anghenion ysbrydol, fel wynebu bywyd a marwolaeth, trafod eu credoau a siarad ynghylch marwolaeth

- anghenion gwybyddol a deallusol, fel rhannu gwybodaeth; gallai dysgu sgiliau newydd ddal i fod yn gymorth i rywun ag afiechyd marwol ac fe ddylid hybu'r agwedd o ddatrys problemau sydd ynghlwm wrth ddelio â gwybodaeth

- mae rheoli poen yn agwedd bwysig ar y math hwn o salwch ac fe ddylai *meddyg* benderfynu ynghylch y ddarpariaeth feddygol ddigonol.

(Gweler *gofal cyfannol*, *gofal lliniarol*.)

afiechyd y galon a strociau: maes targed iechyd o flaenoriaeth a nodwyd gan y llywodraeth yn 1998. Cafodd afiechyd y galon a strociau eu dewis fel maes blaenoriaeth oherwydd:

- maent ymysg prif achosion marwolaethau cynnar, yn cyfrif am tua 18,000 o farwolaethau (traean o'r holl farwolaethau) mewn dynion a 7,000 o farwolaethau (un rhan o bump o'r holl farwolaethau) mewn merched o dan 65 oed

- mae marwolaethau oherwydd *clefyd coronaidd y galon* yn unig yn cyfrif am dros filiwn o flynyddoedd o fywyd ymysg y rhai o dan 75 oed

- gall clefyd y galon a strociau gael eu hatal yn aml

- mae anghydraddoldebau nodedig ohonynt yn digwydd: er enghraifft, mae gan ferched wedi eu geni yng Ngorllewin Affrica a'r Caribî berygl uwch o gael strôc na merched eraill. Mae dynion oed gweithio yn y dosbarth cymdeithasol isaf o leiaf 50 y cant yn fwy tebygol o farw o glefyd coronaidd y galon na dynion yn y boblogaeth gyfan.

Er bod cyfraddau marwolaethau oherwydd clefyd y galon a strociau wedi bod yn gostwng, y targed iechyd yw gostwng y gyfradd marwolaeth oherwydd clefyd y galon a strociau ac afiechydon sydd a wnelont â hwy ymysg pobl o dan 65 oed gan o leiaf draean pellach erbyn 2010 o waelodlin. Dyma'r targed marwolaeth sylfaenol a sefydlwyd yn 1996. (LlEM 1998)

afiechydon awtoimiwn: achosir y rhain gan y corff pan fydd yn cynhyrchu gwrthgyrff sy'n dinistrio celloedd normal y corff. Enghraifft o afiechyd awtoimiwn yw *arthritis gwynegol*. Mae afiechydon awtoimiwn yn fwy cyffredin mewn pobl hŷn.

afiechydon diffyg: dyma ganlyniad rhywun heb fod yn bwyta diet iach ac amrywiol. Nid yw afiechydon diffyg yn gallu cael eu trosglwyddo i unigolion eraill ac fel arfer maent yn gallu cael eu trin drwy ychwanegu'r sylwedd coll at y diet. Mae afiechyd diffyg fitamin yn un sy'n datblygu o ganlyniad i brinder fitaminau. Gall rhywun sy'n dioddef gan ddiffyg Fitamin C gael y llwg (sgyrfi). Mae modd cael gwared ar y llwg drwy fwyta orennau sy'n cynnwys fitamin C.

afiechydon etifeddol: unrhyw gyflwr lle y mae *genyn* diffygiol wedi'i basio i blentyn gan unrhyw un o'r rhieni. Mae *ffibrosis y bledren* a *haemoffilia* yn enghreifftiau o afiechydon etifeddol.

afiechydon galwedigaethol: mae'r rhain yn codi oherwydd mathau neilltuol o gyflogaeth, fel arfer o ganlyniad i ddinoethiad i sylwedd neu amgylchedd penodol neu weithred gorfforol ailadroddus. Enghreifftiau ohonynt yw cyflyrau a achosir gan:

- lwch. Mae asbestosis er enghraifft yn cael ei achosi gan anadlu llwch *asbestos* sy'n arwain at ddifrodi'r *ysgyfaint*

A B C Ch D Dd E F Ff G Ng H I L Ll M N O P Ph R Rh S T Th U W Y

11

- *gwenwyno* cemegol, fel gwenwyno cyfansoddion plwm sy'n arwain at ddifrodi *mêr yr esgyrn*
- gall gweithio gyda sŵn uchel parhaus arwain at ddifrodi'r clyw
- gall dinoethi i *ymbelydredd* arwain at rai *canserau*
- gall symudiadau ailadroddus ar rannau o'r corff arwain at anaf straen ailadroddus
- gall disgleirdeb cyson sgrin cyfrifiadur arwain at amharu ar y golwg.

aflonyddu: ymddygiad sy'n debyg i *fwlio*. Gellir ei ddiffinio fel ymddygiad diangen gan un person sy'n effeithio ar urddas person arall. Mae ymddygiad o'r fath yn gallu bod yn gorfforol neu'n llafar e.e. gwneud sylwadau rhywiol neu hiliol atgas.

affagia: yr anallu i lyncu. Gall hyn beryglu bywyd mewn sefyllfaoedd fel tagu. Fodd bynnag, gall colli'r gallu i lyncu hefyd fod yn symptom o bryder difrifol.

affasia: colli'r gallu i siarad oherwydd nam neu anhwylder sy'n effeithio ar y ganolfan lleferydd sydd wedi'i lleoli yn serebrwm yr *ymennydd*.

affonia: colli'r gallu i siarad oherwydd problem wedi'i lleoli yn y corn gwddw neu'r geg. Gall problemau o'r fath gynnwys unrhyw *afiechyd* ar y nerfau a'r *cyhyrau* sy'n effeithio ar gynhyrchu neu ynganu lleferydd.

agar: sylwedd tebyg i jeli a geir o wymon. Mae'n cael ei ddefnyddio i dyfu cytrefi o *facteria* neu ffyngau. Mae'n sylwedd sy'n gallu toddi ar dymheredd isel fel bod modd ei drin yn hawdd ac sy'n ymsolido ar wres yr ystafell. Pan fydd bacteria yn cael eu taenu ar wyneb jel agar mewn dysgl betri a'u gadael am ychydig ddyddiau ar dymheredd gwaed o tua 37 gradd Canradd (98.6 gradd Fahrenheit), bydd eu niferoedd yn cynyddu a bydd cytrefi yn ffurfio. Mae'r dull hwn o dyfu bacteria o gymorth i ficrobiolegwyr adnabod pa facteria sy'n gyfrifol am rai afiechydon penodol.

agnosia: anhwylder sy'n digwydd pan na fydd y wybodaeth o'r nerfau synhwyrol yn cael ei dehongli'n iawn yng nghortecs synhwyrol yr *ymennydd*. Mae agnosia'r clyw yn effeithio ar y clustiau ac agnosia cyffyrddol yn effeithio ar y *croen*.

agranwlocytosis: lleihad yn y celloedd gwaed gwyn neu granwlocytau oherwydd *afiechyd*, adwaith niweidiol i feddygyniaeth, neu o ganlyniad i *radiotherapi*. Gall y cyflwr hwn fod yn amlwg yn ystod *cemotherapi* ar gyfer canser. Mae cemotherapi yn lladd y celloedd canser ond mae'n lladd y celloedd gwynion yn y broses.

agweddau: y ffordd y mae unigolyn yn trefnu eu meddyliau, *credoau*, teimladau a'u hymatebion atynt eu hunain ac at eraill mewn cymdeithas. Datblygir agweddau drwy'r broses o gymdeithasoli. Gall agweddau pendant ac anhyblyg arwain at gategoreiddio pobl a digwyddiadau fel nad yw unigolyddiaeth yn cael ei chydnabod. (Gweler *Stereoteipio*.)

anghenion: yr anghenion y mae'n rhaid eu cael i gynnal bywyd at safon benodol. Mae'r anghenion sylfaenol yn cynnwys gwres, awyr iach a golau haul, *diet* iach, hoffter a charedigrwydd, iechyd da, annibyniaeth, *hylendid* da, teimlad o berthyn, cysylltiad cymdeithasol, *chwarae* (bod wrthi mewn *gwaith* neu yn dilyn diddordeb), amddiffyniad rhag niwed, a *diogelwch*. Mae *gofal* yn golygu darparu'r cefnogaeth angenrheidiol i gwrdd â'r rhain i gyd, yng nghyd-destun anghenion corfforol, deallusol, emosiynol, diwylliannol a chrefyddol cleient.

anghenion addysgol arbennig: mae gan blant ag anghenion arbennig hawliau addysgol sydd wedi datblygu drwy gyfrwng gwahanol ddeddfau addysg. Cafwyd y newid mwyaf arwyddocaol mewn deddfwriaeth gyda Deddf Addysg 1981 yn dilyn Adroddiad Warnock 1978. Y pwyntiau allweddol a godwyd oedd y canlynol:

- bod plant ag anghenion arbennig yn cael eu hintegreiddio o fewn ysgolion y brif ffrwd lle bynnag y bo modd
- bod angen diffinio anghenion addysgol arbennig yn gliriach. Cyflwynwyd y termau ysgafn,

canolig a difrifol (gweler *gwneud datganiadau*)

- bod anghenion unigol a phenodol plentyn yn rhan o broses asesu barhaus
- bod galluoedd plentyn yn cael eu diffinio ar y cyd â'i anableddau
- bod y term 'anawsterau dysgu penodol' (e.e. dyslecsia) yn cael ei gyflwyno ar gyfer unrhyw blentyn sy'n cael problemau mewn un agwedd o'r cwricwlwm ysgol.

anghenion arbennig: gall y rhain fod yn anghenion dros dro neu'n rhai parhaol, yn rhai tymor byr neu dymor hir. Serch hynny, ceir rhai anghenion arbennig sy'n fwy parhaol a thymor hir. Mae'r rhain yn cael eu categoreiddio yn:

- *anableddau corfforol* sy'n effeithio ar sgiliau symud
- gwaeledd cronig ac afiechyd marwol
- anawsterau cyfathrebu, sy'n cynnwys nam ar y lleferydd a diffygion ieithyddol
- *afiechyd meddwl*
- *anableddau dysgu* ac anawsterau dysgu
- nam anabledd synhwyraidd megis byddardod, dallineb a'r rhai hynny sy'n ymwneud â chyffyrddiad, blas ac aroglau.

(Gweler *Contact a Family*.)

anghydraddoldebau iechyd: mae lles unigolyn yn cael ei effeithio gan *ffactorau cymdeithasol ac economaidd* fel *tlodi, diweithdra* a *gwahardd cymdeithasol*. Yn y Papur Gwyrdd *Ein Cenedl Iachach – Cytundeb Iechyd* ceir cadarnhad fod perthynas rhwng ffactorau cymdeithasol ac economaidd ac afiechyd. Ym mhob achos bron ceir y nifer fwyaf o bobl â'r afiechyd ymhlith y *dosbarthiadau cymdeithasol* isaf. Nid yw afiechyd wedi ei daenu yn gyfartal dros y cyfan o'r gymdeithas. Er bod *marwolaethau* o *ganser yr ysgyfaint* wedi bod yn gostwng, mae cyfraddau marwolaethau yn dangos bod mwy o bobl yn marw o ganser yr ysgyfaint yng Ngogledd Lloegr nag yn y De. Edrychir ar y *Cytundeb Iechyd Cenedlaethol* fel cyfle i fynd i'r afael ag amrywiadau rhanbarthol ym maes iechyd.

AIDS: gweler *afiechyd imiwnedd diffygiol*.

alcohol (ethanol): cyffur iselu sy'n cael ei yfed. Gall unigolion mewn cymdeithas edrych arno fel ffordd i:

- fwynhau 'bywyd cymdeithasol gwell'; ar ôl diod neu ddau maent yn teimlo'n fwy hyderus gan fod alcohol yn llonyddu'r system nerfau ac yn creu synnwyr o ymlacio ac ymdawelu
- fwynhau 'bywyd rhywiol gwell'; credir ei fod yn affrodisiad; fodd bynnag, mae wedi cael ei brofi fod ei effaith i'r gwrthwyneb, yn cynyddu'r awydd ond yn pylu perfformiad rhywiol.

Mae terfynau yfed diogel ar gyfer dynion a merched wedi eu cyhoeddi'n helaeth. Mae'r rhain yn cynghori na ddylid yfed mwy na 14 uned o alcohol yr wythnos i ferched a dim mwy na 21 uned yr wythnos i ddynion. Mae un uned yn cynrychioli hanner peint o gwrw neu un mesur o sieri neu wisgi. Gall yfed heibio i'r terfynau hyn effeithio'n ddifrifol ar iechyd rhywun. Gall achosi:

- *dibyniaeth* seicolegol a chorfforol – gan greu 'yfwyr â phroblem'
- cynyddu trais – mae cysylltiadau rhwng trais ac alcohol
- gyrru'n beryglus – mae pobl sy'n yfed a gyrru yn fwy tebygol o gael damweiniau
- effeithiau difrifol ar iechyd rhywun – gall achosi niwed i'r galon, ymennydd, iau, arennau a'r system dreulio. Sefydlwyd **Alcoholigion Anhysbys** yn 1935 yn Efrog Newydd. Mae'n gymdeithas wirfoddol o ddynion a merched sydd/a oedd yn alcoholigion sy'n cynorthwyo'i gilydd i sobri a chynnal sobrwydd drwy rannu profiadau a rhoi *cefnogaeth* y naill i'r llall.

(Am fwy o wybodaeth cysylltwch ag Alcohol Concern, 64 Leman Street, Llundain E1 8EU.)

aldosteron: hormon sy'n cael ei secretu gan y *chwarennau adrenal*. Ei swyddogaeth yn yr *aren* yw bod yn gyfrifol am gynnal lefelau sodiwm a photasiwm yn y gwaed. Mae'n cynorthwyo gyda chytbwysedd dŵr yn y corff.

alfeolws (lluosog alfeoli): un o'r nifer o sachau aer yn yr ysgyfaint lle ceir *cyfnewid nwyol*. Mae'r alfeoli wedi eu leinio â chelloedd tenau, gwastad sy'n cael eu hadnabod fel celloedd epithelial cennog. Mae nifer o addasiadau yn gwneud yr alfeoli yn arwynebau cyfnewid nwy effeithlon:

- mae muriau'r alfeoli yn denau dros ben ac felly isafswm o wrthiant sydd yna i'r nwyon allu tryledu o'r naill ochr i'r llall

- mae yna nifer fawr dros ben o alfeoli ac mae'r rhain yn darparu arwynebedd sylweddol lle mae'r *tryledu'n* gallu digwydd arno

- mae'r alfeoli wedi eu cysylltu'n agos â system helaeth o gapilarïau gwaed; nid oes dim gwahaniaeth yng nghyddwysiad y nwyon resbiradol ar naill ochr y mur alfeolaidd. Mae'r gwahaniaeth yn cael ei gadw mor uchel â phosibl fel bod ocsigen yn cael ei dynnu yn barhaus drwy gyfuno gyda haemoglobin yn y gwaed yn y capilarïau i ffurfio ocsihaemoglobin. (Gweler *cyfnewid nwyol*.)

Mae'r aer yn yr alfeoli yn cael ei gyfnewid yn gyson gan fecanweithiau anadlu.

allanadliad: anadlu aer allan. Mae'r broses hon yn golygu:

- y cyhyrau rhyngasennol yn llaesu a chawell yr asennau yn symud i lawr ac i mewn

- cyhyr y *llengig* yn llaesu, ac yn symud i fyny gyda'i siâp yn fwy cromennog

- cyfaint y thoracs yn lleihau felly'n cynyddu'r pwysau yn y ceudod thorasig

- mae elastigedd naturiol yr *ysgyfaint* a chynnydd yn y pwysau arnynt yn peri i gyfaint yr ysgyfaint leihau ac mae'r aer yn cael ei orfodi allan.

allblygrwydd: agwedd ar *bersonoliaeth* lle ceir nifer o wahanol *nodweddion* megis byrbwylltra a chymdeithasgarwch. Fe ddyfeisiodd Eysenck *Rhestr Bersonoliaeth Eysenck*, dull o brofi pobl ar hyd y continwwm *Mewnblygrwydd-Allblygrwydd*. Po fwyaf cymdeithasol, byrbwyll a pharod i fentro y bydd person, po uchaf y maent yn sgorio o ran allblygrwydd. Mae gan bobl allblyg lefel is o weithgarwch cortigol, ac mae'n rhaid iddynt felly chwilio am ysgogiadau i gynnal eu cyflwr seicolegol.

alldafliad: semen yn cynnwys sberm yn cael ei ollwng yn sydyn drwy'r wrethra ac allan drwy ben blaen y pidyn. Yn ystod cyfathrach rywiol mae'r sberm yn cael ei ddyddodi yng ngwain y fenyw drwy'r broses o alldafliad.

amddifad o ofal mam: y ffordd y bydd plentyn yn ymateb pan fydd wedi ei wahanu am gyfnodau estynedig oddi wrth ei fam neu ei brif roddwr gofal. Bydd rhai plant yn mynd yn bryderus a dan bwysau wrth gael eu gwahanu oddi wrth eu mam. (Gweler *gwahanu*, *ymlyniad*, *bondio*.)

amddiffyn plant: cyfres o ganllawiau sy'n hyrwyddo ac yn diogelu lles plant. Mae amddiffyn plant yn cael ei gefnogi gan *Ddeddf Plant 2007*. Mae'r Ddeddf hon yn anelu at amddiffyn plant rhag niwed o ganlyniad i ddiffygion o fewn y teulu ac o ganlyniad i ymyriad di-alw-amdano ym mywyd teulu (LIEM 1997). Mae'n galluogi gweithwyr cymdeithasol i ymchwilio i amgylchiadau plant ac i wneud penderfyniadau yn eu cylch. Mae *Gweithio Gyda'n Gilydd i Ddiogelu Plant 1999* yn darparu arweiniad mewn perthynas ag amddiffyn plant. Mae'n cynnwys y canllawiau canlynol:

- cynhadledd amddiffyn plant – yng nghyd-destun gofal plant fe'i diffinnir fel cyfarfod ffurfiol gyda chynrychiolwyr o'r holl asiantaethau sy'n ymwneud â lles y plentyn yn bresennol. Yn fwyfwy mae hyn yn cynnwys rhieni'r plentyn ac mae'r *Ddeddf Blant* yn hyrwyddo'r arfer hwn. Ei ddiben yw casglu ynghyd y wybodaeth berthnasol am blentyn a'i gwerthuso hi a chynllunio unrhyw weithredu sydyn a allai fod yn angenrheidiol i warchod y plentyn (e.e. gofyn am Orchymyn Llys). Pan fydd y cyfarfod yn penderfynu bod ar y plentyn a'i deulu angen cefnogaeth, penodir gweithiwr allweddol i gydlynu cynllun rhyng-asiantaethau i'w ddefnyddio gyda'r plentyn a'r teulu. Efallai y rhoddir enw'r plentyn ac enwau unrhyw blant eraill a allai fod yn byw yn yr un tŷ ar y Gofrestr Amddiffyn Plant.

- Gorchymyn Asesu Plentyn – gorchymyn llys sy'n mynnu bod unrhyw un sy'n gallu gwneud hynny yn cyflwyno'r plentyn ar gyfer cael ei asesu ac i gydymffurfio â thelerau'r gorchymyn.

- Cofrestr Amddiffyn Plant – cofnod canolog o'r holl blant mewn ardal benodol sy'n cael cefnogaeth drwy gynllunio rhyng-asiantaethau. Yn gyffredinol, mae'r plant yn rhai yr ystyrir eu bod mewn perygl o gael eu *cam-drin* neu'u hesgeuluso. Fel arfer mae'r Gofrestr yn cael ei chadw a'i chynnal gan yr *adrannau gwasanaethau cymdeithasol* o dan arolygaeth gwarchodwr (gweithiwr cymdeithasol profiadol sy'n gallu cynnig cyngor i unrhyw un proffesiynol a allai wneud ymholiadau am y plentyn).

- Plant mewn angen – mae plentyn 'mewn angen' os:
  a) ydyw ef neu hi yn anhebygol o gyflawni neu gynnal neu gael y cyfle i gyflawni neu gynnal safon resymol o iechyd neu ddatblygiad heb wasanaethau wedi eu darparu gan *awdurdod lleol*
  b) yw ei iechyd neu ei ddatblygiad yn debyg o gael amharu'n arwyddocaol arno, neu gael amharu arno ymhellach heb y gwasanaethau hynny'n cael eu darparu
  c) ydyw ef neu hi'n anabl.

- Plant sy'n byw oddi cartref – plant nad ydynt yn cael edrych ar eu holau gan yr awdurdod lleol ond sydd serch hynny yn byw oddi cartref (e.e. plant mewn ysgolion annibynnol). Mae gan yr awdurdod lleol nifer o ddyletswyddau at blant o'r fath, i gymryd camau rhesymol i sicrhau bod eu lles yn cael ei ddiogelu'n ddigonol ac yn cael ei hyrwyddo.

(Gweler *Gweithio Gyda'n Gilydd i Ddiogelu Plant 1999*, *cam-drin plant*.)

amffetaminau (enwau ar y stryd pils pep, spîd): cyffuriau sy'n gweithredu fel ysgogyddion i'r *brif system nerfol*. Defnyddir y cyffuriau hyn i drin cyflyrau meddygol gwahanol ac weithiau i leihau pwysau fel rhan o raglen golli pwysau. Gall cynefindra ag amffetaminau ddatblygu'n sydyn, ac arwain at ddibyniaeth arnynt. Yn y blynyddoedd diwethaf mae amffetaminau wedi cael eu camddefnyddio ac maent yn ymddangos mewn mwy a mwy o achosion camddefnyddio cyffuriau. Dyma'u heffeithiau tymor byr:

- methu â chysgu a gorgynhyrfu oherwydd ysgogi'r system nerfau ganolog
- cynyddu anadlu a *chyfradd y galon*
- canhwyllau'r llygaid yn ymledu
- creu synnwyr o deimlo'n dda gyda'r unigolyn yn teimlo'n effro, egnïol, hapus ac mewn rheolaeth ar bethau
- lleihau blinder a lludded
- llai o archwaeth bwyd

Gall amffetaminau greu effeithiau tymor byr sy'n gallu arwain at ddibyniaeth tymor hir. Ystyr hynny yw y bydd yr unigolion yn dal i orfod cymryd y cyffur i allu teimlo'n hapus ac mewn rheolaeth. Gall dibyniaeth gael effeithiau niweidiol ar iechyd cyffredinol. Mae'r effeithiau tymor hir yn cynnwys:

- amharu ar batrymau cysgu, ac felly mae cysgu a mynd i gysgu yn anodd

A B C Ch D Dd E F Ff G Ng H I L Ll M N O P Ph R Rh S T Th U W Y

- llai gwydn yn erbyn afiechydon
- gorweithgarwch a gorgynhyrfu yn arwain at lestri gwaed wedi'u difrodi a'r galon yn methu o bosibl
- patrymau bwyta eratig yn arwain at ddiffyg diet iach
- iselder a thueddiadau hunanladdiadol oherwydd hwyliau oriog.

amgylchedd yw'r holl elfennau o'n cwmpas sy'n effeithio ar unigolyn ac yn ei gynnal. Fe ddylai'r amgylchedd byw fod yn ddiogel ac fe ddylai hybu iechyd. Mae ffactorau sy'n hybu iechyd a lles unigolion wedi eu hymgorffori yn y Papur Gwyrdd *Ein Cenedl Iachach – Cytundeb ar gyfer Iechyd*. Mae'r ffactorau hyn yn cynnwys:

- ansawdd yr aer – monitro a rheoli *llygredd* (h.y. nwyon gwenwynig a ollyngir i'r aer) drwy ddeddfwriaeth megis Deddf Aer Glân 1993 a thrwy fesurau anffurfiol, megis polisïau dim *ysmygu* mewn sefydliadau fel siopau adrannol, swyddfeydd, trafnidiaeth gyhoeddus ac *ysbytai*
- *tai* – monitro *deddfwriaeth* a pholisïau i wella ansawdd tai a rheoli tai
- ansawdd y *dŵr* – monitro llygredd afonydd a nentydd yn ôl y ddeddfwriaeth berthnasol; sicrhau bod *mesurau iechyd cyhoeddus* yn eu lle i ddiogelu dŵr yfed
- amgylchedd cymdeithasol – y bobl y gall eu bod yn dylanwadu ar *ansawdd bywyd* unigolyn, er enghraifft teulu, ffrindiau, cydweithwyr, gwasanaethau meddygol ac addysgol, cymdogion, ac ati.

Yn ogystal â hyn, ceir trefn a ddylai fod yn ei lle i gynorthwyo *iechyd a diogelwch* staff a *defnyddwyr gwasanaethau*, megis trefniadau ar gyfer:

- *hylendid bwyd* a gweithredu deddfwriaeth berthnasol
- amddiffyn rhag tân gyda rheolau diogelwch tân megis *driliau tân*
- rheoli amgylchedd gwaith gan gynnwys deddfwriaeth yn ymwneud ag *iechyd* a diogelwch yn y gwaith
- rheolau *iechyd a diogelwch* gan gynnwys rheoli sylweddau peryglus a gwenwynig (megis rheolau *rheoli sylweddau sy'n peryglu iechyd*)
- rheolau yn ymwneud â *chlefydau*
- iechyd, megis imiwneiddio a *sgrinio iechyd*.

Mae materion yn ymwneud â'r amgylchedd yn cael eu cynnwys hefyd yn Neddf Gwarchod yr Amgylchedd 1990. (Gweler hefyd *cyd-destun gofal*.)

amgylchedd rhannu defnydd: lleoliad gofal lle mae'r safle a'r eiddo yn cael eu rhannu gyda defnyddwyr eraill, er enghraifft neuadd eglwys sydd hefyd yn cael ei defnyddio ar gyfer *grŵp chwarae* yn ystod y dydd, a chanolfannau cymunedol sy'n cynnig cyfleusterau i grwpiau *cleientiaid* gwahanol.

amlder: y nifer o achosion newydd o ddigwyddiad a geir o fewn cyfnod amser penodol. Mae hwn yn ddull o gofnodi *clefydau*, cyfraddau *troseddau* a chyfraddau *marwolaethau* oherwydd unrhyw fath o glefyd.

Amnest Rhyngwladol: corff sy'n ymchwilio i adroddiadau am *gamdrin* ac arteithio ar unigolion mewn rhannau gwahanol o'r byd. *Grŵp pwyso* ydyw, sy'n gweithio ar ran hawliau dynol ar draws y byd gan gynnwys hawliau carcharorion gwleidyddol. Mae hefyd yn elusen sy'n dibynnu ar gyfraniadau gwirfoddol i gynnal ei weithgareddau.

(Am fwy o wybodaeth cysylltwch ag Amnest Rhyngwladol Cymru, Llys y Deml, Heol y Gadeirlan, Caerdydd CF11 9HA.)

amnion: un o'r pilennau sydd o amgylch *ffoetws* sydd wrthi'n datblygu yn *wterws* ei fam. Mae'r celloedd sy'n gwneud yr amnion yn secretu hylif amniotig sy'n llenwi'r gwagle rhwng y bilen a'r ffoetws. Mae'r hylif hwn yn rhoi amddiffyn a chynhaliaeth i feinweoedd bregus y ffoetws. (Gweler *twf a datblygiad y ffoetws*.)

amniosentesis: techneg a gynhelir ar wraig feichiog. Dull ydyw o *sgrinio* genynnol ar *ffoetws* yn y groth. Defnyddir *uwchsain* i ddod o hyd i union safle'r ffoetws a'r *brych* yn yr *wterws*. Yna mae nodwydd fain yn cael ei gosod drwy fur yr abdomen i mewn i'r ceudod amniotig. Tynnir sampl o hylif amniotig. Bydd hwn yn cynnwys rhai celloedd ffetysol y gellir eu harchwilio am unrhyw ddiffyg yn y cromosomau. Mae amniosentesis yn cael ei ddefnyddio i ganfod ystod o afiechydon, anhwylderau neu gamweithrediadau a all fod yn effeithio ar y ffoetws (e.e. *syndrom Down*.)

amylas: *ensym* sy'n treulio startsh. Mae amylas yn torri startsh yn siwgrau hydawdd drwy *hydrolysis* (proses gemegol sydd a wnelo hi ag ychwanegu dŵr). Mae amylas poerol i'w gael mewn poer ac amylas pancreataidd yn suddion y pancreas. (Gweler hefyd *treulio*.)

anabledd: nam corfforol, meddyliol neu ddysgu sylweddol hir dymor sy'n rhwystro person rhag gallu cyflawni'r *gweithgareddau byw* normal bob dydd sydd yn angenrheidiol. Mae anabledd yn effeithio ar fywydau canran fawr o'n cymdeithas. Mae dros 6.5 miliwn o bobl gydag anableddau yn byw yn y Deyrnas Unedig – ynghyd â miliynau yn rhagor sy'n ofalwyr teulu. Yn ôl yr amcangyfrifon cenedlaethol diweddaraf, mae dwy ran o dair o'r sawl sydd ag anableddau yn byw naill ai mewn *tlodi* neu ar fin tlodi. Mae diweithdra yn uwch o lawer ymhlith pobl anabl, gyda thri allan o bob pedwar yn dibynnu ar *fudd-daliadau*'r wladwriaeth fel eu prif ffynhonnell incwm. (Gweler *budd-daliadau, gofalwyr anffurfiol, Cymdeithas Addysg ac Ymchwil y Gynghrair Anableddau, Cymdeithas Frenhinol Anableddau ac Adferiad, Cyngor Cenedlaethol Ymgynghori ar Anableddau*.)

anabledd corfforol: anhwylder, afiechyd neu gamweithrediad sy'n effeithio neu'n cyfyngu ar symud a chydsymud un neu ragor o rannau'r corff. Mae anableddau corfforol yn gallu bod yn:

* *gynhenid* – yno ar adeg geni, e.e. afleoliad cynhenid ar y glun
* *genetig* – yn mynd o genhedlaeth i genhedlaeth, e.e. *corea Huntington*
* *caffaeledig* – drwy ddamwain, clefyd neu anhwylder sy'n gallu taro ar unrhyw adeg ym mywyd rhywun, h.y. *sglerosis ymledol*.

Anabledd Cymru: elusen annibynnol sy'n gweithio i ddwyn sylw at holl bobl anabl Cymru, i hyrwyddo eu hiawnderau a'u cefnogi. Mae Anabledd Cymru yn rhedeg uned ganolog sy'n gallu cyflenwi gwybodaeth gyffredinol ar amrywiaeth eang o bynciau megis:

* mynediad
* *budd-daliadau cymhorthion ac offer*
* *addysg*
* *cyflogaeth*
* gwyliau
* *tai*
* gweithgareddau hamdden
* trafnidiaeth a *symudedd*.

Mae'r sefydliad yn *ymgyrchu* dros gael mwy o ymwybyddiaeth o bobl anabl yng Nghymru a gwell dealltwriaeth ohonynt ac, yn arbennig, mae Anabledd Cymru yn gweithio i sefydlu hawl person anabl i gael ei drin fel unigolyn.

(Am wybodaeth bellach cysylltwch ag Anabledd Cymru, Tŷ'r Bont, Parc Busnes Caerffili, Heol y Fan, Caerffili CF83 3GW.)

A B C Ch D Dd E F Ff G Ng H I L Ll M N O P Ph R Rh S T Th U W Y

anableddau neu namau synhwyraidd: anhwylderau neu *gamweithrediadau* sy'n effeithio ar yr *organau synhwyro* a'r *system nerfol*, yn enwedig y ffordd mae'r corff yn ymateb i ysgogiadau. Mae'r rhain yn effeithio ar weld, clywed, blasu, cyffwrdd a chlywed aroglau.

anaemia: cyflwr lle mae llai o *haemoglobin* yn y *gwaed*. Mae pobl sy'n dioddef gan anaemia yn blino'n hawdd. Bydd eu croen yn welw a byddant yn fyr o anadl os byddant yn gorwneud. Mae achosion anaemia yn cynnwys:

- diffyg *haearn* yn y diet – mae haearn yn rhan bwysig o foleciwlau haemoglobin
- cyflyrau sy'n arwain at golli gwaed – gall y rhain fod oherwydd damweiniau neu ddatblygu anhwylderau fel briwiau'r stumog sy'n gwaedu dros gyfnod o amser
- cyflyrau sy'n arwain at ddinistrio *celloedd gwaed coch* – un enghraifft yw *anhwylder cryman-gell*, afiechyd etifeddol pan fydd gan y sawl yr effeithir arno fath o haemoglobin sy'n llai effeithlon am gludo ocsigen na haemoglobin arferol; mae gan gelloedd gwaed coch rhywun â'r cyflwr hwn arno hefyd gylch bywyd byrrach na chelloedd gwaed coch arferol.

anaf annamweiniol: y weithred o niweidio plentyn yn gorfforol yn fwriadol, gan achosi anaf. Gall anafiadau corfforol fod ar ffurf:

- *cleisiau* – marciau y gellir eu hachosi gan guro gyda gwregysau, esgidiau a ffyn
- *llosgiadau* – fel llosgiadau sigarét
- *toriadau* – a achosir gan daro, neu ollwng ar y llawr
- anafiadau i'r pen – gall taro neu ysgwyd plentyn achosi difrod i'r *ymennydd*
- *gwenwyno* – bwydo plentyn â sylweddau niweidiol fel *alcohol*.

(Gweler *cam-drin*.)

anafiadau neu drawma adeg geni: anafiadau i faban yn ystod yr esgor neu ar ei ddiwedd. Gall y rhain arwain at ddifrod ar *esgyrn*, *nerfau* neu'r *croen* a gallant achosi haint neu ddifrod i'r ymennydd.

- Esgyrn – yn ystod genedigaethau anodd, cyflwyniadau o chwith a geni babanod mawr, efallai y ceir *torri* esgyrn. Gellir gweld toriadau yn y breichiau a'r coesau yn syth am na fydd y baban efallai'n gallu symud yr aelod sydd wedi cael anaf. Cysylltir toriadau yn y benglog gan amlaf gyda defnyddio gefel eni yn ystod genedigaeth anodd.
- Nerfau – gall nerfau'r gwddw gael eu hymestyn yn ystod yr enedigaeth a gall y nerf a elwir yn nerf freichiol gael niwed. Bydd hyn yn effeithio ar y cyflenwad nerfau i gyhyrau rhan ucha'r fraich a bydd y fraich yn hongian wrth ochr y baban ac yn troi at i mewn. Gall y nerfau sy'n cyflenwi'r wyneb gael niwed drwy ddefnyddio gefel eni.
- Croen – efallai y bydd mân grafiadau neu sgriffiadau yn ymddangos ar wyneb baban ar ôl defnyddio gefel eni. Pan fydd baban wedi ei eni drwy *gyflwyniad o chwith* efallai y bydd pen ôl a rhannau genidaidd y baban wedi cleisio.
- Efallai y ceir *haint* yn ystod yr enedigaeth.
- Gall difrod i'r ymennydd gael ei achosi drwy ddiffyg *ocsigen* yn llif gwaed y baban.

anatomeg: astudiaeth o rannau gwahanol y corff a'r berthynas adeileddol rhyngddynt a'i gilydd. Cysylltir hyn â *ffisioleg*.

anawsterau dysgu: ystod o anawsterau gyda gallu meddyliol. Gall fod gan *gleientiaid* gydag anawsterau dysgu allu meddyliol cyfyngedig ond at ei gilydd byddant yn gallu gweithredu at ben draw'r galluoedd hynny'n llawn. Mae achosion anawsterau dysgu fel a ganlyn:

- anhwylderau genynnol, e.e. *syndrom Down*

- anaf mewngroth, anaf i'r *ffoetws* wrth dyfu yn y *groth* megis *heintiad* sy'n achosi difrod i'r ymennydd a rhannau o'r system nerfol, e.e. *parlys* ar aelod o'r corff a cholli swyddogaeth feddyliol

- *anafiadau geni*, unrhyw anaf i'r *baban* yn ystod y *geni* sy'n effeithio ar yr ymennydd a'r system nerfol, e.e. *parlys yr ymennydd*

- anafiadau anatomegol i'r ymennydd neu *fadruddyn y cefn* megis *spina bifida* a *hydroceffalws*: Ceir graddau gwahanol o anhwylderau o'r fath sy'n amrywio o nam dysgu ysgafn at ganolig ac at ddifrifol neu ddwys.

Yn 2002, cyflwynwyd Papur Gwyn gan y llywodraeth 'Gwerthfawrogi Pobl – Strategaeth Newydd i Anhawster Dysgu i'r 21 Ganrif' ac roedd ynddo bedair egwyddor sylfaenol o *hawliau*, *annibyniaeth*, *dewis* a chynhwysiad. Mae'n cadarnhau hawliau pob dinesydd ar y cyd â *Deddf Hawliau Dynol 1998* a'r *Comisiwn Hawliau Anabledd* sy'n gweithio ar ran pobl gydag anawsterau dysgu.

anesthesia: colli teimlad. Gall rhai afiechydon fel *sglerosis ymledol* arwain at ddiffrwythder neu golli teimlad yn aelodau'r corff. Mae anaesthesia cyffredinol yn defnyddio cyffuriau i beri colli teimlad sy'n effeithio ar y corff cyfan. Gellir defnyddio'r dull hwn mewn *ysbytai* fel rhan o'r paratoadau ar gyfer llawdriniaethau mawr. Mae'r anaesthetig yn cael ei roi gan *feddyg* wedi ei hyfforddi a elwir yn anaesthetydd. Gyda mân lawdriniaethau defnyddir anesthetig lleol. Caiff cyffur ei chwistrellu i fan leol i achosi colli teimlad. Mae tynnu ewin sy'n tyfu at i mewn a'r rhan fwyaf o waith trin dannedd yn defnyddio anesthetig lleol.

anfalaen: cyflwr neu salwch nad yw'n falaen, er enghraifft, os yw tiwmor neu dyfiant yn ddiniwed, yna nid yw'n ganser.

anffrwythlondeb: anallu unigolyn i genhedlu. Mae'r achosion yn cynnwys:

- sberm anactif yn y semen

- dim digon o sberm yn cael ei gynhyrchu

- *ofarïau* sydd ddim yn cynhyrchu wyau

- tiwbiau *Fallopio* sydd wedi eu blocio oherwydd creithio neu haint

- leinin mwcaidd yn y serfics sydd wedi tewhau i'r graddau bod sberm yn methu â mynd i mewn

- y dyn yn methu â chael codiad sy'n sicrhau cyfathrach rywiol lawn

- gorgynhyrchiad prolactin gan y *chwarren bitwidol*, sy'n arwain at anallu mewn dyn ac anffrwythlondeb mewn menyw

- pwysau emosiynol a seicolegol ar y dyn a'r fenyw sy'n sefydlu cylch o densiwn.

angiogram: archwiliad *pelydr-X* o lestri gwaed sy'n defnyddio llifyn nad yw pelydr-X yn treiddio drwyddo. Enghraifft o hyn yw cathetreiddio cardiaidd sy'n archwiliad o'r llestri gwaed o amgylch y galon.

anhwylder bwyta: amhariad ar arferion bwyta neu archwaeth unigolyn. Gallai fod a wnelo hyn â'r swm a'r math o fwyd mae unigolyn yn ei fwyta neu'n dewis peisio â'i fwyta. Mae gan yr anhwylderau hyn gysylltiad agos â lles emosiynol, seicolegol neu gorfforol rhywun. Ymysg yr enghreifftiau ceir merch yn ei harddegau sydd efallai yn gorfwyta, stwffio'i hunan ac yna'n gwneud ei hun yn sâl. Fodd bynnag, gall colli pwysau gael ei achosi gan salwch corfforol hefyd. Er enghraifft, gall plentyn ifanc golli pwysau oherwydd amsugno gwael ar faetholion yn y perfeddyn bach. Yr enw ar hyn yw syndrom camamsugno. (Gweler *anorecsia nerfosa*, *bwlimia nerfosa*.)

anhwylder caffaeledig: afiechyd neu anabledd a geir ar ôl genedigaeth. Nid yw'n etifeddol nac yn gynhenid. Enghraifft o afiechyd caffaeledig fyddai haint fel meningitis sy'n llid ar bilennau'r ymennydd wedi'i achosi gan haint feirol neu facteria.

anhwylder diffyg canolbwyntio a gorfywiogrwydd: anhwylder ymddygiadol mewn plant. Gall ymddygiad y plentyn gael ei nodweddu mewn ffyrdd gwahanol fel:

* hyper- neu or-fywiogrwydd yn arwain at *ymddygiad* sy'n tarfu, fel anesmwytho a bod yn aflonydd
* anallu i ganolbwyntio
* hawdd tynnu ei sylw wrth chwarae a chyda thasgau dysgu
* ymddygiad anghofus ac anhrefnus
* rhychwant cofio byr
* ychydig o hunan-barch yn arwain at batrymau ymddygiad negyddol.

Efallai y bydd ar blant sy'n dioddef yr anhwylder a'u rhieni angen cefnogaeth amlddisgyblaethol. Gall asiantaethau weithio gyda'i gilydd i gynhyrchu gweithdrefn gydlynol er mwyn ystyried gofynion unigol y plentyn a gallu cwrdd â hwy. (Gweler *Cymdeithas Gweithwyr ar Gyfer Plant gydag Anawsterau Emosiynol ac Ymddygiadol*.)

anhwylder iechyd meddwl: cyflwr sy'n effeithio ar iechyd meddwl unigolyn. O dan Adran 12 *Deddf Iechyd Meddwl 1983*, cyfeirir at anhwylder meddwl mewn pedair ffurf benodol:

* salwch meddwl, e.e. *sgitsoffrenia*
* datblygiad y meddwl wedi ei arafu neu'n anghyflawn, e.e. *anawsterau dysgu*
* anhwylderau personoliaeth eithafol, e.e. anhwylder seicopathig.
* unrhyw anhwylder neu anabledd ar y meddwl, e.e. *awtistiaeth, gorffwylltra*.

(LIEM 1983)

anhwylder pryder ôl-drawmatig: anhwylder *pryder* sy'n codi o rywbeth sydd wedi digwydd ym mywyd y dioddefwr. Gall fod o ganlyniad i:

* *ddamwain* megis damwain car neu ddamwain trên
* digwyddiad brawychus fel tân neu fomio
* bod mewn rhyfel neu drychineb lle y bydd llawer o bobl wedi eu hanafu.

Mae'r *dioddefwr* yn gweld delweddau a darluniau yn y meddwl ac yn cael hunllefau, gyda'r pethau hyn yn dod drachefn a thrachefn. Gall hyn arwain at anhunedd, teimladau o unigrwydd, anallu i ganolbwyntio ac euogrwydd. Mae angen cefnogaeth a *chynghori* ar ddioddefwyr i'w helpu i ddod i delerau â'r digwyddiadau hyn. (Gweler *cefnogi dioddefwyr*.)

anhwylderau cryman-gelloedd: cyflyrau ar y *gwaed* sy'n cael eu hetifeddu. Mae'r rhain yn cynnwys clefyd cryman-gell a chyflwr y cludydd, nodwedd ar y gryman-gell. Yng ngwledydd Prydain mae'r anhwylder yn fwyaf cyffredin ar y rhai sydd o dras Affricanaidd neu Garibïaidd, ond mae'n gallu digwydd hefyd mewn pobl o India, Pacistan, y Dwyrain Canol neu Ddwyrain Môr y Canoldir. Amcangyfrifir bod ar draws 6,000 o oedolion a phlant ac anhwylder cryman-gell arnynt ym Mhrydain ar hyn o bryd. Mae anhwylder cryman-gell yn cael ei achosi gan adeilwaith haemoglobin annormal. Hemoglobin yw'r protein sy'n rhoi eu lliw i gelloedd gwaed coch ac sy'n cludo ocsigen o amgylch y corff. Gydag anhwylderau cryman-gelloedd mae'r haemoglobin annormal ei ffurf yn achosi i'r celloedd sydd fel arfer yn grwn a hyblyg fynd yn anhyblyg ac o siâp cryman. Gelwir hyn yn 'grymanu'. Gall unigolion etifeddu'r math hwn o haemoglobin gan y ddau o'i rieni. Mae nifer o fathau o haemoglobin sy'n cael eu hadnabod fel arfer gan lythyren o'r wyddor yn unig. Gelwir y mathau mwyaf cyffredin yn haemoglobin normal (HbA) a haemoglobin cryman-gell (HbS). Mae arwyddion a symptomau anhwylder cryman-gell yn cynnwys chwyddo poenus yn y dwylo a'r traed, *heintiad* ac anaemia. Gall y salwch achosi pyliau aml o boen yn yr *esgyrn* a'r *cymalau*, yr abdomen a rhannau eraill o'r corff. Yr enw ar y pyliau hyn o boen yw crises.

(Am fwy o wybodaeth cysylltwch â'r Gymdeithas Cryman-gell, 54 Station Road, Llundain NW10 4UA, Ffôn: 020 8961 7795.)

anhwylderau cynhenid: *anhwylderau* sy'n bresennol ar *enedigaeth*, e.e. afleoliad cynhenid y glun.

anian: yn penderfynu ymateb emosiynol unigolyn i sefyllfaoedd. (Gweler *personoliaeth*.)

annibyniaeth: y gallu i gyflawni gweithgareddau sy'n cynnal ffordd unigolyn o fyw heb gymorth pobl eraill. Mae annibyniaeth yn ffactor bwysig yn yr ymarfer o ofal. Mae annog *plant*, plant yn eu harddegau, *oedolion*, *pobl hŷn* a phobl anabl i wneud dewisiadau a phenderfyniadau ac i gyflawni tasgau eu hunain yn wedd bwysig ar *ofal*. (Gweler *gweithgareddau ar gyfer byw*, *sylfaen gwerthoedd gofal*.)

anorecsia nerfosa: *anhwylder bwyta* sy'n cael ei nodweddu gan golli pwysau yn ddifrifol. Mae'n neilltuol o gyffredin mewn merched ifanc sydd ag ofn mynd yn dew. Mae'r arwyddion a'r symptomau yn cynnwys:

- obsesiwn gyda bwyd a bwyta, peidio â bwyta llawer ar y tro, teimlo'n anghyfforddus iawn ynghylch bwyta rhywbeth a allai'ch gwneud yn dew (bwytawyr poenus)
- goractifrwydd ac obsesiwn gydag *ymarfer*
- colli pwysau parhaus i raddau dramatig a pherygl i fywyd
- blinder a gwendid eithafol
- *llif y misglwyf* yn peidio oherwydd anghydbwysedd *hormonau*
- blew mân dros y corff (o'r enw lanwgo); gwallt y pen yn teneuo

Mae ar tua 50% o'r holl gleifion angen triniaeth yn yr ysbyty, a bydd 5-10% yn llwgu i farwolaeth. (Gweler hefyd *bwlimia nerfosa*, *anhwylder bwyta*.)

anosmia: colli synnwyr arogli. Gall ddigwydd ar ôl annwyd trwm pan fydd leinin y pibelli gwynt wedi cael difrod dros dro.

ansawdd bywyd: y ffordd o fyw dyddiol sy'n cael ei chreu gan y *cleient*, y *claf* a *defnyddwyr gwasanaethau* a'u *gofalwyr*. Mae'n gysylltiedig â *lles* corfforol, seicolegol, cymdeithasol ac ysbrydol yr unigolyn. Mae gan ofalwyr ran hanfodol i'w chwarae er sicrhau ansawdd bywyd eu cleientiaid o ran gofal corfforol, cefnogaeth emosiynol, cysylltiad cymdeithasol a darparu gweithgareddau diddorol ac ysgogol i hybu *datblygiad gwybyddol*.

anterth llif yw'r cyflymder uchafswm y gall aer gael ei wthio allan o'r *ysgyfaint*. Mae mesurydd anterth llif yn cofnodi'r cyflymder uchafswm mae'r aer yn cael ei wthio o'r ysgyfaint. Defnyddir ef i asesu lled y tracea a'r bronci. Os bydd y tracea a'r bronci wedi culhau, bydd yr aer yn rhuthro allan yn arafach. Bydd hyn yn digwydd pan fydd rhywun yn dioddef o *asthma*.

antigen: sylwedd estron, yn gemegolyn, *bacteria* neu *firws* sy'n mynd i mewn i'r corff ac yn ysgogi ymateb imiwnedd. (Gweler *gwrthgorff*.)

anweddiad: trawsnewidiad hylif yn anwedd wrth i foleciwlau ddianc o arwyneb yr hylif. Mae'n digwydd ar bob *tymheredd*, gyda'r raddfa yn cynyddu gydag unrhyw un o'r amodau canlynol, neu gyfuniad ohonynt:

- cynnydd mewn tymheredd
- cynnydd yn yr arwynebedd
- gostyngiad yn y gwasgedd

- anwedd yn cael ei dynnu o'r man uwchlaw'r hylif gan lif yr *aer*.

anws: dyma'r agoriad ar ben *llwybr yr ymborth* y mae cynnyrch gwastraff (h.y. ymgarthion) yn cael eu gyrru drwyddo allan o'r corff. Yr enw ar y broses hon yw ymgarthu. Mae agoriad yr anws yn cael ei reoli gan sffincter yr anws.

aorta: y brif *rydweli* yn y corff. Mae rhydwelïau eraill yn mynd oddi wrthi i gyflenwi gwaed i holl organau'r corff. Mae muriau'r aorta yn cynnwys baroreceptorau sy'n monitro *pwysau'r gwaed* a chemoreceptorau sy'n monitro faint o gyfansoddion cemegol sydd yn y gwaed.

aortograffeg: archwiliad *pelydr-X* o'r aorta. Mae'r weithdrefn hon yn gofyn am chwistrellu llifiant nad yw'r pelydr yn treiddio drwyddo i'r aorta. Cymerir lluniau pelydr-X sy'n dangos unrhyw *nam*, *afiechyd* neu *ddirywiad*.

APADGOS – Yr Adran Plant, Addysg, Dysgu Gydol Oes a Sgiliau: Adran o Lywodraeth Cynulliad Cymru gyda Gweinidog yn ei chynrychioli ar gabinet y llywodraeth. Mae'r Adran yn cyfrannu at wella gwasanaethau cyhoeddus o ran plant, addysg a hyfforddiant er mwyn sicrhau canlyniadau gwell i ddysgwyr, busnes a chyflogwyr fel a ddisgrifir yn y ddogfen strategol, 'Y Wlad sy'n Dysgu'. Ymysg y blaenoriaethau mae hybu disgwyliadau a pherfformiad, sicrhau bod sefydliadau addysg yn cael eu hariannu a'u llywodraethu yn dda a sicrhau addysg uwch o ansawdd er mwyn cael yr effaith economaidd, cymdeithasol a diwylliannol fwyaf posibl.

Mae'r adran wedi cymryd drosodd hen gyfrifoldebau ACCAC (Awdurdod Cymwysterau, Cwricwlwm ac Asesu Cymru) ac mae'n gweithredu drwy bedwar grŵp:

- Y Grŵp Plant, Pobl Ifanc ac Effeithiolrwydd Ysgolion
- Y Grŵp Cymwysterau, Cwricwlwm a Gwella Addysg
- Y Grŵp Sgiliau, Addysg Uwch a Dysgu Gydol Oes
- Y Grŵp Gwella Busnes a Buddsoddi Adnoddau.

Mae gan yr Adran hefyd bedwar tîm rhanbarth ar draws y wlad ac Uned Strategaeth sy'n datblygu polisi strategol ar gyfer yr Adran yn ei chyfanrwydd.

arbenigwr orthopaedig: meddyg wedi cymhwyso sy'n arbenigo mewn canfod, rhoi diagnosis a thrin *afiechydon*, anhwylderau a chamweithrediadau ar yr *esgyrn* a'r *cymalau*.

archwiliad pelydr-X: dull sy'n cynorthwyo i gael diagnosis ar *glefyd*, anhwylder neu *gamweithrediad* yn y corff. Pan fydd pelydrau-X yn cael eu cyfeirio ar rannau o'r corff maent yn pasio drwy'r asgwrn a'r meinwe i raddau gwahanol i'w gilydd i gynhyrchu delwedd ar ffilm ffotograffig. Mae peiriannau pelydr-X yn cael eu gweithio gan *radiograffwyr*. Mae *radiolegwyr* yn *feddygon* sy'n dehongli'r ffilmiau pelydr-X ac yn gwneud diagnosis. Mae pelydrau-X yn cael eu defnyddio mewn *technegau cyfryngau cyferbyniad*.

arennau: prif organau'r system wrinol. Dwy organ siâp ffa ydynt wedi eu lleoli ar ddwy ochr y corff yn ardal y meingefn. Maent yn cynnwys:

- neffronau – unedau ffiltro mân iawn. Mae tua miliwn ym mhob aren. Mae pob un yn cynnwys corffilyn arennol a thiwbyn arennol
- corffilod arennol, neu gorffilod Malpighi, sy'n ffiltro hylifau o'r *gwaed*. Mae pob un yn cynnwys glomerwlws a chwpan Bowman
- glomerwlws – cylch o *gapilarïau* yng nghanol pob corffilyn arennol. Mae'r capilarïau yn canghennu allan o rydwelïyn afferol sy'n mynd i mewn i'r corffilyn ac yn ailymuno i adael y corffilyn fel rhydwelïyn echddygol
- cwpan Bowman – rhan allanol pob corffilyn arennol. Sach gyda waliau tenau o amgylch y glomerwlws ydyw
- tiwbynnau arennol – tiwbiau hir, gyda phob un yn gadael o gwpan Bowman. Mae gan

bob un dair prif ran – y tiwbyn troellog pen agosaf, dolen Henle a'r tiwbyn troellog pen pellaf. Mae gan y tiwbynnau hyn lawer o gapilarïau wedi eu lapio o'u hamgylch. Maent yn ganghennau o'r rhydwelïyn echddygol ac maent yn ailymuno i ffurfio llestri mwy sy'n cludo gwaed o'r arennau

- tiwbyn casglu – tiwbyn sy'n cludo wrin i belfis yr aren.

Swyddogaeth yr arennau yw gwahanu cynhyrchion gwastraff oddi wrth y swm mawr o hylif sy'n llifo drwyddynt bob dydd. Mae tua 1.5 litr yn cael ei ysgarthu fel *wrin*.

Yr Aren

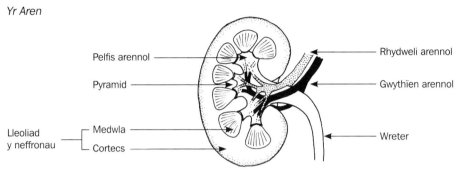

Pelfis arennol

Pyramid

Lleoliad
y neffronau — Medwla

Cortecs

Rhydweli arennol

Gwythïen arennol

Wreter

arfer gwrthwahaniaethol: gweithred a gymerir i rwystro gwahaniaethu yn erbyn pobl ar sail *hil*, *dosbarth*, *rhyw*, *anabledd*, etc. Mae'n hyrwyddo cydraddoldeb o ganlyniad i gyflwyno *polisïau gwrthwahaniaethu* yn y gweithle (h.y. y lleoliadau gofal.) Enw arall arno yw arfer gwrth-ormesol.

argyfwng: digwyddiad ym mywyd unigolyn a all fod yn anodd ymdopi ag ef. Mae'r enghreifftiau yn cynnwys *damwain*, *marwolaeth* sydyn, colli gwaith, *diweithdra*, diagnosis o salwch neu *gam-drin*. Pan fydd hi'n anodd neu yn amhosibl ymdrin â'r digwyddiad, fe all gweithwyr *gwirfoddol* neu *statudol* gefnogi neu sefydlu *trefn* i helpu'r unigolyn hwnnw. Os gwelir bod plentyn neu berson hŷn yn agored i niwed y mae'n bosibl y bydd yn rhaid cael *gorchmynion llys*.

argyfyngau iechyd cyffredin yw'r rhai sy'n digwydd amlaf mewn mannau gofal. Mae'r rhain yn cynnwys:

- asthma – cynorthwyo *cleient* gydag anawsterau anadlu
- *esgyrn* wedi torri neu *dorasgwrn* – cynorthwyo cleientiaid sydd wedi torri esgyrn o ganlyniad i gwymp, ergyd drom i asgwrn, neu droi ac ysigo asgwrn; mae pobl oedrannus yn fwy tueddol o dorri esgyrn am fod *oed* a *chlefydau* yn gallu gwanhau esgyrn
- llosgiadau a sgaldiadau – cynorthwyo cleient gyda llosgiad neu sgaldiad sydd wedi achosi niwed i'r croen; mae llosgiadau yn cael eu hachosi gan dân, gwres sych, cemegau, ffrithiant, pelydrau'r haul, neu belydriad tra bo sgaldiadau yn cael eu hachosi gan wres gwlyb o hylifau berwedig ac anweddau
- tagu – cynorthwyo cleient gyda rhwystr yn y gwddf a all flocio'r llwybr anadlu gan olygu bod angen gweithredu'n gyflym i'w gael oddi yno
- cyfergyd neu ysgytwad – cynorthwyo cleient sydd wedi cael ergyd i'r pen gan achosi colli *ymwybyddiaeth*
- toriadau – cynorthwyo cleientiaid sydd wedi torri neu grafu eu hunain ar wrthrych miniog
- sioc drydan – cynorthwyo cleient sydd wedi cael cerrynt trydan yn rhedeg drwy eu cyrff (o dan yr amgylchiadau hyn y mae'n hanfodol nad yw'r gofalwr yn cyffwrdd â chorff y cleient, fe ddylid dod o hyd i ffynhonnell y trydan i ddechrau a'i ddiffodd gan ddefnyddio coes brwsh neu wrthrych arall nad yw'r dargludo)

- *trawiad ar y galon* – cynorthwyo cleientiaid gyda phoenau yn y frest

Mae delio â'r argyfyngau hyn yn agwedd bwysig ar waith gofalwr. Pan fydd argyfwng fe ddylai gofalwr:

- feddwl 'perygl' (gwneud yn siwr eu bod nhw eu hunain yn ddiogel)
- canfod ymateb yr anafedig (lefelau o *ymwybyddiaeth*)
- edrych ar y llwybr anadlu, yr anadliad a'r cylchrediad a gweithredu *ABC adfywio* os oes angen
- gosod yr anafedig yn yr *ystum adferol* os yw hynny'n briodol
- cael help – defnyddio'r ffôn, gwybod beth i'w ddweud a rhoi'r wybodaeth berthnasol i'r parafeddygon neu griw'r *ambiwlans*. (Ambiwlans Sant Ioan 1997)

Lle bynnag y bo modd fe ddylai gofalwyr gael hyfforddiant cymorth cyntaf gan asiantaethau pwrpasol fel Ambiwlans Sant Ioan. (Gweler *galw'r gwasanaethau argyfwng*.)

arolwg: set o gwestiynau wedi eu llunio i gael gwybodaeth gan bobl yn eu hamgylchedd naturiol. Gall ofyn i unigolion am eu safbwyntiau, eu credoau, eu cynlluniau, *iechyd a gwaith*; yn wir gall unrhyw bwnc gael ei gynnwys mewn arolwg. Gall yr ymchwilydd wneud arolwg o grŵp o unigolion sydd wedi cael profiadau arbennig. Yr ymatebion a geir sy'n rhoi'r data sy'n sail ar gyfer archwilio'r rhagdybiaeth ymchwil. Gelwir y bobl sy'n cyfrannu at yr arolwg yn atebwyr. Enghraifft dda o arolwg yw'r Cyfrifiad Cenedlaethol a gynhelir bob deng mlynedd. Cyn rhoi arolwg ar y gweill mae'n rhaid i ymchwilydd sicrhau'r canlynol:

- bod caniatâd wedi ei roi i gynnal yr astudiaeth
- bod *rhagdybiaeth* ymchwil yn ei lle
- bod maint y *sampl* o atebwyr yn addas
- bod y math o sampl yn berthnasol
- bod y *dulliau ymchwil* yn effeithiol
- bod cytundeb ynghylch y ffyrdd o gofnodi a dadansoddi'r canlyniadau.

arolwg troseddau Prydain: arolwg sy'n *cyfweld* â *sampl* o 10,000 o oedolion am eu profiadau fel dioddefwyr troseddau. Cynhelir yr arolygon hyn gan ymchwilwyr y Swyddfa Gartref.

(Am fwy o wybodaeth cysylltwch â Victim Support Wales, 1a Victoria Park Road, Caerdydd CF5 1EZ.)

arolygiad: trefn sy'n edrych ar y dulliau ymarfer o fewn sefydliad. Ym maes iechyd a gofal cymdeithasol mae hyn yn golygu:

- archwilio adeiladau i weld a ydynt yn addas ar gyfer y defnydd a wneir ohonynt gan gleientiaid, e.e. cartrefi *preswyl*, darpariaeth *gofal dydd*, *grwpiau chwarae* a *meithrinfeydd dydd*
- archwilio dull gweithredu i wneud yn siwr bod deddfau yn cael eu gweithredu, e.e. *iechyd a diogelwch*, *cyfleoedd cyfartal*
- sicrhau bod staff yn rhoi gofal o safon, e.e. cymarebau staff/cleient digonol, hyfforddiant sefydlu a hyfforddiant mewn swydd.

aromatherapi: defnyddio olewau naws a hydrosolau (rhan hydawdd mewn *dŵr* y blodyn neu'r planhigyn) i hyrwyddo iechyd personol. Peraroglau cyddwysedig wedi eu tynnu o flodau a phlanhigion yw olewau naws. Caiff yr olewau hyn eu defnyddio at ddibenion iacháu a therapi drwy eu hanadlu i mewn neu eu rhoi'n syth ar y corff drwy *dylino*. Dyma enghreifftiau o olewau naws a ddefnyddir mewn aromatherapi:

- rhosmari – olew llaciol

- rhosyn – olew tawelu
- mintys – olew rhag cyfog
- lafant – olew rhag methu â chysgu.

arsylwadau dechreuol: cofnodi rhai mesuriadau megis *tymheredd*, *curiad y galon*, cyfradd resbiradaeth a *phwysau gwaed*. Cymerir y mesuriadau hyn gan *feddyg teulu*, *nyrs*, neu *ofalwr* a'u cofnodi ar siart. Dyma 'normau' y claf ei hun, ac mae unrhyw newidiadau a geir wedyn yn cael eu mesur yn eu herbyn.

arsylwi: gweithdrefn ble mae un unigolyn yn gwylio neu'n astudio rhywun arall neu grŵp o bobl. Mae mathau gwahanol o arsylwi.

- Arsylwi uniongyrchol – mae'r ymchwilydd yn cadw o hyd braich i'r gwrthrychau mae ef neu hi yn arsylwi arnynt. Gellir arsylwi gwrthrychau wrth iddynt fynd ynghylch eu bywydau bob dydd. Mae modd casglu data *ansoddol* a *meintiol*. Gall yr arsylwyr gyfrif y cyfranogwyr yn nhermau *hil*, *dosbarth*, *rhyw* ac *oed* ac unrhyw nodweddion eraill. Gallant hefyd gofnodi data ansoddol fel sut mae unigolion yn ymddwyn at ei gilydd. Arsylwadau uniongyrchol yw'r unig ffordd i fonitro rhai grwpiau. Mae arsylwi ar *gleientiaid* fel dull o asesu yn gofyn am nodi gwedd gyffredinol y cleient, eu lliw, gwisg, *symudedd*, mynegiant eu hwynebau, gosodiad eu cyrff, eu *hystumiau*, a'r ffordd maent yn siarad.
- Arsylwi cyfranogwr – golyga hyn fod yr ymchwilydd yn mynd yn rhan o'r grŵp sy'n cael ei astudio. Mae rhai ymchwilwyr wedi treulio blynyddoedd yn byw a gweithio gyda'u gwrthrychau, gan gofnodi *data* amdanynt yr un pryd.
- Arsylwi naturiolaidd – arsylwi ar bobl yn eu lleoliad naturiol, h.y. gwylio plant yn rhyngweithio gyda'u mamau neu eu rhoddwyr gofal cyntaf.

Mae cofnodi arsylwad yn gallu bod yn syml, e.e. ysgrifennu'r hyn a arsylwir mewn llyfr nodiadau. Mewn rhai achosion gellir defnyddio camera fideo neu dynnu ffotograffau, os ceir caniatâd o flaen llaw. Ceisir cael y caniatâd gan y cleient, y *gofalwr* ac mewn rhai achosion y rheolwr gofal os bydd angen, fel bod hawliau'r cleient fel unigolyn yn cael eu gwarchod. Gellir cofnodi arsylwadau:

- am gyfnod diffiniedig gyda nod penodol mewn golwg, e.e. efallai bod myfyriwr gofal plant am arsylwi ar agwedd o ddatblygiad plentyn, fel ei gydsymud corfforol, wrth iddo chwarae
- ar ysbeidiau rheolaidd er mwyn casglu tystiolaeth ar gyfer prosiect, h.y. gall myfyriwr arsylwi eraill yn ffreutur y coleg bob amser cinio am wythnos er mwyn nodi arferion bwyta myfyrwyr.
- ar *siart*, e.e. darlleniadau meintiol fel tymheredd, curiad y galon a resbiradaeth.

arsylwi cyfranogwr: gweler *arsylwi*.

arthritis (llid y cymalau): afiechyd sy'n ymosod ar *gymalau*'r corff gan beri difrod ac anghysur. Cysylltir ef yn agos â chryd y cymalau (gwynegon) sy'n derm cyffredinol a ddefnyddir i gyfeirio at boenau cyffredinol yn y corff. Mae dau brif fath o arthritis:

- mae arthritis gwynegol yn gyflwr a nodweddir gan lid ar y cymalau, yn enwedig y dwylo a'r traed. Gall effeithio hefyd ar y penlliniau, penelinoedd, cluniau a chymalau eraill yn y corff. Mae'r claf neu'r cleient yn cwyno bod poen a diffyg symud yn y cymalau. Wrth i'r afiechyd ddatblygu mae'r cymalau yn chwyddo a mynd yn ddi-siâp fwy a mwy oherwydd bod meinwe ronynnog yn ffurfio sy'n cyfyngu ar symud ac sy'n ymosod ar y *cartilag* ar bennau'r esgyrn. Mae hyn yn achosi dirywiad yn y cyhyrau.
- Mae osteoarthritis yn afiechyd dirywiol sy'n effeithio ar y cartilag yn y cymalau gan achosi dirywiad. Wrth i'r cartilag gael ei ddinistrio, mae asgwrn newydd yn tyfu yn ei le gan arwain

at fwy o boen a stiffrwydd. Y glun, y pengliniau a'r asgwrn cefn sy'n cael eu heffeithio fwyaf ac mae'n achosi diffyg symud.

(Am fwy o wybodaeth cysyllter â'r Arthritis Research Campaign, Copeman House, St Mary's Court, St Mary's Gate, Chesterfield S41 7TD.)

arthrograffi: trefn feddygol sy'n defnyddio *pelydr-X* i archwilio'r cymalau. Chwistrellir llifiant nad yw'r pelydr yn gallu treiddio drwyddo i'r cymal. Mae'n dangos amlinelliad a chynnwys y cymal ac unrhyw *afiechyd* neu *gamweithrediad* a all fod yn effeithio ar y rhan hon o'r corff.

arwyddion a symptomau: dangosyddion a nodweddion clefyd y mae *meddyg* fel arfer yn sylwi arnynt ac sydd o gymorth wrth gael diagnosis ar glefyd. Fodd bynnag, mae yna hefyd y nodweddion hynny mae'r unigolyn ei hun yn sylwi arnynt neu gan eraill fel gofalwyr a phobl cymorth cyntaf.

arhythmia: gwyriad oddi wrth rythm arferol y *galon*. Gelwir y rhythm arferol yn rhythm sinws. Mae arhythmia yn gallu cynnwys curiadau ychwanegol neu ectopig a chyfradd curiad calon gyflym (tachycardia). Fodd bynnag, mae'n bwysig cofio bod amrywiad normal ar guriad y galon sy'n cyflymu ychydig wrth anadlu i mewn (mewnanadliad) ac yn arafu wrth anadlu allan (allanadliad).

asbestos: sylwedd mwynol nad yw'n llosgi ac sy'n araf am ddargludo gwres. Oherwydd ei wrthiant i wres mae'n cael ei ddefnyddio mewn ffabrigau, byrddau, padiau brecio, a leinio'r cydiwr mewn cerbydau trwm. Yn y blynyddoedd diwethaf, mae'r defnydd ar asbestos wedi cael ei leihau am fod anadlu ffibrau asbestos yn gallu peri difrod i'r *ysgyfaint*. Mae anadlu asbestos fel hyn yn gallu achosi afiechyd o'r enw asbestosis. Gall arwain hefyd at *ganser yr ysgyfaint* a mesothelioma, sef *canser* y pliwra (leinin yr ysgyfaint).

asesiad cyfoedion: y broses o gael eich arsylwi a'ch monitro gan eraill yn yr un grŵp. Mae'n cynnwys cael ymateb llafar ac ysgrifenedig ar ffurf beirniadaeth adeiladol gan aelodau'r grŵp.

asesiad gwariant safonol: y dull a ddefnyddir gan y llywodraeth i benderfynu faint o gyllid y dylid ei ddyrannu i *awdurdod lleol*. Defnyddir fformiwla hefyd i asesu faint y dylai'r awdurdod lleol ei wario ar ei wasanaethau *gofal cymdeithasol*.

asesu: dull a ddefnyddir i benderfynu ar wahanol anghenion *cleient*, *claf* neu *ddefnyddiwr gwasanaeth*. Mae'n rhan bwysig o sefydlu *cynllun gofal*. Mae'r ffyrdd amrywiol o ddiffinio asesu yn cael sylw yn Gweithio gyda'n gilydd o dan Ddeddf Plant 1989. Mae modd rhoi'r rhain ar waith gyda grwpiau cleientiaid a lleoliadau gofal gwahanol fel a ganlyn:

- asesiad cychwynnol – adroddiad cyfansawdd aml-ddisgyblaethol wedi ei gytuno ar iechyd a lles y cleient, e.e. yn achos plentyn, sefydlir cynhadledd achos i drafod a chynllunio dyfodol uniongyrchol y plentyn

- asesiad meddygol – archwiliad penodol gan feddyg at ddiben neilltuol e.e. cais gan lys neu fel rhan o raglen arolygu iechyd plentyn. Gall asesiad meddygol ar gleient gynnwys argymhellion ar ofal parhaus y claf

- asesiad datblygiadol – asesiad gwrthrychol ar gleient, yn aml yn ôl protocol y cytunir arno, wedi ei wneud gan feddyg, *ymwelydd iechyd* neu *seicolegydd*, at ddiben penderfynu ar gynnydd datblygiadol y cleient, neu ar sgiliau byw bob dydd y cleient.

- asesiad anghenion addysgol arbennig – cofnodion wedi eu tynnu at ei gilydd gan nifer o bobl broffesiynol i gynorthwyo'r awdurdod addysg lleol i osod plentyn mewn lleoliad addysgol sy'n gydnaws â'i alluoedd. Gall yr asesiad hwn, er enghraifft, alluogi i blentyn ag *anghenion addysgol arbennig* fynychu ysgol brif ffrwd. Cynhelir yr asesiad o dan Ddeddf Diwygio Addysg 1981 a ddaeth yn sgil *Adroddiad Warnock*.

- asesiad iechyd – archwiliad wedi ei wneud gan ymwelydd iechyd neu nyrs ysgol i ganfod statws iechyd plentyn. Bydd yr asesiad iechyd yn cynnwys gwybodaeth ar daldra a phwysau, *imiwneiddio*, golwg a chlyw y plentyn.

- asesiad cyfun – ymarferiad strwythuredig dan gyfyngiad amser i gasglu a chloriannu *gwybodaeth* am *gleientiaid a'u teuluoedd* y seilir penderfyniadau tymor hir arnynt, er enghraifft asesu person mewn oed o ran eu gofal tymor hir

- asesiad teuluol – adroddiad wedi ei baratoi dros gyfnod o amser i asesu sut mae teulu arbennig yn gweithredu mewn perthynas ag anghenion plentyn. Mae'r asesiad yn cael ei wneud fel arfer gan *weithiwr cymdeithasol* ond gall gael ei wneud gan seicolegydd neu weithiwr canolfan teulu. (LlEM 1989) (Gweler *asesu risg*.)

asesu risg: y weithdrefn sy'n archwilio lleoliad gofal am *risgiau* a pheryglon potensial i *ddefnyddwyr gwasanaethau* a'u *gofalwyr*. Yn dilyn hyn caiff y meysydd mae pryder amdanynt eu cofnodi ac eir i'r afael â hwy.

asffycsia neu fygu: cyflwr sy'n peryglu bywyd pan fydd *ocsigen* yn cael ei rwystro rhag cyrraedd y meinweoedd yn y corff oherwydd rhwystr neu ddifrod ar rannau o'r *system resbiradaeth*.

asgwrn: meinwe gysylltiol sy'n llawn o ddyddodion o halwynau *calsiwm*, calsiwm ffosffad yn bennaf. Mae'r halwynau yn gwneud yr asgwrn yn galed dros ben. Mae asgwrn yn cael ei ffurfio drwy'r broses o asgwrneiddio, sef ffurfio meinwe asgwrn o gartilag neu bilen. Mae asgwrn yn cael ei osod drwy gelloedd asgwrn neu osteoblastau. Mae'r osteoblastau yn eu trefnu'u hunain yn gylchoedd o amgylch *nerfau* a llestri gwaed. Yn y pen draw mae'r osteoblastau yn amgylchynu'u hunain gydag asgwrn ac ar y cam hwn gelwir hwy'n osteocytau. Mae'r math hwn o asgwrn yn cael ei alw'n asgwrn cywasgedig Havers. Mae asgwrn sbwngaidd yn llai cywasgedig ac yn llai caled nag asgwrn cywasgedig. Mae asgwrn cywasgedig i'w gael ym mhelydr esgyrn aelodau'r corff, ac asgwrn sbwngaidd i'w gael ar bennau'r esgyrn hynny. Mae'r asgwrn yn cael ei orchuddio â haenen drwchus o feinwe cysylltiol o'r enw'r periostëwm.

Mae gan esgyrn amrywiaeth o swyddogaethau, gan gynnwys:

- symud a sefydlogrwydd – mae'r esgyrn yn ffurfio fframwaith corff cynhaliol ac yn fannau cysylltu ar gyfer cyhyrau, gewynnau a thendonau sy'n atgyfnerthu cynnal a symud y corff

- amddiffyn – mae'r esgyrn yn ffurfio fframwaith sy'n amddiffyn organau'r corff

- storio – mae esgyrn yn storio mwynau megis calsiwm, ffosfforws a magnesiwm

- cynhyrchu *celloedd* – mae *celloedd gwaed coch* yn cael eu cynhyrchu ym mêr yr esgyrn.

Adeiladwaith yr asgwrn hir

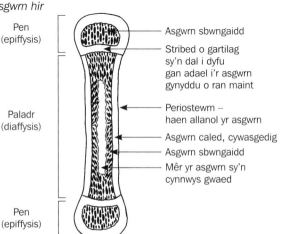

Pen (epiffysis)

Paladr (diaffysis)

Pen (epiffysis)

Asgwrn sbwngaidd

Stribed o gartilag sy'n dal i dyfu gan adael i'r asgwrn gynyddu o ran maint

Periostewm – haen allanol yr asgwrn

Asgwrn caled, cywasgedig

Asgwrn sbwngaidd

Mêr yr asgwrn sy'n cynnwys gwaed

asiantaeth: mae'r term 'asiantaeth' wedi cael ei ddefnyddio fel enw cyffredinol ar unrhyw gorff mawr neu fach, sy'n gyfrifol am gyflenwi gwasanaethau i unigolion ac y gall gweithwyr weithio iddynt neu fod yn *wirfoddolwyr* ynddynt. (Consortiwm Sector Gofal 1998)

Asiantaeth Budd-daliadau: gweler *Canolfan Byd Gwaith.*

Asiantaeth Cefnogi Plant: asiantaeth a sefydlwyd gan y llywodraeth yn 1993 yn dilyn rhoi Deddf Cefnogi Plant 1991 ar waith. Mae ganddi gyfrifoldeb dros asesu, adolygu, casglu a gorfodi taliadau cynhaliaeth plant gan rieni wedi ymddieithrio. Mae'r gyfraith hefyd yn mynnu bod rhieni absennol yn gwneud taliadau cyson ar gyfer cynhaliaeth plant.

Asiantaeth Datblygu Iechyd: *awdurdod iechyd arbennig.* Fe'i sefydlwyd i wella iechyd pobl yn Lloegr, gan archwilio'n benodol sut oedd lleihau anghydraddoldebau mewn iechyd. Mae'n gweithio'n agos gyda'r llywodraeth, y sector gyhoeddus a phreifat a chyrff proffesiynol. Mae'r awdurdod hwn yn comisiynu ymchwil ac yn cynghori ar osod safonau ac yn cynnig cefnogaeth adrannol i'r sawl sy'n gweithio mewn iechyd cyhoeddus ar lefelau rhanbarthol a lleol.

asiantaeth fabwysiadu: corff sy'n ymgymryd â gwasanaethau mabwysiadu. Mae'n rhaid i'r asiantaeth gael ei dilysu a'i chymeradwyo gan yr Ysgrifennydd Gwladol dros Iechyd. Bydd asiantaeth fabwysiadu yn cychwyn y broses fabwysiadu a fydd yn cynnwys:

- dewis darpar rieni
- gosod plant
- cynnig cyngor i ddarpar rieni a'r rhieni naturiol sydd wedi rhoi eu plant i gael eu mabwysiadu.

Gellir dod o hyd i asiantaethau mabwysiadu mewn adrannau gwasanaethau cymdeithasol, cyrff elusennol megis *Barnardo's* a chyrff eglwysig fel y Gymdeithas Blant Catholig.

Asiantaeth Safonau Bwyd: sefydlwyd gan y llywodraeth yn 1998 i fonitro safonau cynhyrchu bwyd ac i hybu bwyta'n iach. Mae wedi cymryd drosodd rai o gyfrifoldebau'r Weinyddiaeth Amaeth, Pysgodfeydd a Bwyd.

asiantaethau cefnogi: sefydliadau unigol sy'n cynnig cymorth drwy wahanol ffyrdd fel: gwasanaeth *gwybodaeth*, darparu taflenni, ystadegau ymchwil, fideos a sesiynau rhoi cyngor, *cynghori*, llinell gymorth ffôn, cefnogaeth uniongyrchol mewn argyfwng, cefnogaeth leol a grwpiau *hunangymorth*. (Gweler *rhwydwaith*.)

Asiantaethau Mabwysiadu a Maethu Prydeinig: cyrff sy'n hyrwyddo gofynion plant sydd wedi cael eu gwahanu oddi wrth eu teuluoedd. Maent yn cynnig *cyngor, gwybodaeth* a hyfforddiant i *weithwyr cymdeithasol*, cyfreithwyr, *meddygon*, rhieni mabwysiadu, gofalwyr maeth a'r rhai sydd â diddordeb mewn *mabwysiadu* a *maethu*. Mae'r asiantaethau hyn hefyd yn cysylltu teuluoedd gyda phlant ag anghenion arbennig drwy gysylltiadau papur newydd a chylchlythyrau. Mae'r asiantaeth yn cyhoeddi llyfrau a thaflenni am faethu, mabwysiadu a materion gofal plant sy'n gysylltiedig â hynny. (Gweler *gofal maethu.*)

(Am fwy o wybodaeth cysylltwch â BAAF Cymru, 7 Tŷ Cleeve, Lambourne Crescent, Caerdydd CF14 5GP.)

asid diocsiriboniwclëig (DNA): asid cnewyllol a geir yn bennaf yng nghromosom celloedd. Dyma ddeunydd etifeddol pob organeb ar wahân i ambell firws. Mae modd tynnu DNA o samplau bach o feinwe a'i archwilio ('ôl-bysedd DNA'). Defnyddir profion o'r fath mewn sefyllfaoedd megis:

- datrys troseddau, trwy ymchwiliadau gwyddoniaeth fforensig – mae olion bysedd neu hylifau'r corff yn cael eu gadael yn aml ble cyflawnwyd y drosedd, ac maent yn unigryw i bob unigolyn

- dod o hyd i afiechydon etifeddol, ble na fydd arwyddion a symptomau wedi ymddangos – gall proffiliau DNA weithiau adnabod yr aelodau hynny o deulu sydd wedi etifeddu afiechyd penodol (gellir defnyddio'r dull hwn i ragweld afiechyd yn codi mewn teulu)
- monitro trawsblaniad mêr yr esgyrn – gall ôl-bysedd DNA ragweld a yw mêr esgyrn newydd yn debygol o gael ei dderbyn neu ei wrthod
- datgelu cysylltiadau teuluol – gall DNA nodi a yw'r rhai sy'n hawlio bod yn aelodau o deulu penodol yn aelodau ohono.

asidau: cemegolion sy'n rhyddhau ïonau hydrogen pan gânt eu hydoddi mewn dŵr.

asidau amino: dyma gydrannau sylfaenol moleciwlau *protein*. Mae cannoedd o asidau amino yn cael eu cysylltu â'i gilydd gan fondiau peptid i ffurfio cadwynau hir o beptidau, polypeptidau a phroteinau. O blith y cannoedd o asidau amino a geir ym myd natur tri ar hugain ohonynt sy'n ffurfio blociau adeiladu proteinau dynol. Y ffordd mae'r asidau amino yn cael eu trefnu sy'n penderfynu'r math o folecwl protein a geir. Mae proteinau yn cael eu torri i lawr yn asidau amino fel rhan o broses o *dreulio*. Yna mae'r asidau amino yn mynd i mewn i gelloedd lle maent yn cael eu hadeiladu'n ôl i'r math o broteinau mae ar y corff eu hangen, er enghraifft ffibrau cyhyrau neu broteinau plasma. Mae unrhyw asidau amino sydd dros ben yn cael eu torri i lawr drwy broses o ddadamineiddiad yn yr *iau*. Yn ystod dadamineiddiad mae'r grwpiau amino yn cael eu torri i ffwrdd, un ar y tro a ffurfir amonia. Mae amonia yn mynd i mewn i'r cylch ornithin, lle mae'n adweithio gyda charbon deuocsid i ffurfio wrea. Mae'r wrea yn cael ei gludo i'r *arennau* a'i ymgarthu.

asidau brasterog: prif gyfansoddyn brasterau. Y maent wedi eu gwneud o gadwyn hydrocarbon a grŵp (asid) carbocsyl terfynol (COOH). Os nad oes bondiau dwbl yn y gadwyn hydrocarbon maent yn ddirlawn. Os oes un bond dwbl fe'u gelwir yn fono-annirlawn. Os oes mwy nag un bond dwbl yn bresennol fe'u gelwir yn amlannirlawn.

astigmatedd: diffyg yn swyddogaeth y llygad. Mae crymedd abnormal yn y cornbilen a'r lens yn achosi astigmatedd. O ganlyniad mae'r ddelwedd weledol yn cael ei hystumio am nad yw'r holl belydrau golau yn gallu ffocysu ar y retina. Gellir cywiro astigmatedd drwy ddefnyddio lensiau silindrog mewn sbectol. Mae'r lensiau hyn i bob diben yn plygu'r golau mewn un plân yn unig.

astudiaeth achos: *dull ymchwil* sy'n archwilio yn fanwl i ymddygiad a phrofiadau unigolyn, grŵp bychan, sefydliad, cymuned, cenedl, neu achlysur arbennig. Mae astudiaethau achos yn caniatáu i ymchwilwyr edrych i mewn i faterion ehangach sy'n ymwneud â'u pwnc dewisol. Fe allai'r dull hwn fod yn ddefnyddiol i fyfyrwyr pe byddent am astudio agwedd arbennig ym maes iechyd a gofal cymdeithasol, megis rôl a chyfrifoldebau *gweithwyr cymdeithasol*.

astudiaeth reoli achos: dull a ddefnyddir i ymladd clefydau epidemig. Mae'n golygu dod o hyd i achos y clefyd a'r modd i'w reoli er mwyn ei atal yn y dyfodol.

asthma (mygfa, myctod): afiechyd rhwystrol y pibellau aer bronciol. Gall gael ei achosi gan ymateb tanio yn y pibelli aer sy'n arwain at gyfangu'r *cyhyrau*, llidio ac oedema (hylif yn casglu) yn y brociolynnau a chynnydd yn y mwcws sy'n cael ei gynhyrchu. Mae'r person asthmatig yn dechrau pesychu, dechrau chwythu a chwyno am frest gaeth a diffyg anadl. Mae nifer o bethau sy'n gallu tanio neu gynhyrfu'r asthma:

- alergeddau, e.e. llwch, anifeiliaid, *bwyd*
- yr *amgylchedd*, e.e. newid tywydd/ mwg
- *heintiau* e.e. annwyd, dolur gwddw/llwnc tost
- *straen*, e.e. pryder am arholiadau

- *hormonau*, e.e cyn y mislif
- *tymheredd yr aer* e.e tywydd, oer neu boeth a sych
- *meddyginiaethau*, e.e. asprin.

Mae asthma yn perthyn yn agos i *ecsema* a chlefyd y gwair. Mae i'w gael mewn teuluoedd yn aml. Mae gwaith ymchwil wedi ei gynnal yn ddiweddar i ymchwilio i'r cysylltiadau posibl rhwng llygredd ac asthma.

(Am fwy o wybodaeth cysylltwch ag Asthma UK Cymru, 3ydd Llawr, Eastgate House, 34-43 Heol Casnewydd, Caerdydd CF24 0AB.)

atacsia: symudiadau abnormal neu ansad yn aelodau'r corff. Mae hyn o ganlyniad i ddifrod neu anaf i'r ymennydd bach, y rhan o'r *ymennydd* sy'n gyfrifol am gadw cytbwysedd. Mae achosion gwahanol i atacsia fel alcoholiaeth, tyfiant yn yr ymennydd, *sglerosis ymledol* ac afiechyd y *thyroid*. (Gweler hefyd *atacsia Friedreich*.)

atacsia Friedreich: *clefyd etifeddol* sy'n achosi *dirywiad* y celloedd nerfol ym *madruddyn y cefn*. Mae hyn yn arwain at wendid cyhyrol ac *atacsia* sy'n ei gwneud hi'n anodd cerdded a symud. Mae'n dechrau yng nghyfnod plentyndod cynnar ac, wrth i'r clefyd gynyddu, bydd lleihad sylweddol yn *symudedd* y plentyn nes ei fod ef neu hi mewn cadair olwyn erbyn cyrraedd oed oedolyn.

(Am wybodaeth bellach cysylltwch ag Atexia UK, Lincoln House, Kennington Park, 1-3 Brixton Road, Lluindain SW9 6DE.)

atal troseddau: trefn neu ddulliau a ddefnyddir i addysgu'r cyhoedd ynghylch ffyrdd o rwystro troseddwyr rhag troseddu yn eu herbyn. Er enghraifft, mae swyddogion addysg yr heddlu yn gweithio yn lleol gydag *ysgolion* a cholegau ac yn siarad â disgyblion ynglŷn â throseddau. Efallai y bydd ardaloedd yn ymuno â'r heddlu i sefydlu cynlluniau gwarchod cymdogaeth. Yn y ffordd hon fe all grwpiau lleol chwarae rhan mewn atal troseddau drwy wylio am unrhyw ymddygiad amheus yn yr ardal.

atebolrwydd: cyfrifoldebau proffesiynol rhwng awdurdodau iechyd, grwpiau gofal sylfaenol ac ymddiriedolaethau gofal sylfaenol. Mae'r broses hon yn adolygu'r ffordd y mae ymddiriedolaethau gofal sylfaenol yn gweithio oddi mewn i'r rhaglen gwella iechyd i sicrhau bod disgyblaeth ariannol ac unionder yn cael eu cynnal. Ar ben hyn, mae'r awdurdodau iechyd a'r grŵp gofal sylfaenol yn cytuno ar dargedau ar gyfer gwella iechyd, gwasanaethau iechyd a gwerth am arian. Mae'r rhain yn cael eu gosod allan mewn cytundeb atebolrwydd blynyddol.

atgofio: sesiynau a drefnir i *bobl hŷn* sy'n cynnwys trafod a rhannu gwybodaeth. Mae a wnelo hyn fel arfer â rhannu atgofion am y gorffennol. Er mwyn ysgogi'r cof a'r drafodaeth gall arweinydd y grŵp ddod â blwch atgofion gydag ef yn cynnwys nifer o eitemau fel hen luniau, darnau arian ac arteffactau.

atgyrchau: ymatebion niwron echddygol anwirfoddol i ysgogiad e.e. y weithred o disian mewn ymateb i lwch neu baill. Gweler y darlun ar y dudalen nesaf.

atriwm: un o'r ddwy siambr uchaf yn y galon. Mae atria'r dde a'r chwith yn gymharol denau eu muriau ac maent yn cymryd gwaed o'r gwythiennau. Mae'r atriwm dde yn cymryd gwaed diocsigenedig o'r corff, a'r atriwm chwith yn cymryd gwaed ocsigenedig o'r ysgyfaint. Mae'r gwaed diocsigenedig o'r corff yn mynd i'r atriwm dde drwy'r fena cafa. Mae'r gwaed ocsigenedig o'r ysgyfaint yn mynd i'r atriwm chwith drwy'r gwythiennau ysgyfeiniol.

atheroma: dyddodion brasterog neu blaciau yn ffurfio ar leinin mewnol y rhydwelïau. Mae hyn yn achosi dirywiad a thewychu'r rhydweli. Pan fydd yr atheroma yn helaeth efallai bydd leinin mewnol y rhydweli yn troi'n arw a'r *llif gwaed* yn y rhydweli yn gynhyrfus. Gall tolchen neu thrombosis ffurfio a bydd yr holl lestr wedyn yn blocio fel bod y llif gwaed yn cael ei atal.

Os ceir atheroma yn y galon neu'r ymennydd mae'n debygol o arwain at farwolaeth. Mae'r ffactorau sy'n cyfrannu at atheroma ac atherosglerosis yn cynnwys ysmygu, *pwysau gwaed* uchel a lefelau *colesterol* uchel.

Atgyrchau

Y camau mewn gweithred atgyrch

Ysgogiad – gwres, oerfel, poen, cyffwrdd

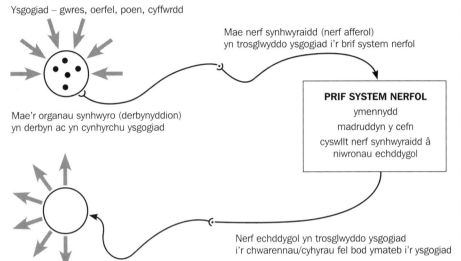

Mae nerf synhwyraidd (nerf afferol) yn trosglwyddo ysgogiad i'r brif system nerfol

PRIF SYSTEM NERFOL
ymennydd
madruddyn y cefn
cyswllt nerf synhwyraidd â niwronau echddygol

Mae'r organau synhwyro (derbynyddion) yn derbyn ac yn cynhyrchu ysgogiad

Nerf echddygol yn trosglwyddo ysgogiad i'r chwarennau/cyhyrau fel bod ymateb i'r ysgogiad

awdiogram: dull o fesur clyw yr unigolyn. Mae'r clyw yn cael ei fesur ar amledd sŵn gwahanol a'r canlyniadau yn cael eu cofnodi ar graff. Bydd hyn yn dangos unrhyw ddiffygion fel 'clust ludiog' mewn plant. Yr enw ar y peiriant a ddefnyddir ar gyfer y profion clywed yw awdiomedr.

Awdurdod Addysg Iechyd: corff a gyllidir gan y llywodraeth. Ymysg swyddogaethau'r cyngor y mae:

- cynnig hyfforddiant i weithwyr iechyd a gofal cymdeithasol
- ymchwilio i faterion sydd a wnelont ag iechyd
- sefydlu ymgyrchoedd *addysg iechyd* lleol a chenedlaethol
- darparu gwybodaeth ar nifer fawr o faterion iechyd.

awdurdodau iechyd: cyrff sy'n rheoli gofal iechyd mewn ardaloedd penodol. O dan *Y GIG Newydd – Modern, Dibynadwy 1997*, mae swyddogaethau'r awdurdodau iechyd yn cynnwys:

- asesu anghenion iechyd y boblogaeth leol, gan dynnu ar wybodaeth sefydliadau eraill
- llunio strategaeth ar gyfer cwrdd â'r anghenion hynny, ar ffurf *rhaglen gwella iechyd*, wedi ei datblygu mewn partneriaeth gyda'r holl fuddiannau lleol a sicrhau cyflawni cyfraniad y GIG ati
- penderfynu ar ystod a lleoliad y gwasanaethau gofal iechyd ar gyfer preswylwyr ardal yr awdurdod iechyd, a ddylai lifo o'r rhaglen gwella iechyd a bod yn rhan ohoni
- penderfynu ar dargedau a safonau lleol i godi ansawdd ac effeithlonedd yng ngoleuni blaenoriaethau cenedlaethol a chynnig cyfarwyddyd i sicrhau eu bod yn cael eu cyflawni
- cefnogi'r datblygu ar ymddiriedolaethau gofal cyntaf fel y gallant afael yn eu cyfrifoldebau yn gyflym
- dyrannu adnoddau i grwpiau gofal sylfaenol
- cadw'r grwpiau gofal sylfaenol yn atebol.

A B C Ch D Dd E F Ff G Ng H I L Ll M N O P Ph R Rh S T Th U W Y

Awdurdodau iechyd arbennig (AIA): yr awdurdodau hynny sy'n adrodd yn uniongyrchol i'r Adran Iechyd neu i Adran Reoli Weithredol y Gwasanaeth Iechyd Gwladol. Mae tri math:

- awdurdodau iechyd arbennig di-ysbyty – mae'r rhain yn darparu gwasanaeth i'r GIG cyfan sydd yn gofyn am rywfaint o gydgysylltu yn genedlaethol. Mae Awdurdod Cyflenwadau y GIG a'r *Awdurdod Addysg Iechyd* yn enghreifftiau.

- awdurdodau iechyd arbennig sydd ynghlwm ag ysbytai – mae gan nifer o ysbytai athrofaol arbenigol i raddedigion ac ysbytai ymchwil yn Llundain statws AIA. Er enghraifft, yr Hammersmith, Ysbyty Cenedlaethol y Galon a'r Frest ac Ysbyty Brenhinol Marsden

- ysbytai arbennig – ysbytai arbennig yw'r rhai sy'n ymdrin â gofal troseddwyr wedi'u cythryblu'n ddifrifol (Rampton, Ashworth a Broadmoor yw'r ysbytai arbennig yn Lloegr). Maent yn ffurfio AIA yn eu rhinwedd eu hunain – ond nid yw pob ysbyty arbennig yn awdurdod iechyd arbennig.

(Adran Iechyd 1993)

awdurdodau iechyd rhanbarthol: gweler *awdurdodau iechyd*.

awdurdodau lleol: mae ganddynt ddyletswyddau a grymoedd statudol parthed gweithredu iechyd a gofal cymdeithasol yn eu hardaloedd daearyddol. Ers 1992, mae awdurdodau lleol yn cyhoeddi'r gwasanaethau hyn drwy'u *cynlluniau gofal cymunedol*. Mewn rhai achosion, maent yn gweithio'n agos gyda'r awdurdod iechyd a chynrychiolwyr y sector gwirfoddol i sicrhau bod y gwasanaethau iechyd a gofal yn cwrdd ag anghenion y bobl leol. Mae ganddynt gyfrifoldeb am amryw o wasanaethau fel:

- *adrannau gwasanaethau cymdeithasol* – yn cefnogi gwasanaethau cymdeithasol personol gan gynnwys gofal am blant, cleientiaid gydag anableddau a phobl mewn oed; ymdrinnir hefyd â'r cofrestru ar gyfer y gwasanaethau hyn

- *tai* – tai cyngor, tai preswyl a thai gwarchod

- *gofal cymunedol* – pobl hŷn, anableddau corfforol a namau synhwyrau, anawsterau dysgu, iechyd meddwl, cyffuriau/alcohol, trais yn y cartref, HIV/AIDS. Mae hyn yn cynnwys rheolaeth gofal, gofal yn y cartref, gwasanaethau gofal dydd, gan gynnwys gofal lliniarol a therapi galwedigaethol

- *budd-daliadau* a chyfleoedd cyflogaeth yn eu hardaloedd.

Amlinellir y meysydd cyfrifoldeb yn y *Deddfau llywodraeth leol, Deddf Plant 2004, Deddf GIG a Gofal yn y Gymuned 1990, Y GIG Newydd – Modern, Dibynadwy, Ein Cenedl Iachach, Cytundeb dros Iechyd*.

awtistiaeth: anhwylder sy'n amharu ar ddatblygu sgiliau cymdeithasol a *chyfathrebu*. Nid oes unrhyw achos hysbys dros awtistiaeth. Mae gan hyd at 75 y cant o'r rhai ag awtistiaeth arnynt anawsterau dysgu yn cydfynd ag ef, ond beth bynnag eu lefel gyffredinol o allu, maent yn rhannu problem gyffredin wrth geisio gwneud synnwyr o'r byd. Mae i ba raddau yr effeithir ar ddioddefwyr awtistiaeth yn amrywio, ond mae yna nodweddion cyffredin:

- anhawster gydag ymwneud cymdeithasol – mae plant ac oedolion awtistig yn aml yn ymddangos yn ddi-hid am bobl eraill, gan gynnwys eu rhieni. Amherir ar y gallu i ddatblygu cyfeillgarwch, a'r gallu i ddeall teimladau pobl eraill

- anhawster gyda chyfathrebu – nid oes gan unigolion awtistig na'r gallu na'r ddealltwriaeth angenrheidiol i gymryd rhan mewn *cyfathrebu* ystyrlon. Mae *iaith* yn araf yn datblygu ac effeithir ar batrymau siarad

- mae'r rhai ag awtistiaeth arnynt yn ei chael hi'n anodd adnabod neu ddehongli negeseuon ac arwyddion y mae eraill yn eu cymryd yn ganiataol

- anhawster gyda datblygu *chwarae* a dychymyg – nid yw plant ag awtistiaeth yn datblygu chwarae creadigol 'cymryd arnoch' fel mae plant eraill

- anhawster gyda newid – bydd gan unigolion ag awtistiaeth arnynt obsesiwn yn aml gyda phethau neu ymddygiad neilltuol, gan ganolbwyntio arnynt ar draul popeth arall. Mewn cyferbyniad llwyr â hyn mae'r 'ynysoedd o allu' y bydd ambell unigolyn awtistig yn eu harddangos; er enghraifft, bydd rhai o ddioddefwyr awtistiaeth sy'n anabl iawn yn y rhan fwyaf o ffyrdd yn dangos dawn arbennig ar gyfer cerddoriaeth, celf, mathemateg neu fecaneg.

Mae ymyrraeth gynnar ac addysg arbennig yn hanfodol os yw plant ag awtistiaeth i ddatblygu i'w llawn botensial. Sefydlwyd y Gymdeithas Awtistaidd Genedlaethol gan rieni yn 1962 i annog gwell dealltwriaeth o awtistiaeth ac i arloesi gydag ystod o wasanaethau priodol ar gyfer y rhai ag awtistiaeth a'r sawl sy'n gofalu amdanynt. (Gweler hefyd *syndrom Asperger*.)

Agweddau ar awtistiaeth

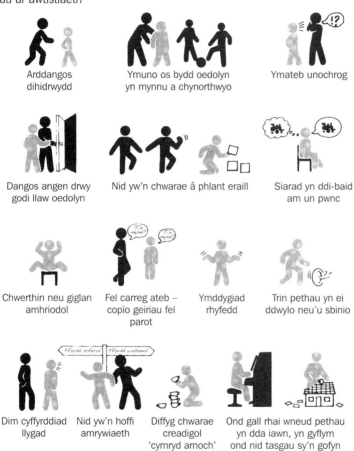

Arddangos dihidrwydd

Ymuno os bydd oedolyn yn mynnu a chynorthwyo

Ymateb unochrog

Dangos angen drwy godi llaw oedolyn

Nid yw'n chwarae â phlant eraill

Siarad yn ddi-baid am un pwnc

Chwerthin neu giglan amhriodol

Fel carreg ateb – copïo geiriau fel parot

Ymddygiad rhyfedd

Trin pethau yn ei ddwylo neu'u sbinio

Dim cyffyrddiad llygad

Nid yw'n hoffi amrywiaeth

Diffyg chwarae creadigol 'cymryd arnoch'

Ond gall rhai wneud pethau yn dda iawn, yn gyflym ond nid tasgau sy'n gofyn dealltwriaeth gymdeithasol

Am fwy o wybodaeth cysylltwch â Chymdeithas Genedlaethol Awtistiaeth Cymru, 6-7 Ffordd y Pentref, Parc Busnes Greenmeadow Springs, Tongwynlais, Caerdydd CF15 7NE.)

awtonomiaeth: rhyddid personol. Dylai'r *hawliau* a'r *dewisiadau* gwahanol sydd gan *gleientiaid* unigol gael eu parchu. Mae hyn yn ffactor o bwys ym myd *gofal*. Dylai *gofalwyr* annog cleientiaid i fod yn annibynnol a chymryd rhan ym mhob penderfyniad sydd a wnelo ef â'u gofal.

awtopsi: archwiliad a dyraniad y corff dynol ar ôl *marwolaeth* er mwyn dod o hyd i achos y farwolaeth. Mae hefyd yn ffordd i benderfynu a oedd unrhyw *afiechyd* neu *anhwylder* ar y prosesau gwahanol a geir yn y corff.

awyru: y ffordd y mae *aer* yn pasio i mewn ac allan o'r llwybr resbiradol. Mae hyn yn cynnwys y *cyfnewid nwyol* yn *alfeoli*'r *ysgyfaint*. Mae awyru a'r ffordd effeithlon mae aer yn cael ei anadlu i mewn ac allan o'r corff yn ffactorau pwysig yn iechyd corfforol cyffredinol yr unigolyn. Pan geir anhwylder ar y system awyru mae yna arwyddion a symptomau yn aml fel dulasedd, gwawr las ar y croen oherwydd diffyg digon o *ocsigen*. (Gweler *mecanweithiau anadlu*, *y system resbiradaeth*.)

34

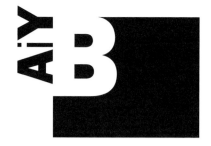

baban newydd-anedig: y *baban* yn ystod mis cyntaf ei fywyd. Pan fydd babanod yn cael eu geni maent yn gorwedd yn belen yn safle'r ffoetws (breichiau a choesau wedi plygu at i mewn at y corff). Ar ôl *genedigaeth* mae'r newydd-anedig yn dechrau cymryd safleoedd newydd fel:

* wyneb i lawr – mae'r baban yn gorwedd ar ei du blaen a'i ben wedi troi ar un ochr. Mae'r pen ôl yn codi a'r pengliniau yn swatio o dan y bol. Mae'r breichiau wedi plygu a'r penelinoedd wedi eu gosod o dan y frest. Mae'r dyrnau wedi cau.

* ar wastad ei gefn – mae'r baban yn gorwedd ar ei gefn. Mae'r breichiau yn troi at i mewn ac wedi plygu at y corff. Mae'r pengliniau hwythau'n plygu tuag at y corff. Mae'r baban yn arddangos symudiadau cicio aflonydd yn y coesau.

* crogiant fentrol – pan gaiff ei ddal yn llorweddol o dan y bol mae pen a choesau'r baban yn syrthio o dan lefel y cefn ac mae corff y baban yn ffurfio cromlin at i lawr

* eistedd – pan fydd y baban yn cael ei dynnu i'r safle eistedd mae ei ben yn syrthio'n ôl. Yr enw ar hyn yw oediad y pen. Wrth i gorff y baban godi mae ei ben yn syrthio'n llipa ar ei frest.

(Gweler *gweithredoedd atgyrch y newydd-anedig*.)

baban/plentyn bach: *baban newydd-anedig* sy'n llwyr ddibynnol ar y fam. Defnyddir y term fel arfer am fabanod o dan flwydd oed.

bacteria: grŵp pwysig o ficro-organebau. Mae bacteria yn fân ac nid oes ganddynt gnewyll nac organynnau eraill. Gall rhai bacteria fod yn niweidiol gan achosi clefydau megis colera. Ceir gwahanol fathau o facteria a gellir eu dosbarthu yn ôl y siapiau gwahanol sydd arnynt. Dyma nhw:

* basili neu facteria siâp ffon, e.e. *Salmonella typhi* sy'n achosi'r dwymyn teiffoid

* coci neu facteria siâp crwn, e.e. *Staphylococcus aureus* sy'n achosi cornwydydd

* sbirila neu facteria siâp troell, e.e. *Treponema pallidum* sy'n achosi siffilis

* fibrio neu facteria siâp cromlin, e.e. *Virbrio cholerae* sy'n achosi colera.

Ffordd arall o ddosbarthu ac adnabod bacteria yw drwy dechneg a elwir yn *staenio* Gram.

Mathau o facteria

Basili – siâp ffyn   Coci – crwn   Spirila – siâp corcsgriw   Fibro – cromlin

Bandura, Albert (1925-): seicolegydd a fynnai fod yr amgylchedd yn rym a dylanwad enfawr ar y ffordd mae pobl yn meddwl ac yn ymddwyn. Drwy arbrofion roedd yn gallu dangos bod plant yn dysgu drwy sylwi ar eraill. Awgrymodd fod unigolion yn dynwared a chopïo gweithredoedd ei gilydd a thrwy hynny'n mabwysiadu rolau cymdeithasol ac *ymddygiad*.

barbitwradau: grŵp o gyffuriau sy'n gostwng gweithgaredd y brif system nerfol, e.e. ffenobarbiton. Mae barbitwradau yn cael eu defnyddio i drin insomnia (methu â chysgu). Maent yn gyffuriau sy'n achosi sgil effeithiau niweidiol ar y corff, fel siarad â thafod tew, colli cytbwysedd a bod yn gysglyd. Mae eu heffeithiau yn cael eu gwneud yn fwy pan gânt eu cymryd gydag *alcohol*. Maent yn cael eu hadnabod fel cyffuriau presgripsiwn yn unig dosbarth B, ac yn cael eu cynnwys o dan Ddeddf Camddefnyddio Cyffuriau 1971 am eu bod yn gallu achosi dibyniaeth gorfforol a seicolegol arnynt. Heb gael caniatâd, mae cynhyrchu a chyflenwi'r cyffuriau hyn neu fod â hwy yn eich meddiant yn drosedd (Gweler *deddfwriaeth cyffuriau*.)

bargyfreithwyr: cyfreithwyr wedi cymhwyso sy'n cael cynnal achosion ac ymddangos yn y llys. Pan fydd gan *gyfreithiwr* achos bydd yn 'briffio' bargyfreithiwr i ymddangos yn Llys y Goron neu'r Uchel Lys. Ni all cleient fynd yn syth at fargyfreithiwr. Yn hytrach na hynny, mae'n rhaid i'r cleient fynd drwy gyfreithiwr. Mae ar draws 6000 o fargyfreithwyr yng Nghymru a Lloegr ac mae ganddynt yr hawl i ymddangos ym mhob llys. Telir ffi i fargyfreithiwr am ymddangos mewn achos. Pan fydd cleient yn cael cymorth cyfreithiol, bydd ffi'r bargyfreithiwr wedi ei chynnwys. Mae'n rhaid fod gan fargyfreithwyr radd yn y gyfraith, ac yn dilyn hynny, mae'n rhaid iddynt gwblhau cyfnod o hyfforddiant galwedigaethol priodol er mwyn meithrin y sgiliau sy'n berthnasol i waith yn y llys.

Barnardo's: elusen a sefydlwyd yn 1866 gan Dr Thomas Barnardo i ymateb i'r gofynion cynyddol o du plant ifanc a oedd yn cael eu cam-drin a'u hecsbloetio yn eu lleoedd gwaith. Am lawer o flynyddoedd cysylltid Barnardo's â chartrefi plant a chartrefi plant amddifad, ond yn ystod y 25 mlynedd diwethaf mae'r cartrefi aros yn hir wedi cau. Nid plant amddifad oedd y rhan fwyaf o blant Barnardo's, ond gosodwyd hwy yno naill ai am fod eu teuluoedd yn rhy dlawd i ofalu amdanynt, neu am fod agweddau cymdeithasol ar y pryd yn gwrthod â rhoi sêl bendith ar blant o hil gymysg, plant anabl a phlant anghyfreithlon. Mae Barnardo's heddiw yn gorff sy'n mynd i'r afael â phynciau fel:

- *diweithdra a thlodi* – cynnig cymorth gyda lles a chyngor, siopau cymunedol ac undebau credyd, darparu gwyliau i deuluoedd tlawd
- *anabledd* – cynnig cefnogaeth ar ffurf *cyngor* a *chwnsela*, *eiriolaeth*, gwyliau byrion, gofal preswyl, clybiau cyfeillgarwch a bod yn gefn i deuluoedd gyda phlant anabl
- *maethu a mabwysiadu* – mae Barnardo's yn un o asiantaethau maethu a mabwysiadau mwyaf y DU
- teuluoedd – darparu cymorth i rieni, *amddiffyn plant*, cwnsela a chyngor, *grwpiau rhieni* a grwpiau plantos, *llyfrgelloedd* llyfrau a *theganau* a gweithgareddau ar ôl yr ysgol ac adeg gwyliau
- *digartrefedd* – darparu llety mewn argyfwng, cefnogaeth a chyngor, *canolfannau galw heibio* sy'n cynnig gwasanaethau i ffoaduriaid a theuluoedd teithwyr
- cynghori a chynorthwyo pobl ifanc i ddatblygu'r sgiliau sydd angen arnynt i fod yn annibynnol
- HIV/AIDS – cefnogi teuluoedd a phobl ifanc yr effeithir arnynt gan HIV ac AIDS drwy gwnsela, rhoi addysg a chyngor
- *cam-drin rhywiol* – cynnig cefnogaeth a chwnsela i rieni a phlant sy'n cael eu cam-drin ac i bobl ifanc sy'n cam-drin, gan eu helpu i ddod i ben â'u hanawsterau

- lobïo – gweithio tuag at ddylanwadu ar bolisi cyhoeddus er mwyn dwyn sylw at anfanteisrwydd ac anghyfartaledd.

(Am fwy o wybodaeth cysylltwch â Barnardo's Cymru, Llys Trident, Heol East Moors, Caerdydd CF24 5TD.)

barnwr: y sawl sy'n cael ei benodi i arolygu'r system farnwrol mewn llys cyfraith. Maent yn *gyfreithwyr* wedi cymhwyso ac yn *fargyfreithwyr* profiadol sy'n gydnabyddus ag achosion a gweithdrefnau mewn llysoedd. Maent yn eistedd mewn amryw o *lysoedd troseddol*.

basau ac alcalïau: basau yw'r gwrthwyneb cemegol i *asidau*. Defnyddir hwy i niwtraleiddio asidau. Pan mae modd hydoddi basau mewn dŵr, gelwir hwy'n alcalïau. Mae sinc hydrocsid a sodiwm hydrocsid yn enghreifftiau ohonynt. Mae alcalïau yn cael eu hïoneiddio mewn hydoddiant.

basili gwrthasidaidd: bacteria sy'n gallu cadw llifynnau hyd yn oed ar ôl cael eu trin ag asid. Mae'r broses yn ddull o adnabod organebau sy'n gallu achosi afiechyd. Enghraifft o'r math hwn o facteriwm yw Mycobacterium tuberculosis sy'n achosi twbercwlosis.

basilws: cell facteria o siâp ffon. Mae enghreifftiau ohoni yn cynnwys Lactobacillus bulgaricus sydd i'w gael mewn iogwrt a Salmonela, y mae sawl math ohono yn achosi gwenwyn bwyd.

bathio: dull sy'n cael ei ddefnyddio i gwrdd ag anghenion hylendid y *cleient*. Os yw cleient yn gaeth i'w wely, yna bydd angen cael eu hymolchi neu eu bathio bob dydd arnynt. Mae ffyrdd gwahanol y gellir gwneud hyn:

- os oes gan y cleient rywfaint o symudedd efallai eu bod yn gallu eistedd neu sefyll wrth erchwyn y gwely yn ymyl powlen ymolchi neu fasn ymolchi. Efallai y bydd angen cymorth gan y *gofalwr* arnynt gydag ymolchi eu cefnau a'u traed
- os yw'r cleient yn gallu cerdded gyda chymorth i'r ystafell ymolchi gellir rhoi cymorth iddynt fynd i mewn i'r baddon ac allan ohono gan ddefnyddio offer fel hoistiau (gweler *cymhorthion* ac *addasiadau*)
- os yw'r cleient yn gaeth i'w wely am gyfnod byr ond yn gallu symud o amgylch y gwely, efallai y gallant ymolchi eu hunain gydag ychydig o gymorth neu heb ddim cymorth
- os yw'r cleient yn rhy wael i ymolchi eu hunain, maent yn cael bath gwely neu fath planced. Mae hyn yn galluogi i'r gofalwr ymolchi corff y cleient a'r cleient yn dal yn ei wely.

Mae hi'n bwysig cofio bod rhoi cefnogaeth i gleient gyda'u hylendid personol yn gallu codi cywilydd ar y cleient. Efallai y byddant yn teimlo'n hunanymwybodol wrth i rywun arall ymolchi o amgylch eu rhannau genidaidd a'u penolau. Mae'n hanfodol fod y gofalwr yn cadw *hunan barch* y cleient drwy gadw lliain neu blanced dros rannau o'u cyrff tan y byddant yn barod i gael eu hymolchi. Er mwyn cynnal preifatrwydd dylai'r gofalwr sicrhau na all neb arall ddod i mewn i'r ciwbicl neu'r ystafell ymolchi yn ystod yr amser hwnnw. Mae'n adeg y gall y gofalwr gynnal sgwrs drwy roi eglurhâd clir o'r tasgau sy'n cael eu gwneud. Mae'n gyfle hefyd i ddal sylw ar gorff y cleient ac edrych am annormaleddau fel brechau, chwyddo, cochni, cleisio neu frathiadau pryfed neu chwain.

beichiogrwydd: y cyfnod, 40 wythnos fel arfer, yn estyn o *genhedliad* a dyddiad y mislif diwethaf tan *enedigaeth* y baban.

(Am wybodaeth bellach cysylltwch â'r British Pregnancy Advisory Service, 20 Timothys Bridge Road, Stratford Enterprise Park, Stratford-upon-Avon, Warwickshire CV37 9BF.)

beichiogrwydd ectopig: mewnblaniad yr wy wedi ei ffrwythloni y tu allan i'r wterws. Yn hytrach na mewnblannu yn yr wterws mae'r wy yn mewnblannu yn un o'r tiwbiau Fallopia. Wrth i'r embryo dyfu, mae'n rhoi pwysau ar furiau'r tiwb Fallopia. Ar tua chweched wythnos y *beichiogrwydd*, gall yr embryo sy'n tyfu rwygo mur y tiwb Fallopia. Mae hyn yn argyfwng llawfeddygol ac mae ar y ferch angen triniaeth yn yr ysbyty ar ei hunion. (Gweler *ffrwythloni*.)

benthyg croth: cytundeb sy'n cynnwys cwpl heb blant a menyw sy'n barod i roi *genedigaeth* i *faban* ar ran y cwpl. Y mae'n bosibl y bydd y fenyw yn cael ei ffrwythloni gan sberm y gŵr neu y mae'n bosibl na fydd. Rhoddir yr ofwm ffrwythlonedig (yn cynnwys sberm y gŵr sydd wedi ffrwythloni wy ei wraig) yng *nghroth* y fenyw drwy *semenu artiffisial*. Mae benthyg croth masnachol yn anghyfreithlon ym Mhrydain. Er ei bod yn anghyfreithlon i dalu mwy na threuliau am fenthyg croth, mae modd cydnabod y berthynas o dan Ddeddf Ffrwythloni Dynol ac Embryoleg 1990 sy'n caniatáu gorchmynion rhieni sy'n debyg i orchmynion mabwysiadu. Mae benthyg croth yn bwnc dadleuol, ond mewn rhai achosion dyma'r unig ffordd y gall cwpl gael eu plentyn eu hunain.

berwi: y broses sy'n arwain at droi hylif yn nwy neu anwedd ar dymheredd a elwir yn bwynt berwi. Ar gyfer dŵr mae hyn tua 100 gradd Celsius ar bwysedd atmosfferig normal. Mae berwi yn ymddangos wrth i swigod ffurfio drwy'r hylif. Mae gan bob sampl pur o'r un hylif ar yr un pwysedd yr un pwynt berwi â'i gilydd. Mae cynnydd yn y pwysedd yn cynyddu'r pwynt berwi.

bioadborth: proses sydd wedi cael ei datblygu i reoli ymatebion ffisiolegol fel *cyfradd curiad y galon*, *pwysau gwaed* a thyndra'r *cyhyrau*. Mewn sefyllfaoedd arbennig, gall yr ymatebion hyn gael effeithiau negyddol ar y corff. Er enghraifft, pan fydd rhywun dan bwysau, mae curiad y galon yn cyflymu, mae pwysau'r gwaed yn codi a cheir poenau a churiau cyffredinol. Mewn bioadborth, mae'r person yn edrych ar ffyrdd y gellir rheoli'r ymatebion hyn drwy dechnegau ymlacio, ymarferion anadlu dwfn a thylino'r corff. Mae'r dechneg hon wedi cael ei defnyddio ar unigolion sy'n dioddef gan byliau o bryder. Mae pyliau o'r fath yn achosi i'r galon guro'n gyflymach, i'r anadlu fod yn gyflymach a llai dwfn, i chwys oer ddod dros y croen ac i'r geg sychu. Pan fydd cleientiaid yn teimlo'r symptomau hyn yn dod ar eu gwarthaf, maent yn cael eu hannog i wneud ymarferion anadlu dwfn er mwyn lleihau'r *pryder*.

biocemeg: astudiaeth o'r prosesau cemegol a geir mewn pethau byw.

bioleg: gwyddor bywyd sy'n archwilio adeilwaith a swyddogaeth pethau byw, a'r drefniadaeth arnynt.

biopsi: tynnu sampl o feinwe i'w archwilio, yn aml drwy ficrosgopeg. Gwneir hyn i chwilio am unrhyw dystiolaeth o *afiechyd* neu ddirywiad fel bod modd cynorthwyo gyda diagnosis a thriniaeth (Gweler *patholeg*.)

biwro cofnodion troseddol: asiantaeth sy'n cynnal archwiliadau heddlu ar bob darpar weithiwr ym meysydd addysg, iechyd a gofal cymdeithasol, e.e. athrawon, gweithwyr gofal plant a *gweithwyr cymdeithasol*.

Biwro Plant Cenedlaethol: elusen gofrestredig sy'n canfod ac yn hybu buddiannau plant a phobl ifanc. Mae'n sefydliad amlddisgyblaethol a'i nod yw hybu cydgysylltu a chydweithredu rhwng yr holl asiantaethau sy'n gwasanaethu plant a phobl ifanc. Mae'r Biwro yn rhoi datganiad o egwyddorion a chrynodeb byr o'r gwerthoedd a ddylai, yn eu tyb hwy, fod wrth wraidd ei waith. Mae'r Biwro wedi mabwysiadu *Confensiwn y Cenhedloedd Unedig – Hawliau Plentyn*. Mae cydberthynas rhwng y datganiadau ac fe ddylid eu darllen fel cyfanwaith. Cymerir y term 'plant' i olygu pobl ifanc i fyny at 18 mlwydd oed, ond hefyd y tu hwnt i 18 mewn achosion lle y bydd eu hanghenion neu oblygiadau o ran y gwasanaethau sy'n ddyledus iddynt yn ymestyn y tu hwnt i'r oed hwn, er enghraifft, mewn cysylltiad â Deddf Addysg 1981. Yn ôl ei egwyddorion arweiniol mae'r Biwro Plant Cenedlaethol:

- yn edrych ar anghenion plant fel cyfanwaith yn hytrach nag o safbwynt addysg, iechyd neu wasanaethau cymdeithasol yn unig

- yn ymgynghori â phlant, rhieni, teuluoedd, *gofalwyr* eraill a gweithwyr proffesiynol ac yn eu cefnogi
- yn tynnu sylw at anghenion a buddiannau plant ac yn anelu at ddylanwadu ar bolisi ac ymarfer
- yn dathlu cyfoeth ac amrywiaeth plentyndod, gan gynnwys y gwahanol gryfderau a geir o ganlyniad i allu, oed, lliw, diwylliant, ethnigrwydd a rhyw y person
- yn anelu at ddileu rhagfarn a gwahaniaethu yn erbyn plant fel grŵp neu oherwydd lliw, anabledd, ethnigrwydd, rhyw y person, iechyd, hil, crefydd, gogwydd rhywiol neu ddosbarth cymdeithasol
- wedi ymrwymo i wrando ar farn plant ac ymateb iddi
- yn defnyddio ymchwil a ffyrdd eraill i ganfod ac i hybu'r amodau gorau i blant beth bynnag fo'u hamgylchiadau, p'un ai ydynt yn byw gyda'u teuluoedd neu ar wahân iddynt
- yn meithrin cydweithredu a chyfathrebu effeithlon rhwng pawb sy'n gweithio gyda phlant a throstynt.

(Am wybodaeth bellach cysylltwch â'r National Children's Bureau, 8 Wakley Street, Llundain EC1V 7QE.)

blasbwyntiau: fe'u ceir ar arwyneb y *tafod*.

bolws: dyma'r màs sy'n cael ei ffurfio drwy gnoi bwyd yn y geg drwy symud yr ên a chyhyrau'r geg. Mae'r tafod yn troi'r bwyd yn belen neu folws sydd yna'n cael ei wthio'n ôl i gefn y gwddw i gael ei lyncu.

bondio: perthynas agos yn datblygu rhwng dau unigolyn. Dyma'r berthynas gyntaf ym mywyd *baban newydd-anedig* pan ffurfir *ymlyniad* rhwng y baban a'i fam neu ofalwr cyntaf. Mae'r broses fondio yn cael ei chadarnhau drwy:

- gyswllt llygad â'r baban
- dal y baban yn dynn ac yn ddiogel
- cyswllt croen – dal dwylo, bwydo o'r fron
- siarad – cŵan gyda'r baban a gwneud synau.

bondio atomig: y bondio rhwng atomau. Mae dau fath gwahanol o fondio cemegol:

- bondio ionig – pan fydd atomau yn cyfnewid electronau gyda'i gilydd i ffurfio ionau
- bodio cofalent – pan fydd pâr o electronau yn cael ei rannu rhwng dwy atom.

Bowlby, John (1907-1990): mae'n enwog am ei safbwyntiau ar bwysigrwydd *bondio* neu *ymlyniad*. Ymchwiliodd i'r cwlwm sy'n ffurfio rhwng y gofalwr cyntaf a'r plentyn ifanc. Gall peidio â chael y cwlwm hwn fod â chanlyniadau i'r plentyn ifanc, ar eu datblygiad yn y tymor byr a'r tymor hir fel ei gilydd. Credai Bowlby y dylai plentyn ifanc gael profi perthynas gynnes, glos a pharhaus â'i fam. Gan bwyso ar dystiolaeth a gasglwyd o amryw o ffynonellau, gan gynnwys astudiaethau o blant mewn ysbytai ac mewn sefydliadau a phlant faciwî, yn ogystal â gwaith arbrofol gyda mwncïod heb famau, awgrymodd Bowlby fod cael eu gwahanu am gyfnod hir oddi wrth y gofalwr cyntaf (y fam fel arfer) neu fethiant i ffurfio cwlwm ymlynol (amddifadrwydd) yn arwain at effeithiau niweidiol yn ddiweddarach mewn bywyd. Gall hyn gynnwys datblygu anawsterau mewn ffurfio perthynas glos gydag eraill. Honnai Bowlby y byddai plant wedi eu hamddifadu o gariad mam dan anfantais drwy'r amser mewn rhyw ffordd neu'i gilydd, naill ai'n gorfforol, yn gymdeithasol neu'n emosiynol.

Braille: math ar ysgrifen a phrint sy'n defnyddio smotiau wedi codi i gynrychioli llythrennau, sy'n gadael i bobl *ddall a rhannol ddall* ddarllen a chyfathrebu drwy gyffwrdd.

A B C Ch D Dd E F Ff G Ng H I L Ll M N O P Ph R Rh S T Th U W Y

brasterau (lipidau): mae'r rhain wedi eu gwneud o *garbon, ocsigen* a hydrogen. Mae'r gyfran o ocsigen i hydrogen yn llai mewn lipidau nag ydynt mewn carbohydradau. Mae lipidau/ brasterau yn anhydawdd mewn dŵr ond gallant hydoddi mewn hydoddyddion organig eraill megis ether ac ethanol. Mae lipidau wedi eu gwneud o lyserol ac *asidau brasterog*. Gall asidau brasterog fod yn ddirlawn neu yn annirlawn gan ddibynnu ar bresenoldeb bondiau dwbl rhwng atomau carbon. Swyddogaethau brasterau yw:

- darparu ffynhonnell *egni*
- caniatáu i'r *fitaminau* braster-hydawdd A, D, E a K gael eu hamsugno
- darparu haenau o amddiffyniad o amgylch organau hanfodol y corff dynol
- darparu haenau o inswleiddiwr gwres o gwmpas y corff.

(Gweler hefyd *meinwe bloneg*.)

brasterau amlannirlawn: moleciwlau o *fraster* sydd i'w cael mewn celloedd planhigion ac anifeiliaid. Ceir lefelau uchel mewn cnau, olew cnau a physgod. Mae *dietau* yn cynnwys cyfrannau uchel o'r brasterau hyn wedi eu cysylltu â lefelau isel o *golesterol* yn y gwaed mewn rhai poblogaethau.

brechiad: rhoi sylwedd, pigiad o frechlyn fel arfer, i mewn i'r corff, fel ffordd o'i amddiffyn rhag *clefydau heintus*. (Gweler *brechu, system imiwnedd*.)

brechu: dull o gynhyrchu *imiwnedd* drwy chwistrellu pathogenau marw neu wanedig, neu ficro-organebau sy'n perthyn yn agos i mewn i'r corff er mwyn ysgogi ymateb imiwnedd. Drwy'r dull hwn gall unigolion gael eu hamddiffyn rhag y clefyd neu ymosodiad marwol. (Gweler *imiwneiddio*.)

broncitis: llid ar y pibellau gwynt, hynny yw bronchil/bronchioles yr *ysgyfaint*. Mae hyn yn achosi pesychu, prinder anadl a theimlad cyffredinol o beidio â bod yn dda (anhwylder). Caiff ei drin drwy orffwys a chymryd hylifau. Mewn rhai achosion, pan fydd llid gan facteria yn bresennol, rhoddir gwrthfiotigau ato.

bronnau: chwarennau llaeth wedi eu lleoli ar ran ucha'r frest. Maent yn rhannau pwysig o anatomi'r ferch oherwydd:

- eu bod yn cael eu symbylu gan hormonau i gynhyrchu llaeth ar ôl *genedigaeth baban*
- maent yn arwyddocaol yn nhermau rhywioldeb; maent yn cynnwys mannau synhwyro sy'n sensitif i gael eu teimlo a'u mwytho, maent yn nwydus ac mae'r deth yn ymateb pan fydd y ferch yn cael ei chynhyrfu'n rhywiol
- maent yn rhan hanfodol o'r cyswllt cynnar rhwng y fam a'r baban; mae hyn yn cynnwys bwydo o'r fron a chyswllt croen wrth groen rhwng y fam a'r plentyn.

Gweler y diagram ar dudalen 41.

Bruner, J (1915-): seicolegydd gwybyddol. Credai fod datblygiad deallusol mewn plentyn yn dibynnu llawer ar y ffordd mae'r meddwl yn defnyddio'r wybodaeth mae'n ei chael. Credai Bruner fod plant yn datblygu ffyrdd gwahanol o gynrychioli eu hamgylchedd. Mae'r ffyrdd hyn o ddefnyddio gwybodaeth yn cynnwys:

- dangosol – plant yn cynrychioli'r byd drwy'u gweithredoedd synhwyraidd-weithredol, er enghraifft, mae ceisio disgrifio grisiau troellog heb symudiadau corfforol yn ddull o wneud unigolyn yn ymwybodol o natur y math hwn o gynrychiolaeth
- eiconig – meddwl wedi ei seilio ar ddefnyddio delweddau yn y pen
- semantig – cynrychioli'r amgylchedd drwy iaith; mae hyn yn galluogi i'r plentyn gael gafael ar lawer o'r wybodaeth sydd ar gael o'u hamgylch a mynd y tu draw i'r wybodaeth sy'n cael ei rhoi.

Credai Bruner mai iaith yw'r gydran hanfodol sy'n arwain at orwelion newydd *datblygiad deallusol* i'r plentyn ifanc.

Toriad drwy'r fron

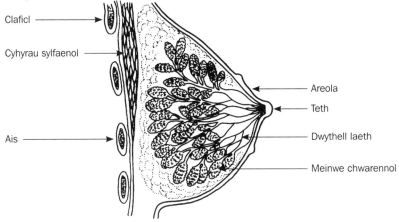

brych: y pentwr o feinwe sy'n datblygu yn yr wterws mewn gwraig feichiog. Mae'n cynnwys llestri *gwaed*, *ocsigen* a maetholynnau sy'n cael eu cludo o'r fam i'r ffoetws sy'n datblygu. Mae cynnyrch gwastraff a charbon deuocsid yn cael eu cludo o'r ffoetws i gyflenwad gwaed y fam i gael eu hysgarthu. Mae'r cyflenwad gwaed o'r fam yn rhedeg ochr yn ochr â'r cyflenwad gwaed o'r ffoetws, h.y. mae'r cyflenwadau gwaed mamol a ffoetysol yn wahanol.

Ffoetws sy'n datblygu a'r brych

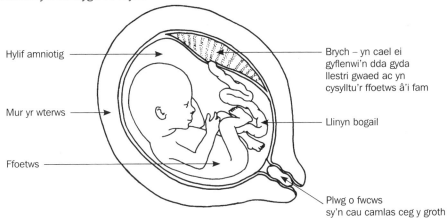

budd-daliadau: dyma'r symiau statudol o arian sy'n cael eu rhoi a'u dosbarthu gan y wladwriaeth i'r aelodau hynny o gymdeithas sydd angen y ffurf hon ar gymorth.

budd-daliadau tai: gweler *budd-daliadau*.

buddion iechyd: buddion a gysylltir â'r Gwasanaeth Iechyd Gwladol. Mae'r rhain yn cynnwys triniaeth ddeintyddol, profion llygaid, presgripsiynau, tocynnau llaeth a fitaminau yn rhad ac am ddim i famau beichiog. Yn ogystal, fe fydd y sawl sydd ar incwm isel yn cael help gyda sbectols, wigiau gwallt, a theithio i'r *ysbyty*. Mae'r rhai sy'n gymwys i gael buddion iechyd yn cynnwys pobl hŷn, plant, pobl anabl a mamau beichiog.

bustl: hydoddiant a gynhyrchir gan yr iau ac a storir yn y goden fustl. Mae'n gymysgedd o sylweddau nad yw'r cyfan ohonynt yn rhan o'r broses dreulio. Mae'n cynorthwyo gyda threulio brasterau drwy eu hemwlseiddio. Mae'r bustl yn niwtraleiddio'r asid o'r stumog i helpu ensymau'r pancreas i weithio. Mae hefyd yn cynnwys dau bigment bustl, bilirwbin a biliferdin, a gynhyrchir o dorri *haemoglobin* i lawr.

bwch dihangol: yn yr ymadrodd 'gwneud bwch dihangol' pan fydd safbwyntiau ac agweddau negyddol yn cael eu hanelu at unigolyn neu grŵp lleiafrifol. Mae'n sail ar gyfer gwahaniaethu gyda'r grwpiau neu unigolion a dargedir yn cael y bai am broblemau cymdeithas, e.e. rhieni ar eu pennau'u hunain yn cael eu cyhuddo mai arnynt hwy mae'r bai am y problemau disgyblaeth sydd yn y gymdeithas heddiw.

bwlimia nerfosa: anhwylder bwyta gorfodaethyrol, yn cael ei nodweddu gan byliau o orfodi'ch hun i orfwyta, yn cael eu dilyn fel arfer gan orfodi'ch hun i *chwydu*. Mae'r anhwylder hwn yn ymddangos ei fod yn effeithio'n bennaf ar enethod a gwragedd. Yn y blynyddoedd diwethaf, fodd bynnag, mae cynnydd wedi bod yn y nifer o ddynion sy'n dioddef gan yr anhwylder hwn. Nid oes yr un achos unigol sy'n achosi'r cyflwr, ond dywedir fod ar y dioddefwyr ofn bod yn dew. Mae'r gorfwyta a'r chwydu yn gyfrinachol yn aml. Mae'n rhaid i'r unigolyn allu cydnabod y broblem cyn y gellir dechrau ar driniaeth. Mae'r driniaeth yn cynnwys sesiynau bwyta dan oruchwyliaeth a seicotherapi. Mae'r Gymdeithas Anhwylderau Bwyta (Beat) yn cynnig cymorth a chefnogaeth i deuluoedd, cyfeillion a dioddefwyr anorecsia nerfosa a bwlimia.

(Am fwy o wybodaeth cysyllter â Beat, Prince of Wales Road, Norwich, Norfolk NR1 1DW. Ffôn 0870 770 3256.)

bwlio: dyma'r ffordd y gall rhywun ddychryn, bygwth neu boenydio rhywun arall. Mae bwlio wedi ei gysylltu'n agos â *cham-drin* gan ei fod yn cynnwys galw enwau, bod yn ymosodol ac weithiau, bod yn dreisgar. Yn yr ysgolion, efallai y bydd grŵp o blant yn mynd ar ôl un plentyn am eu bod yn meddwl ei fod ef neu hi yn wahanol. Er enghraifft efallai y bydd gan y plentyn sbectol a bydd y grŵp yn bygwth y plentyn hwn drwy'r amser. Bydd hyn yn codi ofn ar y plentyn ac yn aml ni fydd arno eisiau mynd i'r ysgol. Bydd y dioddefwr yn cael ei fygwth i gadw'n dawel a bydd hyn yn aml yn bwysau mawr yn eu bywydau. Mewn rhai achosion mae bwlio wedi arwain at y plentyn sy'n dioddef yn cyflawni hunanladdiad. Mae ysgolion wedi llunio polisïau gwrth-fwlio sy'n annog plant i siarad am fwlio a lle bydd y rhai sydd wrthi'n bwlio yn cael eu disgyblu o fewn fframwaith cod ymddygiad. Ond nid yn unig ymhlith plant y mae bwlio i'w gael; gall ddigwydd yn y gweithle. Er enghraifft, mae adroddiadau diweddar yn awgrymu bod gweithwyr, rheolwyr, goruchwylwyr a chydweithwyr yn llawn mor debygol o fwlio eraill yn y gweithle. Mae hyn yn cynnwys lleoliadau iechyd a gofal cymdeithasol. Beth bynnag fo'i ffurf, dylid trin bwlio fel ymddygiad peryglus, yn enwedig pan fydd a wnelo â chleientiaid, defnyddwyr gwasanaeth a gweithwyr. Mae'r undebau llafur bellach yn cydnabod yr angen i fynd i'r afael â bwlio. (Gweler *aflonyddu*.)

bwyd: sylweddau sy'n cael eu bwyta gan fodau dynol ac organebau byw eraill er mwyn darparu maeth. Mae bwyd yn cynnwys nifer o faetholion megis *carbohydradau*, *proteinau* a *brasterau*, *dŵr*, *mwynau* a *fitaminau*. Mae bwyd garw neu ffibr hefyd yn angenrheidiol i helpu i symud bwyd drwy'r coludd. (Gweler *diet cytbwys*, *bwydo*, *diffyg maeth*.)

bwydo: rhoi bwyd i berson arall. Dyma un o brif swyddogaethau *gofalwr*. Mae bwydo plentyn, rhywun hŷn neu berson gydag *anghenion arbennig* yn golygu:

- neilltuo amser i fwydo'r person dan sylw
- gwneud yn siwr fod y *bwyd* yn gynnes, yn edrych yn ddeniadol a'i fod yn fwyd sy'n ateb gofynion *diet* iach a chytbwys
- gwneud yn siwr fod yr offer addas wedi ei osod, fel cyllyll, ffyrc, llwyau, napcynnau a hancesi papur i sychu i ffwrdd unrhyw fwyd a all fod ar y geg neu'r wyneb

- canolbwyntio ar y dasg gan gynnwys eistedd mewn ffordd gysurus o ran y person sy'n cael ei fwydo a'r gofalwr sy'n gwneud y bwydo, a pheidio â rhoi gormod o fwyd ar y llwy neu'r fforc
- paratoi bwyd yn arbennig pan geir anhawster llyncu; stwnsio neu hylifo'r bwyd pan fydd angen, gan gofio dweud wrth y person beth y mae'r bwyd yn ei gynnwys (does dim rheswm pan na ellir hylifo 'McDonalds')
- cadw golwg ar faint y pryd; gall gorlwytho bwyd lethu cleient neu glaf sydd â phroblemau bwydo ac archwaeth bwyd
- gwneud yn siwr fod y person sy'n cael ei fwydo wedi bwyta digon hyd yn oed os bydd hi'n cymryd amser hir i gyflawni'r dasg o fwydo.

(Gweler hefyd *diffyg maeth* a *diet cytbwys*.)

bydwraig: gweithiwr proffesiynol cymwysedig sy'n gweithio gyda menywod cyn rhoi *genedigaeth* i'w *babanod*, yn ystod yr enedigaeth ac wedi'r enedigaeth. Swyddogaeth y fydwraig yw:

- rhoi gofal a chyngor i fenywod yn ystod beichiogrwydd
- gweithio gyda'r fam yn ystod esgor
- cynorthwyo gyda'r enedigaeth
- cefnogi'r fam ac ymweld â hi yn dilyn genedigaeth ei baban.

Gall bydwragedd ymgymhwyso naill ai drwy ddilyn cwrs tair blynedd yn syth neu drwy ddilyn cwrs 18 mis ar ôl cael hyfforddiant nyrsio cyffredinol. (Gweler *Cyngor Nyrsio a Bydwreigiaeth*.)

bydwraig cymuned: person proffesiynol cymwysedig; ei phrif swyddogaeth yw gofalu am fenywod yn ystod *beichiogrwydd* ac i fyny at 28 diwrnod wedi'r *enedigaeth*. Maent yn gweithio yn agos gyda *meddygon teulu* ac *ymwelwyr iechyd* wrth ddarparu cyngor hybu iechyd i famau beichiog.

byddardod neu nam ar y clyw: dyma golli clyw dros dro neu am byth sy'n gallu digwydd mewn un glust neu yn y ddwy. Y term diweddaraf ar fyddardod yw nam ar y clyw. Mae byddardod dros dro yn gallu cael ei achosi gan heintiad ar y glust neu gwyr wedi hel yn y corn allanol. Achosir byddardod parhaol fel arfer gan niwed i'r glust, nerf y clyw neu ganolfan y clyw yn yr ymennydd. Gall byddardod fod yn:

- gyfangwbl – sy'n golygu na chywir dim sŵn o gwbl
- rhannol – sy'n golygu y gellir clywed rhai synau ond nid eraill; yn aml mae'n anodd i'r dioddefwyr ddeall beth mae eraill yn ei ddweud.

Mae natur byddardod yn gallu amrywio fel a ganlyn:

- byddardod y glust allanol – wedi ei achosi fel arfer gan gwyr wedi hel sy'n blocio corn y glust neu pan fydd tamaid o fara neu rywbeth bychan wedi ei wthio i'r glust gan flocio tonnau sŵn
- byddardod canol y glust – mae heintiad drosodd a throsodd yn niweidio canol y glust. Mae esgyrn canol y glust neu'r osiglau yn glynu yn ei gilydd. Gelwir hyn yn 'glust ludiog'. Ni fydd tonnau sŵn yn achosi i osiglau'r glust ddirgrynu bellach ac ni fydd ysgogiadau sŵn yn cael eu trosglwyddo i'r ymennydd
- byddardod y glust fewnol – achosir gan ddifrod i'r celloedd yn y cochlea. Mae hyn yn rhwystro trosi dirgrynu yn ysgogiadau sŵn.

Gall difrod i nerf y glust hefyd achosi byddardod.

bysiau chwarae: cerbydau arbennig wedi eu haddasu i ddal teganau ac offer ar gyfer grŵp chwarae bach neu *grwpiau rhieni a phlant bach*. Maent yn gweithredu yn aml ble nad oes dim darpariaeth chwarae barhaol neu ble mae chwarae awyr agored wedi ei gyfyngu, er enghraifft,

A B C Ch D Dd E F Ff G Ng H I L Ll M N O P Ph R Rh S T Th U W Y

mewn ardaloedd yng nghanol dinasoedd.

bytis (ffrindiau): unigolion sy'n dod yn gyfeillion, yn bartneriaid neu'n gynghorwyr. Fel arfer maent yn cynorthwyo rhywun drwy gyflwr iechyd a thriniaeth arbennig, problem seicolegol, cyfnod o astudiaeth neu unrhyw gyfnod mewn bywyd lle mae cefnogaeth yn werthfawr. Ymysg yr enghreifftiau mae bytis sy'n cael eu recriwtio gan Ymddiriedolaeth Terrence Higgins i fod yn gefn i rai sy'n dioddef o *AIDS*, bytis astudio, lle bydd dau o fyfyrwyr yn gefnau i'w gilydd drwy gwrs neu raglen astudio, bytis genedigaeth pan fydd cyfaill yn cynorthwyo merch drwy'r cyfnod cyn y geni a thrwy'r esgor a chyda *genedigaeth* ei baban.

byw annibynnol: term sy'n disgrifio'r modd y bydd pobl ag anableddau yn ymdrechu i fyw neu yn anelu at fyw fel bod ganddynt y rheolaeth bennaf a'r dewis mwyaf o ran y ffordd y maent yn byw eu bywyd bob dydd. (Gweler *Sefydliad Byw Gydag Anabledd, cymhorthion ac addasiadau, gweithgareddau byw bob dydd*.)

Bywyd mewn Cartrefi 1984: cod ymarfer a gyflwynwyd i wella safonau gofal i *gleientiaid* mewn *gofal preswyl*. Fe'i lluniwyd gan y *Ganolfan Polisi Heneiddio* ac argymhellwyd bod:

- darpariaeth arbennig ar gael ar gyfer grwpiau unigol o gleientiaid
- pob *cartrefi preswyl* i'r oedrannus yn cael eu cofrestru gyda'r *awdurdod lleol*
- pob awdurdod lleol yn cynnal arolygon o gartrefi preifat a statudol i'r henoed o dan Ddeddfwriaeth Cartrefi Cofrestredig
- gan bob cleient hawliau a dewisiadau y dylid eu parchu gan gynnwys hawl i *gyfrinachedd* a *phreifatrwydd*
- dulliau derbyn cleientiaid yn cael eu safoni
- anghenion adeiladau, ystafelloedd a staffio yn cael eu hadnabod.

Yn 1990 datblygwyd hyn ymhellach gan bolisi o'r enw Bywyd Cymunedol drwy ychwanegu y dylai pob pecyn gofal, h.y. pob agwedd o'r gofal oedd ei angen ar gleient, yn adlewyrchu dewis gwybodus ganddo ef neu hi. Fe ddylai pob cleient wybod am eu *hawliau* a'u *cyfrifoldebau* unigol o safbwynt eu gofal a'u triniaeth.

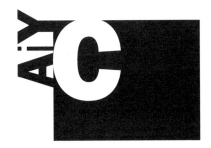

caethiwed: y ffordd y gall unigolyn fynd yn gaeth yn gorfforol, yn ddeallusol ac yn seicolegol i sylwedd neu weithgaredd e.e. yn gaeth i nicotin, *heroin* neu *alcohol*.

caffein: symbylydd sydd i'w gael mewn coffi, te, siocled a diodydd cola. Gall dogn uchel o gaffein bob dydd achosi aflonyddwch, cryndod, diffyg cwsg a churiadau a rhythm afreolaidd yn y galon.

caliper: ffrâm fetel sy'n cynnal aelod gwan o'r corff (coes, ffêr neu droed). Mae'n rhoi cynhaliaeth i'r unigolyn allu cael mwy o symudedd neu wneud mwy o gerdded. Gall caliperau fod o hyd aelod llawn neu hyd hanner aelod.

calon: organ gyhyrol sy'n pwmpio gwaed o amgylch y corff. Mae'r galon yn cynnwys:

- atria (awriclau) – y ddwy siambr uchaf. Mae'r atriwm chwith yn cael gwaed ocsigenedig h.y. gwaed gydag *ocsigen* ffres o'r *ysgyfaint* drwy'r gwythiennau ysgyfeiniol. Mae'r atriwm dde yn cael gwaed diocsigenedig o weddill y corff drwy'r fena cafa fwyaf a lleiaf
- *fentriglau* – y ddwy siambr isaf. Mae'r fentrigl chwith yn cael gwaed o'r atriwm chwith ac yn ei bwmpio i'r aorta. Mae'r fentrigl dde yn cael gwaed o'r atriwm dde ac yn ei bwmpio drwy'r rhydwelïau ysgyfeiniol i'r ysgyfaint.

(Gweler *cylch cardiaidd*.)

Y galon

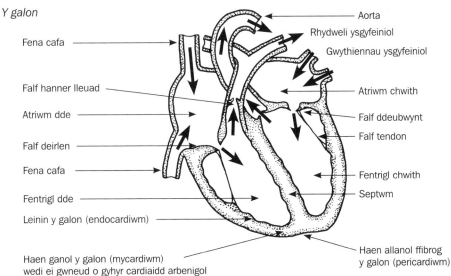

Aorta
Rhydweli ysgyfeiniol
Gwythiennau ysgyfeiniol
Fena cafa
Falf hanner lleuad
Atriwm chwith
Atriwm dde
Falf ddeubwynt
Falf tendon
Falf deirlen
Fena cafa
Fentrigl chwith
Fentrigl dde
Septwm
Leinin y galon (endocardiwm)
Haen allanol ffibrog y galon (pericardiwm)
Haen ganol y galon (mycardiwm) wedi ei gwneud o gyhyr cardiaidd arbenigol

cam-drin: yw peri niwed bwriadol yn unswydd i rywun arall neu ffordd o drin unigolyn fel ei fod yn achosi niwed iddo. Gall cam-drin fod yn:

- Gorfforol – 'anaf gwirioneddol neu debygol i blentyn neu unigolyn neu fethu â rhwystro anaf neu ddioddefaint corfforol i blentyn '. Mae'n cynnwys gwenwyno bwriadol, mygu a syndrom Munchausen drwy ddirprwy (LIEM 1992). Mae enghreifftiau o gamdrin corfforol yn cynnwys taro a rhoi palfod/crasfa i rywun yn eich tymer, llosgi â sigarét a churo gyda ffon neu felt.

- Esgeulustra – 'esgeuluso gwirioneddol neu debygol ar blentyn neu unigolyn neu fethu ag amddiffyn plentyn rhag bod yn agored i unrhyw fath o berygl'. Mae hyn yn cynnwys oerfel neu lwgu a methiant eithafol i sicrhau agweddau pwysig ar ofal, fel rhoi diet i blentyn sy'n arwain at ddiffyg maeth, diffyg fitaminau a methu â ffynnu. Gall enghreifftiau o esgeulustra gynnwys gadael plentyn, rhywun mewn oed neu gleient anabl ar ei ben ei hun, heb oruchwyliaeth a pheidio â darparu ar gyfer y cleientiaid hyn yr anghenion sylfaenol fel bwyd, dillad, cynhesrwydd a gofal meddygol.

- Rhywiol – manteisio rhywiol gwirioneddol neu debygol ar blentyn, person ifanc neu rywun arall. Gall y plentyn fod yn ddibynnydd a/neu'n ddatblygiadol anaeddfed'. Mae enghreifftiau o gam-drin rhywiol yn cynnwys cyfathrach gyda phlentyn neu rywun arall yn erbyn eu hewyllys. Ymysg enghreifftiau eraill mae gweithgareddau fel mwytho, mastyrbio, cyfathrach eneuol, cyfathrach refrol ac ymyrryd â phreifatrwydd clyd a phersonol plentyn neu berson arall.

- Emosiynol – 'effaith andwyol wirioneddol neu debygol ar ddatblygiad emosiynol ac ymddygiadol plentyn a achosir gan gam-drin neu ymwrthiant emosiynol difrifol neu barhaus. Mae a wnelo pob cam-drin â rhyw fath o gam-drin emosiynol. Dylid defnyddio'r categori hwn pan ei fod yn brif neu'n unig ffurf ar gam-drin'. Mae enghreifftiau o gam-drin emosiynol yn cynnwys bygythiadau llafar, gweiddi, sgrechian a dweud wrth y plentyn neu'r unigolyn drosodd a throsodd pa mor ddiwerth, twp neu hyll ydynt. Gallai hyn gael effaith niweidiol barhaol ar hunan-barch unigolyn.

- Hunan niwed – pan mae'r cam-drin wedi ei anelu atoch chi'ch hun. Gall unigolyn grafu neu agor eu hunain neu geisio'u hanafu'u hunain mewn rhyw ffordd. Ymysg yr enghreifftiau y mae torri'u harddyrnau, tynnu gwallt eu pen.

Grwpiau o bobl sydd fwyaf agored i gael eu cam-drin yw plant (gweler *cam-drin plant*), merched (gweler *trais yn y cartref*) a hen bobl (gweler *pobl hŷn – cam-drin*).

cam-drin plant: cam-driniaeth fwriadol o blentyn. Gall hyn olygu:

- gadael plentyn – pan adewir plentyn ar ei ben ei hun heb ofal oedolyn
- esgeulustod addysgol – nid yw plentyn yn mynychu'r ysgol ac nid oes arweiniad o du rhieni
- cam-drin emosiynol – gall plentyn ddioddef galw enwau arno/arni, atgyfnerthiad negyddol, bod heb gariad a heb neb yn meithrin ei hunan-barch
- esgeulustod emosiynol – bydd plentyn yn cael ei anwybyddu a'i ynysu
- esgeulustod meddygol – nid yw iechyd cyffredinol y plentyn yn cael ei ystyried, ni anogir unrhyw oruchwyliaeth feddygol, nid oes profion imiwneiddio ar ei gyfer na phrofion cadw golwg ar iechyd y plentyn
- cam-drin corfforol – gall plentyn gael ei guro neu ei frifo mewn rhyw ffordd, megis cael ei daro neu ddioddef llosgiadau sigarét
- esgeulustod corfforol – nid yw plentyn yn cael diet digonol na gofal corfforol
- cam-drin rhywiol – pan geir gweithredoedd rhywiol ar blentyn
- cam-drin lluosol – cyfuniad o'r gwahanol fathau eraill o gam-drin.

Ers mis Tachwedd 1998, mae newidiadau o du'r llywodraeth wedi ailgynllunio'r dulliau gweithredu mewn achosion o gam-drin plant i gynnwys:

- asiantaeth cofnodion troseddol – cadw cyfrif o bobl gyda hanes troseddol sy'n gweithio gyda phlant
- dyletswydd gofal gan awdurdod lleol yn cael ei estyn o 16 i 18 mlwydd oed.

cam-drin sylweddau: cam-drin gwahanol sylweddau gan gynnwys *alcohol*, *cyffuriau* a *hydoddion*. Mae *cam-drin* yn disgrifio'r ffordd y mae'r sylweddau yn cael eu cymryd, gan beryglu *iechyd*.

camddefnydd cyffuriau a cham-drin cyffuriau: termau a ddefnyddir i ddisgrifio defnyddio *cyffuriau* am resymau anfeddygol. Mae cymryd cyffuriau yn y modd hwn yn niweidiol i'r corff ac yn gyffredinol ystyrir hyn yn annerbyniol yn gymdeithasol. Enghraifft o gamddefnyddio neu gam-drin cyffuriau yw cymryd *amffetaminau* neu 'spîd' i gynhyrchu teimladau o bleser ac o gynnwrf.

camweithrediad: nam, annormaledd neu anhwylder sy'n effeithio ar weithredu corfforol, emosiynol, deallusol, gwybyddol neu feddyliol person. Gall methiant o'r fath effeithio ar unrhyw system a/neu organ o'r corff.

canabis: cyffur anghyfreithlon a ddaw o'r planhigyn Cannabis sativa. Mae canabis yn gallu cael ei ddefnyddio i wneud i rywun ymlacio a gwneud iddynt deimlo'n dda. Mae canabis yn cael ei ddosbarthu fel cyffur Dosbarth B a daw o dan reolaeth Deddf Camddefnydd Cyffuriau 1971. Mae tyfu neu gynhyrchu canabis, bod ag ef yn eich meddiant neu ei gyflenwi yn anghyfreithlon. Mae hi hefyd yn drosedd caniatáu i unrhyw adeilad neu le gael eu defnyddio ar gyfer tyfu, paratoi, cyflenwi neu ysmygu canabis. Gall canabis arwain at ddibyniaeth seicolegol arno, gan wneud i rywun orfod dibynnu ar ei ysmygu er mwyn dod i ben â bywyd. Gall ysmygu canabis yn rheolaidd gael effeithiau niweidiol ar y corff. Ymysg yr organau yr effeithir arnynt y mae:

- yr ymennydd a'r brif system nerfol – mae canabis yn achosi colli cof tymor byr, diffyg canolbwyntio, pryder a phyliau o banig
- y galon – mae canabis yn cyflymu curiad y galon ac felly'n cynyddu pwysau gwaed
- y system atgenhedlu – mae canabis yn achosi lleihad yn y cyfrif sberm, yn achosi difrod i'r wyau ac yn newid lefelau hormonau: efallai y bydd babanod newydd-anedig defnyddwyr canabis cyson yn pwyso llai adeg eu geni
- yr ysgyfaint – mae canabis yn peri difrod i'r ysgyfaint; bydd hyn yn fwy pan ysmygir canabis gyda thybaco
- y system imiwnedd – mae canabis yn effeithio ar y ffordd mae'r corff yn ei amddiffyn ei hun rhag cael ei heintio.

Mae'r defnydd ar ganabis at ddibenion therapiwtig ar gynnydd. Mae mwy a mwy o ddadl ar fendithion meddygol posibl canabis, e.e. wrth drin sglerosis ymledol neu ar gyfer unigolion sy'n dioddef anhwylderau sy'n achosi poen lem. (Gweler *cyffuriau a deddfwriaeth*.)

Canolfan Astudio Polisïau Teulu: corff a oedd yn ymchwilio i faterion yn ymwneud â thueddiadau ym maes teuluoedd a pholisïau cyhoeddus. Roedd yn ymwneud yn benodol â deall y strwythurau a'r patrymau teuluol cyfredol. Roedd hyn yn cynnwys newidiadau sy'n digwydd o fewn strwythur y teulu, a goblygiadau'r newidiadau hyn o safbwynt polisïau ac ymarfer. Roedd y Ganolfan Astudiaethau Polisïau Teulu yn gweithredu fel fforwm a oedd yn:

- dadansoddi materion yn ymwneud ag astudiaethau polisïau teuluol ac astudiaethau cysylltiol gan eu staff ymchwil eu hunain
- yn darparu gwybodaeth i'w dosbarthu a'i thrafod, gan anelu at fod yn bont rhwng

gwneuthurwyr polisïau, academyddion ac ymarferwyr ac i gynhyrchu amrywiaeth o ddeunyddiau i'r cyhoedd. Daeth y Ganolfan i ben yn 2001.

Canolfan Byd Gwaith: asiantaeth gan y llywodraeth sy'n asiantaeth gyflogaeth ac sy'n gyfrifol am nawdd cymdeithasol o dan yr *Adran Gwaith a Phensiynau*. Fe'i ffurfiwyd pan unwyd yr hen Wasanaeth Cyflogaeth gyda'r Asiantaeth Budd-daliadau yn 2002.

canolfan dydd: lleoliad gofal y gall pobl ei fynychu rhwng un a phum niwrnod yr wythnos. Mae'r ganolfan yn darparu:

- prydau a byrbrydau
- hamdden a difyrrwch
- cyfleusterau gofal dan arolygaeth
- gofal seibiant i ofalwyr
- cyfleoedd i gwrdd ag eraill a chymdeithasu.

Mae canolfannau dydd yn ddull gwerthfawr o gefnogaeth i gleientiaid gydag anableddau corfforol a meddyliol ac anableddau dysgu, i bobl mewn oed ac i deuluoedd sydd angen cefnogaeth a gofal. Gall canolfannau dydd fod yn ddarpariaeth statudol, wirfoddol neu yn y sector breifat.

canolfan iechyd: sefydliad yn y gymuned sy'n cartrefu'r *Meddyg Teulu* a'r *tîm gofal iechyd cychwynnol*. Gall gynnig gwasanaethau eraill fel cefnogi sesiynau grwpiau i'r oedrannus, clinigau poenau cefn, a *rhaglenni sgrinio*.

Canolfan Polisi Heneiddio: corff annibynnol. Fe'i sefydlwyd yn 1947 yn dilyn cyhoeddi Adroddiad Rowntree, 'Hen Bobl'. Mae'n anelu at godi materion o bwys cyhoeddus sy'n ymwneud â *heneiddio* a henaint. Mae'n codi ymwybyddiaeth, yn hyrwyddo trafodaeth ac yn dylanwadu ar bolisïau sydd er budd pobl hŷn. Mae darpariaeth y Ganolfan Polisi Heneiddio yn cynnwys:

- adran bolisi ac ymchwil
- llyfrgell a gwasanaeth gwybodaeth
- cyhoeddi papurau polisi ac ymchwil sy'n tynnu sylw at faterion yn ymwneud â heneiddio a'r broses heneiddio.

(Am fanylion pellach cysylltwch â'r Centre for Policy on Ageing, 25-31 Ironmonger Row, Llundain EC1V 3QP.)

canolfannau galw: mae'r rhain fel arfer yn rhan o gynllun neu wasanaeth mwy. Maent yn cynnig cyfleuster anffurfiol i gleientiaid i 'alw i mewn' am sgwrs a phaned o de; gall cleientiaid hŷn, er enghraifft, alw i mewn i neuadd eglwys i gael coffi. Gall rhieni a chanddynt blant ifanc alw i mewn i *ganolfan iechyd* neu *ganolfan teulu*. Term arall a ddefnyddir ar gyfer canolfannau galw yw canolfannau 'picio i mewn'. Maent yn darparu sesiynau tymor byr sy'n cynnig cefnogaeth a'r cyfle i gwrdd ag eraill.

canolfannau rhagoriaeth gynnar: mae'r rhain yn cynnig darpariaeth addysg a phlant integredig. Mae hyn yn cynnwys darpariaeth ar gyfer plant gydag anghenion addysgol arbennig, grwpiau rhieni a phlant bach neu sesiynau tebyg i rieni, a rhaglenni addysg a hyfforddiant eraill i ddatblygu sgiliau magu plant, cyflogaeth a sgiliau eraill.

canolfannau teulu: canolfannau sy'n cynnig amrywiaeth o wasanaethau i blant, eu rhieni neu unrhyw berson arall sy'n gofalu am blant. Efallai y bydd canolfannau teulu yn darparu gweithgareddau hamdden, *cynghori*, *cyngor* a chefnogaeth *hunangymorth*. Gall y cyfleusterau hyn fod yn rhai wedi eu hadeiladu'n bwrpasol neu ynghlwm wrth *ysgol* neu *feithrinfa ddydd*.

canraddau yw'r 100 adran ar siart canrannau sy'n nodi, er enghraifft, amrediad pwysau bechgyn a merched. Gelwir y 50fed canran yn ganolrif ac mae'n cynrychioli canol yr amrediad. Bydd plant yn symud o'r naill ganran i'r llall os bydd eu pwysau yn cynyddu neu'n gostwng yn fwy neu'n llai na'r 'cyfartaledd' ar gyfer eu grŵp cyfoedion. Cyfrifir y safleoedd canran o sampl nodweddiadol o 100 o bant. (Gweler *siartiau canrannau*.)

canser: clefyd y mae dros 200 o fathau gwahanol ohono. Mae pob canser yn dechrau yr un fath. Mae wedi ei gysylltu â newidiadau yng ngwneuthuriad arferol y gell, sy'n arwain at gelloedd annormal yn tyfu heb reolaeth. Ceir safbwyntiau gwahanol pam mae hyn yn digwydd. Er enghraifft, edrychir ar straen, gormod o ysmygu neu yfed alcohol fel ffactorau sy'n creu'r tueddiad. Mae dulliau gwahanol o drin canser sy'n cynnwys cemotherapi, radiotherapi neu lawdriniaeth. Cafodd Adroddiad Canser Calman-Hine 1997 (fframwaith polisi ar gyfer comisiynu gwasanaethau canser) ei sefydlu yn ymateb i bryderon am amrywiadau mewn triniaeth ar draws gwledydd Prydain. Argymhellodd y dylai gwasanaethau canser gael eu trefnu ar dair lefel:

- gofal cyntaf
- unedau canser mewn ysbytai lleol gyda thimoedd aml-ddisgyblaethol yn gallu trin y canserau mwyaf cyffredin
- canolfannau canser wedi eu lleoli mewn ysbytai mwy i drin y canserau llai cyffredin a chefnogi'r unedau canser drwy ddarparu gwasanaethau fel radiotherapi, sydd heb fod ar gael yn yr ysbytai llai.

capilarïau: llestri gwaed mân sy'n cysylltu rhydwelïau a gwythiennau ac yn ffurfio rhwydwaith yn y meinweoedd. Trwch o un *gell* sydd gan furiau'r capilarïau. Mae rhydwelïau a gwythiennau yn cludo gwaed ond mae'r cyfnewid pwysig rhwng y gwaed a'r meinwe yn digwydd yn y capilarïau. Mae pwysau uchel ym mhen rhedwelïol y capilarïau yn gwthio dŵr a moleciwlau hydawdd bychain allan drwy'r muriau i ffurfio'r hylif meinwe sy'n amgylchynu celloedd y corff. Mae llawer o'r dŵr yn llifo'n ôl i'r capilari yn ei ben gwythiennog gan fod potensial dŵr yr hylif meinwe yn uwch nag un y plasma gwaed ar y pwynt hwn. Felly mae cylchrediad parhaus o'r hylif allan o'r capilarïau ac yn ôl iddynt. Mae hyn yn mynd â sylweddau defnyddiol i'r celloedd ac yn dychwelyd cynhyrchion gwastraff i'r gwaed ac yna i'r arennau a'r system resbiradaeth. Mae gwaed yn llifo i gapilarïau o rydwelïynau. Mae muriau'r rhydwelïyn yn cynnwys ffibrau cyhyrau sy'n gallu cyfangu i leihau diamedr y llestr. Fel hyn mae'r cyflenwad gwaed i system y capilarïau mewn organ neilltuol yn cael ei addasu drwy'r amser i gwrdd â'i hanghenion.

Toriad drwy gapilari

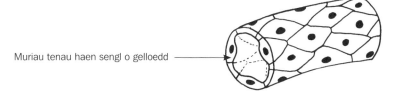

Muriau tenau haen sengl o gelloedd

carbohydradau: maent wedi eu gwneud o garbon, hydrogen ac ocsigen. Monosacaridau yw'r carbohydradau symlaf. Gellir adeiladu'r rhain yn ddeusacaridau a pholysacaridau drwy'r broses o gyddwysiad sydd a wnelo hi â thynnu dŵr. Swyddogaeth carbohydradau yn y corff yw cynhyrchu a storio *egni*. Hwy yw'r brif ffynhonnell egni ar gyfer yr adweithiau cemegol gwahanol yn y corff ac maent yn rhan hanfodol o *ddiet* iach. (Gweler *diet cytbwys*, *siwgrau*.)

carbon: elfen anfetelig sydd i'w chael ym mhob mater byw. Mae'n cyfuno gydag elfennau eraill o ganlyniad i adweithiau cemegol. Ymysg yr enghreifftiau o'r cyfansoddion a ffurfir y mae:

- *carbon deuocsid* – cynnyrch gwastraff metabolaeth yn y corff

- *carbon monocsid* – nwy gwenwynig sy'n cael ei ryddhau drwy ysmygu neu lygredd
- *carbohydradau* sydd wedi eu gwneud o garbon, hydrogen ac ocsigen.

carbon deuocsid (CO$_2$): nwy di-liw a gynhyrchir yn sgil prosesau cemegol yn y corff. Mae'n gynnyrch gwastraff sy'n cael ei gludo yn y gwaed o rannau gwahanol y corff ar hyd y gwythiennau, drwy'r fena cafa i atriwm dde'r galon ac i'r rhydwelïau ysgyfeiniol o'r fentrigl chwith, lle mae'n cael ei bwmpio i'r ysgyfaint a'i anadlu allan i'r atmosffer cyffredinol.

carbon monocsid (CO): nwy gwenwynig a geir mewn mwg. Mae'n cael ei dynnu i'r corff neu ei ryddhau i'r atmosffer drwy ysmygu tybaco a mygdarth egsôst o gerbydau modur. Unwaith y mae yn y system mae carbon monocsid yn cyfuno gyda haemoglobin yn y gwaed i ffurfio carbocsihaemoglobin. Mae hwn yn lleihau gallu'r corff i gludo ocsigen i bob rhan o'r corff. Mae ocsigen yn hanfodol i'r adweithiau cemegol a'r swyddogaethau gwahanol yn y corff. Mae diffyg ocsigen a chynnydd mewn carbon monocsid yn gallu arwain at:

- gynnydd yn y perygl o glotiau gwaed a thrombosis
- ffurfio *atheroma* – sy'n arwain at atherosglerosis, dyddodion brasterog ym muriau'r rhydwelïau; a hynny yn ei dro'n gallu arwain at gulhau'r rhydwelïau.

cardiograff: darn o offer a ddefnyddir i gofnodi grym a ffurf curiad y galon. Mae'r canlyniadau yn cael eu cofnodi'n raffigol. (Gweler *electrocardiogram*.)

cardioleg: yr astudiaeth o adeiladwaith a swyddogaeth y galon. Mae hyn yn cynnwys unrhyw glefyd ar y galon, unrhyw ddirywiad arni neu anhwylderau ar ei gweithredu. Mae cardiolegydd yn feddyg wedi ei hyfforddi'n llawn sy'n arbenigo ar ddiagnosis a thrin clefyd y galon.

carfanau pwyso: grwpiau sy'n lobïo'r senedd, y cynulliad neu lywodraeth leol ar wahanol faterion neu achosion sy'n peri pryder o fewn cymdeithas. Maent yn cael eu sefydlu er mwyn:

- tynnu sylw at anghenion unigolion a grwpiau mewn cymdeithas
- ymchwilio i ffyrdd o gyflwyno deddfwriaeth i gefnogi'r sawl y maent yn eu cynrychioli
- edrych ar ffyrdd o wella gwasanaethau.

Enghreifftiau o garfannau pwyso yw *Cymorth yr Henoed, Grŵp Gweithredu ar Dlodi Plant*.

cartilag: meinwe gynhaliol galed, hyblyg sy'n bwysig i'r system ysgerbydol. Mae gan gartilag nifer o swyddogaethau. Mae'n fwy cywasgadwy nag asgwrn ac felly ceir cartilag ym mhennau'r *esgyrn* a rhwng y *fertebrâu*. Mae'n galluogi'r corff i wrthsefyll y siociau a'r ysgytiadau a geir wrth symud. Mae ei hyblygrwydd yn ei wneud yn ddelfrydol ar gyfer cynnal ffurfiadau fel y trwyn, y laryncs a'r tracea.

cartref gorffwys: gofal preswyl sydd ar gael fel arfer i bobl hŷn nad oes arnynt angen gofal nyrsio. Mae'r cartref wedi ei gofrestru gyda'r Awdurdod Lleol a'r gofal yn cael ei roi gan gynorthwywyr gofal sydd heb fod wedi ymgymhwyso o reidrwydd.

cartref nyrsio: lletý preswyl sy'n cynnig gofal nyrsio proffesiynol. Mae cartrefi nyrsio yn cael eu diffinio gan Ran II Deddf Cartrefi Cofrestredig 1984 fel 'Unrhyw eiddo a ddefnyddir, neu y bwriedir ei ddefnyddio, ar gyfer derbyn a darparu nyrsio i bersonau yn dioddef gan unrhyw salwch, anaf neu wendid'. Mae'r diffiniad hwn hefyd yn cynnwys *hosbisau*, cartrefi mamolaeth ac *ysbytai* annibynnol llym, ond heb gynnwys ysbytai'r GIG. Mae'r rhan hon o'r Ddeddf hefyd yn ymestyn at gartrefi nyrsio i'r sâl eu meddwl. Gall rhai cartrefi gael eu cynnal gan *elusennau* cofrestredig, neu gyrff gwirfoddol neu breifat (LIEM 1984). Cânt eu harolygu o leiaf unwaith y flwyddyn gan yr *awdurdod lleol*. Gall fod gan ambell gartref gofrestriad dwbl i weithredu fel cartref seibiant ac fel cartref nyrsio.

cartref preswyl: mae'n darparu lletý a gofal personol mewn cartref i ystod o grwpiau cleientiaid. Fel arfer nid oes dim staff meddygol proffesiynol yn cael eu cyflogi yn y cartref ond mae *meddyg teulu* neu feddyg ar alwad os bydd angen. Mae'r cartrefi hyn yn cael eu cofrestru gan yr *awdurdod lleol*. Yr enw ar y gofal sydd i'w gael yn y cartrefi hyn yw gofal preswyl. (Gweler *Bywyd mewn Cartrefi 1984*.)

cartrefi plant: gofal preswyl 24 awr i blant a phobl ifanc. Mae pedwar math gwahanol o ofal preswyl:

- cartrefi cymunedol yn cael eu cynnal a'u cadw, eu staffio a'u rheoli gan *awdurdodau lleol*
- cartrefi sy'n cael eu cynnal a'u cadw, eu staffio a'u rheoli gan y sector wirfoddol
- cartrefi plant cofrestredig sy'n cael eu rhedeg gan gwmnïau preifat
- cartrefi annibynnol yn lletya rhwng 4 a 50 o ddisgyblion.

casglu data: dyma'r ffordd y bydd ymchwilwyr yn casglu'r wybodaeth sy'n angenrheidiol i fod yn gefn i'w hymchwil. Yr ymchwilydd sy'n penderfynu a fydd y data yn feintiol neu'n ansoddol neu'n gyfuniad o'r ddau. I gasglu'r data fel arfer mae sampl gynrychioliadol o'r boblogaeth yn cael ei dewis. Mae samplu gofalus yn hanfodol i ganfyddiadau'r ymchwil, yn enwedig os ydynt i gael eu cymhwyso at y boblogaeth yn ei chyfanrwydd.

ceg: sef y wefus uchaf a'r wefus isaf, y dannedd, y daflod galed a'r daflod feddal (sy'n ffurfio taflod y genau), y tafod, y tonsiliau a'r tafod bach, sy'n ymestyn o'r daflod feddal. Mae gan y geg swyddogaethau pwysig. Mae'r geg:

- yn fan mynediad i'r corff ar gyfer *bwyd* a diod
- yn cnoi bwyd ac yn ei gymysgu â *phoer* i gynorthwyo gyda llyncu
- yn caniatáu i fwyd gael ei flasu
- yn bibell aer i'r *ysgyfaint*
- yn gwneud lleferydd yn bosibl.

Mae gofalu am y geg yn rhan bwysig o ofal corfforol *cleientiaid*. Wrth archwilio ceg rhywun gellir gweld unrhyw lid a allai fod yn y deintgig. Gall edrych ar y *tafod* hefyd ddangos cyflwr iechyd pobl. Er enghraifft, pan fydd rhywun yn ddadhydredig mae'r tafod yn sych ac wedi'i gracio ac mae arwyneb y tafod wedi'i orchuddio â chroen gwyn. Y rheswm pam y mae'r tafod yn arwydd mor glir o iechyd yw am y bydd yr hen arwyneb yn cael ei fwrw ymaith yn gyson, ac un newydd yn cymryd ei le, gyda phoer yn golchi'r gweddillion i gyd i ffwrdd gan roi golwg binc, iach i'r tafod. Ond os na fydd y geg yn cynhyrchu cymaint ag arfer o boer, oherwydd bod *gwres* mawr neu dwymyn ar rywun, neu fod ganddynt syched neu anhwylder sy'n achosi colli'r archwaeth am fwyd, yna y mae'r geg yn teimlo'n sych ac nid oes modd glanhau arwyneb y tafod yn effeithiol. Pan fydd pobl yn dost iawn nid ydynt yn gallu glanhau eu cegau ac felly maent yn gallu mynd yn dyner iawn ac yn anghysurus. Mae cegolchion cyson a chadw golwg ar arwyneb y tafod yn bwysig. Pan fydd y gwefusau yn sych ac wedi'u cracio, gellir rhoi lanolin meddal arnynt i'w cadw yn llaith.

ceiropracteg: triniaeth amgen sy'n defnyddio techneg sy'n golygu llawdrin yr asgwrn cefn. Mae wedi'i seilio ar y gred mai aliniad anghywir yr *esgyrn* sy'n gyfrifol am anhwylderau'r corff gan achosi i'r *nerfau* a'r *cyhyrau* weithio yn annormal. Mae triniaeth ceiropracteg yn cael ei roi gan geiropractyddion hyfforddedig. Mae hyfforddi i fod yn geiropractydd yn golygu astudio am bedair blynedd yng Ngholeg Ceiropracteg Prydain.

Celsius: graddfa *dymheredd*. Mae'r raddfa wedi ei rhannu yn rhaniadau bychain a elwir yn raddau Celsius (℃), gyda'r pwynt rhewi i ddŵr yn 0℃ a'r pwynt berwi i ddŵr yn 100℃. I bob pwrpas ymarferol, mae tymereddau mewn graddau Celsius yr un fath â'r rhai mewn graddau canradd, y byddir yn dal i ddod ar eu traws.

cell: adeiladwaith byw y mae miliynau ohonynt yn ffurfio'r corff dynol. Mae celloedd yn amrywio o ran eu maint a'u siâp. Ym mhob achos mae pilen blasmaidd o'u hamgylch sy'n amgáu'r cytoplasm. Mae'r cytoplasm yn cynnwys yr organynnau canlynol:

- cnewyllyn – yn cynnwys niwcleoplasm gyda philen gnewyllol o'i amgylch. Mae'r niwclioplasm yn cynnwys *cromosomau* sydd wedi eu gwneud yn bennaf o asid deocsiriboniwcleig (DNA). DNA sy'n darparu'r wybodaeth sy'n penderfynu nodweddion yr organeb ac sy'n trosglwyddo nodweddion etifeddol i'r genhedlaeth nesaf

- centriolau – fe'u ceir y tu allan i'r cnewyllyn ac maent yn angenrheidiol ar gyfer cellraniad

- ribisomau – yn gyfrifol am synthesis protein

- reticwlwm endoplasmig – camlesi yn y cytoplasm sy'n ffurffio rhwydwaith gyswllt ac sy'n gyfrifol am gludo maetholion a sylweddau o amgylch y gell

- mitocondria – adeiladweithiau siâp hirgrwn yn y cytoplasm sy'n cynhyrchu egni ac sydd weithiau yn cael eu galw'n 'bwerdai'r gell'. Po fwyaf o egni y bydd ei angen ar gell, po fwyaf o fitocondria y mae'n eu cynnwys. Dyma'r safleoedd ar gyfer *cylchred fetabolaidd Krebs*

- lysosomau – organynnau gyda philen o'u hamgylch sy'n cynnwys ensymau. Mae'r ensymau hyn yn treulio bacteria ac unrhyw ran o gell sydd wedi cael niwed neu sydd wedi treulio. Gellid meddwl am lysosomau fel unedau gwarediad.

celloedd gwaed: celloedd a geir yn y gwaed. Mae dau brif fath o gelloedd:

- *celloedd gwaed coch* neu erythrosytau. Eu prif swyddogaeth yw cario ocsigen o'r organau resbiradaeth i'r meinweoedd

- *celloedd gwyn* neu lewcocytau. Eu prif swyddogaeth yw amddiffyn y corff rhag afiechydon.

celloedd gwaed coch (corffilod coch y gwaed): celloedd a gynhyrchir yn y *mêr* coch yn yr esgyrn hir a'r asennau, y fertebrâu a'r benglog. Gelwir y pigment coch yn y celloedd yn *haemoglobin*. Mae celloedd coch yn parhau'n weithredol am oddeutu 120 diwrnod. Pan fyddant yn marw maent yn cael eu torri i lawr yn y *ddueg*. Mae ganddynt siâp deugeugrwm ac maent yn cario *ocsigen* a pheth *carbon deuocsid* yn yr haemoglobin. Mae gan y person cyffredin filiwn o gelloedd coch y milimedr ciwbig o waed.

celloedd gwaed gwyn (lewcocytau): celloedd sy'n cael eu cynhyrchu mewn *mêr asgwrn* coch a'r *chwarennau* lymff. Mae ganddynt gnewyll, maent yn ddi-liw ac nid oes *haemoglobin* ynddynt. Dyma'r ddau brif fath o gelloedd gwyn:

- granwlocytau fel niwtroffilau, eosinoffilau a basoffilau. Mae'r rhain wedi eu gwneud o gytoplasm gronynnog a chnewyllyn llabedog. Maent yn amlyncu bacteria ac yn cynhyrchu gwrth-histamin a histamin sy'n cael eu rhyddhau gan y corff i ddelio gyda llid

- agranwlocytau fel monocytau a lymffocytau. Mae ganddynt gnewyllyn sfferigol neu siâp ffeuen heb ddim gronynnau yn eu cytoplasm. Maent yn amlyncu bacteria ac yn cynhyrchu gwrthgyrff.

Mae nifer y celloedd hyn (4,000-10,000 fesul milimetr ciwbig o waed) yn cael ei alw'n gyfrif celloedd gwynion.

cemeg: astudiaeth o'r *elfennau* sy'n ffurfio pob sylwedd. Astudir eu hadeiladwaith, sut y gallant gyfuno i greu sylweddau eraill a sut y gallant adweithio dan amodau arbennig. Mae Cemeg yn cynnwys:

- cemeg ffisegol – astudiaeth o adeiladweithiau, priodweddau ac ymddygiad sylweddau

- cemeg anorganig – astudiaeth o'r holl elfennau yn y tabl cyfnodol heblaw cyfansoddion y gadwyn garbon

- cemeg organig – astudiaeth o adeiladweithiau a gwahanol grwpiau cyfansoddion y gadwyn garbon

- cemeg amgylcheddol – astudiaeth o effaith *llygredd* a rhyngweithiad cemegion sy'n digwydd yn naturiol (Stockley, Oxlade a Wertheim 1988).

cemegion: defnyddir cemegion i:

- gynnal arbrofion i gynhyrchu sylweddau a ddefnyddir mewn nifer o feysydd megis diwydiant, gweithgynhyrchu, trin carthffosiaeth, cynhyrchu tanwydd a diheintyddion ac yn y diwydiant amaeth

- ymladd afiechyd yn y driniaeth o ganser.

(Gweler hefyd *cemotherapi*.)

cemotherapi yw'r defnydd o *gyffuriau* a *chemegion* penodol i drin *canser*. Defnyddir cyffuriau sytotocsig naill ai i ladd celloedd canser neu eu rhwystro rhag atgynhyrchu. Ond, wrth weithio ar y celloedd canser, fe all y cyffuriau hyn ladd *celloedd* iach y corff hefyd, fel *celloedd gwyn y gwaed*. Gall sgil effeithiau eraill y driniaeth gynnwys colli gwallt a moelni, cyfog, salwch a *chwydu*.

cenhedliad yw'r broses fiolegol sy'n golygu bod wy yn cael ei ffrwythloni gan sberm fel ei fod wedyn wedi'i fewnblannu yn wal y *groth*. (Gweler *ffrwythloniad*.)

cerddoriaeth a chanu: gweithgareddau sydd o gymorth i ddatblygu gwahanol sgiliau mewn plant ifanc. Gellir eu defnyddio i:

- ddysgu gwahanol synau

- ddatblygu sgiliau lleisiol a chanu

- roi cyfle i blentyn ddysgu canu offeryn

- ddatblygu'r *cof*.

Yn yr un modd ag y mae cerddoriaeth a chanu yn fuddiol i blant ifanc, gallant hefyd fod o fudd i oedrannau eraill, yn enwedig yr henoed. Mae canu gyda'i gilydd yn gyson o gwmpas y piano yn helpu pobl oedrannus i gofio. Mae'n rhoi iddynt brofiad creadigol sy'n hybu hapusrwydd a bodlonrwydd. Mae hel atgofion drwy ddefnyddio caneuon a cherddoriaeth o'r gorffennol yn ffordd ragorol o gyfathrebu gyda phobl hŷn.

ceulo'r gwaed: y ffordd y mae gwaed yn ffurfio màs solet lle cafwyd difrod i'r meinwe a gwaedu. Pan fydd y corff yn cael ei anafu, bydd ffibrinogen hydawdd sydd mewn *plasma gwaed* yn cael ei droi'n ffibrin anhydawdd. Mae hyn yn ffurfio rhwydwaith dros wyneb yr anaf lle mae celloedd gwaed coch yn cael eu dal ac yn ffurfio ceulad. Mae ceuladau yn rhwystro rhagor o waed rhag dianc a hefyd o gymorth i rwystro bacteria pathogenig rhag mynd i mewn. Mae mecanwaith cymhleth yn rheoli'r broses o geulo'r gwaed. Ni ellir troi ffibrinogen yn ffibrin ond ym mresenoldeb prothrombin sy'n cael ei droi yn thrombin gan yr ensym thromboplastin.

Gweler y diagram ar dudalen 54.

cilia: ymestyniadau microsgopig tebyg i flew, wedi eu tynnu allan o bilen y gell. Mae celloedd sy'n secretu mwcws fel arfer yn cael eu cysylltu â chelloedd ciliedig. Mae symudiad fflicio parhaus gan y cilia, gan gynnal llif cyson o fwcws yn y celloedd sy'n leinio pibellau aer y pibellau anadlu; mae *ysmygu* yn cael effaith niweidiol ar y cilia hyn.

claf: rhywun sy'n cael triniaeth feddygol a gofal nyrsio.

clais: newid lliw ar y croen oherwydd cael ei daro neu'i anafu. Mae clais yn cael ei ffurfio wrth i lestri gwaed mân yn y croen waedu ac mae'n chwyddo a newid lliw o dan wyneb y croen.

clefyd: cyflwr o salwch pan na fydd rhan neu rannau o'r corff yn gweithio yn iawn, a hynny

A
B
C
Ch
D
Dd
E
F
Ff
G
Ng
H
I
L
Ll
M
N
O
P
Ph
R
Rh
S
T
Th
U
W
Y

am nifer o resymau, er enghraifft, *damwain* neu anaf, haint neu lid, *diet* annigonol, adwaith alergaidd neu anhwylder cynhenid. Gellir atal nifer o glefydau drwy:

- gymryd camau *iechyd a diogelwch* digonol yn y cartref ac yn y byd o'ch cwmpas
- *ddiet cytbwys* ac iach
- *ffordd o fyw* iach, yfed *alcohol* yn gymedrol, dim *ysmygu*, ymarfer yn gorfforol
- *imiwneiddio*
- amgylchedd heb lygredd, cyflenwadau *dŵr* a *bwyd* glân gan gynnwys gwaredu carthion yn ddiogel.

Ceulo'r gwaed

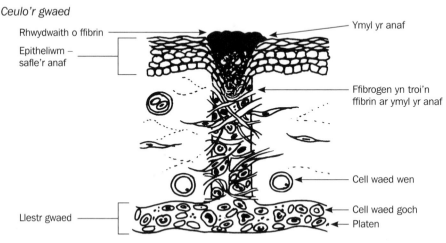

Rhwydwaith o ffibrin

Epitheliwm – safle'r anaf

Llestr gwaed

Ymyl yr anaf

Ffibrogen yn troi'n ffibrin ar ymyl yr anaf

Cell waed wen

Cell waed goch

Platen

clefyd Christmas: clefyd a achosir gan enyn diffygiol yn y *cromosom X*. Mae'n glefyd enciliol rhyw-gysylltiedig sy'n golygu ei fod yn effeithio ar wrywod. Mae'n debyg i *haemoffilia* ac mae'n atal y broses o geulo'r gwaed. Diffyg yn ffactor IX yn y *plasma* sy'n gyfrifol am hyn.

clefyd coronaidd y galon: clefyd sy'n effeithio ar y *rhydweliau coronaidd* sy'n cyflenwi cyhyr y *galon*. Pan fydd un o'r rhydwelïau hyn yn cael ei flocio, bydd y rhan o *gyhyr* y galon y mae'n ei gyflenwi yn cael ei amddifadu o *ocsigen*. Mae'r cyhyr felly yn marw ac o ganlyniad ceir yr hyn a elwir yn drawiad ar y galon neu gnawdnychiad myocardiaidd. Mae tri phrif reswm pam bod blocio yn digwydd yn y rhydwelïau coronaidd.

- Atherosglerosis – defnydd brasterog neu *atheroma* yn crynhoi yn leinin waliau'r rhydweli. Yn y pen draw fe fydd y defnydd hwn, ynghyd â meinwe ffibrog a halwynau calsiwm, yn ffurfio placiau caled sy'n arwain at gulhau lwmen y rhydweli.
- Thrombosis – presenoldeb tolchen yn un o'r rhydwelïau coronaidd. Fe gaiff hwn ei gysylltu yn aml ag atheroma. Meddylir bod y dolchen yn ymffurfio pan fydd arwyneb un o'r placiau yn torri i ffwrdd. Mae'r dolchen yn blocio lwmen y rhydweli.
- Gwingiad – mae'r cyhyr yn wal y rhydweli coronaidd yn cyfangu ac yn mynd i wingfa. Ni ddeëllir yn iawn beth yw'r rhesymau am hyn ond unwaith eto mae'n achosi i'r lwmen gulhau.

clefyd crafu/sgabies: afiechyd heintus ar y croen sy'n cael ei achosi gan widdonyn parasitig. Mae'n bwydo ar groen ac yn tyrchu ynddo i ddodwy wyau. Mae gwiddon yn gallu trosglwyddo o'r naill fod dynol i'r llall. Mae'r clefyd crafu ar ei waethaf yn achosi crafu difrifol. Gallwch weld y tyllau yn glir rhwng y bysedd, ar yr arddyrnau ac maent yn gallu effeithio ar y gesail a chesail y forddwyd. Mae'r crafu yn gallu achosi poen, cochni a haint. Mae'r driniaeth ar gyfer y clefyd crafu yn galw am olchi pob dilledyn a dillad gwely a rhoi cymysgedd gwrth-barisitig, fel bensyl bensoat, ar y croen. Er mwyn dileu'r parasit yn effeithiol, dylai'r teulu cyfan gael eu trin.

clefyd endemig: *clefyd* sy'n bodoli mewn rhan arbennig o'r byd yn unig (fel malaria yn y trofannau).

clefyd Huntington neu **corea Huntington:** afiechyd etifeddol y *brif system nerfol*. Yn y Deyrnas Unedig, mae dros 20,000 o bobl wedi eu heffeithio yn uniongyrchol neu'n anuniongyrchol gan yr afiechyd. Achosir corea Huntington neu glefyd Huntington gan *enyn* diffygiol. Mewn rhyw fodd, nad yw eto yn eglur, mae'r genyn diffygiol yn arwain at niwed i'r celloedd nerfol mewn rhannau o'r *ymennydd*. Mae hyn yn achosi newidiadau graddol yn gorfforol, yn feddyliol ac yn emosiynol. Mae gan bob person y mae gan un o'i rieni glefyd Huntington siawns 50 y cant o etifeddu'r genyn diffygiol. Fe fydd y clefyd yn datblygu ar ryw adeg mewn unrhyw un sydd wedi etifeddu'r genyn diffygiol. Mae'n cychwyn yn ystod cyfnod canol oed. Yn ddiweddar, cafwyd profion sy'n rhoi gwybod i bobl ifanc a fydd y clefyd yn datblygu ganddynt neu beidio.

(Am wybodaeth bellach cysylltwch â'r Huntington's Disease Association, Neurosupport Centre, Norton Street, Lerpwl L3 8LR.)

clefyd niwronau motor: clefyd cynyddol ddirywiol sy'n effeithio ar y niwronau echddygol yn y system nerfol. Mae'n digwydd mewn canol oed ac mae'n arwain at wendid cyhyrol cynyddol. Mae Cymdeithas Clefyd Niwronau Motor yn cynorthwyo dioddefwyr a'u teuluoedd.

(Am wybodaeth bellach cysylltwch â The Motor Neurone Disease Association, PO BOX 246, Northampton NN1 2PR.)

clefyd Parkinson: anhwylder dirywiol sy'n datblygu'n araf ar y *brif system nerfol*. Nid yw achos clefyd Parkinson yn hysbys ond credir ei fod yn gysylltiedig ag un grŵp bach o gelloedd nerfau yn yr *ymennydd* (y ganglia gwaelodol) yn methu â gweithredu fel arfer. Mae hyn yn effeithio ar gynhyrchu dopamin, sylwedd cemegol sydd a wnelo ef â throsglwyddo negeseuon rhwng y nerfau a'r cyhyrau maent yn eu cyflenwi, gan achosi i'r cyhyrau gyffio ac ymateb yn araf neu beidio ag ymateb o gwbl. Pan fydd wedi gafael, gall y symptomau fod yn ysgafn, ond gallant gynyddu'n raddol dros y blynyddoedd. Efallai y bydd cyfnod o amser pan fyddant yn ymddangos eu bod yn eu hunfan. Nid oes effaith ar ddeallusrwydd ac mae disgwyliad oes fel yr arferol. Mae tri phrif symptom sydd fel arfer i'w gweld i ryw raddau ym mhob achos o'r clefyd.

- Nid yw cryndod yn digwydd bob amser, ond os bydd, mewn un llaw neu un fraich y bydd y cryndod bach hwn yn dechrau. At ei gilydd mae'n lleihau wrth fod yn brysur neu wrth gysgu.

- Mae anhyblygedd neu gyffio yn y cyhyrau yn arwydd cynnar, ac mae tasgau bob dydd yn mynd yn anodd.

- Mae arafwch wrth symud ac anhawster wrth gychwyn symud yn nodweddiadol. Mae cerdded yn mynd yn ymdrech a gallai bod ymyrryd ar symud o'ch gwirfodd.

(Am fwy o wybodaeth cysylltwch â Chymdeithas Clefyd Parkinson, 215 Vauxhall Bridge Road, Llundain SW1V 1EJ.)

clefydau a gludir gan fwyd: clefyd y gellir ei drosglwyddo drwy fwyd (e.e. *salmonela*).

clefydau ac anhwylderau geneteg: anhwylderau, *clefyd* neu *gamweithrediad* sy'n digwydd pan fydd diffyg mewn cromosom cyfan neu mewn rhan o gromosom. Os oes diffyg mewn cromosom cyfan neu fod mwy/llai o gromosomau nag sy'n normal yn cael eu cynhyrchu ym mhob cell yna fe fydd yr unigolyn sy'n cael ei ffurfio yn cael ei effeithio. Er enghraifft, mae gan blentyn â syndrom Down 47 cromosom yn lle 46. Anhwylderau geneteg yw'r rhai hynny sy'n cael eu hetifeddu neu eu pasio ymlaen o un genhedlaeth i'r llall. Mae'r enghreifftiau yn cynnwys anhwylderau a achosir:

A
B
C
Ch
D
Dd
E
F
Ff
G
Ng
H
I
L
Ll
M
N
O
P
Ph
R
Rh
S
T
Th
U
W
Y

- gan enyn diffygiol a threchol e.e. corea Huntington
- gan enyn diffygiol ac enciliol y mae plentyn yn ei gael gan bob un o'i rieni e.e. anhwylder cryman-gell
- gan enyn diffygiol sy'n effeithio ar gromosom rhyw e.e. *haemoffilia*. Bydd hyn pan fydd y genyn yn cael ei gario ar y cromosom X.

clefydau cyffwrdd-ymledol: *heintiau* a drosglwyddir o un person i'r llall. Mae'r enghreifftiau yn cynnwys ffliw ac impetigo, haint y *croen* sy'n cael ei drosglwyddo i eraill pan gyffyrddir â'r rhan o'r corff sydd wedi ei heintio.

clefydau cysylltiad rhywiol: caiff y rhain eu trosglwyddo o'r naill unigolyn i'r llall o ganlyniad i gyswllt rhywiol. Mae llawer o fathau gwahanol o'r clefydau hyn.

- Mae gonorrhoea yn cael ei achosi gan *facteria* sy'n byw yn leinin tu mewn y wain. Gall effeithio ar ddynion a merched sy'n dioddef cosi poenus a rhedlif o'r wain neu'r pidyn. Gall gael ei gysylltu ag anghysur yn yr abdomen a phoen wrth wneud dŵr. Mae gonorea yn cael ei drin gyda chwrs o wrthfiotigau.
- Mae defaid ar yr organau cenhedlu yn lympiau bach sydd i'w cael ar organau cenhedlu'r gwryw neu'r fenyw, ac yn cael eu hachosi gan *firws*. Rhoi eli arnynt yw'r driniaeth.
- Mae herpes yr organau cenhedlu yn cael ei achosi gan firws herpes. Gydag eli y mae ei drin.
- Llau cedor yw'r rhai sy'n byw ym mlew y cedor. Gyda thrwythau y mae eu trin.
- Mae *hepatitis B* yn cael ei achosi gan firws. Gall gael ei ledaenu mewn ffyrdd ar wahân i ryw heb ddiogelwch fel defnyddio nodwyddau brwnt i chwistrellu cyffuriau. Mae'r driniaeth yn cynnwys gorffwys yn y gwely a chael *bwyd* maethlon. Mae brechiadau ar gael i'r rhai sydd mewn perygl, e.e. gweithwyr gofal iechyd.
- Syffilis
- HIV: gweler *AIDS*.

Mae trin clefydau cysylltiad rhywiol yn bwysig am y gall rwystro datblygiad clefyd llidiol y pelfis sy'n gallu arwain at anffrwythlondeb.

clefydau hysbysadwy: rhestr o *glefydau* gan gynnwys difftheria, hepatitis, gwenwyn bwyd, tetanws a *HIV*. Pan fyddant yn codi mae'n rhaid hysbysu'r awdurdod perthnasol amdanynt. Mae'r gweithdrefnau hysbysu yn golygu bod:

- *cofnodion* am glefydau neu heintiadau yn cael eu cynnal wrth iddynt godi
- darpariaeth ddigonol yn cael ei gwneud fel bod gwelyau *ysbytai* ar gael
- gwaith ymchwil yn cael ei ddiweddaru
- meddygon lleol yn cael gwybod yn rheolaidd am unrhyw glefyd sy'n digwydd yn eu hardal.

(Gweler *Rheoliadau Adrodd am Anafiadau, Clefydau a Digwyddiadau Peryglus 1985*.)

clefydau'r cylchrediad: unrhyw glefyd sy'n effeithio ar y system gardiofasgwlaidd.

cleient: unigolyn sy'n cael cefnogaeth, *triniaeth* neu *therapi* gan wasanaeth iechyd neu wasanaeth gofal cymdeithasol. Yr unigolyn yw ffocws yr hyn sy'n digwydd o safbwynt iechyd a gofal cymdeithasol.

clinig: adran mewn ysbyty, neu mewn man darparu gwasanaethau sefydledig, sy'n arbenigo mewn *clefyd*, anhwylder neu *gamweithrediad* neilltuol a'i driniaeth. Mae hyn yn cynnwys:

- apwyntiad dilynol yn yr adran cleifion allanol mewn ysbyty
- cyfarfod o weithwyr meddygol proffesiynol a myfyrwyr mewn ward ysbyty sy'n arbenigo mewn clefyd arbennig, gan archwilio a thrin cleifion

- gwasanaeth sefydliedig yn y gymuned sy'n hysbysebu diagnosis a thriniaeth arbenigol o glefydau a chyflyrau penodol
- system o fonitro a chynnal iechyd, megis iechyd plant, clinigau Dynion Iach neu Fenywod Iach.

clinigau iechyd plant sy'n cael eu rhedeg gan *ymwelwyr iechyd* a *meddygon* fel rhan o wasanaeth cymunedol i deuluoedd. Mae ymwelwyr iechyd a *meddygon teulu* yn cynnig *trefn o gadw golwg ar iechyd plant* a rhaglenni *imiwneiddio* yn ogystal â *gwybodaeth* a *chyngor* cyffredinol.

clinigwr: unrhyw weithiwr iechyd proffesiynol sy'n ymwneud yn uniongyrchol â gofal a thriniaeth cleifion, er enghraifft *nyrs*, *meddyg*, therapydd neu *fydwraig*. (Gweler *Y GIG Newydd – Modern, Dibynadwy 1997*.)

clostridiwm botwlinwm: math cyffredin o facteriwm a geir yn ymgarthion pobl, mewn anifeiliaid, pridd, baw, clêr/pryfed, cig amrwd, dofednod, a *bwyd* dadhydredig. Gall sborau clostridiwm ddal i fodoli ar ôl coginio a gallant dyfu heb *ocsigen*. Fe all cig neu ddofednod heintiedig sy'n cael eu gadael allan ar dopiau cynnes sydd heb eu golchi neu sy'n cael eu storio cyn iddo oeri'n llwyr ysgogi'r organeb. Mae'r tocsinau yn cael eu rhyddhau pan fydd y bwyd heintiedig yn cael ei fwyta ac yn achosi poen abdomenol a dolur rhydd o fewn 8-22 diwrnod. Mae'r clefyd yn para am 1-2 ddiwrnod ac fe all fod yn angheuol mewn pobl sy'n wael neu'n oedrannus.

clustiau: organau'r clyw a chytbwysedd. Mae lleoliad y clustiau ar ochr y pen yn bwysig gan fod hyn yn galluogi i rywun wybod o ba gyfeiriad y daw'r synau. Mae tonnau sŵn yn cyrraedd y clustiau ac yn cynhyrchu dirgryniadau nerfau a drosglwyddir i'r ymennydd drwy'r nerf clywedol.
Y glust

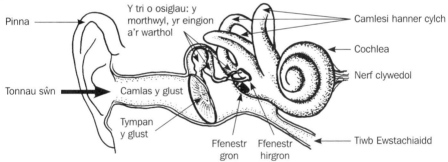

Mae adeiladwaith y glust fel a ganlyn.

- Mae'r glust allanol yn fflap gweladwy o gartilag a elwir y pinna. Mae hyn yn casglu tonnau sŵn ac yn eu cludo drwy gamlas y glust at dympan y glust (meinwe dympanig). Dalen denau o feinwe yw tympan y glust sy'n gorchuddio'r fynedfa at y glust ganol.
- Mae'r glust ganol yn cynnwys y tri asgwrn bychan (osiglau) sy'n cael eu galw yn forthwyl y glust, eingion y glust a gwarthol y glust. Pan fydd tonnau sŵn yn cyrraedd tympan y glust maent yn achosi iddo ddirgrynu ac mae'r dirgryniadau yn cael eu trosglwyddo drwy'r osiglau i'r glust fewnol.
- Mae'r glust fewnol yn cynnwys tiwbiau llawn hylif a elwir y cochlea a chamlesi hanner cylch. Mae'r cochlea yn cynnwys celloedd synhwyro sy'n trosi dirdyniadau sŵn yn ysgogiadau nerfol. Mae a wnelo'r camlesi hanner cylch â chytbwysedd y corff. Mae'r celloedd yn y camlesi hanner cylch yn sensitif dros ben i symudiad hylif. Pan fydd rhywun yn symud ei ben, mae ysgogiadau yn cael eu hanfon i'r ymennydd fel bo'r ymennydd yn ymwybodol o

safle'r person hwnnw. Os byddant yn gwneud symudiad sydyn ac yn colli'u cytbwysedd yna mae ysgogiadau yn cael eu hanfon eto i'r ymennydd sydd yn ei dro yn anfon ysgogiad i'r cyhyrau priodol i wneud symudiad cywirol.

clustsyllydd: teclyn sy'n cael ei ddefnyddio gan feddygon neu nyrsys i archwilio pilen y glust a chamlas y *glust*. Mae clustsyllydd yn galluogi i unrhyw lid neu haint ar y glust gael ei weld a'i drin.

clwb ar ôl yr ysgol: gweler *gofal allan-o'r-ysgol*.

clwyf: difrod wedi'i wneud drwy ddamwain neu anaf sy'n achosi gwaedu. Gall clwyfau fod naill ai yn:

- glwyfau ar yr wyneb – gwaedu o doriadau, crafiadau wedi'u hachosi gan ddifrod i arwyneb y *croen*. Mae'r driniaeth yn galw am osod gwasgedd ar y fan o amgylch y clwyf tan fydd y gwaedu yn peidio, glanhau'r clwyf gydag antiseptig a gorchuddio'r fan gyda phlaster, os bydd angen. O dan yr amgylchiadau hyn mae'r corff yn ymdrin â'r gwaedu drwy fod y cyflenwad gwaed o amgylch yn cyfangu, gan arafu'r gwaedu, a thrwy ffurfio tolchen waed.

- clwyfau dwfn – gwaedu o rai o'r llestri gwaed mwy gyda gwaed yn cael ei bwmpio o'r corff drwy'r toriad neu'r anaf. Nid yw gwaedu gormodol fel hyn yn caniatáu i'r gwaed dolchennu. Pan geir colli sylweddol ar waed, mae triniaeth frys yn angenrheidiol a rhaid cael cymorth meddygol ar fyrder. Fodd bynnag, gall rhywun digymhwyster roi *cymorth cyntaf* sy'n galw am osod yr anafedig ar lawr, codi'r aelod sydd wedi cael niwed neu wasgu'n dynn ar y rhan wedi ei heffeithio a gosod gwasgedd ar y pwynt agosaf ar y corff lle mae rhydweli yn dod i'r wyneb.

Wrth drin clwyfau a gwaed wedi'i dywallt, dylai gofalwyr wisgo menig lle bynnag bo'n bosibl, fel cam iechyd a diogelwch.

cnawdnychiad myocardiaidd: gweler *trawiad ar y galon*.

cocên: symbylydd sy'n dod o ddail llwyni coco. Mae'n cynhyrchu ewfforia dros dro ac yn gwneud i'r defnyddiwr deimlo'n fwy effro. Yn ei ffurf buredig fe'i cymerir i mewn drwy'r trwyn (ei snwffian). Mae'n cael ei ddosbarthu fel *cyffur* anghyfreithlon oherwydd y perygl o fynd yn gaeth i'r cyffur.

Cod AVPU: dull a ddefnyddir gan roddwyr cymorth cyntaf i wirio ymateb rhywun clwyfedig. Mae graddau gwahanol o ymwybod wedi cael eu hamharu. Dim ond drwy ddefnyddio'r cod AVPU y gellir asesu'r clwyfedig yn sydyn:

A – Effro (*Alert*)

V – yn ymateb i'r Llais (*responds to Voice*)

P – yn ymateb i Boen (*responds to Pain*)

U – dim ymateb (*Unresponsive*)

Pwyntiau gwirio eraill i'w hystyried:

- llygaid – a ydynt yn aros ar gau?
- lleferydd – a yw'r clwyfedig yn ymateb i gwestiynau'r un sy'n rhoi cymorth cyntaf?
- symud – a yw'r clwyfedig yn dilyn gorchmynion? A yw'n ymateb i ysgogiad poenus fel pinsio? (Ambiwlans Sant Ioan 1997)

cod ymarfer: fframwaith damcaniaethol sy'n llywio sut y bydd ymarferwyr yn ymddwyn mewn cyd-destun proffesiynol. (Gweler hefyd *cod ymddygiad proffesiynol ar gyfer nyrsys a bydwragedd*, *cod ymarfer proffesiynol ar gyfer gweithwyr cymdeithasol*, *sylfaen gwerthoedd gofal*.)

cod ymarfer proffesiynol ar gyfer gweithwyr cymdeithasol: mae gofyn i bob gweithiwr cymdeithasol cymwysedig weithredu mewn modd sy'n:

- defnyddio gwybodaeth, sgiliau a phrofiad yn bositif er lles pob adran o'r gymuned a phob unigolyn
- parchu cleientiaid fel unigolion a gwarchod eu hurddas a'u hawliau
- sicrhau nad oes unrhyw ragfarn sy'n amlwg i eraill, ar sail tarddiad, hil, statws, rhyw, gogwydd rhywiol, oed, anabledd, credoau neu gyfraniad at gymdeithas
- rhoi grym i gleientiaid drwy iddynt gymryd rhan mewn penderfyniadau a diffinio gwasanaethau
- dal i ymboeni ynghylch cleientiaid hyd yn oed pan na allant eu cynorthwyo neu lle mae hunanamddiffyniad yn angenrheidiol
- gwneud yn siwr bod cyfrifoldeb proffesiynol yn cael blaenoriaeth dros fudd personol
- bod yn gyfrifol am safon gwasanaeth ac am barhau ag addysg a hyfforddiant
- cydweithio ag eraill er budd cleientiaid
- gwneud yn siwr ei bod yn eglur yn gyhoeddus a yw rhywun yn gweithredu yn bersonol neu fel aelod o sefydliad
- hyrwyddo amrywiaeth o wasanaethau sy'n addas ar gyfer gwahanol grwpiau ethnig a diwylliannol
- sicrhau *cyfrinachedd* gwybodaeth a'i datgelu dim ond gyda chaniatâd neu, yn eithriadol, pan fydd perygl difrifol
- dilyn amodau cyflogaeth sy'n golygu bod modd anrhydeddu'r gofynion hyn.

(British Association of Social Work 1992)

cod ymddygiad proffesiynol ar gyfer nyrsys a bydwragedd: a adolygwyd yn 2002 i hysbysu'r proffesiwn o'r safon o ymddygiad sy'n ofynnol ganddynt yn eu hymarfer a'u hatebolrwydd proffesiynol. Yn ogystal â hyn, mae'r cod ymddygiad wedi ei fwriadu er mwyn hysbysu'r cyhoedd, gweithwyr proffesiynol eraill a chyflogwyr o'r safon ymddygiad y gallant ei ddisgwyl gan ymarferwr cofrestredig. Mae'r cod ymarfer yn nodi eu bod, fel nyrs neu fydwraig broffesiynol, yn bersonol atebol am eu hymarfer. Wrth ofalu am gleifion a chleientiaid, mae'n rhaid iddynt:

- barchu'r claf neu'r cleient fel unigolyn
- gael *cydsyniad* cyn iddynt roi unrhyw driniaeth neu ofal
- ddiogelu gwybodaeth gyfrinachol
- gydweithio ag eraill mewn tîm
- gynnal eu gwybodaeth broffesiynol a'u cymhwysedd proffesiynol
- fod yn ddibynadwy
- weithredu i adnabod ac i leihau risg i *gleifion a chleientiaid*.

Dyma'r gwerthoedd y mae holl gyrff rheoleiddio gofal iechyd y Deyrnas Unedig yn eu rhannu.

codau ymarfer ar gyfer gweithwyr gofal cymdeithasol a chyflogwyr gofal cymdeithasol: safonau o ymarfer proffesiynol y dylai pob gweithiwr gofal cymdeithasol a chyflogwr gofal cymdeithasol gadw atynt. Y codau ymarfer ar gyfer gweithwyr gofal cymdeithasol a chyflogwyr gofal cymdeithasol yw:

Mae'n rhaid i weithwyr gofal:

- amddiffyn a hyrwyddo hawliau *defnyddwyr gwasanaethau* a *gofalwyr*

- ymdrechu i ennyn a chynnal ymddiriedaeth a hyder defnyddwyr gwasanaethau a gofalwyr
- hybu defnyddwyr gwasanaethau i fod yn annibynnol tra'n eu diogelu hyd y bo modd rhag perygl a niwed
- parchu hawliau defnyddwyr gwasanaethau wrth geisio sicrhau nad yw eu hymddygiad yn niweidio hwy eu hunain na phobl eraill
- cynnal ymddiriedaeth a hyder y cyhoedd yn y gwasanaethau gofal cymdeithasol
- bod yn atebol am safon eu gwaith a chymryd cyfrifoldeb dros gynnal a gwella eu gwybodaeth a'u sgiliau

Mae cod ymarfer gwaith cymdeithasol yn berthnasol i *weithwyr cymdeithasol* cymwysedig a thros filiwn o bobl eraill sy'n gweithio mewn amrywiaeth o swyddi ym maes gofal cymdeithasol, gyda'r mwyafrif ohonynt heb gymwysterau ffurfiol. Disgwylir i bob gweithiwr gofal cymdeithasol arwyddo cofrestr gyffredinol ar gyfer gofal cymdeithasol.

Mae'n rhaid i gyflogwyr gofal cymdeithasol:

- wneud yn siwr bod pobl yn addas i ymuno â gweithlu gofal cymdeithasol a'u bod yn deall beth yw eu swyddogaethau a'u cyfrifoldebau
- fod â pholisiau a dull gweithredu ysgrifenedig sy'n galluogi gweithwyr cymdeithasol i gyflawni'r codau ymarfer perthnasol
- ddarparu cyfleoedd hyfforddi a datblygu er galluogi gweithwyr gofal cymdeithasol i gryfhau a datblygu eu sgiliau a'u gwybodaeth
- sefydlu polisiau a threfn weithredu ysgrifenedig i ddelio ag ymddygiad ac ymarfer peryglus, gwahaniaethol neu ecsbloetiol a'u gweithredu
- hybu codau ymarfer wrth weithwyr gofal cymdeithasol, defnyddwyr gwasanaethau a gofalwyr a chydweithio ag achosion cynghorau gofal.

coden y bustl: yr organ yn y corff sy'n storio *bustl*. Mae colesterol yn cael ei ysgarthu yn y bustl ac mae cerrig bustl yn datblygu yng nghoden y bustl o ganlyniad i golesterol yn crynhoi.

cof: gallu'r unigolyn i gadw *gwybodaeth* am fywyd, digwyddiadau a sefyllfaoedd. Mae'r wybodaeth wedyn yn cael ei storio a'i hadalw pan fydd yr unigolyn am gofio'r digwyddiad a pha bryd y digwyddodd. Gall y broses heneiddio effeithio ar gof tymor hir a thymor byr. Er enghraifft mae *pobl hŷn* yn aml yn ei chael hi'n haws cofio digwyddiadau o'r gorffennol pell. Mae digwyddiadau a fu dim ond diwrnod neu wythnos ynghynt yn anoddach eu cofio.

cofnodion: y modd y cedwir *gwybodaeth* am gleifion unigol, *cleientiaid* a *defnyddwyr gwasanaethau*. Gall cofnodion gael eu cadw ar ffurf:

- nodiadau wedi'u hysgrifennu â llaw – adroddiadau sy'n cael eu storio mewn system ffeilio
- cofnodion cyfrifiadurol – llythyrau ac adroddiadau sydd wedi eu hysgrifennu a'u storio ar ddisg caled neu ddisg hyblyg.

Beth bynnag fo'r drefn a ddefnyddir i gofnodi, mae mynd at y wybodaeth honno a chyfrinachedd wedi eu diogelu gan ddeddfwriaeth. (Gweler *Deddf Mynediad i Ffeiliau Personol*.) Yn ogystal â hyn, mae'r hawl mynediad i'r ffeiliau hyn hefyd wedi ei ddiogelu. (Gweler *Deddf Mynediad i Gofnodion Meddygol*.) Dylid felly gadw cofnodion mewn man diogel; maent yn ddogfennau cyfreithiol a gellir eu defnyddio mewn llys.

Cofrestr Gyswllt Mabwysiadu: cofrestr o enwau plant sydd ar gael i'w rhieni naturiol neu'u teuluoedd gysylltu â hwy. Mae'r gofrestr yn ffordd i blant sydd wedi cael eu mabwysiadu ac sydd wedi cyrraedd 18 oed allu cysylltu â'u rhieni naturiol.

cofrestr oruchwyliaeth: cofrestr o bobl fregus yn y gymuned sydd ag afiechyd meddwl. Mae unigolion o'r fath yn cael eu monitro'n barhaus o safbwynt eu gofal a'r gefnogaeth sy'n cael ei rhoi iddynt.

Coleg Brenhinol y Nyrsys: corff proffesiynol i nyrsys. Mae'n cael ei gynnal gan nyrsys ar gyfer nyrsys. Swyddogaeth y coleg yw:

- cyfrannu at ddatblygu arferion nyrsio a safonau gofal
- darparu addysg ac adnoddau i nyrsys.

(Am fwy o wybodaeth cysylltwch â Choleg Brenhinol y Nyrsys, 20 Cavendish Square, Llundain W1G 0RN.)

colesterol: lipid (sylwedd brasterog) sy'n chwarae rhan bwysig mewn organebau byw. Cymerir peth o'r colesterol y mae ei angen ar y corff yn y *diet* a bydd peth yn cael ei ffurfio yn yr afu neu *iau*. Mae colesterol yn gydran bwysig o bilenni'r *celloedd* ac mae'n rhagflaenydd i halwynau'r bustl a hormonau steroid megis testosteron a phrogesteron. Mae lefelau uchel o golesterol yn y gwaed yn cael eu cysylltu ag *atheroma*. Y mae ei lefel yn aml yn cael ei fonitro mewn pobl hŷn neu bobl sydd â lefelau uchel o golesterol yn y gwaed. Gellir rhoi *cyffuriau* i leihau colesterol y gwaed.

colon: y rhan o'r *llwybr ymborth* rhwng y coluddyn bach a'r rectwm. Ei brif swyddogaeth yw amsugno *dŵr*. Mae'r colon yn cynnwys llawer o facteria. Mae rhai o'r rhain yn gydymddibynnol (mae'r bod dynol a'r bacteria yn ennill mantais faethol). Mae'r *bacteria* hyn yn cael cyflenwad parhaus o faetholion o'r deunydd yn y coluddyn, maent yn eu tro yn syntheseiddio nifer o *fitaminau* y bydd y corff yn gallu eu hamsugno. Mae'r *bwyd* yn pasio o'r colon i'r rectwm ac yna'n cael ei wagio o'r corff drwy'r *anws*.

colled: cael eich gwahanu oddi wrth rywbeth neu rywun am byth. Mae yna broses o ddod i ben gyda cholled wrth i'r sawl yr effeithir arno ddod i delerau â'r hyn sydd wedi ei golli. (Gweler *galar*.)

coma: cyflwr o anymwybod sy'n gallu para am oriau, ddiwrnodau neu yn hirach. Mae'n gyflwr sy'n dangos bod gweithrediadau'r *ymennydd* wedi eu heffeithio. Ni ellir deffro na chyffroi'r person sydd mewn coma. Mae gwahanol raddfeydd o goma. Mewn rhai *cleifion* fe ellir cael adwaith i olau gan gannwyll y llygad, peth aflonyddwch, neu beth symudiad pan gânt eu cyffwrdd. Gall cleifion eraill fod yn ddwfn anymwybodol a heb ddangos ymateb i unrhyw ysgogiadau megis golau a chyffyrddiad. Mae achosion coma yn cynnwys anafiadau difrifol o ganlyniad i *ddamwain* car, gwenwyn barbitwrad neu lid ar yr ymennydd neu enceffalitis. (Gweler *ymwybyddiaeth*.)

Comisiwn Archwilio: corff cadw golwg ar wariant cyhoeddus, h.y. asiantaeth gan y llywodraeth ganol sy'n archwilio gweithgareddau awdurdodau lleol a'r Gwasanaeth Iechyd Gwladol. Mae'r Comisiwn Archwilio wedi ei seilio ar bolisïau *economi, effeithlonedd ac effeithiolrwydd*. Mae disgwyl i bob corff gynnal awdit blynyddol ar eu cyfrifon. Mae'r awdit blynyddol hwn yn agored i gael ei archwilio. Mae camau o'r fath yn bwysig dros ben pan fo cyrff y sector cyhoeddus yn defnyddio arian y cyhoedd. Mae a wnelo adroddiadau'r Comisiwn Archwilio â llawer o faterion gofal iechyd a chymdeithasol. Mae'r enghreifftiau yn cynnwys:

- 'Cyrraedd Oedran: gwella gwasanaethau gofal i bobl hŷn', adroddiad o 1997 a oedd yn gwneud argymhellion ynghylch gofalu am yr henoed
- 'Plant yn Gyntaf: Astudiaeth o Wasanaethau Ysbytai' 1993, adroddiad a archwiliai faterion ynghylch gofal ysbyty i blant.

Comisiwn Brenhinol Gofal Tymor Hir: pwyllgor gan y llywodraeth a sefydlwyd yn 1998 i edrych ar:

- sefydlu *gwerthoedd* parthed y system gofal tymor hir

A
B
C
Ch
D
Dd
E
F
Ff
G
Ng
H
I
L
Ll
M
N
O
P
Ph
R
Rh
S
T
Th
U
W
Y

- adolygu agweddau ar ofal preswyl
- adolygu gofal ysbyty ac *adferiad*
- dyfeisio system deg o dalu am ofal.

(Gweler *gofal nyrsio*.)

Comisiwn Cydraddoldeb a Hawliau Dynol: sefydlwyd yn 2007 i gymryd drosodd y cyfrifoldebau a oedd gan y *Comisiwn Cydraddoldeb Hiliol*, y *Comisiwn Cyfleoedd Cyfartal* a *Chomisiwn Hawliau'r Anabl*.

Comisiwn Cydraddoldeb Hiliol: corff a sefydlwyd yn dilyn y Ddeddf Cysylltiadau Hiliol 1976. Roedd y Ddeddf yn amlinellu dyletswyddau'r Comisiwn, sef:

- gweithio tuag at ddileu gwahaniaethu
- hyrwyddo cyfle cyfartal a chysylltiadau da rhwng pobl o wahanol grwpiau hiliol
- adolygu sut oedd y Ddeddf yn gweithio, a llunio cynigion ar gyfer diwygio'r Ddeddf a'i chyflwyno i'r Ysgrifennydd Gwladol pan ofynnid am hynny gan yr Ysgrifennydd Gwladol neu pan fyddai'r Comisiwn yn gweld yr angen am wneud.

Comisiwn Cyfartaledd Oedran: corff wedi ei sefydlu gan y llywodraeth i gynghori ar wahaniaethu yn erbyn pobl hŷn.

Comisiwn Cyfleoedd Cyfartal (CCC): corff a sefydlwyd yn sgil *Deddf Gwahaniaethu ar Sail Rhyw 1975*. Ei brif swyddogaethau oedd:

- gweithredu deddfau a grewyd gan y Senedd i ddileu *gwahaniaethu* anghyfreithlon ar sail rhyw
- hybu cyfle cyfartal i fenywod ac i ddynion yn gyffredinol
- adolygu a chynnig gwelliannau i'r ddeddfwriaeth bresennol megis *Deddf Cyflogau Cyfartal 1970* a *Deddf Gwahaniaethu ar Sail Rhyw 1975*.

Roedd y Comisiwn hefyd yn cefnogi materion fel:

- ei gwneud hi'n haws i unigolyn sicrhau cyfiawnder
- sefydlu amgylchedd gwaith diogel sy'n rhydd o aflonyddwch
- hawliau pensiwn cyfartal, heb anfantais i hawliau menywod
- systemau talu a gwerthuso swyddi sy'n anwahaniaethol
- cyfuniad llwyddiannus o fywyd gwaith a dyletswyddau teuluol
- hawliau i weithwyr rhan amser
- strwythur treth annibynnol i wŷr a gwragedd.

Mae'r *Comisiwn Cydraddoldeb a Hawliau Dynol* wedi cymryd drosodd y dyletswyddau hyn er 2007.

Comisiwn Cyflogaeth Deg: corff a sefydlwyd yn dilyn Deddf Cyflogaeth Deg (Gogledd Iwerddon) 1989. Sefydlwyd y comisiwn er mwyn dileu *gwahaniaethu* ar sail crefydd yng Ngogledd Iwerddon. Mae'r Ddeddf yn nodi y dylai cyflogwyr ddilyn dull gweithredu arbennig o ran recriwtio, hyfforddi a rhoi cyfleoedd dyrchafiad i'w gweithwyr Pabyddol a Phrotestannaidd. Disodlwyd gan Gomisiwn Cydraddoldeb Gogledd Iwerddon o dan Ddeddf Gogledd Iwerddon 1998.

Comisiwn er Gwella Iechyd: corff cenedlaethol a sefydlwyd yn sgil y Papur Gwyn *Y GIG Newydd – Modern, Dibynadwy 1997*. Gwaith y comisiwn yw cefnogi a goruchwylio ansawdd y *drefn lywodraethol glinigol* a gwasanaethau clinigol.

Comisiwn Hawliau'r Anabl: corff a sefydlwyd yn 2000 i amddiffyn, gweithredu a hyrwyddo iawnderau pobl anabl. Roedd hefyd yn anelu at ddileu gwahaniaethu ar sail anabledd. Gweler *Comisiwn Cydraddoldeb a Hawliau Dynol*.

Comisiwn Safonau Gofal Cenedlaethol: sefydlwyd hwn yn Lloegr o dan *Ddeddf Safonau Gofal 2000*, mewn ymateb i'r argymhellion gan y Comisiwn Brenhinol ar Ofal Tymor Hir yn 1999. Yn 2004 disodlwyd ef gan ddwy arolygiaeth newydd, y Comisiwn Arolygu Gofal Cymdeithasol (CSCI) a'r Comisiwn Archwilio ac Arolygu Gofal Iechyd (CHAI). Arolygir safonau gofal cymdeithasol yn yr Alban gan Gomisiwn Rheoleiddio Gofal Cymdeithasol yr Alban ac yng Nghymru gan Arolygiaeth Safonau Gofal Cymru. Mae Gogledd Iwerddon yn datblygu arolygiaeth debyg i'r un yn Lloegr.

Comisiynydd Plant Cymru: yn dilyn ymgyrchu am rai blynyddoedd o blaid cael Comisiynydd i warchod buddiannau plant yng Nghymru cymerodd y Cynulliad Cenedlaethol at y syniad a chrëwyd y swydd yn dilyn *Deddf Comisiynydd Plant yng Nghymru 2001*.

condom: gweler *atal cenhedlu*.

Confensiwn Ewropeaidd ar Hawliau Dynol: cytundeb rhyngwladol a arwyddwyd gan 12 gwlad a oedd yn aelodau o Gyngor Ewrop ar 4 Tachwedd 1950. Mae'n gwneud yn siwr bod iawnderau dynol sylfaenol yn cael eu cefnogi. Mae'r Llys Iawnderau Dynol yn gallu newid deddfau. Er enghraifft, fe arweiniodd ymyriad y llys at ddileu cosb gorfforol yn ysgolion y wladwriaeth.

Confensiwn y Cenhedloedd Unedig – hawliau'r plentyn: mae'n gosod ger bron nifer o ddatganiadau a elwir yn erthyglau, sy'n disgrifio hawliau pob plentyn a phawb ifanc. Mae'r hawliau yn cynnwys:

- Erthygl 2 – mae pob hawl yn y cytundeb yn perthyn i bob plentyn beth bynnag ei hil, rhyw, crefydd, iaith, anabledd, barn neu gefndir ei deulu
- Erthygl 3 – dylai pob penderfyniad a wneir sy'n effeithio ar blant fod er eu lles
- Erthygl 7 – mae gan bob plentyn yr hawl i gael enw pam gaiff ei eni a chael bod yn ddinesydd mewn gwlad
- Erthygl 16 – mae gan bob plentyn yr hawl i breifatrwydd personol. Mae hyn yn cynnwys peidio â thorri i mewn a gwrando ar eu galwadau ffôn personol oni bai bod y gyfraith yn caniatáu hynny
- Erthygl 19 – mae gan bob plentyn yr hawl i gael ei warchod rhag pob ffurf ar drais.

(Gweler *Biwro Plant Cenedlaethol*.)

(Am fwy o wybodaeth cysylltwch â Child Rights Information Network, East Studio, 2 Pontypool Place, Llundain SE1 8QF.)

consortia addysg lleol: grwpiau sy'n dod â chynrychiolwyr *ymddiriedolaethau GIG* ac *awdurdodau iechyd* at ei gilydd i asesu'r gweithlu a datblygu anghenion y gwasanaethau gofal iechyd lleol. Maent yn darparu fforwm i sicrhau bod cynllunio gweithlu yn adlewyrchu anghenion y gwasanaeth lleol.

Contact a Family: *elusen* genedlaethol sy'n cynnig cefnogaeth i unrhyw riant neu weithiwr proffesiynol sy'n gofalu am blentyn ag *anghenion arbennig*. Rhoddir y gefnogaeth drwy *rwydwaith* o grwpiau lleol, cenedlaethol a *hunangymorth*, sydd yn cynnig *cyngor*. (Gweler *plant ag anableddau*.)

(Am wybodaeth bellach Contact a Family, 209-211 City Road, Llundain EC1V 1JN.)

continwwm gofal: gwasanaeth gofal parhaus, gyda phob rhan yn asio'n ddi-dor â'r rhai eraill (gwasanaeth diasiad). Fe ddylai *cleientiaid* sy'n cael gofal continwwm deimlo bod pob gwasanaeth yn gweithio gyda'i gilydd i gwrdd â'u gofynion gwahanol o ran gofal iechyd a gofal cymdeithasol. Fe all hyn olygu:

- gofal cartref

- gofal mewn *cartref preswyl*
- gofal o'r cartref, fel ymweld â *chanolfan dydd* neu glinig *ysbyty*
- y mae'n bosibl y byddir hefyd yn darparu trafnidiaeth.

(Gweler *timau amlddisgyblaethol*.)

contractau iechyd cenedlaethol: cynllun gan y llywodraeth a sefydlwyd i wella iechyd mewn pedwar maes a chanddynt flaenoriaeth, sef *clefyd y galon* a *strociau*, *damweiniau*, *canser* ac *iechyd meddwl*.

Contract iechyd

Gall chwaraewyr y llywodraeth a chwaraewyr cenedlaethol:	Gall chwaraewyr lleol a chwaraewyr cymuned:	Gall pobl:
Gydgysylltu a rhoi arweiniad yn genedlaethol	Roi arweiniad ar gyfer strategaethau iechyd lleol drwy ddatblygu a gweithredu rhaglenni gwella iechyd	Gymryd cyfrifoldeb dros eu hiechyd eu hunain a gwneud dewisiadau mwy iach ynghylch eu ffordd o fyw
Sicrhau bod cynllunio polisi ar draws y llywodraeth yn rhoi'r sylw dyledus i iechyd ac yn wybodus o ran yr ymchwil a'r ymarfer gorau sydd ar gael	Weithio mewn partneriaethau i wella iechyd pobl leol a mynd i'r afael â'r hyn sydd wrth wraidd afiechyd	Wneud yn siwr nad yw eu gweithredoedd yn peri niwed i iechyd eraill
Weithio gyda gwledydd eraill i gael cydweithrediad rhyngwladol i wella iechyd		
Asesu risgiau a chyflwyno'r risgiau hynny yn glir i'r cyhoedd	Gynllunio a darparu gwasanaethau o safon i bawb sydd eu hangen	Fanteisio ar gyfleoedd i wella eu bywyd eu hunain a bywyd eu teuluoedd, drwy addysg, hyfforddiant a chyflogaeth
Sicrhau bod gan y cyhoedd ac eraill y wybodaeth sydd ei hangen arnynt i wella eu hiechyd		
Reoleiddio a deddfu lle y bo angen hynny		
Fynd i'r afael â'r hyn sydd wrth wraidd afiechyd		

corffilod coch y gwaed neu **gelloedd gwaed coch:** celloedd yn y gwaed gyda'r brif swyddogaeth o gario ocsigen o'r ysgyfaint i'r meinweoedd. Nid oes ganddynt gnewyllyn ac maent ond yn bodoli am oddeutu 100-120 o ddiwrnodau. Fe'u cynhyrchir ym mêr yr esgyrn. Mae eu siâp yn debyg i ddisgiau ac maent yn gallu plygu wrth iddynt basio drwy bibellau gwaed. Mae celloedd coch yn cynnwys haemoglobin sy'n cario ocsigen. Mae gan ddarlleniadau o'r haemoglobin mewn gwaed berthynas agos â chyfrif haearn unigolyn.

cornbilen: y rhan dryloyw ar flaen y llygad. Swyddogaeth y cornbilen yw ffocysu golau ar y retina. Pan fydd pelydrau golau yn pasio o un cyfrwng i un arall o ddwysedd gwahanol maent wedi plygu. Gelwir y broses hon yn blygiant. Mae plygiant yn digwydd yn y llygad pan fydd pelydrau golau yn pasio o'r aer i mewn i'r cornbilen a drwy'r lens. Mae'r ongl y plygir pelydrau o olau drwyddi gan y cornbilen bob amser yr un fath. Mae hyn yn creu problem botensial am fod angen mwy o blygu ar belydrau o olau oddi wrth wrthrychau sy'n agos at y llygad os ydynt i gael eu ffocysu. Mae'r lens felly yn gallu newid ei siâp. Y lens, felly, sy'n newid maint y plygiant, gan ganiatáu bod modd dod â gwrthrychau pell ac agos i mewn i ffocws ar y retina. Gelwir y broses hon yn ymgymhwysiad. Mae'r cornbilen yn cynnwys celloedd byw sy'n cael maetholion (fel glwcos) o'r hylif dyfrllyd – hylif sydd yn union y tu ôl iddo. Ceir cyflyrau meddygol a all effeithio ar y cornbilen ac felly effeithio ar olwg unigolyn. Gall y golwg gael ei gymylu neu weithiau ei golli yn llwyr. Gellir trin y fath broblemau gyda thrawsblaniad y cornbilen lle bydd darn bach o gornbilen gan roddwr yn cael ei drawsblannu.

'crac': symbylydd sydd yn ffurf ar gocên sydd fel arfer yn cael ei ysmygu neu ei gymysgu â *heroin* a'i gymryd drwy bigiad.

crèche: math o ddarpariaeth gofal plant sy'n cynnig gofal grŵp anffurfiol, tymor byr i blant tra bydd eu rhieni yn mynychu cyrsiau neu ddosbarthiadau, neu'n siopa. Os cynhelir crèche am fwy na dwy awr y dydd neu am fwy na chwe diwrnod y flwyddyn, mae'n rhaid iddo gael ei gofrestru gyda'r adran gwasanaethau cymdeithasol.

credyd teulu: budd-dal incwm ychwanegol gan y wladwriaeth i gefnogi teuluoedd mewn gwaith sydd ar incwm isel. Mae'n dibynnu ar *brawf modd* ac mae o les i'r teuluoedd hynny sydd â phlant lle y mae'r sawl sy'n ennill cyflog mewn gwaith sy'n talu cyflog isel. Fe gymerodd le'r atodiad incwm teulu yn dilyn Deddf Nawdd Cymdeithasol 1988.

crefydd: ystyrir crefydd yn systemau o gredoau. Mae gan grefyddau gwahanol safbwyntiau amrywiol ar weithredoedd ac arddangosiadau o addoli. Mae cydnabod credoau personol a safbwyntiau crefyddol unigolyn yn ofyniad allweddol ar gyfer gofalu am bobl. (Gweler *sylfaen gwerthoedd gofal*)

croen: haen amddiffynnol sy'n gorchuddio'r corff ac yn rhwystr yn erbyn colli *dŵr*, clefydau a baw. Mae'n orchudd sy'n dal dŵr sy'n rheoli faint o ddŵr sy'n cael ei golli drwy anweddu ac mae hefyd o gymorth i reoli *tymheredd* y corff. Mae'n sensitif i gyffyrddiad ac yn cynnwys terfynau *nerfau*. Ynddo mae *fitamin D* a melanin yn cael eu gwneud. Mae gan y croen ddwy brif haen, yr epidermis a'r dermis.

- Epidermis – haen allanol y croen sy'n gweithredu fel math o amddiffyn i'r meinweoedd oddi tano. Yn yr epidermis mae sawl haen o gelloedd croen. Yr enw ar yr haen isaf yw'r haen eginol. Mae twf parhaus yn yr haen hon. Wrth i'r celloedd gael eu gwthio i'r wyneb maent yn marw oherwydd diffyg ocsigen a maeth. Mae'r celloedd croen marw yn llenwi gyda gronigion o brotein o'r enw ceratin sy'n ffurfio haen amddiffynnol. Yn yr haen eginol ceir melanocytau sy'n cynhyrchu pigment y croen (melanin) gan roi eu lliw i'r croen a'r gwallt.

- Dermis – yr haen fewnol sy'n cynnwys yn bennaf ffibrau *meinweoedd cyswllt*, llestri gwaed, nerfau, *chwarennau* a gwreiddiau blew a gwallt. Yn y feinwe gyswllt mae ffibrau elastig a cholagen sy'n galluogi i'r croen gadw ei siâp. Mae'r llestri *gwaed* yn darparu *ocsigen* a maeth. Mae'r terfynau nerfau synhwyraidd yn sensitif i gyffyrddiad, gwres, oerfel, poen a phwysedd. Ceir pum math gwahanol o derfynau nerfau synhwyraidd yn y croen. Yr enw arnynt yw derbynyddion, ac maent yn codi gwybodaeth i'w throsglwyddo drwy'r system nerfol i'r *ymennydd*. Mae'r *chwarennau chwys* yn cynhyrchu chwys, hydoddiant dyfrllyd o *halen* a pheth *wrea* sy'n anweddu ar y croen ac felly'n oeri'r corff.

Drwy ffoliglau blew y mae blewyn yn cael ei ffurfio a'i gynnal. Ar ddwy ochr y ffoligl blewyn mae chwarennau sebwm sy'n cynhyrchu hylif olewog o'r enw sebwm. Mae hwn yn lledaenu dros y blew a'r croen gan ei wneud yn ystwyth ac yn dal dŵr. Mae gormod o sebwm yn achosi croen olewog/seimllyd a rhy ychydig ohono yn achosi croen sych.

Mae'r croen yn rheoli tymheredd y corff wrth gynhyrchu chwys i oeri'r corff i rwystro gorboethi. Mae dulliau eraill o reoli tymheredd y croen yn dibynnu ar ymlediad (fasoymlediad) a darwasgiad (fasogyfyngiad) y llestri gwaed o dan arwyneb y croen. Yn ystod y broses o *heneiddio* mae'r croen yn colli ei elastigrwydd ac yn dechrau ysigo a ffurfio crychau. Mae angen golchi'r croen yn rheolaidd i rwystro baw, chwys a chroen rhydd rhag pentyrru. Mae *hylendid* yn rhan hanfodol o *ofal*. Dylai *ymolchi a bathio* cleientiaid bregus, fel yr henoed, fod yn rhan o drefn reolaidd. Dylai plant ifanc gael eu hannog i olchi eu dwylo cyn prydau bwyd ac ar ôl bod yn y tŷ bach. Mae addysgu sgiliau mynd i'r toiled a gweithdrefnau hylendid yn agwedd bwysig ar weithio gyda'r anabl (Gweler *meinweoedd epithelial*.)

Toriad o'r croen

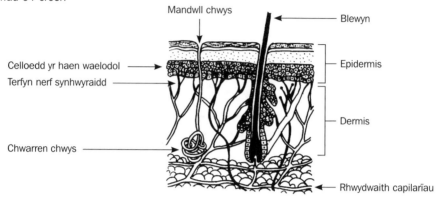

cromosom: un o'r ffurfiadau tebyg i edau a geir yn y cnewyllyn; ynddo y mae defnydd genetig y gell wedi ei drefnu. Mae cromosomau yn cynnwys DNA a phrotein. Mae 23 pâr (46) o gromosomau ym mhob cell ddynol. Mae gan y gametau (wyau a sberm) 23 o gromosomau digymar.

cromosom X: un o'r ddau *gromosom* sy'n rhoi'r wybodaeth enynnol sy'n penderfynu rhyw organeb. Ym mhob cell mae gan wrywod un cromosom X ac un cromosom Y, ac mae gan fenywod ddau gromosom X.

cromosom Y: *cromosom* rhyw sydd i'w gael mewn gwrywod yn unig.

Cronfa Cymorth Canser Macmillan: corff sy'n cynnig gofal a chefnogaeth ar gyfer cleifion canser mewn ysbytai, hosbisau a chartrefi cleifion. Cafodd ei sefydlu yn 1911 gan Douglas Macmillan. Mae nyrsys a meddygon Macmillan yn fedrus gyda thrin cleifion canser a rhoi gofal nyrsio iddynt, ac yn cael eu hariannu drwy Gronfa Macmillan. Mae'r gronfa hefyd yn cynnig cefnogaeth ariannol i gleifion a'u teuluoedd ac ar gyfer canolfannau gofal dydd a chanolfannau gwybodaeth.

(Am ragor o wybodaeth cysylltwch â Macmillan Cancer Support, 89 Albert Embankment, Llundain SE1 7UQ.)

Cronfa'r Brenin: 'tanc meddwl' gan y llywodraeth sy'n penderfynu ar bolisi ynghylch *gofal iechyd*. Cafodd ei sefydlu yn 1897 gan Edward VI i gefnogi *ysbytai* Llundain a oedd, bryd hynny, yn cael eu rhedeg gan gyrff gwirfoddol. Roedd a wnelo un o'i hadroddiadau mwyaf diweddar â thrawsffurfio gofal iechyd yn Llundain.

croth neu wterws: gweler *system atgenhedlu'r fenyw*.

crwner: ymarferwr meddygol neu gyfreithiwr sydd wedi ymarfer am o leiaf bum mlynedd. Crwner yw swyddog y llywodraeth sy'n llywyddu mewn cwest. Ymholiad cyfreithiol swyddogol yw cwest a gynhelir i benderfynu beth a achosodd marwolaeth rhywun. Fe'i cynhelir pan fo'r farwolaeth yn sydyn neu wedi digwydd mewn amgylchiadau amheus.

curiad y galon: rhythm a gynhyrchir wrth i'r *galon* bwmpio *gwaed* yn gyson. Gellir cymryd y pwls drwy roi bys ar y mannau lle mae rhydweli yn croesi'r asgwrn (gweler *gwasgbwyntiau*), er enghraifft yn yr arddwrn, cesail y forddwyd a'r gwddf. Cyfradd normal curiad y galon i oedolyn yw tua 70-80 o guriadau y funud. Mae'n gyflymach mewn baban neu blentyn, fel arfer rhwng 100-120 o guriadau y funud. Mae curiad y galon yn cael ei gofnodi wrth yr arddwrn fel arfer (y pwls rheiddiol) neu wrth y gwddf (y pwls carotid) pan fydd argyfwng.

cwarantin: gwahanu pobl sydd â chlefyd heintus oddi wrth eraill. Mae cleifion yn cael eu gwahanu am rai dyddiau yn hirach na chyfnod magu'r clefyd. (Gweler *Staffylococws awrëws gwrth-fethisilin*.)

Cwricwlwm Cenedlaethol: diwygiad gan y llywodraeth a gyflwynwyd yn 1988 fel rhan o'r *Ddeddf Diwygio Addysg*. Mae addysg yn orfodol i bob plentyn rhwng 5 ac 16 mlwydd oed yn ysgolion y wladwriaeth, gan gynnwys ysgolion arbennig. Roedd y Cwricwlwm Cenedlaethol wedi ei rannu yn bedwar cyfnod allweddol:

- cyfnod allweddol 1 – plant o 5-7 mlwydd oed
- cyfnod allweddol 2 – plant o 7-11 mlwydd oed
- cyfnod allweddol 3 – plant o 12-14 mlwydd oed
- cyfnod allweddol 4 – plant o 14-16 mlwydd oed.

Bellach gweler *Y Cyfnod Sylfaen*.

cwricwlwm fitae / curriculum vitae (cv): crynodeb o'r prif agweddau ar brofiadau blaenorol person. Gall cwricwlwm fitae gael ei ddefnyddio gan unigolion pan fyddant yn ceisio am swyddi neu waith gwirfoddol. Mae cv fel arfer yn cynnwys pedwar prif faes:

- data personol – enw, cyfeiriad, rhif ffôn, dyddiad geni. Gall hefyd gynnwys man geni, statws priodasol a theuluol ac a oes gan yr ymgeisydd drwydded yrru neu beidio
- addysg a hyfforddiant – lefel yr addysg, gan gynnwys enwau'r ysgolion a'r colegau a fynychwyd gyda'r dyddiadau a rhestr o'r cymwysterau a enillwyd. Dylid cynnwys unrhyw gyrsiau hyfforddi pellach, gyda manylion y tystysgrifau neu ddiplomâu a gafwyd, wedi eu hysgrifennu yn gronolegol gan roi'r cymwysterau mwyaf diweddar yn gyntaf
- profiad gwaith – enw a manylion cyflogwyr blaenorol gyda dyddiadau'r gyflogaeth. Dylid rhestru pob swydd a wnaed gyda manylion y sgiliau a'r galluoedd anghenrheidiol i'w cyflawni, a lle bynnag y bo'n briodol y lefel o gyfrifoldeb a gyrhaeddwyd a disgrifiad o unrhyw gyflawniadau a sgiliau arbenigol
- gweithgareddau hamdden – diddordebau cyffredinol a'r swyddi a wnaed (e.e. ysgrifennydd clwb, arweinydd clwb ieuenctid, aelodaeth o grŵp). Gellir hefyd sôn yn y fan hon am unrhyw sgiliau penodol a ddysgwyd drwy weithgareddau hamdden.

cwsg: proses ffisiolegol y mae'r corff drwyddi'n newid ei gyflwr o ymwybyddiaeth oddi mewn i gyfnod o 24 awr. Mae ar unigolion angen cwsg er mwyn gallu gweithredu'n effeithlon. Mae ar *fabanod* a phlant ifanc angen cwsg a gorffwys am ei fod yn hybu *tyfu* a *datblygiad*. Mae ar unigolion gwahanol angen cyfnodau amrywiol o gwsg. Bydd ar fabanod, plant ifanc a phobl hŷn yn aml angen cyfnod byr o gwsg (neu gyntun) yn ystod y dydd. Mewn hinsoddau poeth ceir siestau sy'n rhan o'r drefn bob dydd. Mae hyn yn rhoi cyfle i bobl orffwys yn y prynhawn neu yn ystod rhan boetha'r diwrnod rhwng canol dydd a 3 y.p.

cwynion a dulliau gweithredu cwynion: mae dull gweithredu cwynion yn ffordd ffurfiol i *ddefnyddiwr gwasanaethau* wneud cwyn, h.y. i leisio cwyn neu bryder ynghylch triniaeth feddygol neu wasanaeth cymdeithasol. O fewn y dull gweithredu mae gofyn fel arfer i bob darparwr iechyd neu ofal cymdeithasol ymateb i'r gwyn honno. Mae dull gweithredu cwynion yn gofyn y canlynol:

- dylid gwneud y gwyn yn ysgrifenedig ac mae'n rhaid mynd i'r afael â phob un o'r materion
- bod aelod o'r staff a enwir wedi ei ddynodi i ddelio â chwynion

- bod graddfa amser glir wedi ei phennu i archwilio unrhyw gwyn yn ofalus
- bod pwyllgor cwynion yn cael ei sefydlu i wrando ar y gwyn; dylai aelod annibynnol fod yn bresennol yn y gwrandawiad
- bod dull o ymateb i'r gwyn yn cael ei osod allan.

cyd-destun cymdeithasol: lleoliad lle mae rheolau dealledig ar gyfer ymddygiad derbyniol, er enghraifft mewn ystafell ddosbarth, ward ysbyty, neu lolfa mewn cartref preswyl.

cyd-destun gofal ac amgylchedd gofal: y lleoliad, yr amser a'r adeiladau y mae'r gofal yn digwydd ynddynt. Disgwylir i weithwyr iechyd a gofal cymdeithasol allu optimeiddio'r broses ofalu sy'n digwydd mewn cyd-destun gofal neu ei gwneud mor effeithiol â phosibl. Mae hyn yn cynnwys:

- gwneud cleient yn gyfforddus drwy sicrhau eu bod yn gynnes, yn hapus ac yn ddiogel a bod ganddynt ddigon o le personol
- wrth weithio gyda nifer o gleientiaid ar yr un pryd – blaenoriaethu anghenion unigol pob cleient a chefnogi arfer gofal anwahaniaethol
- cyfathrebu gyda chydweithwyr – rhannu profiadau a gwybodaeth drwy drafodaeth, adlewyrchu ac adborth
- hyrwyddo amgylchedd diogel – sicrhau bod adeiladau ac offer yn cael eu gwneud yn ddiogel i gleientiaid, gan fonitro fod yna ddigon o niferoedd o staff ar ddyletswydd i ofalu am y cleientiaid
- cynnig gweithgareddau ysgogol i adeiladu perthnasoedd personol cadarnhaol.

(Gweler hefyd *diogelwch*, *sylfaen gwerthoedd gofal*, *cod ymarfer*, *rhyngweithiad optimeiddiedig*.)

cydgomisiynu yw'r broses pan fydd dwy *asiantaeth* neu fwy yn gweithredu gyda'i gilydd i gydlynu'u gwasanaethau a chymryd cydgyfrifoldeb am ddarpariaeth *gofal*. Dyma'r ffordd yn aml y bydd asiantaethau iechyd a gofal cymdeithasol yn gweithio gyda'i gilydd i sicrhau:

- cyllidebu ar y cyd rhwng asiantaethau
- asesiad eglur ar anghenion iechyd y boblogaeth fel y'u nodir gan yr asiantaethau perthnasol
- strategaeth wedi'i chytuno ar ddarpariaeth iechyd a gofal cymdeithasol i gwrdd ag anghenion lleol
- gweithdrefnau ar gyfer cynllunio, gwerthuso a monitro gwasanaeth ar y cyd ar gyfer darpariaeth iechyd a gofal cymdeithasol.

Edrychir ar y ffordd hon o weithio gyda'i gilydd yn fframwaith neu strwythur effeithiol sy'n galluogi i bobl broffesiynol iechyd a gofal cymdeithasol gefnogi anghenion gwahanol ac unigol eu cleientiaid. (Gweler *cydweithrediad rhwng asiantaethau*, *timau amlddisgyblaethol*.)

cydgysylltu: y ffordd y bydd gwahanol rannau sefydliad neu gorff yn cydgysylltu mewn modd effeithlon a threfnus. Er enghraifft, mae'r gwahanol newidiadau yn y *Gwasanaeth Iechyd Gwladol* wedi arwain at gydgysylltu gofal drwy'r *awdurdod iechyd*.

cydran gofal: gweler *lwfans byw yr anabl*

cydsymud llaw-llygad: dyma fydd yn cael ei ddatblygu gan blentyn ifanc yn dysgu rheoli ei ddwylo a'i fysedd. Mae'r symudiadau llaw-llygad yn galluogi i blentyn ddod â gwrthrych o fewn ei olwg. Pan fydd plentyn yn dal llwy ac yn ei chodi at ei geg mae'r symudiad hwnnw yn dibynnu ar gydsymud llaw-llygad. Mae'r rheolaeth cyhyr fanwl hon yn datblygu'n raddol drwy blentyndod. (Gweler *sgiliau echddygol*.)

cydsyniad: cytundeb gan gleient i gael triniaeth neu therapi. Mae gwahanol ffyrdd o gael cydsyniad:

- cydsyniad llafar – mae'r cleient yn cytuno ar lafar
- cydsyniad ysgrifenedig – mae'r cleient yn cytuno mewn ysgrifen
- cydsyniad gwybodus – mae gwybodaeth a roddir i'r cleient yn eu galluogi i wneud penderfyniad
- awdurdod i roi cydsyniad – pan fydd gan berson y gallu i roi cydsyniad ac nad oes gan neb arall yr hawl i dynnu'r cydsyniad hwnnw yn ôl
- cydsyniad ar ran plant dan oed – mae cydsyniad ar gyfer plant dan 16 oed yn cael ei roi gan riant neu warcheidwad.

cydweithrediad rhwng asiantaethau yw'r ffordd y mae gwahanol asiantaethau ym maes iechyd a gofal cymdeithasol yn cysylltu â'i gilydd ac yn cydweithio wrth ofalu am *gleientiaid*. (Gweler *timau amlddisgyblaethol*, *cydgomisiynu*.)

cydweithredu: gwahanol asiantau iechyd a gofal cymdeithasol yn gweithio gyda'i gilydd i ddarparu cymorth a chefnogaeth i *gleientiaid* unigol. (Gweler *cynllun gofal*, *cydgomisiynu*.)

cyfaint anadlol (yr ysgyfaint): y cyfaint neu'r swm uchafswm o awyr y gellir ei anadlu allan neu ei yrru allan o'r *ysgyfaint* ar ôl cymryd anadl dwfn i mewn. Mae'n cael ei fesur ar sbiromedr. (Gweler *resbiradaeth*.)

cyfaint cyfnewid: maint yr awyr sy'n cael ei anadlu i mewn ac allan yn ystod pob cylchred anadlu neu fewnanadliad. Mae modd ei fesur a'i asesu. Mae hyn yn arbennig o bwysig pan fydd gan *gleientiaid* neu *gleifion* broblemau anadlu fel broncitis neu asthma. (Gweler *mecanwaith anadlu*, *sbirometreg*.)

cyfaint strôc: cyfaint y gwaed sy'n cael ei bwmpio allan o *fentrigl* yn ystod pob cyfangiad o'r *galon*.

cyfaint yr ysgyfaint yw'r maint o awyr a gymerir gan yr *ysgyfaint*. Mae modd mesur cynhwysedd yr ysgyfaint mewn amryw o ffyrdd fel a ganlyn:

- cyfaint cyfnewid – y maint o awyr a gymerir i mewn ac allan ar un anadliad
- awyriad ysgyfeiniol – y maint o awyr a gymerir mewn un munud
- cyfaint anadlol – y maint o awyr sy'n cael ei anadlu allan (allanadlu) ar ôl i'r maint uchafswm o awyr gael ei gymryd (mewnanadlu)
- cyfaint gweddilliol – y maint o awyr sy'n cael ei adael ar ôl yn yr ysgyfaint wedi allanadlu nerthol.

cyfansoddion: dwy neu fwy o *elfennau* cemegol gwahanol wedi eu bondio ynghyd. Enghreifftiau o gyfansoddion o fewn y corff dynol yw *dŵr*, *carbohydradau*, *lipidau*, *proteinau* a *fitaminau*.

cyfarpar atal cenhedlu: dulliau a ddefnyddir i atal cenhedliad (gweler y tabl ar dudalennau 70 a 71). Maent yn agwedd bwysig o berthynas rywiol lle y gallai *beichiogrwydd* nas dymunir achosi *straen* a phroblemau eraill. Mae defnyddio condom hefyd yn ffordd effeithiol o atal clefydau cysylltiad rhywiol fel gonorrhoea a HIV.

cyfathrach rywiol: y cysylltu rhywiol rhwng dau unigolyn pan mae'r pidyn yn cael ei osod yn y *wain*. Dyma sut mae bodau dynol yn atgenhedlu.

cyfathrebu: cyfnewid *gwybodaeth* rhwng unigolion, grwpiau a sefydliadau. Ceir gwahanol fathau o gyfathrebu megis:

- cyfathrebu geiriol/ar lafar – sy'n golygu defnyddio'r llais gan gynnwys amrywio tôn a goslef y llais. Mae defnydd o *iaith* hefyd yn rhan bwysig o gyfathrebu llafar. Defnyddir cyfathrebu

A B C Ch D Dd E F Ff G Ng H I L Ll M N O P Ph R Rh S T Th U W Y

geiriol mewn sgyrsiau, wrth siarad ar y ffôn, mewn cyfarfodydd timau a grwpiau, wrth siarad mewn cynhadledd neu roi anerchiad. Mae rhyngweithio gyda *chleientiaid* drwy ddefnyddio sgwrs yn golygu y gall y *gofalwr* gynnig anogaeth a chefnogaeth a dangos diddordeb. Mae gofyn y cwestiynau a darganfod sut y mae'r cleient yn teimlo yn rhan bwysig o ofalu. Mae gan rai cleientiaid anableddau a allai wneud cyfathrebu ar lafar yn anodd. Er enghraifft fe all cleientiaid sydd ddim yn gallu siarad ddefnyddio system a elwir bwrdd Bliss. Gall cleientiaid gyda nam ar y golwg ddefnyddio *Braille*. Fe all cleientiaid gydag anawsterau clyw ddefnyddio *iaith arwyddion* neu declynnau clywed arbennig. Mewn achosion eraill lle nad yw'r cleientiaid yn gallu siarad Saesneg gellir cyfieithu gwybodaeth i'w hiaith gyntaf neu fe ellir darparu cyfieithydd lleferydd.

- cyfathrebu dieiriau – mae iaith y corff yn cynnwys defnyddio'r llygaid a chyswllt llygaid, ystumiau wyneb, symud corfforol, sut mae pobl yn dal eu hunain wrth eistedd neu sefyll, agosrwydd at eraill, cyffwrdd ac ystumiau a symudiadau corfforol fel defnyddio'r breichiau a'r coesau. Mae cyfathrebu dieiriau yn ffordd y gellir trosglwyddo negeseuon i eraill. Fe all cyfathrebu dieiriau positif olygu cynnal cyswllt llygaid, neu wyro tuag at berson. Fe all ystumiau wyneb, gwenu, edrych fel pe bai gennych ddiddordeb, gydag ystumiau fel rhoi llaw ar fraich person arall, fynegi cefnogaeth. Serch hynny, weithiau fe all y negeseuon hyn gael eu camddehongli; er enghraifft, mewn rhai diwylliannau, fe all cynnal cyswllt llygaid gael ei weld fel bod yn rhy hyderus, tra bod edrych i ffwrdd yn cael ei weld fel bod yn 'slei'. Mae dysgu am wahanol agweddau iaith y corff o safbwynt diwylliannau eraill yn agwedd bwysig ar weithio yn y proffesiwn gofalu

- cyfathrebu gweledol sy'n cynnwys ysgrifennu, teipio a darlunio gwybodaeth a anfonir i unigolion, grwpiau a sefydliadau ac a dderbynnir ganddynt. Bob dydd fe fydd miliynau o lythyrau, memos, adroddiadau neu restrau yn cael eu hysgrifennu a'u defnyddio i drosglwyddo neges i eraill

- cyfathrebu aml-gyfrwng sy'n cynnwys y teledu, fideo, cyfrifiadur, CD ROM, ffôn, ffacs, e-bost, a'r We. Mae'r dulliau hyn yn cynnal rhwydweithiau cyfathrebu byd-eang, cenedlaethol a lleol

- defnyddio eiriolwyr pan fydd hynny'n angenrheidiol i gefnogi cleient, *claf* neu *ddefnyddiwr gwasanaeth*.

Ystyrir cyfathrebu yn rhan annatod o'r broses ofalu ac fe all datblygu sgiliau rhyngbersonol wella'r broses hon. (Gweler *sgiliau rhyngbersonol, rhwystrau rhag cyfathrebu, magu hyder, sylfaen gwerthoedd gofal, diwylliant, cynhesrwydd, rhyngweithiad, cyfathrebu effeithiol.*)

Enghreifftiau o ddulliau atal cenhedlu

Dull	Swyddogaeth	Manteision	Anfanteision
Pilsen gyfunol (progesteron ac oestrogen)	Yn atal ofwliad. Yn atal leinin y groth rhag cynyddu'n iawn. Yn cynyddu'r mwcws sydd yng ngwddf y groth felly'n atal sberm rhag mynd i mewn i'r groth	Ffordd ddibynadwy o atal cenhedlu. Yn golygu colli llai o waed. Yn lleddfu poen misglwyf. Nid yw'n torri ar draws cyfathrach rywiol	Thrombosis yn bosibl. Pwysau gwaed uchel
Condom gwryw (Mae condom menyw ar gael)	Yn gorchuddio'r pidyn ac yn casglu'r semen, felly'n atal sberm rhag mynd i mewn i'r wain	Yn addas ar gyfer unrhyw berson. Gall amddiffyn yr unigolyn rhag clefydau cysylltiad rhywiol gan gynnwys HIV.	Yn torri ar draws cyfathrach rywiol

Dull	Swyddogaeth	Manteision	Anfanteision
Dyfais fewngroth	Gosodir gwifren gopr yn y groth i'w gwneud yn anaddas ar gyfer mewnblannu embryonau	Nid yw'n ymyrryd â chyfathrach rywiol	Gall achosi misglwyf trwm. Gall arwain at ffrwythloni wy yn y tiwb Fallopio
Sbermleiddiad	Eli, jeli neu dabled ewynnog a osodir yn uchel yn y wain	Yn lladd sberm	Ddim yn ddibynadwy – dylid ei ddefnyddio gyda chondom yn unig

cyfathrebu dieiriau: dulliau o gyfathrebu gydag eraill gan ddefnyddio iaith gorfforol megis:

- y llygaid – gall defnyddio'r llygaid i wneud cyswllt ac adeiladu perthynas ddynodi diddordeb. Fodd bynnag, mewn rhai diwylliannau byddai cadw cyswllt llygad cyson gyda rhywun arall yn cael ei weld fel diffyg *parch*.
- ystumiau wyneb – gall yr wyneb ddangos a yw rhywun yn hapus, wedi diflasu, wedi gwylltio neu'n bryderus.
- ystumiau a gosodiad y corff – sut mae rhywun yn defnyddio eu cyrff i anfon negeseuon cryf i eraill.
- agosrwydd corfforol – mae pa mor agos ydyw rhywun at rywun arall yn bwysig dros ben. Gall symud yn rhy agos yn aml gael ei weld fel ymwthio ar ofod corff rhywun (gweler *rhyngweithiad optimeiddedig*)
- tôn y llais.

(Gweler hefyd *cyfathrebu*, *rhwystrau rhag cyfathrebu*, *magu hyder*, *rhyngweithiad*, *cyfathrebu effeithiol*.)

cyfathrebu effeithiol: mae hyn yn dibynnu ar amryw o ffactorau. Mae rhai ffactorau yn gwella cyfathrebu ac eraill yn ei atal.

Math o ffactor	Ffactorau Gwella	Ffactorau Atal
Corfforol	Cyfathrebu nad yw'n llafar, yr amgylchedd, preifatrwydd, gwisg a gofal personol da, cyffyrddiad ac agosrwydd addas	Tarfu ar *ofod personol*, sŵn, ymyrraeth allanol, amgylchedd anaddas, anwybyddu newidiadau yn iaith y corff, bod â safbwynt caeëdig
Emosiynol	Ymddygiad hamddenol, dealltwriaeth, cynhesrwydd, didwylledd, parch, ymateb i'r person arall, *empathi*	Lefel uchel o ofid ynghlwm yn y sefyllfa, gorfodi eich agenda eich hun, dim digon o bwys ar deimladau, blocio, rhoi cyngor amhriodol, bod yn nawddoglyd, trafod eich profiadau eich hun yn ormodol
Cymdeithasol	Talu sylw, diddordebau cyffredin, parchu hunaniaeth, iaith addas, hunanymwybyddiaeth, bod yn agored i eraill, rhoi anogaeth i eraill	*Stereoteipio*, *labelu*, diffyg parch at unigoliaeth, anwybyddu neu gau rhywun allan, bod ag agwedd amddifynnol neu ffroenuchel
Llafar	Eglurder, siarad yn rhwydd, ansawdd y llais, ysgogiadau, ystyried y cynnwys, gofyn cwestiynau penagored, parchu distawrwydd, pendantrwydd	Iaith anaddas ar gyfer y sefyllfa (fel jargon, tafodiaith neu iaith y stryd), cwestiynau caeedig amhriodol, holi ymosodol, ailadrodd, bod yn rhy ymosodol neu'n rhy ymostyngol
Gweithio gyda'r sawl sydd ag *anghenion arbennig*	Ymdrin yn benodol ag anawsterau ac anableddau unigolyn drwy ddefnyddio'r dull dewisol o *ryngweithio*, gan gynnwys *iaith arwyddion*, *system Bliss* a gwahanol dechnolegau, swyddogaeth *eiriolaeth*	Diffyg ymwybyddiaeth neu anwybyddu anawsterau ac anableddau unigolyn

cyfeiriadedd rhywiol: y dewis rhywiol sydd gan unigolyn. Mae'n rhan o bolisïau gwrth-wahaniaethol i beidio â gwahaniaethu ar sail dewis rhywiol, h.y. yn erbyn hoywon, lesbiaid neu hetreorywiolion.

cyfeirio at wasanaethau gofal iechyd: y modd y trefnir apwyntiad i rywun ar gyfer triniaeth feddygol neu therapi. Gall hyn gynnwys:

- cyfeirio proffesiynol. Fe ddylai pob person fod wedi'i gofrestru gyda *meddyg teulu*. Pan fydd angen meddygol sy'n gofyn am driniaeth ysbyty, mae'r meddyg teulu yn cyfeirio'r claf at feddyg ymgynghorol neu arbenigwr mewn ysbyty e.e. fe fydd plentyn sy'n dioddef yn gyson o glust dost a rhedlif clust yn cael ei basio i arbenigwr i gael archwiliad

- hunangyfeirio: bydd y person yn ei gyfeirio ei hun, er enghraifft drwy wneud apwyntiad gyda *deintydd*

- cyfeirio gorfodol – pan fydd bywyd person ifanc mewn perygl, neu ei fod yn berygl i eraill ond ei fod yn gwrthod derbyn triniaeth, gellir ei gadw dan orchymyn (*Deddf Iechyd Meddwl 2007*)

- cyfeirio gan eraill – mae person arall yn cyfeirio rhywun at y gwasanaeth e.e. efallai y bydd cymydog yn bryderus ynglŷn â'r ffordd y bydd plentyn yn cael ei drin gartref. Os bydd y cymydog yn cysylltu â'r gwasanaethau cymdeithasol i adrodd am hyn y maent felly wedi cyfeirio'r plentyn at y gwasanaethau cymdeithasol

- cyfeirio brys – cyfeirio yn dilyn *damwain*. Os eir â chlaf i *ysbyty* mewn ambiwlans, fe fydd staff yr ysbyty yn penderfynu pan fydd yn cyrraedd a fyddant yn derbyn y claf i'r ysbyty ai peidio. Mae mynd â rhywun i'r ysbyty mewn ambiwlans yn ffordd o gyfeirio claf at y gwasanaeth ysbyty.

cyfeirnod gwerth dietegol (CGD): safonau deietegol sy'n cyfeirio at wahanol *fwydydd* a *maetholion*. Mae hyn hefyd yn cynnwys amcangyfrif gofynion cyfartalog diet (AGC). (Gweler *Pwyllgor Agweddau Meddygol Polisi Bwyd*.)

cyfiawnder: hawl gyfreithiol i gael tegwch o dan y gyfraith. Mae cyfiawnder yn ethig a osodir yn fframwaith system y llysoedd mewn cymdeithas.

cyflenwyr: gweithwyr sy'n cyflenwi gwasanaethau iechyd a gofal cymdeithasol am dâl. Maent yn rhan o'r farchnad fewnol. Yn dilyn diwygiadau diweddar yn y GIG a gyhoeddwyd ym mis Rhagfyr 1997, fe fydd *gofal integredig* bellach yn cymryd lle'r farchnad fewnol.

cyfleoedd cyfartal: egwyddorion sy'n atgyfnerthu polisïau sy'n cael eu cynnwys mewn deddfau. Maent yn ganlyniad arfer gwrth-wahaniaethol ac yn sicrhau bod gan bob unigolyn:

- hawl i gyflogaeth ac i ddefnyddio gwasanaethau

- hawl i driniaeth feddygol anwahaniaethol, yn annibynnol ar hil, *rhyw y person*, *dosbarth*, *crefydd*, *diwylliant*, *oed* a *chyfeiriadedd rhywiol*.

cyflogaeth: gweithio am gyflog. (Gweler *gwaith*.)

cyflwyniad o chwith: safle'r baban yn yr *wterws* cyn genedigaeth sy'n awgrymu mai rhan isaf neu ben ôl y baban a enir yn gyntaf. Y pen yn gyntaf yw'r safle arferol.

cyflyrau cronig a salwch: clefydau neu anhwylderau tymor hir sy'n arwain at ddirywiad araf a chynyddol ar waethaf triniaeth. Enghraifft o'r fath glefyd mewn dynion yw lewcemia myeloid cronig sy'n digwydd yn bennaf mewn dynion ac a all fod yn bresennol am nifer o flynyddoedd heb lawer o symptomau.

cyflyrau mater (solidau, hylifau a nwyon): Gellir disgrifio solid, hylif a nwy fel tri chyflwr mater. Mae damcaniaeth ginetig yn esbonio sut y mae sylwedd yn newid o un cyflwr o'r fath i'r llall. Mae'r newidiadau hyn yn cael eu hachosi gan boethi ac oeri. Maent yn cynnwys:

- toddi a rhewi – pan fydd solid yn cael ei boethi, mae'r gronynnau yn y solid yn cynyddu mewn egni ac yn dirgrynu yn gyflymach. Wedi peth amser maent yn ymwahanu oddi wrth y solid ac yn dechrau symud yn rhydd o gwmpas ei gilydd. Dywedir bod y solid yn awr wedi toddi i ffurfio hylif. Gelwir y *tymheredd* pan fydd solid yn toddi yn ymdoddbwynt

- anweddu a berwi – pan fydd hylif yn cael ei boethi, mae'r gronynnau yn cynyddu mewn egni, yn dirgrynu ac yn symud yn agosach i'r arwyneb. Mae gan rai o'r gronynnau sy'n agos at yr arwyneb ddigon o egni i gael eu rhyddhau yn yr aer, fel bod peth o'r hylif yn anweddu i ffurfio nwy. Gelwir y tymheredd pan fydd anweddu yn digwydd yn ferwbwynt

- anweddiad a chyddwysiad dŵr – pan fydd dŵr yn anweddu o hylif i mewn i nwy, mae'r broses hon yn defnyddio egni. Gelwir maint yr egni a ddefnyddir yn wres cudd anweddu. Mae'r broses wrthdro yn rhyddhau egni pan fydd moleciwlau yn cyddwyso (yn dod at ei gilydd unwaith eto fel hylif). (Stockley, Oxlade a Wertheim 1988)

cyflyru clasurol: gweler *theorïau dysgu*.

cyfnewid nwyol: y broses o gymryd *ocsigen* i mewn i'r corff a gollwng *carbon deuocsid* o'r corff yn ystod resbiradaeth. Mae aer sy'n cynnwys ocsigen yn mynd i mewn i'r *ysgyfaint*. Mae'r ocsigen yn pasio drwy furiau'r ysgyfaint i mewn i'r *gwaed*. Mae carbon deuocsid yn pasio allan o'r gwaed, drwy furiau'r ysgyfaint ac i mewn i'r aer yn yr ysgyfaint. Y mae wedyn yn cael ei anadlu allan. Mae'r ysgyfaint yn arwynebedd mawr lle yr anadlir aer ac ocsigen i mewn ac yr anadlir carbon deuocsid allan. Mae'r cyfnewid nwyol ei hun yn digwydd yng nghodennau aer neu *alfeoli* yr ysgyfaint. (Gweler *mecanwaith anadlu*.)

Cyfnewid nwyol

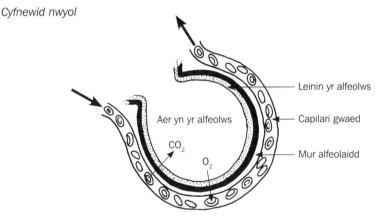

Leinin yr alfeolws

Aer yn yr alfeolws

Capilari gwaed

CO_2

O_2

Mur alfeolaidd

cyfnod magu: y cyfnod o amser sy'n pasio o'r cysylltiad cychwynnol i arwyddion a symptomau allanol clefyd heintus. Enghraifft o hyn yw rwbela sy'n cymryd 10 – 14 diwrnod i'r arwyddion cyntaf (brech, tymheredd uchel a chwarennau'r gwddf wedi chwyddo) ymddangos.

cyfoeth: cyfanswm gwerth yr eiddo sydd gan unigolyn neu gymdeithas. Fel arfer gwahaniaethir rhyngddo ac incwm, am fod cyfoeth ynddo'i hun yn creu incwm drwy fod 'arian yn y banc' yn cynhyrchu llog.

cyfradd curiad y galon: dyma'r gyfradd mae'r *galon* yn curo, fel arfer wedi'i mynegi fel curiadau'r funud. Wrth orffwys mae calon oedolyn yn curo tua 70 o weithiau'r funud. Mae'n curo'n gyflymach mewn plentyn. Bydd cyfradd y galon yn codi pan wneir *ymarfer* wrth i'r galon gyflenwi cyhyrau'r corff gydag ocsigen a bwyd ychwanegol i gynnal yr ymarfer. Bydd cyfradd y galon yn cynyddu yn ystod adegau o gynhyrfu, ofn a *phryder*. (Gweler *curiad y galon*.)

cyfradd ffrwythlondeb: nifer y *genedigaethau* byw mewn poblogaeth yn ôl genedigaethau pob 1000 o fenywod mewn oed i gael plant, sydd fel arfer rhwng 15 a 50 mlwydd oed. Fe fydd

A B **C** Ch D Dd E F Ff G Ng H I L Ll M N O P Ph R Rh S T Th U W Y y ffigwr yn aml yn cael ei ddosbarth ymhellach i roi cyfraddau ffrwythlondeb yn ôl oedrannau penodol.

cyfradd marwolaethau: dyma'r nifer o farwolaethau y flwyddyn fesul 1000 o bobl yn y boblogaeth. Mae'r cyfraddau hyn yn aml yn cael eu rhannu yn grwpiau yn ôl *oed*, *dosbarth cymdeithasol*, *hil*, rhyw y person, *plant*, a *babanod*. Cyfradd marwolaethau oedran-benodol yw'r nifer o farwolaethau oddi mewn i ystod oedran penodol bob blwyddyn fesul 1000 o bobl yn yr ystod oedran hwnnw. Y term arno yw'r gyfradd farwolaethau amrwd. (Gweler *marwolaethau babanod*, *cymhareb marwolaethau safonol*.)

cyfradd metabolaeth waelodol (CMW): dyma sy'n mesur yr egni a roddir gan y corff pan fydd yn llonydd. Mae'n arwydd o'r ffordd mae *ocsigen* yn cael ei gymryd gan y corff. Cyn mesur y GMW, bydd y person dan sylw yn mynd ar gyfnod gorffwys safonol o 12-13 awr o ymlacio corfforol a meddyliol. Nid oes bwyd yn cael ei fwyta yn ystod y cyfnod hwn. Mae hyn yn sicrhau bod *llwybr yr ymborth* yn wag cyn cymryd y mesuriadau. Mae 'gwaelodol' yn cyfeirio at yr egni sydd ei angen i gynnal gweithrediadau parhaus y corff (h.y. curiad *calon*, resbiradaeth, yr *arennau* yn gweithio). Mae'r ocsigen a gymerir gan yr unigolyn yn cael ei fesur am o leiaf ddeng munud a throsir y gwerth hwn yn gymeriant ocsigen yr awr. Mae'r GMW yn cael ei fesur naill ai mewn caloriau yr eiliad neu mewn jouleau yr eiliad

Mae nifer o ffactorau yn effeithio ar y GMW, fel:

- *oedran* – mae gan y gyfradd metabolaeth waelodol werth uchafswm pan fyddwn tua blwydd oed. Mae'n syrthio wedyn fwy neu lai'n barhaus am weddill bywyd rhywun.
- rhyw – ym mhob oed, mae gan fenywod gyfradd metabolaeth waelodol ychydig yn is na gwrywod
- cyflwr maethiad – mae tuedd i bobl heb gael digon o faethiad fod â chyfradd metabolaeth waelodol is
- *iechyd* – mae twymyn yn codi'r GMW
- amgylchedd – mae amgylchedd oer yn codi'r GMW
- actifedd thyroid – gall cyfradd metabolaeth uchel fod yn arwydd o ormod o hormon *thyroid*; gall cyfradd metabolaeth isel fod yn arwydd o ry ychydig o hormon thyroid.

cyfradd twf gwahaniaethol: mae hon yn mesur sut y mae gwahanol rannau'r corff yn tyfu ac yn datblygu ar wahanol adegau ac ar wahanol gyfraddau. Er enghraifft, mae'r *system nerfol* yn tyfu yn gyflym ym mlynyddoedd cyntaf bywyd, nid yw'r organau atgenhedlu yn tyfu ryw lawer tan *lasoed*, tra bo'r corff yn gyffredinol yn tyfu'n gyson drwy gydol plentyndod. (Gweler *siartiau canraddau*.)

cyfradd ysgariad: mesur ystadegol o'r nifer o ysgariadau, wedi ei fynegi fel arfer yn ôl nifer yr ysgariadau mewn blwyddyn i bob mil o gyplau priod yn y boblogaeth.

cyfraith farnwrol neu gyfraith achos: y modd y bydd cyfreithiau yn cael eu dehongli a'u gweithredu gan farnwyr mewn llys barn. Mae dyfarniadau yn cael eu cofnodi ac weithiau fe'u defnyddir yn enghreifftiau neu yn gynseiliau pan fyddir yn clywed achosion tebyg yn ddiweddarach.

cyfraith sifil: deddfau sy'n ymdrin â'r hawliau sydd gan unigolion mewn cymdeithas a'r cyfrifoldebau sydd ganddynt tuag at ei gilydd (o'i gyferbynnu â chyfraith trosedd; gweler *system cyfiawnder troseddol*).

cyfrannu at: term yn safonau galwedigaethol gofal a ddefnyddir pan fydd y gweithiwr gofal yn gweithredu fel rhan o dîm. Mae gan y tîm gyfrifoldeb cyffredin o ran cyflawni canlyniad. Pan ddefnyddir 'cyfrannu at' yn y safonau galwedigaethol mae hyn yn golygu y gall y gweithiwr ddylanwadu ar gyflawni canlyniad ond nid yw'n gallu cymryd cyfrifoldeb llawn amdano. Mae hyn yn cael ei ddiffinio'n glir yn y Cymhwyster Galwedigaethol Cenedlaethol mewn Gofal. (Consortiwm Sector Gofal 1998)

cyfreithwyr: swyddogion cyfraith sy'n gynghorwyr cyfreithiol cyffredinol ar gael i'r cyhoedd. Cânt eu llogi am eu gwasanaethau mewn materion cyfreithiol gwahanol. Gallant weithredu fel eiriolwyr a siarad ar ran eu *cleientiaid* mewn is-lysoedd. Mae bargyfreithwyr yn gweithredu fel eiriolwyr yn yr uchel lys ac yn cael eu hadnabod fel 'cwnsleriaid' dros yr erlyniad neu'r amddiffyn. Dim ond drwy gyfreithwyr mae modd cael gafael ar fargyfreithwyr.

cyfrif gwaed: term a ddefnyddir i ddisgrifio'r nifer o bob math o gelloedd gwaed mewn cyfaint penodol o *waed* (e.e. fesul milimetr ciwbig o waed).

cyfrifiad: arolwg cymdeithasol cenedlaethol. Mae wedi ei gymell gan y llywodraeth bob deng mlynedd oddi ar 1801 (heblaw 1941). Mae'n ofynnol i bob cartref yn y Deyrnas Unedig gymryd rhan. Defnyddir y wybodaeth a gesglir i ddarparu ystadegau sy'n berthnasol i bob agwedd ar fywyd cenedlaethol (e.e. *strwythur teulu*).

cyfrifoldeb rhiant: dyma sy'n diffinio dyletswyddau rhieni neu roddwyr gofal sylfaenol o dan *Ddeddf Plant 2004*. 'Yr holl hawliau, dyletswyddau, grymoedd, cyfrifoldebau ac awdurdod sydd gan riant plentyn drwy gyfraith mewn perthynas â'r plentyn a'i eiddo.' (LIEM 1989). Mae cyfrifoldeb rhiant yn gallu cael ei roi i rywun sydd heb fod yn rhiant biolegol ac yn gallu cael ei rannu rhwng nifer o bobl. Gellir ei gael drwy gytundeb neu orchymyn llys. (Gweler *mabwysiadu*.)

cyfrinachedd: parchu preifatrwydd unrhyw wybodaeth am gleient. Y mae'n un o'r egwyddorion sydd yn sail i weithredu gofal iechyd a gofal cymdeithasol o bob math. Mae deddfwriaeth megis y *Ddeddf Gweld Cofnodion Iechyd 1990*, *Deddf Gweld Ffeiliau Personol 1987*, *Deddfau Diogelu Data 1984 a 1998* i gyd yn ategu'r egwyddor hon. (Gweler *sylfaen gwerthoedd gofal*, *cod ymarfer*.)

cyfryngau/cyfryngau torfol: pob dull o drosglwyddo gwybodaeth i gynulleidfa dorfol mewn cymdeithas. Maent yn cynnwys teledu, radio a phapurau newydd.

cyfundrefnau: sefydliadau neu gyrff o bobl wedi eu sefydlu i gyrraedd nodau penodol. Nodweddir hwy gan strwythur a diwylliant. Gosodir cyfundrefnau yn aml ble mae yna brosesau *gwneud penderfyniadau* a chyfnewid *gwybodaeth*. Mae'r rhai mewn iechyd a gofal cymdeithasol wedi eu sefydlu i gwrdd ag *anghenion* iechyd a gofal cymdeithasol y gymdeithas, ar lefel leol a chenedlaethol fel ei gilydd. Rheolir hwy fel arfer gan grŵp uwch a fydd yn cyfarwyddo timoedd gwahanol yn gweithio gydag amryw o grwpiau *cleientiaid* (gweler *ysbytai*, *adrannau gwasanaethau cymdeithasol*). Fodd bynnag, mae cyfundrefnau llawer llai i'w cael fel *grwpiau chwarae* a *chanolfannau dydd*. Mewn enghreifftiau o'r fath fel arfer ni cheir ond un uwch arweinydd ar dîm sy'n gweithio gyda'i gilydd wrth ofalu am eu cleientiaid.

cyfunrywioldeb: cysylltiad rhywiol gydag aelodau o'r un rhyw, neu hoffter rhywiol o'u rhyw eu hunain.

cyfweliad: dull a ddefnyddir gan ymchwilwyr, gweithwyr proffesiynol ym maes iechyd a gofal cymdeithasol ac eraill pan geir cysylltiad wyneb yn wyneb ag unigolyn. Mae cyfweliadau yn fodd o gael *gwybodaeth* fanwl a disgrifiadol am rywun. At ddiben ymchwil, ceir gwahanol fathau o gyfweliad, megis:

- cyfweliadau strwythuredig – mae'r ymchwilydd yn casglu gwybodaeth yn uniongyrchol gan y cyfwelai. Bydd nifer o gwestiynau yn cael eu casglu er mwyn gwneud yn siwr bod y cyfweliad yn cael ei gynnal yn yr un ffordd yn gywir gyda phob cyfwelai. Gelwir cwestiynau o'r fath yn rhestr cyfweliad; mae'n debyg i holiadur. Mae hon yn ffordd o gasglu tystiolaeth feintiol

- cyfweliadau trwyadl – mae'r ymchwilydd yn defnyddio'r dechneg hon i adael i'r cyfwelai siarad yn fwy rhydd ac mewn ffordd anffurfiol. Gall yr ymchwilydd roi arweiniad wrth i'r sgwrs fynd yn ei blaen ac fe anogir y cyfwelai i fod yn agored ac i roi cymaint o fanylion ag y bo modd. Yn y modd yma fe fydd yr ymchwilydd yn casglu gwybodaeth am safbwyntiau a chredoau'r cyfwelai. Mae'n ffordd werthfawr o gasglu gwybodaeth ansoddol.

cyfyngiad arian: y swm o arian y mae'r llywodraeth yn bwriadu ei wario neu ei awdurdodi ar wasanaethau penodol neu flociau o wasanaethau yn ystod un flwyddyn ariannol. (Gweler *GIG*, *y GIG Newydd – Modern, Dibynadwy 1997*.)

cyffeithio bwyd: dulliau o brosesu bwyd sy'n rhwystro twf bacteria a ffyngau niweidiol ac yn arafu'r broses o ddirywio (e.e. piclo a rhewi).

cyffredinoliaeth: fframwaith mewn cymdeithas lle mae polisïau yn cael eu cyflwyno a'u gweithredu yn y fath fodd â'u bod yn cael eu cyflwyno'n gyfartal i bawb. Cyffredinoliaeth oedd un o fwriadau'r *wladwriaeth les* pan sefydlwyd hi yn 1948 yn dilyn *Adroddiad Beveridge* yn 1942.

cyffuriau: cemegion a gymerir er mwyn newid y ffordd y bydd y meddwl neu'r corff yn gweithio. Gellir eu defnyddio i drin heintiau a chlefydau. Gellir rhannu cyffuriau yn dri math. Y rhain yw:

- moddion – a ddefnyddir i drin ac i atal clefydau. Gellir eu prynu naill ai dros y cownter mewn fferyllfa neu gellir eu cael drwy bresgripsiwn gan *feddyg teulu* neu *ddeintydd*

- cyffuriau cymdeithasol neu ymlacio – y cyffuriau hynny yr ystyrir eu bod yn dderbyniol yn gymdeithasol am fod canran fawr o'r boblogaeth yn eu cymryd. Mae'r cyffuriau hyn yn cynnwys *caffein* sydd mewn te neu goffi, *alcohol*, a nicotin sydd mewn sigaréts a thybaco

- cyffuriau anghyfreithlon – mae'r rhain yn cael eu rheoli gan *ddeddfwriaeth* ac fe'u cymerir er mwyn cynhyrchu teimladau o bleser a chynnwrf ond mae yn erbyn y gyfraith bod â'r cyffuriau hyn yn eich meddiant neu eu defnyddio. (Gweler *cyffuriau a deddfwriaeth*.)

cyffuriau a deddfwriaeth: mae rhai cyffuriau arbennig yn cael eu rheoli drwy *ddeddfwriaeth*. Mae cyffuriau rheoledig yn cael eu dosbarthu yn dri chategori y byddir yn gwahaniaethu rhyngddynt yn ôl y cosbau y gellir eu rhoi.

- Dosbarth A. Y cyffuriau hyn yw cyffuriau 'caled' dibyniaeth megis *heroin*, *cocên*, *morffin*, pethidin, *methadon*, opiwm ac *LSD*.

- Dosbarth B. Y rhai y mae rhywun yn fwyaf tebygol o ddod ar eu traws yw *canabis*, resin canabis ac amffetaminau.

- Dosbarth C. Y mae'r cyffuriau hyn hefyd yn cael eu hystyried yn rhai caethiwus, ond nid mor beryglus â Dosbarth A neu B. Mae'r cyffuriau y cyfeirir atynt yn y dosbarth hwn yn rhai cymharol anghyffredin o safbwynt yr *heddlu*.

Ceir deddfwriaeth sy'n cyfeirio at storio cyffuriau, gwneud presgripsiwn amdanynt, a'u defnyddio yn anghyfreithlon:

- Deddf Cyffuriau Peryglus 1920
- Deddf Cyffuriau Peryglus 1925
- Deddf Camddefnyddio Cyffuriau 1971
- Rheoliadau Camddefnyddio Cyffuriau 1985
- Deddf Troseddau Masnachu Cyffuriau 1986
- Rheoliadau Camddefnydd Cyffuriau (Diwygiad) 1996.

Ym mis Ebrill 1998 fe gyflwynodd y Llywodraeth strategaeth 10 mlynedd i fynd i'r afael â chyffuriau. Roedd y Papur Gwyn 'Taclo Cyffuriau er mwyn adeiladu Prydain well' wedi'i sylfaenu ar gydweithio rhwng gwahanol asiantaethau ac y mae'n cael ei oruchwylio gan gydgysylltwr gwrth-gyffuriau y DU. Roedd gan y strategaeth i daclo cyffuriau bedwar maes targed:

- pobl ifanc – helpu pobl ifanc i wrthsefyll camddefnydd cyffuriau er mwyn cyflawni eu holl botensial yn y gymdeithas
- cymunedau – amddiffyn cymunedau rhag ymddygiad gwrth-gymdeithasol a throseddol sy'n gysylltiedig â chyffuriau
- triniaeth – galluogi'r sawl sydd â phroblemau yn ymwneud â chyffuriau i'w goresgyn ac i fyw bywydau iach a di-drosedd
- argaeledd – gwneud i ffwrdd â chyffuriau anghyfreithlon ar y strydoedd. (LIEM 1998)

(Gweler *fferyllwyr.)*

cyffuriau cytotocsig: fe'u defnyddir i ymladd ac i drin afiechyd malaen fel canser. Mae cyffuriau o'r fath yn atal celloedd canser drwy arafu rhaniad celloedd canser. Ond gall fod hefyd sgil effeithiau fel niweidio a dinistrio twf celloedd gwyn y gwaed. Gall rhai cleifion hefyd ddioddef colli eu gwallt, moelni, chwydu a salwch o ganlyniad i'r driniaeth. Dylai defnydd o'r fath gyffuriau gael ei fonitro yn ofalus. (Gweler *cemotherapi*.)

cyffuriau rheoledig: cyffuriau sydd wedi'u cynnwys yn Neddf Camddefnyddio Cyffuriau 1971. (Gweler *cyffuriau a deddfwriaeth*.)

cyffuriau – Yr Alban, Cymru a Gogledd Iwerddon: strategaethau a fabwysiadwyd i frwydro yn erbyn *camddefnydd cyffuriau* yn y rhannau hyn o'r DU. Yn ôl 'Taclo Cyffuriau er mwyn Adeiladu Prydain well 1998', gwelid llwyddiant sylweddol yn yr Alban, Cymru a Gogledd Iwerddon.

- Yr Alban – gweithredwyd strategaeth 1994, 'Cyffuriau yn yr Alban; cwrdd â'r her', ynghyd â datblygiad ymgyrch yr Alban yn erbyn Cyffuriau a Chronfa Her Cyffuriau yn yr Alban. Mae'r pwyslais wedi bod ar ymateb integreiddiedig i ddarpariaeth gwasanaethau, datblygiad cronfa wybodaeth genedlaethol a chysylltiadau partneriaeth cadarn gyda'r sectorau preifat a gwirfoddol.
- Cymru – lansiwyd strategaeth cyffuriau ac alcohol 'Ymlaen gyda'n Gilydd' yn 1996. Mae Uned Cyffuriau ac Alcohol Cymru yn goruchwylio'r strategaeth ac maent wedi ymrwymo i ddatblygu ymgyrch genedlaethol i atal cyffuriau, i weithredu ar driniaeth ac *adferiad*, ac i roi arweiniad i'r rhai sy'n brwydro yn erbyn y camddefnydd o gyffuriau ac alcohol.
- Gogledd Iwerddon – sefydlwyd y Grŵp Cydgysylltu Canolog ar gyfer Gweithredu yn erbyn Cyffuriau yn 1995 i oruchwylio ymdrechion cydlynol yn erbyn camddefnyddio cyffuriau a chafwyd datganiad polisi wedi ei ddiffinio'n glir. Y meysydd gweithredu allweddol yw addysg ac ataliad, triniaeth ac adferiad, gweithredu'r gyfraith, *gwybodaeth* ac *ymchwil* – gan gynnwys ymgyrch gyhoeddusrwydd fawr – a monitro a gwerthuso. (LIEM 1998)

cyffyrddiad: gweler *organau synhwyro*.

cynghori: y broses o ryngweithiad lle bydd un person yn helpu person arall i helpu hwy eu hunain. Mae'n ffordd o gysylltu â pherson arall ac ymateb iddynt fel eu bod hwy yn cael cymorth i archwilio eu meddyliau, eu teimladau a'u *hymddygiad*, er mwyn dod i ddeall eu hunain yn fwy clir. Mae hyn yn galluogi'r person i ddarganfod ac i ddefnyddio eu cryfderau ac i dynnu ar eu hadnoddau fel y gallant ymdopi yn fwy effeithlon â'u bywydau. Mae gan gynghori egwyddorion sylfaenol sydd ar waith pan fydd cynghorwr yn gweithio gyda chleient. Mae'r egwyddorion hyn yn cynnwys darparu:

- cyfle i'r *cleient* weithio tuag at ymddwyn mewn modd sydd yn fwy boddhaol a dyfeisgar wrth ddelio â phroblem neu sefyllfa anodd

- gwasanaeth gwirfoddol i'r cleient
- cyfle i'r cynghorwr i wneud yn eglur wrth gleient ar ba sail y byddir yn cynghori
- sicrwydd i'r cleient y bydd eu *hawliau* a'u penderfyniadau yn cael eu parchu
- modd i'r cynghorwr barhau i fonitro ac i ddatblygu eu sgiliau, eu profiad, eu hadnoddau a'u hymarfer eu hunain
- gwasanaeth sy'n sicrhau bod cynghorwyr wedi eu hyfforddi yn addas ar gyfer eu swyddogaeth a bod ganddynt ymrwymiad i gynnal eu galluoedd
- cefnogaeth berthnasol i gynghorwyr fel bod ganddynt gefnogaeth oruchwyliol/ymgynghorol gyson ac addas
- gwasanaeth cyfrinachol fel bod pob gwybodaeth sy'n cael ei throsglwyddo rhwng cynghorwr a *chleient* yn cael ei thrin gyda disgresiwn.

Mae Cymdeithas Cynghori Prydain yn llais cenedlaethol ar gyfer cynghori.

(Am fanylion pellach cysylltwch â'r British Association for Counselling and Psychotherapy, BACP House, 15 St John's Business Park, Lutterworth LE17 4HB.)

cynghori geneteg: *cynghori* arbennig a roddir i bobl pan fydd unrhyw debygoliaeth y bydd y baban y maent wedi ei genhedlu neu ar fin ei genhedlu yn etifeddu clefyd neu anhwylder geneteg. Mae hyn yn debygol os yw'r clefyd neu'r anhwylder wedi:

- effeithio ar unrhyw blant eraill yn y teulu
- effeithio ar aelodau eraill o'r teulu (h.y. teidiau a neiniau neu deulu agos).

Er enghraifft, gall fod trafodaeth anodd os yw'r fam wedi cenhedlu ac yn cario plentyn â *Syndrom Down* ynghylch a ddylai hi fynd ymlaen â'r beichiogrwydd neu gael *erthyliad*. Mae cynghorwr geneteg proffesiynol ar gael i roi *cefnogaeth*, a rhoi cyfle i drafod opsiynau. Hefyd, bydd cynghori geneteg weithiau yn digwydd wedi genedigaeth baban â chlefyd neu anhwylder geneteg. Y cwestiynau bryd hynny yw, a fydd babanod y dyfodol yn cael eu heffeithio ac a ddylai'r rhieni geisio am ragor o blant?

Cynghrair Cenedlaethol y Digartref: corff a sefydlwyd gan y llywodraeth yn 1997. Nod Cynghrair Cenedlaethol y Digartref yw:

- cysylltu ynghyd y gwahanol sefydliadau sy'n gweithio ar faterion yn ymwneud â bod yn ddigartref
- ystyried sut i ddod o hyd i adnoddau i gynnal ffyrdd o ddelio â'r nifer gynyddol o broblemau a geir mewn perthynas â bod yn ddigartref
- adolygu materion eraill sy'n gysylltiedig â bod yn ddigartref megis tlodi, diweithdra a thor-teulu
- cydlynu gwasanaethau er mwyn osgoi dyblygiad
- bod yn *garfan bwyso* i gadw'r digartref ar yr agenda genedlaethol
- gweithio mewn perthynas agos â'r llywodraeth wrth benderfynu ar bolisïau cymdeithasol.

(Gweler hefyd *digartrefedd*.)

cyngor: *gwybodaeth* sydd yn cefnogi *cleientiaid, defnyddwyr gwasanaeth* a'u *gofalwyr*. Gellir cael cyngor drwy ganolfannau cynghori. Mae modd sefydlu canolfannau o'r fath gan gyrff statudol, preifat a gwirfoddol, a gall hyn hefyd gynnwys cyfeillion, teuluoedd neu *rwydwaith* ofalu anffurfiol. Gellir cynnig cyngor drwy lyfrgelloedd, ysbytai, neuaddau trefi neu asiantaethau eraill fel *Cyngor ar Bopeth*. Mae gan ganolfannau cynghori rannau pwysig i'w chwarae yn sicrhau bod gwybodaeth a chyngor ar gael i'r cyhoedd yn gyffredinol.

Cyngor Ar Bopeth (CAB): gwasanaeth sy'n darparu *gwybodaeth* werthfawr i aelodau'r cyhoedd. Ceir Canolfannau CAB ym mhob rhan o'r Deyrnas Unedig. Maent yn cynnig *cyngor* cyffredinol ar nifer o faterion gan gynnwys *tai* a *budd-daliadau*. Os bydd angen cyngor manylach neu fwy arbenigol fe fydd CAB yn gallu dweud wrth gleientiaid lle i fynd i gael cyngor pellach. Mae rhai o'r Canolfannau yn darparu apwyntiad am ddim gyda *chyfreithiwr*. Ar hyn o bryd, mae 700 o Ganolfannau CAB gyda 1000 o allfeydd gwasanaethu yng Nghymru, Lloegr a Gogledd Iwerddon. Bydd oddeutu 5.5 miliwn o bobl yn gofyn am gymorth gan y Canolfannau bob blwyddyn.

(Am ragor o wybodaeth cysylltwch â Chymdeithas Genedlaethol Cyngor Ar Bopeth, Myddelton House, 115-123 Pentonville Road, Llundain N1 9LZ.)

Cyngor Cenedlaethol ar gyfer Sefydliadau Gwirfoddol: y prif gorff ymbarél ar gyfer y sector wirfoddol. Mae'n:

- ganolbwynt ar gyfer trafod ffurfiol ac anffurfiol
- yn ganolfan wybodaeth
- yn ganolbwynt ar gyfer rhwydweithio
- yn ddylanwad ar bolisïau
- yn ymgyrchydd ar ran y sector wirfoddol
- yn hybu buddiannau'r sector wirfoddol.

(Am wybodaeth bellach cysylltwch â'r National Council for Voluntary Organisations, Regent's Wharf, 8 All Saints Street, Llundain N1 9RL.)

Cyngor Ewrop: corff sy'n cynhyrchu fframweithiau deddfwriaethol sy'n effeithio ar fywydau unigolion yn yr *Undeb Ewropeaidd*.

Cyngor Gofal Cymdeithasol Cyffredinol: corff a sefydlwyd gan y llywodraeth yn 1998. Swyddogaeth y Cyngor Gofal Cymdeithasol Cyffredinol yw cymell safonau o ymddygiad ac ymarfer o fewn y gweithlu gofal cymdeithasol. Mae'r cyngor yn sicrhau bod gan *ddefnyddwyr gwasanaethau*, *gofalwyr*, ymarferwyr, cyflogwyr a'r cyhoedd hyder yn y safonau a osodir ar gyfer gofal cymdeithasol. Mae'r rhain yn cynnwys safonau gwasanaeth a safonau cymhwysedd galwedigaethol. Mae'r Cyngor yn atebol i'r Ysgrifennydd Gwladol dros Iechyd.

Cyngor Gofal Cymru: sefydlwyd y Cyngor Gofal ym mis Hydref 2001 i hyrwyddo safonau uchel o ymddygiad ac ymarfer ymysg gweithwyr gofal cymdeithasol a safonau uchel yn eu hyfforddiant. Ei nod yw sicrhau y gall plant ac oedolion sy'n cael gwasanaethau gofal cymdeithasol ddibynnu ar weithlu sydd wedi'i hyfforddi'n gywir, sydd â'r cymwysterau addas ac sy'n cael ei reoleiddio'n effeithiol.

Cyngor Gwasanaethau Gwirfoddol: y prif gyrff ac elusennau sy'n cefnogi'r sector wirfoddol o fewn ardal ddaearyddol. Sefydlwyd y cynghorau hyn yn 1974, yn dilyn adroddiad gan y llywodraeth. Gwaith y Cyngor Gwasanaethau Gwirfoddol yw:

- datblygu'r sector wirfoddol mewn ardal
- recriwtio gwirfoddolwyr
- darparu gwybodaeth am *gyrff yn y sector wirfoddol*
- darparu cefnogaeth *gofal anffurfiol*
- hyfforddi gwirfoddolwyr
- gweithio gyda chyrff gwirfoddol eraill.

Cyngor Hyfforddiant Cenedlaethol: sefydliad hyfforddi ar gyfer gwasanaethau cymdeithasol personol a sefydlwyd ym mis Mehefin 1998. Mae'n gyfrifol am ddatblygu strategaethau addysg a hyfforddiant ar gyfer yr holl staff gwasanaethau cymdeithasol personol yng Nghymru a Lloegr. (Gweler *Cyngor Gofal Cymdeithasol Cyffredinol*.)

Cyngor Iechyd Cymunedol: corff annibynnol sy'n monitro'r gwasanaethau a gomisiynir gan yr *awdurdodau iechyd*. Mae'n cynrychioli barn *cleientiaid*, *cleifion* a *defnyddwyr gwasanaethau* y Gwasanaeth Iechyd. (Gweler *Cymdeithas Cynghorau Iechyd Cymunedol*.)

Cyngor Nyrsio a Bydwreigiaeth: y corff rheoli i nyrsys a bydwragedd a sefydlwyd yn 2002.

(Am fwy o wybodaeth cysylltwch â'r NMC, 23 Portland Place, Llundain WC1B 1PZ.)

Cyngor Ymgynghorol Cenedlaethol ar Anabledd: yn cynnig cyngor ar faterion yn ymwneud ag anabledd. Mae'n annog ymgynghori rhwng aelodau'r Gymanwlad, y llywodraeth, *gofalwyr* a darparwyr gwasanaethau o fewn y sector anabledd.

cyhyr anrheoledig: *cyhyr llyfn* sy'n gweithio heb reolaeth ymwybodol y meddwl. Er enghraifft, mae cyhyrau coluddol yn gweithio yn gwbl annibynnol ar feddwl ymwybodol. Mae ei adeiledd microsgopig yn wahanol i gyhyr rheoledig neu resog.

cyhyr llyfn: y math o gyhyr sydd i'w gael ym muriau pibellau'r coluddion, pibellau'r organau rhyw, y pibellau troeth a'r pibellau resbiradol ac mewn llestri *gwaed*. Mae cyhyrau llyfn yn cael eu rheoli gan y *system nerfol awtonomig* a *hormonau*. Mae gan y system nerfol awtonomig ran bwysig yn y rheoli ar symudiadau'r corff nad yw'n gofyn am feddwl ymwybodol. Mae celloedd y cyhyr o siâp gwerthyd ac wedi eu trefnu yn fwndeli o lenni sy'n cyfangu'n rhythmaidd. Mae *peristalsis*, enghraifft o symud cyhyr llyfn, yn galluogi i *fwyd* symud drwy gamlas y coluddion.

cyhyr ysgerbydol (rhesog): sy'n cael ei adnabod hefyd fel y *cyhyr* gwirfoddol Mae'r math hwn o gyhyr wedi ei gysylltu â'r *asgwrn* ar bwynt sefydlog gan *dendon*. Mae cyfangu'r cyhyr yn arwain at symud yr asgwrn. Wrth edrych arno o dan ficrosgop mae'r cyhyr yn edrych yn rhesog. Mae'r rhesi hyn yn fwndeli o ffibrau cyhyr a elwir myoffibrilion. Maent yn rhedeg ar hydred ac wedi eu gwneud o ffilamentau tew a thenau. Mae'r ffilamentau tew yn cynnwys y *protein* myosin. Mae'r protein actin i'w gael yn y ffilamentau tenau. Mae'r ffilamentau yn gweithio gyda'i gilydd i gynhyrchu cyfangiadau'r cyhyr.

cyhyrau: gallant fod yn rheoledig, h.y. bod modd eu rheoli gan weithredoedd ymwybodol, neu yn anrheoledig, h.y. heb fod o dan reolaeth ymwybodol.

- Cyhyrau rheoledig – mae cyfangiadau cyhyrau rheoledig yn digwydd o ganlyniad i ysgogiadau nerfol yn cyrraedd y cyhyr. Mae cyhyrau rheoledig wedi eu gwneud o feinwe cyhyrau rheoledig. Mae'r holl gyhyrau rheoledig, ar wahân i rai o gyhyrau'r *tafod*, wedi'u cysylltu â'r *ysgerbwd* gan *dendonau*. Maent yn peri i'r ysgerbwd symud drwy gyfangiad y ffibrau cyhyr. Mae'r cyhyrau ysgerbydol yn gweithio mewn parau. Mae cyhyrau plygol yn peri i gymalau blygu ac mae cyhyrau estyn yn peri iddynt sythu. Trefnir cyhyrau ysgerbydol mewn parau gwrthweithiol fel arfer. (Gweler *cyhyrau gwrthweithiol*.)

- Cyhyrau anrheoledig – mae'r rhain yn bresennol yn wal y coludd, mewn pibellau gwaed ac yn isgroen y croen. Mae'r cyhyrau hyn o dan reolaeth anrheoledig. Mae cyhyrau anrheoledig fel arfer yn agor ac yn cau tiwbiau neu geudodau.

- Cyhyr cardiaidd: a geir yn y galon yn unig.

cyhyrau gwrthweithiol: *cyhyrau* sy'n cynhyrchu effeithiau gwrthwynebus i'w gilydd i alluogi ichi symud. Enghraifft o weithrediad cyhyr gwrthweithiol yw cyhyrau deuben a thriphen y fraich. Pan fydd y cyhyr deuben yn cyfangu i blygu'r fraich, bydd y cyhyr triphen yn ymlacio. Pan fydd y cyhyr triphen yn cyfangu i sythu'r fraich, bydd y cyhyr deuben yn ymlacio.

Gelwir *cyhyrau* naill ai'n gyhyrau plygol neu ymestynnol yn dibynnu ar eu swyddogaeth.

- Mae cyhyrau plygol yn tynnu dwy ran o aelod at ei gilydd, e.e. cyfangu'r cyhyrau deuben yn achosi i'r fraich blygu.

- Mae cyhyrau ymestynnol yn tynnu dwy ran o aelod oddi wrth ei gilydd, e.e. cyfangu'r cyhyr triphen yn sythu'r fraich.

Cyhyrau gwrthweithiol

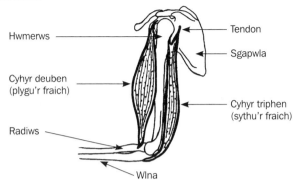

Hwmerws
Tendon
Sgapwla
Cyhyr deuben (plygu'r fraich)
Cyhyr triphen (sythu'r fraich)
Radiws
Wlna

cylch cardiaidd: y digwyddiadau sy'n cynhyrchu curiad calon. Mae'n gylch parhaus a reolir gan y nod sino-atriaidd (y rheoliadur) wedi ei leoli ym mur yr *atriwm* dde. (Gweler hefyd *y cylch cardiaidd*.)

cylch Krebs: gweler *resbiradaeth anaerobig*.

cylchred cell: y dilyniant o ddigwyddiadau rhwng un cellraniad a'r nesaf.

Cell corff dynol

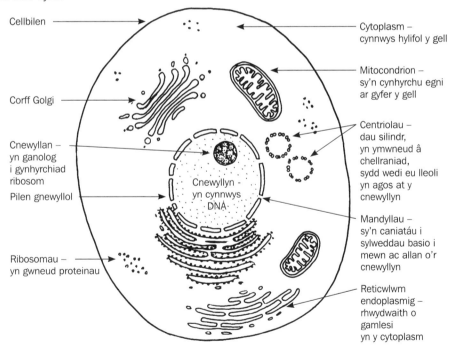

Cellbilen
Cytoplasm – cynnwys hylifol y gell
Mitocondrion – sy'n cynhyrchu egni ar gyfer y gell
Corff Golgi
Centriolau – dau silindr, yn ymwneud â chellraniad, sydd wedi eu lleoli yn agos at y cnewyllyn
Cnewyllan – yn ganolog i gynhyrchiad ribosom
Pilen gnewyllol
Cnewyllyn – yn cynnwys DNA
Mandyllau – sy'n caniatáu i sylweddau basio i mewn ac allan o'r cnewyllyn
Ribosomau – yn gwneud proteinau
Reticwlwm endoplasmig – rhwydwaith o gamlesi yn y cytoplasm

Ceir tri phrif gam yng nghylchred cell.

- Cam 1 rhyngwedd – mae'r gell yn tyfu ac yn cynyddu yn ei maint ac yn paratoi ar gyfer y rhaniad nesaf. Mae proteinau yn cael eu syntheseiddio ac organynnau cell newydd yn cael eu gwneud.

A B C Ch D Dd E F Ff G Ng H I L Ll M N O P Ph R Rh S T Th U W Y

- Cam 2 *mitosis* – mae'r defnydd genetig (DNA) yn rhannu.
- Cam 3 sytocinesis – mae cytoplasm y gell a'i organynnau yn rhannu fwy neu lai yn gyfartal rhwng dwy epilgell.

Mae hyd cylchred cell unigol, hyd yn oed yn yr un organeb, yn dra amrywiol. Mae nifer o ffactorau yn dod ynghyd i benderfynu ei union hyd. Mae'n dibynnu, er enghraifft, ar dymheredd a'r cyflenwad o faetholion.

Mae celloedd llawer o organebau uwch fel arfer ddim ond yn gallu mynd drwy nifer gyfyngedig o gylchredau cell. Unwaith y byddant wedi mynd yn arbenigol, nid ydynt wedyn yn gallu rhannu rhagor. Mae celloedd canser, serch hynny, yn gallu parhau i rannu yn ddiderfyn. Fe allai dealltwriaeth well o'r mecanwaith sy'n rheoli'r cylchred cell arwain at ddarganfod ffyrdd y gellir cyfyngu ar dwf tyfiannau.

cylchrediad: llwybr hylifau o amgylch rhannau'r corff. Mae enghreifftiau o gylchrediad yn y corff yn cynnwys:

- llwybr *gwaed* o'r *galon* i'r *rhydweliau* i'r *capilariau* ac o'r capilariau i'r *gwythiennau* ac yn ôl i'r galon.
- llwybr *bustl* o gelloedd yr afu neu'r *iau*, lle y mae'n cael ei wneud, i'r coluddyn bach drwy *goden y bustl* a dwythellau'r bustl (bydd rhai cyfansoddion yn cael eu hadamsugno i lif y gwaed yn y coluddyn bach a'u dychwelyd i'r iau neu'r afu).

(Gweler *system cylchrediad gwaed*.)

cyllideb unedig sengl: ariannu ar gyfer ysbytai a gwasanaethau cymunedol. Roedd hyn yn rhan o ddiwygiadau'r GIG yn 1997. (gweler *GIG, Y GIG Newydd – Modern, Dibynadwy*.)

cyllidebau: gweler *ariannu*.

cyllido: ffynonellau ariannol sy'n angenrheidiol er darparu gwasanaethau iechyd a gofal cymdeithasol. Mae dod o hyd i'r adnoddau ar gyfer darparu gofal iechyd a chymdeithasol yn ddylanwad pwysig ar y math o ddarpariaeth a geir. Gall cyllid ddod gan:

- y llywodraeth ganolog
- llywodraeth leol (gweler *awdurdodau lleol*)
- elusennau
- ffynonellau busnes a masnach
- rhoddion y cyhoedd
- cyfamodau/cymynroddion.

O dan y Papur Gwyn '*Y GIG Newydd – Modern, Dibynadwy*' 1997 ceir strategaethau diwygiedig o ran cyllido yn y *Gwasanaeth Iechyd Gwladol*. Rhan o'r ffordd newydd o gyllido yw gosod targedau llym ar gost uned a chynhyrchedd drwy'r GIG. Mae'r Llywodraeth wedi dyfeisio rhaglen sy'n ei gwneud yn ofynnol i *ymddiriedolaethau'r GIG* gyhoeddi a meincnodi eu costau yn rheolaidd. Mae hyn yn darparu rhestr genedlaethol o 'gostau cyfeiriol' sy'n eitemeiddio cost triniaethau unigol ar draws y GIG. Cynlluniau eraill sy'n ymwneud â safon cyllido ac effeithiolrwydd yw:

- dosbarthu adnoddau yn deg drwy *awdurdodau iechyd* i grwpiau gofal cychwynnol cynhwysol
- sefydlu cyllidebau newydd unedig ar gyfer grwpiau gofal cychwynnol sy'n cynnwys gwasanaethau *ysbyty* a chymunedol, presgripsiynau *meddygon teulu* ac isadeiledd meddygfeydd teuluol
- caniatáu i glinigwyr ddylanwadu ar y defnydd o adnoddau drwy unioni cyfrifoldebau clinigol ac ariannol. (LIEM 1997)

(Gweler hefyd *effeithiolrwydd cost*, *rhaglenni gwella costau*.)

cyllido ar y cyd: swm penodol o arian a neilltuir bob blwyddyn drwy'r Cydbwyllgor ymgynghorol ar gyfer prosiectau arloesol, e.e. prosiectau cymunedol sy'n cefnogi cleientiaid gydag *anawsterau dysgu*.

cymalau: y mannau ble mae *esgyrn* yr *ysgerbwd* yn cwrdd. Mae rhai yn sownd heb ganiatáu dim symud, e.e. asiadau'r *benglog*. Mae'r rhan fwyaf o gymalau, fodd bynnag, yn symud ac yn gadael i'r corff symud a bod yn hyblyg. Y mathau mwyaf cyffredin o *gymalau synofaidd* yw:

- cymalau colfach – y rhai sy'n gweithio fel unrhyw golfach, e.e. cymal y pen-glin. Gall y rhan symudadwy o'r asgwrn symud mewn dim ond un plân ond yn y naill neu'r llall o ddau gyfeiriad gwrthgyferbyniol.

- cymalau gleidio neu gymalau llithro – y rhai ble mae arwynebau gwastad yn llithro dros ei gilydd, e.e. y rhai rhwng y carpalau sef yr esgyrn bach yn y dwylo. Mae'r rhain yn fwy hyblyg na chymalau colfach.

- cymalau pêl a soced – y cymalau mwyaf ystwyth, e.e. cymal y glun. Mae gan yr asgwrn symudadwy ben crwn sy'n ffitio yn soced yr asgwrn sefydlog. Mae'n gallu bwylltidio neu droi mewn sawl cyfeiriad.

cymalau synofaidd: math o *gymalau* sy'n symud yn rhydd sy'n cysylltu un *asgwrn* â'r llall i ffurfio rhan o'r *ysgerbwd* dynol. Mae cymalau o'r fath yn cael eu cynnal gan gwpan synofaidd sydd wedi ei atgyfnerthu gan fandiau o ffibr elastig a elwir yn *ewynnau*. Mae pen yr esgyrn wedi eu gorchuddio â *chartilag* cymalol. Mae'r cymal wedi ei leinio â philen a elwir yn bilen synofaidd. Mae hon wedi ei llenwi â hylif synofaidd sy'n gweithredu fel iraid ac yn cynorthwyo symudiad. Ceir gwahanol fathau o gymalau synofaidd, megis cymal y glun.

Toriad o gymal synofaidd

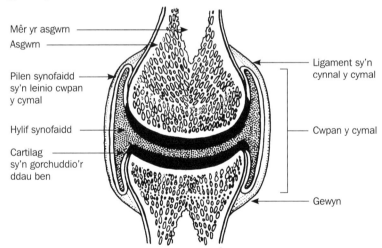

Mêr yr asgwrn
Asgwrn
Pilen synofaidd sy'n leinio cwpan y cymal
Hylif synofaidd
Cartilag sy'n gorchuddio'r ddau ben
Ligament sy'n cynnal y cymal
Cwpan y cymal
Gewyn

cymdeithas: grŵp o unigolion sy'n byw gyda'i gilydd mewn ffordd drefnus.

Cymdeithas Addysg ac Ymchwil y Gynghrair Anableddau (DAERA): elusen genedlaethol gofrestredig. Ei phrif nod yw lleihau *tlodi* a gwella safonau byw pobl ag anableddau. Mae DAERA, a sefydlwyd yn 1974, yn dod â thros 300 o grwpiau o aelodau at ei gilydd, o sefydliadau cenedlaethol sy'n cwmpasu pob agwedd ar anableddau, at grwpiau *hunangymorth* lleol. Mae aelodaeth eang o'r fath yn chwarae rhan weithredol o ran llunio polisïau, datblygu gwasanaethau ac o ran dylanwadu ar strategaeth ymgyrchu hynod effeithiol. Dim ond

A B **C** Ch D Dd E F Ff G Ng H I L Ll M N O P Ph R Rh S T Th U W Y sefydliadau gwirfoddol sy'n gallu bod yn aelodau llawn o DAERA ac yn gallu pleidleisio ond fe all *awdurdodau lleol, awdurdodau iechyd* ac adrannau awdurdodau lleol fod yn aelodau cyswllt. Mae amcanion y gynghrair yn cynnwys rhoi gwybod i bobl anabl a'u *gofalwyr* am eu hawliau i *fudd-daliadau* a gwasanaethau'r wladwriaeth. Mae'r gynghrair hefyd yn ymchwilio i'w hanghenion – gyda phwyslais arbennig ar incwm, ac y maent, drwy ei hymgyrchu, yn hyrwyddo dealltwriaeth ehangach o safbwyntiau ac amodau byw y rhai sydd ag anableddau, gyda'r nod o ddod â'r cysylltiad rhwng anabledd a *thlodi* i ben. (Gweler *carfanau pwyso*.)

(Am wybodaeth bellach cysylltwch â DAERA, Universal House, 89-94 Wentworth Street, Llundain E1 7SA.)

Cymdeithas Cynghorau Iechyd Cymunedol Cymru a Lloegr: corff a sefydlwyd yn 1977 o dan ddarpariaethau yn Neddf (Aildrefnu'r) Gwasanaeth Iechyd Gwladol 1977. Ei rôl yw bod yn fforwm i aelodau'r *cynghorau iechyd cymunedol*, darparu gwybodaeth a gwasanaethau cynghori i gynghorau iechyd cymunedol a chynrychioli defnyddwyr y gwasanaethau iechyd ar lefel genedlaethol. Dyletswyddau statudol y Gymdeithas Cynghorau Iechyd Cymunedol yw:

- cynghori cynghorau iechyd cymunedol o ran eu swyddogaethau
- cynorthwyo cynghorau iechyd cymunedol i gyflawni eu dyletswyddau
- cynrychioli'r diddordebau hynny yn y gwasanaeth iechyd y mae'r cynghorau iechyd cymunedol yn gyfrifol amdanynt.

Cymdeithas Frenhinol Anabledd ac Adferiad (RADAR): corff gwirfoddol cenedlaethol yn cael ei gynnal gan bobl sy'n anabl yn gorfforol ac yn gweithio gyda hwy. Mae'n gweithredu fel grŵp pwyso i wella'r amgylchedd i bobl anabl, gan ymgyrchu dros eu hawliau a'u hanghenion, a herio agweddau negyddol a stereoteipiau. Mae RADAR wrthi'n neilltuol ar bynciau sydd a wnelont â hawliau sifil, gwasanaethau cymdeithasol, nawdd cymdeithasol, cyflogaeth, addysg, *tai* a symudedd. (Gweler *anabledd*.)

(Am fwy o wybodaeth cysylltwch â: RADAR, 12 City Forum, 250 City Road, Llundain EC1V 8AF.)

Cymdeithas Genedlaethol er Atal Creulondeb i Blant (NSPCC): corff gwirfoddol sydd â phwerau statudol i weithredu i ofalu am blant a'u teuluoedd. Mae ganddo'r awdurdod i gymryd camau cyfreithiol ar ran plentyn a hawl i weld cofnodion fel y gofrestr o blant sydd mewn perygl. I gyflawni'r gwaith yma mae'n cyflogi *gweithwyr cymdeithasol* cymwysedig ac mae'n cydweithio'n agos gyda'r gwasanaethau cymdeithasol statudol a'r *heddlu*. Fe all plentyn gael ei gyfeirio at y Gymdeithas, a bydd y Gymdeithas yn ymchwilio i'r achos ac yn gweithio gyda'r teulu. Os bydd angen i'r plentyn gael gofal, yna gall y Gymdeithas fynd â'r achos i lys neu ei drosglwyddo i adran gwasanaethau cymdeithasol yr *awdurdod lleol*. Mae'r Gymdeithas yn rhoi pwyslais ar amddiffyn plant, gweithio gyda theuluoedd a cheisio atal iddynt chwalu.

(Am wybodaeth bellach cysylltwch â'r NSPCC, 42 Curtain Road, Llundain EC2A 3NH.)

Cymdeithas Gofal Preswyl: corff sydd yno i hyrwyddo safon byw, cynnal safonau a'r amrywiaeth o ddarpariaeth gofal dydd a phreswyl i bobl ag *anawsterau dysgu*. Grŵp pwyso ydyw sy'n cynnig cymorth gan gynnwys:

- llais cenedlaethol i'w holl aelodau
- cod arfer da i hyrwyddo safonau proffesiynol
- cael gafael ar arbenigedd a chefnogaeth ar lefel leol a chenedlaethol.

(Am fwy o wybodaeth cysylltwch ag ARC Cymru, Uned 3A, Mentec, Ffordd Deiniol, Bangor LL57 2UP.)

Cymdeithas Gweithwyr gyda Phlant ag Anawsterau Emosiynol ac Ymddygiadol: grŵp gwirfoddol a sefydlwyd i gefnogi plant ag anawsterau *ymddygiad* a'u teuluoedd. Dyma amcanion y grŵp:

- lleisio'u pryder ar ran plant a phobl ifanc gyda phroblemau emosiynol ac ymddygiadol a'r rhai sy'n gweithio gyda hwy

- cynnig cefnogaeth i'r rhieni a'r gweithwyr sy'n gweithio gyda phlant sy'n dioddef o anhwylder diffyg canolbwyntio a gorfywiogrwydd

- hyrwyddo'n gyhoeddus y gred y dylid adnabod a chefnogi anghenion plant a phobl ifanc gydag anawsterau emosiynol ac ymddygiadol.

(Gweler hefyd *anhwylder diffyg canolbwyntio a gorfywiogrwydd*.)

(Am fwy o wybodaeth cysylltwch â SEBDA, The Triangle, Exchange Square, Manchester M4 3TR.)

cymdeithasoli: y broses gydol oes y mae unigolion yn dysgu drwyddi amdanynt eu hunain, am eraill ac am y byd o'u hamgylch. Mae'n chwarae rhan bwysig yn sut mae *agweddau*, credoau a *gwerthoedd* yn cael eu datblygu a sut mae personoliaethau yn cael eu ffurfio a'u siapio. Mae tri math gwahanol o gymdeithasoli:

- cynradd – y cysylltiadau sy'n cael eu ffurfio ym mlynyddoedd cyntaf un bywyd, h.y. oddi mewn i deuluoedd, siblingiaid a pherthnasau

- eilaidd – y cysylltiadau sy'n cael eu ffurfio gyda chyfeillion neu gyfoedion y tu allan i'r cartref

- trydyddol – y cysylltiadau sy'n cael eu ffurfio gyda grwpiau ffurfiol eraill yn y gymdeithas.

Mae cymdeithasoli oddi mewn i grŵp yn galw am ffurfio perthynas rhwng aelodau gwahanol y grŵp hwnnw a'i gilydd. Gall hyn gynnwys neu beidio â chynnwys rheolau neu godau ymddygiad.

cymhareb ddibyniaeth: y cyfrannedd o'r boblogaeth sydd o dan 15 mlwydd oed a thros 65 mewn perthynas â'r cyfrannedd sydd rhwng 16 a 65 mlwydd oed (h.y. o oed gweithio). Y rhai hynny o dan 15 yw'r 'dibynyddion ifanc', a'r rhai dros 65 yw'r 'dibynyddion hŷn'. Gyda'i gilydd, fe gyfeirir atynt fel 'y boblogaeth ddibynnol'. (Gweler *demograffeg*.)

cymhareb marwolaethau safonol (CMS): dull o gymharu cyfraddau marwolaethau mewn gwahanol grwpiau o'r boblogaeth. Mae'n cymryd gwahanol adeileddau oedran y boblogaeth i ystyriaeth. Y nifer o farwolaethau dan sylw yw nifer y *marwolaethau* sy'n digwydd yn yr ardal ddaearyddol neu is-grŵp y boblogaeth. Cyfrifir y nifer o farwolaethau a ddisgwylir drwy gymhwyso'r cyfraddau marwolaethau cenedlaethol penodol i oedran i boblogaeth ardal awdurdod iechyd neu is-grŵp o'r boblogaeth.

Mae'r gymhareb marwolaethau safonol yn cael ei chyfrifo fel:

$$CMS = \frac{\text{nifer o farwolaethau dan sylw}}{\text{nifer o farwolaethau a ddisgwylir}} \times 100$$

(LIEM 1998)

cymhelliant: y modd y bydd pobl yn defnyddio eu prosesau meddwl i annog eu hunain i gyflawni tasgau a gweithgareddau. Mae'n aml yn gysylltiedig â *hunan-barch* rhywun a'u cred yn eu gallu i wneud rhywbeth.

cymhorthdal incwm: dull gan y llywodraeth o ddarparu cymorth ariannol i aelodau'r gymdeithas sy'n ddi-waith neu sy'n derbyn llai na swm arbennig o arian yr wythnos am y gwaith y maent yn ei wneud. (Gweler *budd-daliadau*.)

cymhorthion ac addasiadau: maent yn cael eu defnyddio gan unigolion i'w galluogi i gadw eu gallu i wneud y tasgau angenrheidiol ar gyfer cynnal eu bywyd bob dydd, gwella eu *hannibyniaeth* a'u galluogi i ofalu amdanynt eu hunain. Un enghraifft yw offer arbennig a ddefnyddir i gynorthwyo rhywun gydag arthritis rhiwmatoid i goginio, glanhau, gwisgo a thynnu amdanynt. Gellir addasu grisiau i osod cadair godi. (Gweler *gweithgareddau byw bob dydd*, *therapyddion galwedigaethol*, *pulpudau cerdded*.)

(Am fwy o wybodaeth cysylltwch â'r Disabled Living Foundation, 380-384 Harrow Road, Llundain W9 2HU.)

cymodi: gwasanaeth a gynigir i gyplau sy'n ystyried gwahanu neu ysgaru. Mae Gwasanaeth Lles Llysoedd yn cynorthwyo ac yn cefnogi hyn fel modd i gyplau drafod eu problemau naill ai er mwyn cymodi neu i ffurfio perthynas weithiol a ddylai gael effaith bositif ar ofal ôl-ysgariad ar gyfer eu plant. (Gweler *system les y llysoedd*.)

cymorth cyfreithiol: cefnogaeth gyfreithiol sydd ar gael mewn achosion troseddol a sifil. Mae'n cefnogi rhywun sy'n gallu dangos fod arnynt angen cynrychiolaeth gyfreithiol ond na allant fforddio talu am hyn. Mae'r gefnogaeth hon yn cael ei gosod yn y Ddeddf Seneddol 'Deddf Cymorth Cyfreithiol' 1988. Fodd bynnag, oherwydd cynnydd mawr yn y swm o gefnogaeth ariannol a roddir drwy'r system cymorth cyfreithiol, mae'r Arglwydd Ganghellor wedi cyhoeddi newidiadau arni. Mae a wnelo'r rhain â dulliau mwy trwyadl o brofi i asesu a yw unigolion a'u teuluoedd yn gymwys i gael cymorth cyfreithiol. Mae timau cyfreithiol yn asesu achosion unigol i benderfynu a yw cytundeb cymorth cyfreithiol yn bosibl.

cymorth cyntaf: cymorth sy'n cael ei roi yn y fan a'r lle i berson sy'n sâl neu wedi'i anafu. Yn ôl Ambiwlans Sant Ioan amcanion gofal cymorth cyntaf yw:

- diogelu bywyd
- cyfyngu ar y dirywiad yn y cyflwr
- cefnogi adferiad (Ambiwlans Sant Ioan 1997).

Gall unigolion gael eu hyfforddi i ennill cymwyster mewn cymorth cyntaf. Mae cyrff fel Y Groes Goch Brydeinig ac Ambiwlans Sant Ioan yn rhedeg cyrsiau hyfforddi mewn cymorth cyntaf. Defnyddir y term 'cynorthwywr cyntaf' ar gyfer y rhai sydd wedi eu hyfforddi mewn cymorth cyntaf ac wedi cael tystysgrif.

Cymorth i Ddioddefwyr: *elusen* gyda gweithwyr gwirfoddol sy'n cynnig cynghori i ddioddefwyr troseddau. Bydd unigolion yn cael eu cyfeirio'n aml at Gymorth i Ddioddefwyr gan yr *heddlu*.

(Am fwy o wybodaeth cysylltwch â Chymorth i Ddioddefwyr, Hallam House, 56-60 Hallam Street, Llundain W1W 6JL.)

Cymru (darpariaeth iechyd a gofal cymdeithasol): mae'r trefniadau ar gyfer iechyd a gofal cymdeithasol yng Nghymru yn debyg i'r rhai yn Lloegr. Yn dilyn sefydlu Cynulliad Cenedlaethol Cymru, trosglwyddwyd y darpariaethau ar gyfer y GIG a gofal cymunedol a'r cyfrifoldeb dros wasanaethau iechyd yng Nghymru oddi wrth y *Swyddfa Gymreig* i Lywodraeth y Cynulliad. Mae'r llywodraeth honno yn gweithredu mewn ffordd debyg i system cabinet y gweinidogion yn llywodraeth y DU. Mae rhai grymoedd a dyletswyddau dros agweddau ar feysydd *addysg*, *iechyd*, *tai* a'r *gwasanaethau cymdeithasol* yng Nghymru yn parhau gyda gweinidog y Swyddfa Gymreig yn Llundain.

cymryd budd-dâl: y nifer o bobl sy'n hawlio *budd-dâl* o'i gymharu â'r nifer sy'n gymwys i hawlio budd-dâl. Er enghraifft, mae 98 y cant o'r rhai sy'n gymwys yn hawlio lwfans teulu.

cymuned: grŵp mewn cymdeithas y gellir ei ddiffinio gan ffactorau fel ffiniau daearyddol, gwerthoedd, *diwylliant* a *chrefydd* cyffredin. Mae'r syniad o 'gymuned' yn awgrymu rhannu *ffordd o fyw*, gyda pherthynas rhwng unigolion sydd mewn cysylltiad cyson â'i gilydd.

Cymwysterau Galwedigaethol Cenedlaethol (NVQ): cymwysterau sy'n rhoi prawf o gymhwysedd yn y gweithle. Mae'r un sy'n dal y dyfarniad wedi cwrdd â gofynion y safonau galwedigaethol cenedlaethol perthnasol. Yn 2006, fe gafodd y rhain eu diweddaru a'u hadolygu. Ceir amrywiaeth ohonynt gan gynnwys gwaith yn y gymuned, gofal, cefnogi adrannau gweithredol ysbytai, gofalu am blant a phobl ifanc, gofal blynyddoedd cynnar ac addysg.

cyn-geni: y cyfnod pan mae'r *ffoetws* yn tyfu yng nghroth y fam. Mae tîm meddygol yn cadw llygad manwl ar y datblygiadau gan gynnwys y *meddyg teulu*, yr obstetregydd, y *fydwraig* a'r *ymwelydd iechyd*.

cyn-godio: dull a ddefnyddir i ddadansoddi atebion a roddir mewn *holiadur*.

cynhadledd achos: cyfarfod ffurfiol. Mae'n cynnwys gwahanol gynrychiolwyr proffesiynol sy'n dod at ei gilydd i gyfnewid *gwybodaeth* ac i benderfynu ar ffordd o weithredu mewn perthynas â *chleient* arbennig (neu deulu) y maent wedi bod yn gweithio â hwy. (Gweler *amddiffyn plant*.)

Cynhalwyr Cymru: mae Cynhalwyr Cymru yn rhan o Gynhalwyr y DU (Carers UK) sy'n gweithio dros fwy o chwarae teg i bob *gofalwr*. Mae'n gorff a chanddo aelodau sy'n ethol Bwrdd Ymddiriedolwyr i'w redeg. Mae Pwyllgor Cymru yn is-bwyllgor o'r Bwrdd Ymddiriedolwyr. Wrth weithio dros yr aelodau mae'n ceisio:

- dylanwadu ar bolisi'r llywodraeth drwy Gynulliad Cenedlaethol Cymru
- gweithio i wella bywydau gofalwyr ar lefel leol
- rhoi gwybod i ofalwyr am eu hawliau a beth sydd ar gael iddynt
- ymgyrchu gydag eraill ar faterion sydd a wnelont â gofalwyr.

(Am fwy o wybodaeth cysylltwch â Cynhalwyr Cymru, Tŷ'r Afon, Llys Pont yr Ynys, Gwaelod y Garth, Caerdydd CF15 9SS.)

cynhesrwydd (anghenion corfforol): cadw *cleient, claf* neu *ddefnyddiwr gwasanaeth* yn gorfforol gynnes. Dylai tymheredd ystafell gael ei gadw ar tua 68˚F (20˚C). Mae hi'n neilltuol o bwysig i gleientiaid bregus, fel pobl hŷn a babanod, gael eu cadw'n gynnes am eu bod yn gallu colli gwres eu cyrff yn sydyn iawn.

cynhesrwydd (sgiliau rhyngbersonol): agwedd bwysig ar ryngweithiad dynol. Mae'n sgil cefnogol sy'n galluogi i'r *gofalwr* gyfleu bod ganddynt ddiddordeb a'u bod yn gwrando gydag agwedd anfeirniadol ar eu cleient. Atgyfnerthir hyn gan ystumiau cadarnhaol o gyffyrddiad llygad a mynegiant y wyneb. Gall dangos cynhesrwydd at *gleient* fod yn ffactor sy'n cyfrannu at adeiladu perthynas gadarnhaol. (Gweler *magu hyder*.)

cynhwysedd aerobig: cynhwysedd y system cardiopwlmonari, h.y. mesur o'r ffordd mae'r *galon* a'r *ysgyfaint* yn gweithio i gyflenwi *ocsigen* i'r meinweoedd.

cynllun gofal: trefn a sefydlwyd i amlinellu cwrs o ofal, triniaeth, neu therapi rhwng *gofalwyr* proffesiynol a'u *cleientiaid, defnyddwyr y gwasanaethau* neu *gleifion*. Mae sefydlu cynlluniau gofal yn agwedd bwysig ar waith gofalwr proffesiynol. Ceir cyfnodau datblygiad yn y cynllun gofal:

- asesu gofynion y cleient
- nodi'r ddarpariaeth bresennol
- penderfynu ar y math o ofal sydd ei angen a sut y byddir yn darparu'r gwasanaethau
- gosod amcanion a nodau ar gyfer y cleient ac ysgrifennu'r rhain yn y cynllun gofal
- gweithredu'r cynllun gofal
- monitro'r cynllun gofal
- adolygu'r cynllun gofal
- gwerthuso'r cynllun gofal.

Fe all cynlluniau gofal:

- gael eu datblygu gan un gweithiwr proffesiynol, er enghraifft, *rheolwr gofal*, *nyrs* neu *weithiwr cymdeithasol*

- gael eu dyfeisio ar y cyd gan dîm amlbroffesiynol neu amlddisgyblaethol, h.y. tîm o bobl a allai fod yn gyfrifol am ddatblygu cynllun gofal ar gyfer cleient gydag *anableddau corfforol*

- gael eu datblygu gan y cleient ei hun, yn gweithio gyda'r gweithwyr iechyd a gofal cymdeithasol proffesiynol priodol. Mae hon yn agwedd bwysig ar sefydlu cynllun gofal am ei fod yn galluogi'r cleientiaid i reoli eu gofal eu hunain. Mae rôl cleientiaid yn y cynlluniau gofal ar eu cyfer yn cael ei chydnabod mewn deddfwriaeth gyfredol fel *Deddf Plant 2004*, *Deddf GIG a Gofal yn y Gymuned 1990*, *Deddf (Cyfleoedd Cyfartal) Gofalwyr 2004*.

cynllun gofal yn y gymuned: cynllun a gynhyrchir yn flynyddol gan adrannau gwasanaethau cymdeithasol yn nodi sut y byddir yn gweithredu gofal yn y gymuned yn eu hardaloedd hwy dros gyfnod o dair blynedd. Roedd yr angen am gynllun o'r fath yn argymhelliad *Deddf y GIG a Gofal yn y Gymuned 1990*. Mae'r cynlluniau hyn yn dangos sut y mae gwasanaethau gofal yn y gymuned yn cael eu datblygu, eu cydgysylltu a'u darparu o fewn ardal ddaearyddol/awdurdod lleol benodol. Oddi ar 1992 (yn dilyn y Ddeddf GIG a Gofal yn y Gymuned) mae'n rhaid i bob *awdurdod lleol* gyhoeddi cynlluniau gofal yn y gymuned yn flynyddol. Fe allai cynllun gofal yn y gymuned gynnwys:

- amcanion a nod y cynllun

- anghenion a gofynion gofal yn y gymuned

- darparu'r adnoddau i'r gwahanol asiantaethau sy'n cymryd rhan

- y gofal canfyddadwy h.y. y gofal sy'n angenrheidiol ar gyfer grwpiau gwahanol o gleientiaid megis pobl hŷn, cleientiaid gydag *anableddau dysgu* ac anableddau corfforol, *iechyd meddyliol*, camddefnydd *cyffuriau* ac *alcohol*, *trais yn y cartref* a chleientiaid sydd â *HIV/AIDS*.

Mae cynllun ar wahân ar gyfer gofal yn y gymuned i blant.

cynllun rhwng asiantaethau: cynllun sy'n cael ei lunio ar y cyd gan yr asiantaethau sy'n ymwneud â lles rhywun i gydgysylltu'r gwasanaethau y maent yn eu darparu. Ei nod yw sicrhau bod y gefnogaeth sy'n cael ei rhoi yn cwrdd â holl ofynion y person, hyd y bo modd yn ymarferol, ac osgoi dyblygu a chystadleuaeth. Dylai'r cynllun hwn nodi'r amcanion sydd i'w cyflawni, yr adnoddau a'r gwasanaethau sydd i gael eu darparu, sut y mae'r cyfrifoldebau yn cael eu rhannu, a'r trefniadau ar gyfer monitro ac adolygu. (Gweler *Deddf Plant 2004*.)

cynllun y GIG: cyhoeddwyd hwn yn 2001. Roedd yn amlinellu mentrau fel:

- trefniadau gweithio newydd ar ffurf cyd-ymddiriedolaethau iechyd a gofal cymdeithasol

- galluogi cynnal gofal cymdeithasol mewn lleoliadau newydd fel meddygfeydd Meddygon Teulu a chanolfannau iechyd

- diffinio *gofal nyrsio* fel pob gwasanaeth a gynhelir gan nyrs gofrestredig, a diffinio unrhyw ofal arall a wneir gan gynorthwywyr gofal iechyd fel *gofal personol*.

cynllunio ar y cyd: y broses ble mae dwy *asiantaeth* neu ragor yn gweithredu gyda'i gilydd i gynllunio darparu gwasanaeth. Mae'n annog ymwneud gan ddarparwyr, defnyddwyr, *gofalwyr*, a'r sectorau gwirfoddol a chymunedol.

cynorthwyo: dyma'r rhan a chwaraeir gan *ofalwyr* pan fyddant yn cefnogi cleientiaid neu rywun arall mewn gweithgaredd neilltuol.

cynorthwywyr gofal: maent yn cynnig cymorth, cefnogaeth a gofal ymarferol. Maent yn rhoi gofal uniongyrchol i ystod o grwpiau cleientiaid mewn lleoliadau gwahanol sy'n gallu bod yn rhai preswyl, gofal dydd neu yng nghartref y cleient ei hun. Mae cynorthwyydd gofal preswyl yn cynorthwyo preswylwyr gyda'u trefn bob dydd, gan gynnwys codi, bathio, gwisgo amdanynt ac unrhyw fynd i'r tŷ bach fydd ei angen. Mae'r cynorthwyydd gofal hefyd yn gweini bwyd ac yn cynorthwyo gyda bwydo preswylwyr fel bo'r angen. Mae Cymwysterau Galwedigaethol Cenedlaethol (NVQs) yn ffordd i gynorthwyyddion gael hyfforddiant yn y gweithle. (Gweler *dyfarniadau gofal*.)

cynorthwywyr gofal iechyd: maent yn cynnig cefnogaeth nyrsio mewn ysbytai neu leoliadau gofal iechyd eraill fel cartrefi nyrsio a chartrefi gofal. Maent yn cyflawni dyletswyddau cyffredinol i'r cleifion sy'n cynnwys:

- cofnodi tymheredd, curiad y galon, resbiradaeth a phwysau gwaed
- cynorthwyo gyda defnyddio'r toiled a *bathio*
- annog symudedd, cynorthwyo gydag ymarferion
- cefnogi *hunan-barch y claf*, siarad, darllen, gwrando a rhannu gwybodaeth
- gwneud dyletswyddau 'domestig' fel tacluso, rhoi trefn ar ddillad i'w golchi ac ati.

cyrff nad ydynt yn gwneud elw: gwasanaethau iechyd a gofal cymdeithasol sy'n cynnig gofal i gleientiaid naill ai'n wirfoddol neu am gost leiafswm, e.e. Galw'r Gyrrwr, gwasanaeth cludiant i'r anabl a'r oedrannus. (Gweler *cyrff y sector wirfoddol*.)

cyrff y sector wirfoddol yw'r gwasanaethau iechyd a gofal cymdeithasol hynny a sefydlir gan *elusennau* i gynnig gwasanaethau sy'n rhad ac am ddim. Mae cyrff gwirfoddol yn rhai nad ydynt yn gwneud elw ac yn anstatudol ac yn dibynnu ar godi cyllid eu hunain a grantiau llywodraeth ar gyfer eu hariannu. Yr enw ar weithwyr yn y sector yw *gwirfoddolwyr*.

cyswllt llygaid: mae cynnal cyswllt llygaid yn ffordd o ddarllen negeseuon yn y llygaid. Fe all fod yn fodd i roi cefnogaeth gadarnhaol ac mae'n rhan bwysig o gyfathrebu gydag unigolion a gyda grwpiau. Mae'r llygaid yn ddrych i lawer o emosiynau. Gellir gweld teimladau o hapusrwydd, llawenydd, dicter a drwgdybiaeth. Ond y mae'n bwysig nodi, serch hynny, bod cyswllt llygaid yn cael ei ystyried yn ffordd negyddol o ymddwyn mewn rhai *diwylliannau*. (Gweler *cyfathrebu*, *magu hyder*.)

cytbwysedd a'r glust: gweler *clustiau*.

cytundeb lles: cytundeb newydd rhwng y dinesydd a'r llywodraeth ar sail cyfrifoldebau a hawliau.

Tuag at gytundeb lles newydd

Dyletswydd y llywodraeth	Dyletswydd yr unigolyn
Darparu'r cymorth sydd angen ar bobl i ddod o hyd i waith; gwneud i waith dalu	Chwilio am hyfforddiant neu waith pan mae'n gallu gwneud
Cefnogi'r rhai sy'n methu â gweithio fel bod ganddynt fywyd urddasol a diogel	Cymryd y cyfle i fod yn annibynnol os ydynt yn gallu
Cynorthwyo rhieni gyda chostau magu plant	Rhoi cefnogaeth ariannol neu fel arall i'w plant ac aelodau eraill y teulu
Rheoleiddio'n effeithiol fel gall pobl fod yn hyderus fod pensiynau preifat a phecynnau yswiriant yn ddiogel	Cynilo ar gyfer ymddeol lle bo'n bosibl: peidio â thwyllo'r trethdalwr
Lleddfu tlodi mewn henaint pan fydd y cynilon yn annigonol	
Dyfeisio system sy'n dryloyw ac agored ac sy'n mynd â'r arian at y rhai sydd mewn angen	

A B C Ch D Dd E F Ff G Ng H I L Ll M N O P Ph R Rh S T Th U W Y

Dyletswyddau'r llywodraeth a'r dinasyddion fel ei gilydd

Cynorthwyo pob unigolyn a phob teulu i sylweddoli eu potensial llawn a byw bywyd urddasol, drwy hyrwyddo annibyniaeth economaidd drwy waith, drwy leddfu tlodi pan na ellir ei rwystro a thrwy greu cymdeithas gref a chydlynus lle bydd hawliau yn cyfateb i ddyletswyddau

(LIEM 1998)

cytundebau gwasanaeth: datganiadau ysgrifenedig ar rolau a chyfrifoldebau rhwng *awdurdodau iechyd, ymddiriedolaethau gofal cychwynnol* ac *ymddiriedolaethau GIG* sy'n adlewyrchu safonau a thargedau cenedlaethol. (gweler *targedau iechyd cenedlaethol.*)

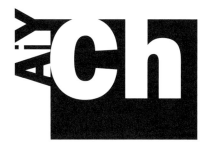

chwarae: drwy'r gweithgaredd hwn mae plant yn darganfod y byd o'u hamgylch. Mae'n llenwi rhan bwysig o fywyd plentyn. Mae'n ysgogi datblygiad corfforol, deallusol, emosiynol, cymdeithasol a diwylliannol. Mae'n hybu gallu'r plentyn i ddysgu a meithrin sgiliau gwahanol, fel *cydsymud llaw-llygad*. Mae chwarae o gymorth i blentyn berthnasu â phlant eraill drwy siarad, rhannu a chymryd tro. Mae gwneud ac adeiladu gwrthrychau yn rhoi synnwyr o gyflawniad i blentyn ac felly yn eu helpu i ddatblygu *hunan-barch* cadarnhaol.

Mae sawl math o chwarae sy'n cynnwys:

- *chwarae corfforol*
- chwarae gyda deunyddiau naturiol gwahanol fel tywod, dŵr, clai a phren
- chwarae adeiladu gyda blociau, briciau adeiladu a chitiau
- chwarae creadigol fel paentio a collage
- chwarae dychmygus, yn cynnwys drama, actio a modelu rolau
- *cerddoriaeth a chanu* ac adrodd straeon.

Mae gan chwarae gemau gwahanol fel:

- chwarae ar ben ei hun – bydd baban yn chwarae ar ei ben ei hun.
- chwarae cyfochrog – mae'r plentyn bach yn eistedd neu'n sefyll yn ymyl plentyn arall. Bydd y plant yn chwarae ochr yn ochr â'i gilydd ond heb ryngweithio â'i gilydd.
- chwarae cydweithredol – mae'r plentyn yn chwilio am gwmni plant eraill. Byddant yn chwarae amryw o gemau ac yn gwneud gweithgareddau gyda'i gilydd.
- *gemau* gyda rheolau – mae'r plant yn gweithio gyda chanllawiau neu reolau sy'n gwneud gemau yn fwy cymhleth (gweler *theori Piaget*.)

chwarae awyr agored: math o chwarae mae plant yn ei fwynhau yn yr awyr agored. Mae chwarae yn yr awyr agored, pan fydd y tywydd yn caniatáu, yn rhan hanfodol o ddiwrnod ysgol plentyn. Anogir cyfleoedd i redeg, sgipio, hercian, chwarae â phêl, rasio a chwarae gemau. Mae *chwarae corfforol* yn rhoi'r ymarfer i gyhyrau plentyn sydd angen i ddatblygu cydsymud a symud y corff.

chwarae corfforol: math o weithgaredd sy'n ysgogi twf corfforol plentyn a'r rheolaeth ar ei *gyhyrau*. Mae chwarae corfforol yn annog cydsymud a symud sy'n datblygu'r sgiliau echddygol. Mae'r sgiliau echddygol bras yn cynnwys symudiadau gan aelodau sy'n defnyddio cyhyrau mawr y corff. Mae symudiadau o'r fath yn cynnwys rhedeg, cerdded, sgipio a neidio. Mae amryw o grwpiau sy'n hyrwyddo chwarae corfforol a gweithgareddau perthynol, fel Tumble Tots a Jungle Gyms. (Gweler *chwarae*, *chwarae awyr agored*.)

chwarae creadigol: modd i blant ddysgu am y byd o'u cwmpas. Mae'n golygu archwilio, arbrofi a dychmygu. Mae chwarae creadigol yn gwneud cyfraniad mawr at y ffordd y bydd plant yn datblygu. Mae'n atgyfnerthu'r pleser a'r boddhad y bydd plant yn ei gael wrth wneud gwrthrychau a thrwy wneud darganfyddiadau. Mae'n chwarae creadigol sy'n caniatáu i blant edrych ar swyddogaeth defnyddiau a darganfod sut y mae pethau'n gweithio. Mae hyn yn datblygu eu synhwyrau ac mae hefyd yn hybu eu sgiliau symud manwl a chydsymud y dwylo a'r llygaid. Mae paentio, gludwaith, chwarae â thywod, chwarae â dŵr, a chwarae dychmygol neu smalio yn enghreifftiau o chwarae creadigol. 'Mae chwarae Creadigol wedi ei enwi yn rhan o'r Cwricwlwm Blynyddoedd Cynnar sydd wedi'i integreiddio i'r Amcanion Dysgu Cynnar'.

chwarae rhan: dull o ddysgu a ddefnyddir gan fyfyrwyr mewn *addysg* neu hyfforddiant. Mae'n galw am i'r myfyriwr gymryd rhan a'i hactio hi mewn sefyllfa benodol. Bydd myfyrwyr eraill yn arsylwi ar y chwarae rhan ac yn rhoi adborth yn ystod y sesiwn. Mae chwarae rhan hefyd yn cael ei ddefnyddio gan blant mewn ffyrdd gwahanol wrth iddynt ddatblygu eu dychymyg.

chwarae rhydd: y ffordd y bydd plant yn *chwarae* heb arweiniad oedolion, gan ddefnyddio eu dychymyg a gweithredu ar eu liwt eu hunain. Mae'r math hwn o chwarae yn hybu plentyn i fod yn annibynnol ac i ddatblygu *hunan-barch* positif.

chwarae symbolaidd: math o chwarae lle y bydd plentyn yn defnyddio ei *ddychymyg* ef neu hi. Yn ystod *chwarae* y mae'n bosibl y bydd plentyn yn defnyddio un gwrthrych fel symbol am un arall. Efallai y bydd plentyn yn gofalu am ddol, sy'n cynrychioli babi. Gall bocs cardbord fod yn het, tra bo sosban a llwy bren yn cael eu defnyddio yn ddrwm. Pan fydd plentyn yn chwarae yn symbolaidd fe fydd ef neu hi yn datblygu sgiliau y gellir eu defnyddio eto wrth iddynt fynd yn hŷn. (Gweler *theori Piaget*.)

chwarennau: organau arbennig (neu weithiau grwpiau o *gelloedd* neu gelloedd unigol) sy'n cynhyrchu ac yn secretu amrywiaeth o sylweddau sy'n hanfodol i fywyd. Mae dau fath o chwarren ddynol – ecsocrin ac endocrin:

- y chwarennau ecsocrin yw'r rheiny sy'n secretu sylweddau drwy diwbiau, neu ddwythellau, i arwyneb neu geudod. Mae'r rhan fwyaf o chwarennau'r corff yn chwarennau ecsocrin, e.e. chwarennau treulio. Gall chwarennau ecsocrin secretu hylifau, er enghraifft suddion treulio i'r system dreulio. Mae suddion o'r fath yn cynnwys ensymau sy'n torri *bwyd* i lawr. Enghreifftiau eraill o chwarennau ecsocrin yw'r *chwarennau poer*, y *pancreas* a'r *iau*.

- y chwarennau endocrin neu chwarennau diddwylleth yw'r rheiny sy'n secretu sylweddau a elwir yn hormonau yn uniongyrchol i mewn i'r *gwaed* (mae pibellau gwaed yn y chwarennau). Gall y chwarennau hyn fod yn gyrff neu gelloedd ar wahân mewn organau megis y *chwarren bitwidol* a leolir ar waelod yr ymennydd ac sy'n cael ei dylanwadu yn uniongyrchol gan yr hypothalamws. Mae gan chwarren bitwidol labed flaen a llabed gefn. Mae llawer o'r *hormonau* yn y bitwidol yn ysgogi chwarennau eraill i secretu hormonau.

chwarennau adrenal: wedi eu lleoli ar ben pob aren.

Yr aren

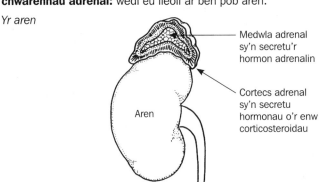

Mae'r chwarennau hyn wedi eu rhannu yn ddwy ran:

- cortecs – rhan allanol y chwarren sy'n cynhyrchu hormonau steroid, cortisol ac aldosteron.

Mae aldosteron yn cynorthwyo i reoleiddio'r meintiau o sodiwm a photasiwm a geir yn y corff. Un o swyddogaethau cortisol yw cyflymu'r broses o droi proteinau yn glwcos

- medwla – rhan fewnol y chwarren sy'n cynhyrchu'r hormon adrenalin. Mae adrenalin yn paratoi'r corff ar gyfer yr ymateb 'ymladd, ymladd ac ymladd'. Dyma'r ffordd mae'r corff yn ymateb ar adegau o argyfwng, ofn a pheryg. (Gweler *system endocrin*.)

chwarennau chwys: mae'r rhain i'w cael yn yr isgroen. Maent yn cynhyrchu chwys sydd yn cynnwys *dŵr*, *mwynau*, halen ac *wrea*. Mae'r chwys yn cael ei secretu drwy fandyllau'r croen ac y mae'n helpu i reoli *tymheredd* y corff pan fydd yn anweddu.

chwarennau ecsocrin: chwarennau sydd â dwythellau neu sianeli sy'n secretu hylifau 'yn allanol'. Er enghraifft, mae *chwarennau chwys* yn secretu chwys ac mae *chwarennau poer* yn secretu poer.

chwarennau gastrig: mae'r rhain yn y *stumog*. Maent yn gyfrifol am secretu suddion gastrig. Pan fydd *bwyd* yn mynd i mewn i'r *geg*, a phan fydd bwyd yn mynd i mewn i'r stumog, bydd sudd gastrig yn cael ei gynhyrchu gan y stumog. Mae sudd gastrig yn cynnwys:

- asid hydroclorig – sy'n gweithredu fel antiseptig, yn lladd *bacteria* ac yn hybu gweithrediad yr *ensymau*, pepsin a rennin
- pepsin – yr ensym sy'n gyfrifol am dreulio proteinau drwy eu torri i lawr yn beptidau
- rennin – yr ensym sy'n gyfrifol am geulo llaeth.

(Gweler *treuliad*.)

chwarennau parathyroid: mae pedair chwarren o'r fath yn gorwedd yn y thyroid, dwy ym mhob llabed. Maent yn secretu *hormon* a elwir yn hormon parathyroid. Yr hormon hwn sy'n rheoli lefel y calsiwm yn y gwaed. (Gweler *system endocrin*.)

chwarennau poer: y rhain sy'n gyfrifol am secretu poer i'r geg. Mae poer yn paratoi bwyd i gael ei *dreulio*. Pryd bynnag y bydd bwyd yn cael ei arogli neu ei flasu caiff poer ei dywallt i'r geg. Mae'n cael ei gymysgu gyda'r bwyd ac mae'n cynorthwyo gyda'r treulio. Dŵr yw tua 95 y cant o'i gynnwys. Mae hefyd yn cynnwys mwcws iro a'r ensym amylas poerol, sy'n troi stars wedi ei goginio yn faltos (sy'n siwgr deusacarid).

Chwarennau poer

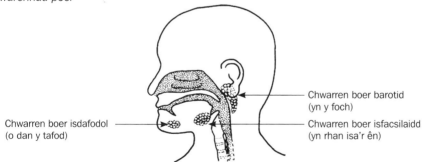

Chwarren boer barotid (yn y foch)

Chwarren boer isdafodol (o dan y tafod)

Chwarren boer isfacsilaidd (yn rhan isa'r ên)

chwarren bitẅidol: *chwarren* fechan wedi ei lleoli wrth fôn yr *ymennydd*. Mae hi wedi ei chysylltu â'r hypothalamws â choesyn bychan. Gelwir hi'r 'chwarren feistr' oherwydd bod ei secretiadau yn effeithio ar swyddogaethau'r holl chwarennau endocrin eraill. Mae ganddi ddwy labed:

- y llabed flaen – sy'n cynhyrchu'r hormon tyfu, hormon symbylu ffoliglau prolactin, a hormon symbylu thyroid, hormon adrenocorticotropig, ACTH (gweler *system endocrin*).
- y llabed ôl – sy'n cynhyrchu hormon gwrthdroethol ac ocsitosin.

chwarren thyroid: *chwarren* yn y gwddf, yn agos i ran isaf y laryncs lle y mae'n cwrdd â'r tracea. Mae'n cynhyrchu *hormon* o'r enw thyrocsin sy'n rheoli *cyfradd metabolaeth* y corff. Dyma gyfradd rhyddhau egni y corff ac y mae'n dylanwadu'n uniongyrchol ar lefel gweithgaredd y corff.

Thyroid gorweithredol a thanweithredol

Thyroid gorweithredol	Thyroid tanweithredol
cynnydd yn y gyfradd metabolaeth	lleihad yn y gyfradd metabolaeth
tymheredd uchel/chwysu	tymheredd y corff yn isel
niwed i'r galon, pỳls cyflym	cyfradd pỳls isel, ennill pwysau
colli pwysau, cynnydd yn yr archwaeth am fwyd	newidiadau yn y gwallt a'r croen
chwyddo y tu ôl i'r llygaid	twf corachaidd
y chwarren thyroid yn chwyddo	

chwydu: gweithred atgyrch lle mae'r stumog yn bwrw allan ei chynnwys drwy'r geg. Mae chwydu yn cael ei reoli gan ganolfan yn yr ymennydd. Gall chwydu ddigwydd oherwydd:

● haint ar y stumog
● llid ar leinin y stumog
● salwch teithio
● meigryn/cur pen
● anhwylderau ar y glust fewnol
● peri iddo ddigwydd eich hun (e.e. mewn *bwlimia*)
● rhwystr yn y bibell gastroberfeddol.

chwythu'r chwiban: ffordd y mae problemau ac anawsterau y tu mewn i sefydliadau yn cael cyhoeddusrwydd gan unigolyn sy'n gweithio iddynt. Cafodd chwythu'r chwiban ei nodi yn *Adroddiad Pwyllgor Nolan 1997*. (Gweler *Deddf Datgelu er Lles y Cyhoedd 1998*.)

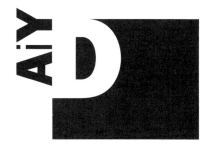

dadamineiddio: y broses o ddadelfennu yr asidau amino sydd dros ben i gynhyrchu wrea.

dadansoddi cynnwys: dull ymchwil. Mae ymchwilwyr yn diffinio set o gategorïau ac yna'n dosbarthu gwahanol ddefnyddiau yn nhermau amlder eu hymddangosiad yn y gwahanol gategorïau hynny. Mae dadansoddi cynnwys yn golygu astudiaeth systematig o wahanol fathau o ddefnyddiau megis adroddiadau'r llywodraeth, ffotograffau a bywgraffiadau sy'n berthnasol i'r materion sy'n ffurfio'r themâu neu'r categorïau cyffredin mewn perthynas â'r *ymchwil*. Er enghraifft, fe allai ymchwil i *gam-drin plant* sy'n defnyddio dadansoddi cynnwys ystyried categorïau fel *hil*, *dosbarth*, a *rhyw* y person. Yn y ffordd hon fe fyddai'r ymchwilydd yn gallu penderfynu ar y gwahanol fathau o dramgwyddwyr neu gamdrinwyr plant a manylion y plentyn a'u cefndir.

dadansoddi data: y dulliau a ddefnyddir i archwilio data sydd wedi eu casglu gan ymchwilydd. Weithiau bydd y canlyniadau yn cael eu cymharu â gwaith ymchwil arall.

dadansoddi delweddau: *dull ymchwil* a ddefnyddir ym maes hybu iechyd i ddarganfod agweddau'r gynulleidfa neu'r grŵp targed tuag at y mater iechyd dan sylw. Mae *holiadur* yn cael ei lunio i gasglu tystiolaeth sy'n gallu cynnwys:

- ymwybyddiaeth o'r pwnc sy'n cael ei drafod neu ei gyflwyno
- agweddau tuag at y pwnc
- yr arfer.

daliadau: meddyliau, teimladau, *agweddau* a *gwerthoedd* sy'n caniatáu i rywun uniaethu â'r byd maent yn byw ynddo. Efallai bod gan ddaliadau arwyddocâd crefyddol neu beidio, ond maent yn mynegi hunaniaeth person a sut maent yn byw eu bywydau. Mewn iechyd a gofal cymdeithasol dylai daliadau'r cleient gael eu parchu bob amser hyd yn oed os ydynt yn gwrthdaro â daliadau'r *gofalwr*. Efallai y dewch ar draws dilemâu moesegol pan fydd daliadau crefyddol yn gwahardd ymyrraeth feddygol angenrheidiol e.e. trallwysiad gwaed (Gweler *crefydd*.)

dall a rhannol ddall: gweler *namau ar y golwg*.

damcaniaethau datblygiad: damcaniaethau sy'n ceisio esbonio a disgrifio datblygiad dynol. Mae damcaniaethwyr yn gwahaniaethu o ran y pwyslais a roddir ganddynt ar gyfnod arbennig mewn datblygiad. Dyma rai o'r damcaniaethau a astudir mewn Iechyd a Gofal Cymdeithasol:

- safbwyntiau genetig a biolegol (e.e. *Gesell*, *Sheridan*)
- pwysigrwydd profiad cynnar a chyfnodau datblygiad (e.e. *Freud*, *Erikson*, *Bowlby*)
- effaith yr amgylchedd a gwadu pwysigrwydd cyfnodau (e.e. *Skinner*, *Pavlov*, *Bandura*)
- y rhyngweithio rhwng dylanwadau cymdeithasol – lluniadaeth gymdeithasol (e.e. *Vygotsky*, *Bruner*)
- cyfnodau a'r amgylchedd (e.e. *theori Piaget*).

damwain: anaf nad oes modd ei ragweld sy'n effeithio ar rywun ar unrhyw adeg ac sy'n gallu bod angen triniaeth feddygol. Mae grwpiau o bobl sydd mewn mwy o berygl o gael damweiniau na'i gilydd:

- plant ifanc – am eu bod yn llai ymwybodol o berygl
- pobl anabl – am fod namau gwahanol yn arwain at fod yn hawdd eu hanafu
- pobl hŷn – oherwydd dirywiad mewn symudedd neu ymwybyddiaeth feddyliol

Gall unrhyw unigolyn fod mewn perygl ar adegau arbennig, er enghraifft, gall oedolyn prysur adael i blentyn bach grwydro i'r ardd lle mae pwll pysgod. Nid oes gan y plentyn synnwyr o berygl ond mae'n llawn chwilfrydedd am y pysgodyn aur yn y pwll. Efallai y bydd y plentyn yn plygu drosodd ac yn syrthio i'r pwll a bod mewn perygl o foddi mewn eiliadau. Dylai pob damwain mewn lleoliad gofal gael eu cofnodi mewn llyfr damweiniau. Nodir damweiniau yn y targedau iechyd cenedlaethol.

damwain serebro-fasgwlaidd neu strôc: effaith ymyriad difrifol ar y cyflenwad o waed i'r *ymennydd*. Fe all gael ei achosi gan dolchen neu gan rwygo wal *rhydweli*. Mae'r effeithiau eu hunain yn amrywio yn ôl y rhan o'r ymennydd a gafodd ei heffeithio. Mae niwed i ochr dde'r serebelwm, er enghraifft, yn gallu golygu colli teimlad neu *barlys* yn ochr chwith y corff.

damweiniau ac argyfwng: adran arbennig mewn ysbyty sy'n ymdrin â damweiniau a salwch brys; gelwir weithiau'n 'Adran Ddamweiniau' neu 'ward ddamweiniau'.

dannedd: defnyddir i dorri bwyd i fyny yn y geg i'w wneud yn haws i'w lyncu. Mae pedwar gwahanol fath o ddannedd:

- blaenddannedd – a geir ym mlaen y geg. Mae gan y dannedd hyn ymylon tebyg i gŷn ar gyfer cnoi
- dannedd llygad – yn bigfain fel bod modd eu defnyddio i rwygo i ffwrdd ddarnau o fwyd
- gogilddannedd – sydd ag arwyneb mwy gwastad ac a ddefnyddir i falu bwyd yn ddarnau mân
- cilddannedd – yn debyg i ogilddannedd ond yn fwy; yn gyffredinol, bydd gan y cilddannedd uchaf dri gwreiddyn, a'r rhai isaf dim ond dau, tra bo gan y dannedd eraill un gwreiddyn.

Mae dannedd yn datblygu ar unrhyw adeg yn ystod dwy flynedd cyntaf bywyd. Gelwir y set gyntaf o ddannedd yn ddannedd 'sugno' neu'n ddannedd 'cyntaf'. Maent yn dechrau ymddangos fel arfer pan fydd y plentyn yn ychydig fisoedd o oed. Ceir 20 o ddannedd sugno, deg yr un yn yr ên isaf a'r ên uchaf, pedwar blaenddant, dau ddant llygad a phedwar cilddant. Byddant wedi eu ffurfio'n llwyr fel arfer erbyn tair blwydd oed. Rhwng pump a chwe blwydd oed mae'r dannedd hyn yn dechrau syrthio allan wrth i rai parhaol ddod drwodd. Mae 32 o ddannedd parhaol, 16 yr un yn yr ên isaf a'r ên uchaf. Mae'r rhain yn cynnwys dau flaenddant, dau ddant llygad, dau ogilddant a thri childdant ar bob ochr o'r geg.

Dylid gofalu am ddannedd cyn gynted ag y byddant yn torri drwy'r deintgig, felly dylai babanod gael eu dannedd wedi eu glanhau gyda brwsh dannedd meddal. Dylid annog plant bach i ddefnyddio brwsh dannedd i sugno arno a'i gnoi ac i wylio eu brodyr a'u chwiorydd hŷn a'u rhieni yn glanhau eu dannedd. O oed ifanc dylid arfer â glanhau'r dannedd yn y bore a'r peth diwethaf yn y nos. Fe fydd *diet cytbwys* yn llesol o ran ffurfio dannedd iach ac atal pydredd. Mae *calsiwm*, *fitaminau* a thorri i lawr ar siwgr yn llesol at ddannedd iach gan helpu i rwystro asid rhag ffurfio ar enamel y dannedd. Mae'n hysbys fod bacteria yn bwydo ar siwgr ac yn cynhyrchu asid sy'n pydru dannedd. Mae'r asid hwn yn gallu treiddio i'r deintgig ac achosi pydredd hyd yn oed cyn i'r dannedd ddod drwodd. Oherwydd hyn dylid rhoi diodydd gyda llai o siwgr ynddynt i blant bach. Gall *fflworid* yn y cyflenwad dŵr hefyd gryfhau enamel y dannedd ac atal pydru. Mae fflworid mewn past dannedd yn ogystal. Mae ymweld yn rheolaidd â'r deintydd yn bwysig fel y gellir trin dannedd yn gynnar, os oes angen. Mae hylendid dannedd yn hanfodol wrth ofalu am bobl gan fod dannedd sy'n pydru yn gallu achosi teimlad cyffredinol o afiechyd ac anadl ddrewllyd. Gall cnoi gwael olygu poen yn y deintgig a phydredd. Fe ddylai gofalwyr iechyd sicrhau, fel rhan o ofal corfforol eu cleientiaid, bod ceg a dannedd y cleient yn cael eu harchwilio yn ddyddiol ac y rhoddir help os bydd ei angen i lanhau dannedd ac i gadw'r geg yn iach.

Dant

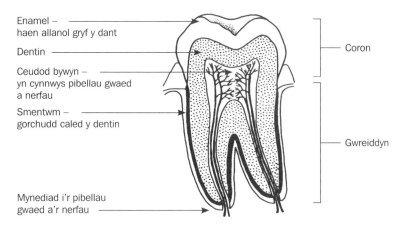

Enamel – haen allanol gryf y dant

Dentin

Ceudod bywyn – yn cynnwys pibellau gwaed a nerfau

Smentwm – gorchudd caled y dentin

Mynediad i'r pibellau gwaed a'r nerfau

Coron

Gwreiddyn

darpariaeth iechyd Gogledd Iwerddon: mae gwasanaethau iechyd y dalaith dan reolaeth y Gweinidog Iechyd sy'n aelod o'r Gweithgor sydd gan Gynulliad Gogledd Iwerddon, corff a etholwyd gyntaf yn 1998.

darpariaeth lles: darparu iechyd a gofal cymdeithasol i bawb mewn angen; darpariaeth gyffredinol. (Gweler *cyffredinoliaeth*.)

darpariaeth o dan 5: cyfleusterau gofal dydd sydd ar gael i blant ifanc o dan bump oed. Maent yn cynnwys meithrinfeydd dydd, gofalwyr plant, ysgolion meithrin, dosbarthiadau meithrin mewn ysgolion cynradd, mamaethod, canolfannau teulu a grwpiau chwarae. O dan Ddeddf Plant 2004 mae'r gyfraith yn mynnu bod awdurdodau lleol yn sicrhau bod darpariaeth o dan 5 oed ddigonol ar gael.

data: ffeithiau a gwybodaeth a gesglir gan ymchwilydd wrth wneud astudiaeth. Gall data fod yn ansoddol neu'n feintiol. Mae data ansoddol yn ddisgrifiadol ac yn aml mae ynghylch agweddau, credoau neu deimladau. Mae data meintiol yn fesuradwy ac yn cael eu mynegi ar ffurf rhifau.

data ansoddol: gwybodaeth na ellir ei chofnodi yn rhifiadol. Mae'r *data* a gesglir yn gysylltiedig â barn, safbwyntiau a *gwerthoedd* yr atebydd. Mae data ansoddol yn cael eu casglu fel arfer drwy gyfrwng *cyfweliadau*. Gallant hefyd gael eu casglu mewn ffyrdd eraill, e.e. o ffynonellau *gwybodaeth* eilaidd, megis gwerslyfrau neu ddogfennau ymchwil.

data bywgraffyddol ac iechyd: *gwybodaeth* a gesglir wrth *asesu* claf neu gleient am y tro cyntaf. Dyma ran gyntaf y broses dderbyn pan fyddant yn mynd i ofal ysbyty neu ofal yn y gymuned. Ymysg y manylion a gesglir y mae:

- enw, cyfeiriad, rhif ffôn, aelodau'r teulu, perthynas agosaf, dyddiad geni, a chrefydd.
- hanes iechyd – unrhyw afiechyd neu gyflyrau etifeddol, triniaethau blaenorol, gan gynnwys llawdriniaethau, triniaeth gyda chyffuriau neu unrhyw therapi arall neu fynediad blaenorol i'r ysbyty

A B C Ch **D** Dd E F Ff G Ng H I L Ll M N O P Ph R Rh S T Th U W Y

- alergedd at fwydydd, defnyddiau neu gyffuriau penodol

- termau gwahanol ar gyfer eitemau neu dasgau dyddiol. Gyda phlant mae'n bwysig dod o hyd i'w hoffterau, anhoffterau, eu hoff degan, a oes ganddynt enw arbennig ar rywun neu rywbeth sy'n bwysig ganddynt. Er enghraifft, mae gan rai plant enw arbennig am fynd i'r tŷ bach

- anableddau – sgiliau byw bob dydd y claf, sut maent yn dod i ben â gweithgareddau bob dydd, faint yw lefel eu dibyniaeth/annibyniaeth (gweler *gweithgareddau byw bob dydd*).

data meintiol: *gwybodaeth* y gellir ei chasglu'n rhifiadol. Fe gofnodir y *data* ar ffurf graffiau a *siartiau*.

data morbidrwydd: y wybodaeth a gesglir ynghylch salwch, y math o salwch, ei natur a'i ymlediad ymhlith y boblogaeth. Mae'n cael ei fesur fel arfer yn ôl nifer y cleifion mewn *ysbyty* ac ymgynghoriadau *meddygon/cleifion*. Mae ystadegau yn ymdrin ag amser i ffwrdd o waith o ganlyniad i salwch a *data* salwch hunan-gyflwynedig yn cael eu casglu ar gyfer arolygon iechyd.

data tablaidd: dull sy'n defnyddio tablau i ddangos data rhifyddol cymhleth. Dylai tabl fod mor syml a diamwys â phosibl. Defnyddir tablau er mwyn:

- dangos patrwm eglur yn y ffigurau

- crynhoi'r ffigurau

- darparu gwybodaeth

- cyflwyno data a gasglwyd yn drefnus.

Dylai pob tabl:

- fod â theitl

- gynnwys ffynhonnell y data

- fod â phenawdau i'r colofnau a'r rhesi sydd mor fyr ag y bo modd ond wedi'u marcio'n glir

- fod ag unedau mesur sydd wedi eu henwi

- fod â setiau o ddata ar gyfer eu cymharu â'i gilydd

- esbonio mewn troednodiadau y brasamcanion sydd wedi eu cynnwys a'r data sydd wedi eu gadael allan.

datblygiad cyn-geni: twf y baban heb ei eni sy'n digwydd yng nghroth y fam. Tri chyfnod datblygiad cyn-geni yw:

Cyfnod	Datblygiad cyn-geni
1 Cenhedlol	Yn dilyn ffrwythloniad, ceir cellraniad cyflym
2 Embryonig	Mae prif systemau ac organau'r corff yn dechrau datblygu a ffurfio
3 Ffoetws	Mae celloedd yr esgyrn yn ymddangos gyda thwf a newidiadau cyflym o ran ffurf y corff

datblygiad deallusol neu ddatblygiad gwybyddol: datblygiad y rhannau o'r *ymennydd* sy'n gyfrifol am ddatrys problemau, rhesymu, cofio a deall. Yn ystod plentyndod mae'r ymennydd yn tyfu'n gyflym. Erbyn chwe blwydd oed mae eisoes wedi cyrraedd 90 y cant o'r pwysau mewn oedolyn. Yn ystod saith mlynedd cyntaf eu bywyd, bydd plant yn dysgu yn gyflym am y byd o'u cwmpas. (Gweler *datblygiad gwybyddol*, *twf a datblygiad dynol*.)

datblygiad dynol: gellir edrych arno yn nhermau cyfnodau sy'n cynnwys babandod, plentyndod, *llencyndod* ac oedran gŵr/gwraig.

datblygiad echddygol: datblygiad y *cyhyrau* mawr a'r cyhyrau mân a geir yn y corff. (Gweler *sgiliau echddygol*.)

datblygiad emosiynol: Gweler *twf a datblygiad dynol*.

datblygiad gwybyddol: datblygiad systemau meddwl unigolyn sy'n gysylltiedig â datrys problemau a rhesymu. Mae hyn yn arbennig o bwysig i blant fel rhan o'u dysgu, eu *datblygiad deallusol* a'u *datblygiad iaith*.

datblygiad iaith: y ffordd y mae baban neu blentyn ifanc yn dysgu cyfathrebu drwy synau a seiniau ailadroddus. Mae'r rhain yn datblygu'n araf yn eiriau.

Camau datblygiad iaith

Oed	Datblygiad iaith
1 – 6 mis	Crïo pan fydd eisiau bwyd neu'n anesmwyth. Troi wyneb at y seiniau ac yn dychryn gyda synau sydyn. Gwneud synau cŵan. Baldorddi ac ymateb i sŵn y llais
6 – 9 mis	Baldorddi a dechrau dynwared synau. Baldorddi bellach yn debyg o fod wedi ei gysylltu ag iaith oedolion, rhieni neu roddwyr gofal sylfaenol cyfarwydd. Yn yr oed hwn, bydd y baban yn gweiddi, a gwneud synau er mwyn cael sylw.
9 – 12 mis	Dynwared synau geiriau a dechrau rhoi'r synau hyn at ei gilydd. Mae gan y synau geiriau hyn donau gwahanol fel sgwrs. Gelwir hyn yn jargon. Deall cyfarwyddiadau syml fel 'rho fe i fi' a geiriau syml fel 'cwpan, cwac-cwac'. Gallu pwyntio at bethau
12 – 15 mis	Dal i ddefnyddio jargon. Gallu defnyddio 2-6 o eiriau ond yn deall llawer o rai eraill
15 – 18 mis	Gallu dweud 6-20 o eiriau a phwyntio at luniau mewn llyfr neu ar y wal. Adleisio geiriau sy'n cael eu dweud gan eraill. 'Ecolalia' yw'r enw ar hyn. Ar y cam hwn maent yn ymuno mewn caneuon a rhigymau
18 mis – 2 flwydd	Gallu dweud tua 50 o eiriau ond yn deall llawer mwy. Bellach yn gallu rhoi dau air at ei gilydd ac ufuddhau i orchmynion syml
2 – 3 blwydd	Yn dweud mwy o eiriau yn cynnwys lluosogion a rhagenwau. Gallu deall beth sy'n cael ei ddweud ac ymuno mewn sgyrsiau syml. Mwynhau caneuon a rhigymau a straeon
3 – 4 blwydd	Geiriau a geirfa wrthi'n datblygu. Weithiau ceir anhawster gydag ynganu. Holi'r cwestiwn 'Pam' sawl gwaith y dydd. Gwybod ei enw a'i oed
4 – 5 mlwydd	Defnydd mwy datblygedig ar lefaru cywir

Mae gan blant allu cynhenid (wedi eu geni ag ef) i ddysgu siarad. Yr enw ar y gallu hwn yw dyfais caffael iaith.

datblygiad plant: gweler *twf a datblygiad*.

Datganiad Cyffredinol o Hawliau Dynol: datganiad o'r hawliau mae gan bob unigolyn yn y byd yr hawl iddynt. Mabwysiadwyd ef gan Gynulliad Cyffredinol y Cenhedloedd Unedig ar 10 Rhagfyr 1948. Mae rhannau o'r datganiad sydd a wnelont yn benodol ag iechyd a gofal cymdeithasol yn cynnwys:

- Erthygl 1 – mae pob bod dynol yn cael ei enwi'n rhydd a chyfartal o ran urddas a hawliau. Maent wedi'u cynysgaeddu gyda rheswm a chydwybod a dylent weithredu tuag at ei gilydd mewn ysbryd o frawdgarwch

- Erthygl 2 – mae gan bawb yr hawl i bob hawl a rhyddid sydd wedi eu gosod yn y datganiad hwn, heb wahaniaethiad o unrhyw fath, megis *hil*, lliw, rhyw, iaith, crefydd, barn wleidyddol neu fel arall, tarddiad cenedlaethol neu gymdeithasol, eiddo, genedigaeth neu statws arall.

- Erthygl 23 – mae gan bawb yr hawl i gael gwaith, i ddewis rhydd ar gyflogaeth, i amodau gwaith teg a ffafriol ac amddiffyn rhag *diweithdra*

- Erthygl 23 – mae gan bawb heb unrhyw wahaniaethiad yr hawl i dâl cyfartal am waith cyfartal.

datgeliad yw datgelu gwybodaeth i berson arall. Mae'n digwydd pan fydd *cleient* yn sôn wrth rywun arall fod cam-drin wedi bod. Er enghraifft, mewn *cyfweliad* gyda gweithiwr gofal plant

A B C Ch **D** Dd E F Ff G Ng H I L Ll M N O P Ph R Rh S T Th U W Y

99

proffesiynol, fe allai plentyn ddweud eu bod wedi cael eu cam-drin. Gall datgeliad beri gofid arbennig pan fydd tad neu ffrind i'r teulu neu berthynas yn rhan o'r cam-drin.

deallusrwydd: term sy'n disgrifio gallu meddyliol rhywun. Mae hwn yn cael ei brofi er mwyn gweld beth yw lefel cyniferydd deallusrwydd (IQ) unigolyn. Mae deallusrwydd yn cael ei effeithio gan etifeddiaeth enetig a elwir yn natur a gan y cyfleoedd a geir yn amgylchedd y plentyn, a elwir yn fagwraeth.

Deddf Adferiad Troseddwyr 1974: Deddf Seneddol sy'n caniatáu, mewn rhai amgylchiadau, i ddedfryd troseddwyr fod 'wedi ei threulio', h.y. nad oes angen datgelu'r euogfarn wrth geisio am swyddi. Serch hynny, wrth geisio am waith mewn swyddi gofal arbennig mewn asiantaethau preifat, statudol neu wirfoddol, yn enwedig y rhai hynny sy'n ymwneud â phlant, mae'n rhaid datgelu pob euogfarn. (Gweler *Deddf Troseddwyr Rhyw 2003*.) Mae'r math o euogfarn a all fod 'wedi ei threulio' a'r cyfyngderau amser perthnasol yn gwahaniaethu yn ôl y drosedd a'r ddedfryd a roddwyd i'r troseddwr. Mae'r ddeddfwriaeth yn ceisio diddymu '*gwahaniaethu* oherwydd troseddau blaenorol'.

Deddf Addysg 1944: Deddf Seneddol a oedd yn cyflwyno gofyniad statudol ar gyfer *addysg* uwchradd. Cynlluniwyd tri math o ysgol uwchradd i ddarparu ar gyfer anghenion disgyblion o 11 mlwydd oed yn ôl eu hoed, eu doniau a'u gallu. Roedd yr *ysgolion* i gynnig addysg briodol i dri grŵp gwahanol o blant. Dyma oedd y mathau o ysgolion:

* ysgolion uwchradd gramadeg – wedi eu cynllunio ar gyfer yr 20 y cant uchaf o blant y credid y byddent yn elwa ar addysg 'academaidd' (un rhyw neu gymysg)
* ysgolion uwchradd technegol – wedi eu cynllunio ar gyfer plant gyda galluoedd ymarferol yn bennaf y credid y byddent yn mynd yn dechnegwyr neu'n weithwyr sgilgar. Yn ymarferol, cymharol ychydig o'r ysgolion hyn a adeiladwyd, yn bennaf oherwydd y gost o roi offer ynddynt.
* ysgolion uwchradd modern – math cwbl newydd o ysgolion wedi eu cynllunio ar gyfer plant gyda galluoedd ymarferol a fyddai'n mynd yn weithwyr corfforol lled fedrus a di-grefft (un rhyw neu gymysg).

O dan delerau'r Ddeddf, roedd plant yn cael eu dewis ar gyfer y math o ysgol a oedd fwyaf addas iddynt yn unol â'u gallu, a hwnnw'n cael ei fesur gan eu perfformiad mewn arholiad i'w sefyll pan oeddent dros 11 oed.

Deddf Addysg 1997: Deddf Seneddol a oedd yn diwygio'r ddeddfwriaeth ynghylch ysgolion ac addysg bellach yng Nghymru a Lloegr. Roedd a wnelo hi â gwneud darpariaeth ar gyfer arolygu'r dyfarnu ar gymwysterau academaidd a gyrfaol allanol yng Nghymru, Lloegr a Gogledd Iwerddon. Roedd y meysydd addysg a ddiwygiwyd yn cynnwys y canlynol:

* y cynllun cymorth lleoedd – ymestyn y cynllun i gynnwys ysgolion cynradd ac uwchradd
* *disgyblaeth* mewn ysgolion – y cyfrifoldeb dros ddisgyblaeth mewn ysgolion, grymoedd i rwystro disgyblion, atal disgyblion, a'u heithrio o ysgolion.
* asesiadau gwaelodlin a pherfformiad disgyblion – mabwysiadau cynllun ac asesu disgyblion yn unol â'r cynllun hwnnw
* sefydlu a rôl yr Awdurdod Cymwysterau a Chwricwlwm yng Nghymru a Lloegr
* arolygwyr ysgolion
* addysg a chyfarwyddyd gyrfaoedd. (LlEM 1997)

Deddf Anghenion Addysgol Arbennig ac Anabledd 2001: Deddf Seneddol a ddiwygiodd Deddf Addysg 1997 o ran plant ag *anghenion addysgol arbennig* a'u hawliau. Fe atgyfnerthodd hawliau plant gydag anghenion addysgol arbennig i gael eu haddysgu mewn ysgolion yn y brif ffrwd. Mae hefyd yn amddiffyn plant rhag gwahaniaethu ar sail anabledd mewn ysgolion a sefydliadau addysgol eraill.

Deddf Cefnogi Plant 1991: Deddf Seneddol a basiwyd yn 1991 ac a ddaeth i rym yn Ebrill 1993. Roedd yn creu system fudd-daliadau plant newydd wedi ei chynllunio i gymryd lle'r gweithdrefnau oedd ohoni. Roedd cynhaliaeth plant yn cael ei hasesu drwy ddefnyddio fformiwla gyda rheolau a symiau set, yn hytrach na chael ei gadael i fformiwla gyfnewidiadwy a ddilynid gan yr Adran Nawdd Cymdeithasol, gan berthnasau dibynadwy, neu yn ôl disgresiwn y llysoedd. O hyn allan roedd cynhaliaeth yn cael ei hasesu gan yr *Asiantaeth Cefnogi Plant*. Cafodd y Ddeddf Cefnogi Plant ei newid yn 1995 i ddarparu ar gyfer cynhaliaeth cynnal plant a chynhaliaeth arall ac i ddarparu ar gyfer bonws cynhaliaeth plant h.y. darpariaeth ar gyfer talu gan yr Ysgrifennydd Gwladol dan rai amgylchiadau.

Deddf Comisiynydd Plant yng Nghymru 2001: Deddf Seneddol sy'n estyn pwerau i Gomisiynydd Plant. Rôl y Comisiynydd yw diogelu a hybu hawliau a lles plant. Fe olyga hyn gynrychioli hawliau a lles plant yng Nghymru yn y Cynulliad. (Gweler *Plant yng Nghymru*.)

Deddf Cyfiawnder Troseddol a Threfn Gyhoeddus 1994: Deddf Seneddol a gyflwynwyd i atgyfnerthu materion yn ymwneud â Chyfraith a Threfn. Roedd y materion hyn yn cynnwys:

- troseddwyr ifanc – adolygu *deddfwriaeth* o safbwynt gorchmynion hyfforddi diogel, dedfrydau o garchar, lleoedd preswyl diogel, arestiad ac ataliad pobl ifanc gan yr *heddlu*

- mechnïaeth – adolygu Deddf Mechnïaeth 1976 gyda diwygiadau mechnïaeth i'r rhai sydd wedi eu cyhuddo o lofruddiaeth neu sy'n troseddu ar fechnïaeth, a phwerau'r heddlu i ganiatáu mechnïaeth amodol

- Llys Cyfiawnder (h.y. tystiolaeth a dull gweithredu'r llys) adolygu'r ffordd y byddir yn edrych ar dystiolaeth mewn perthynas â phriodoliadau ar gymeriad neu gyfnerthiad, dwyn casgliadau oherwydd bod y person a gyhuddir yn cadw'n ddistaw, rheithgorau, pwerau llysoedd ynadon, dedfrydu, cyhoeddi adroddiadau, tystiolaeth plant, bygythion ac apeliadau troseddol

- pwerau'r heddlu – adolygu Deddf yr Heddlu a Thystiolaeth Droseddol 1984 a phwerau'r heddlu i gymryd samplau o'r corff ac i 'stopio a chwilio'

- Y Drefn Gyhoeddus – adolygu'r ddeddfwriaeth o safbwynt tresmasu gan grwpiau mawr megis y rhai sy'n cymryd rhan mewn refiau, sgwatiau a gwersylloedd

- atal terfysgaeth – estyn y ffordd y mae'r Llysoedd a'r heddlu yn delio â materion yn ymwneud â therfysgaeth

- anlladrwydd, *pornograffi* a recordiadau fideo – adolygu a diweddaru'r gyfraith mewn perthynas â chyhoeddiadau anllad a ffotograffau anweddus o blant, recordiadau fideo, galwadau ffôn sy'n anweddus, yn ymosodol neu'n aflonyddu ar bobl

- gwasanaethau carchar

- troseddau rhywiol – adolygu'r gweithredoedd o *drais rhywiol*, sodomiaeth, cyfunrhywiaeth a chosbau diwygiedig ar gyfer y troseddau hyn

Y mae rhai agweddau o'r Ddeddf hon hefyd yn berthnasol i'r Alban a Gogledd Iwerddon megis carchardai a hebryngwyr carcharorion. Yn yr Alban, mae'n diwygio'r Ddeddf Carcharorion ac Achosion Troseddol (Yr Alban) 1993 (LlEM 1994).

Deddf (Cyfleoedd Cyfartal) Gofalwyr 2004: daeth y ddeddf hon i rym yng Nghymru a Lloegr yn Ebrill 2005. Mae hi'n rhoi hawliau newydd i ofalwyr gael gwybodaeth. Mae Adran 1 y Ddeddf yn gosod dyletswydd ar awdurdodau lleol i hysbysu gofalwyr o'u hawl i gael Asesiad Gofalwr sy'n sicrhau bod gwaith, dysgu gydol oes a hamdden yn cael eu hystyried pan asesir y

A B C Ch **D** Dd E F Ff G Ng H I L Ll M N O P Ph R Rh S T Th U W Y gofalwr. Mae Adran 2 yn mynnu bod yn rhaid ystyried wrth lunio Asesiad Gofalwr a yw'r gofalwr mewn gwaith neu am weithio, unrhyw gwrs mae'r gofalwr arno neu am ei ddilyn, ac unrhyw weithgaredd hamdden sydd gan y gofalwr neu mae'n dymuno ymgymryd ag ef. Mae'r Ddeddf yn rhoi grymoedd i awdurdodau lleol fynnu cymorth gan awdurdodau tai, iechyd ac addysg ac awdurdodau lleol eraill wrth ddarparu cefnogaeth i ofalwyr. Mae Adran 3 yn datgan os bydd awdurdod lleol yn gwneud cais i unrhyw awdurdod arall gynllunio gwasanaethau fod yn rhaid i'r awdurdod hwnnw roi ystyriaeth briodol i'r cyfryw gais.

Deddf Cyflogaeth Deg 1989: gweler *Comisiwn Cyflogaeth Deg*.

Deddf Cyflogau Cyfartal 1970 a Deddf (Gwelliant) Cyflogau Cyfartal 1983: deddfau seneddol oedd â'r nod o ddileu *gwahaniaethu* rhwng dynion a menywod o ran y tâl ar gyfer gwaith o'r un gwerth ac amodau cytundebol. Roedd deddfwriaeth 1983 yn cysoni Prydain â'r Cyfarwyddyd Ewropeaidd ar gyflog cyfartal am waith cyfartal. Pasiwyd rheoliadau newydd yn 2003.

Deddf Datgelu er Lles y Cyhoedd 1998: Deddf Seneddol sy'n rhoi amddiffyniad statudol yn erbyn erledigaeth i unrhyw weithiwr sy'n sôn wrth gyflogwr am bryderon dilys ynglŷn ag arferion gwaith gweithiwr arall. Yn ôl y ddeddf, caniateir datgeliad pan fyddir yn cwrdd ag amodau penodol yn unig. (Gweler *chwythu'r chwiban* ac *Adroddiad Pwyllgor Nolan 1997*.)

Deddf Diwygio Addysg 1981: Deddf Seneddol a oedd yn cyflwyno diwygiadau. Roedd y rhain yn cynnwys adolygiad o blant gydag anghenion arbennig yn dilyn *Adroddiad Warnock*. (Gweler *anghenion addysgol arbennig, gwneud datganiadau*.)

Deddf Diwygio Addysg 1988: Deddf Seneddol a oedd yn cyflwyno diwygiadau addysgol. Yn eu mysg roedd:

- *cwricwlwm cenedlaethol* i blant o oedran ysgol gorfodol yn y sector a gynhelir ar y cyd â phrofion wedi'u safoni (TASau)
- rheolaeth leol ar ysgolion (RhLY), gyda'r penaethiaid a'r llywodraethwyr yn cael mwy o reolaeth dros gyllideb eu hysgol
- caniatâd i ysgolion fod â chofrestr agored
- cynllun yn caniatáu i ysgolion ddewis gadael rheolaeth yr *awdurdod lleol* a chael statws cynhaliaeth gan grant
- dileu Awdurdod Addysg Canol Llundain (ILEA). (LIEM 1988)

Deddf GIG a Gofal yn y Gymuned 1990: Deddf Seneddol yn dilyn y papur gwyn 'Gofalu am Bobl' 1988 a oedd yn cyflwyno diwygiadau ar y *GIG* a'r gwasanaethau gofal cymdeithasol. Mae'r prif feysydd mae'r Ddeddf yn ymdrin â hwy yn cynnwys:

- cynlluniau gofal cymuned awdurdodau lleol
- asesu a rheoli gofal
- pwrcasu, darparu, cytundebu a chyflwyno'r farchnad fewnol
- *Meddygon Teulu* sy'n gyfrifol am gyllid
- Diwygiadau gofal yn y gymuned
- Diwygiadau i'r GIG

(LIEM 1990)

Mae'r diwygiadau mwyaf diweddar gan y llywodraeth ar y GIG wedi diwygio neu ddisodli rhai o'r argymhellion hyn.

Deddf Gofal Cychwynnol 1997 (Gwasanaeth Iechyd Gwladol): Deddf Seneddol sy'n adolygu'r ffyrdd y byddir yn darparu gofal cychwynnol. Roedd y ddeddf yn gwneud argymhellion mewn perthynas â:

- gwasanaethau meddygol a deintyddol personol
- gwasanaethau fferyllol ac offthalmoleg
- cytundebau'r *GIG*
- practisiau meddygol.

(LIEM 1997)

Deddf Gofal yn y Gymuned (Cartrefi Preswyl) 1998: Deddf Seneddol sy'n rhoi'r hawl i bobl oedrannus gael cyfalaf o £20,750. Mae'n rhaid i Awdurdodau Lleol ddechrau talu costau preswyl pan fydd cyfalaf yn dechrau syrthio o dan y swm hwnnw. (LIEM 1998)

Deddf Gofal yn y Gymuned (Taliadau Uniongyrchol) 1996: Deddf Seneddol sy'n rhoi'r grym i awdurdodau lleol i roi i bobl anabl y cyllid perthnasol y mae ei angen arnynt er mwyn prynu eu gwasanaethau iechyd a gofal cymdeithasol eu hunain. Mae'r Ddeddf yn berthnasol i Gymru a Lloegr a cheir trefn gyfatebol yn yr Alban a Gogledd Iwerddon. Mae awdurdodau lleol wedi sefydlu dulliau gweithredu o dan y Ddeddf sy'n darparu *cyngor* a *gwybodaeth* i gleientiaid mewn perthynas â'u hanghenion a'r gofal addas y mae'n rhaid iddynt ei gael i gynnal eu bywyd bob dydd (LIEM 1996).

Deddf Gofalwyr a Phlant Anabl 2000: mae'r Ddeddf hon yn gosod cyfrifoldebau newydd ar *awdurdodau lleol* i gefnogi *gofalwyr*. Mae'n darparu:

- asesiad o ofynion y gofalwyr
- gwasanaethau i helpu gofalwyr
- taliadau i ofalwyr a phlant anabl.

Deddf Gwahaniaethu ar sail Anabledd 1995: Deddf Seneddol sy'n ei gwneud yn anghyfreithlon i drin pobl anabl yn wahanol o safbwynt eu cyflogi neu o ran y ddarpariaeth o nwyddau, cyfleusterau a gwasanaethau. Sefydlwyd y Cyngor Anabledd Cenedlaethol (LIEM 1995) gan y Ddeddf. Fe gynhwyswyd yn y Ddeddf hon Ddeddf Gyflogaeth Pobl Anabl 1944 a 1958 a Deddf Pobl Anabl 1981 a 1986. Roedd Deddf 1944 yn gweithredu argymhellion a gafwyd yn dilyn Adroddiad Tomlinson 1943 a oedd â'r nod o sicrhau bod y rhai hynny a chanddynt anabledd yn cael cyfle teg o ran gwaith. Tri nod allweddol oedd:

- y Gofrestr o Bobl Anabl
- gwneud cyflogwyr yn gyfrifol am gyflogi canran o bobl ag anabledd (cynllun cwota) yn rhan o'u gweithlu
- darparu ar gyfer cadw rhai swyddi yn benodol ar gyfer pobl ag anableddau.

Pasiwyd rheoliadau newydd yn 2003, a chafwyd diwygiad ar y ddeddf yn 2005 a oedd yn gweithredu argymhellion y Tasglu Hawliau Anabledd.

Deddf Iawnderau Dynol 1998: Deddf Seneddol sy'n cynnwys yr hawliau a'r rhyddfreintiau sydd wedi'u gwarantu yn y *Confensiwn Ewropeaidd ar Hawliau Dynol*. Mae hefyd yn darparu ar gyfer gwneud rhai barnwyr yn farnwyr yn y *Llys Iawnderau Dynol Ewropeaidd*. Mae'r erthyglau yn y gyfraith yn cynnwys:

- yr hawl i fywyd, rhyddid a threial teg
- gwahardd arteithio, caethwasiaeth, camddefnyddio iawnderau, llafur gorfodol a gwahaniaethu
- yr hawl i addysg, diogelwch a dim cosb heblaw drwy'r gyfraith
- yr hawl i briodi a pharch tuag at fywyd teuluol a bywyd preifat
- rhyddid meddwl, cydwybod, crefydd, mynegiant, cynulliad a chydgysylltu.

Deddf Iechyd 1999: Deddf a gyflwynwyd gyda'r nodau o:

- gael gwared ar y rhwystrau rhwng y gwasanaethau iechyd a chymdeithasol
- ariannu gwasanaethau gofal pobl hŷn
- mynd i'r afael ag anghydraddoldebau iechyd.

Deddf Iechyd a Diogelwch yn y Gwaith 1974: Deddf Seneddol sy'n rheoleiddio iechyd a diogelwch gweithwyr yn y gweithle. Mae'r Ddeddf y gwneud argymhellion sy'n cynnwys:

- bod pob cyflogwr a'u gweithwyr yn ymwybodol o faterion iechyd a diogelwch; mae cyfrifoldeb personol yn ofyniad pwysig
- fframwaith cynhwysfawr yn cynnwys deddfwriaeth a rheoliadau ynghylch peryglon, peryglon potensial, rheoliadau tân a *chodau ymarfer*.
- sefydlu'r Comisiwn Iechyd a Diogelwch i sicrhau gweithredu'r Ddeddf.
- arolygon iechyd a diogelwch rheolaidd i'w gwneud gan arolygwyr.

Gall y comisiwn gychwyn camau cyfreithiol, rhoi cymorth a chyngor a sefydlu pwyllgorau ymgynghorol i ystyried cyflogaeth mewn meysydd sydd a wnelont â gweithio gyda sylweddau gwenwynig a pheryglus, h.y. meddygol, diogelwch niwclear, diwydiant a delio gyda pheryglon mawr, pathogenau peryglus neu germau.

(Gweler hefyd *rheoli sylweddau niweidiol i iechyd*.)

Deddf Iechyd a Gofal Cymdeithasol 2001: Deddf a osodwyd i gyflwyno gofal nyrsio am ddim i bobl hŷn yr edrychir ar eu holau mewn cartrefi gofal preswyl.

Deddf Iechyd Meddwl 2007: Deddf Seneddol yn diwygio Deddf Iechyd Meddwl 1983 a oedd yn atgyfnerthu hawliau pobl gydag anhwylderau meddyliol ac yn cadarnhau'r gweithdrefnau angenrheidiol sydd angen i roi'r gofal priodol iddynt. Mae'r ddeddf newydd yn cyflwyno Triniaeth Gymunedol Dan Oruchwyliaeth a Thribiwnlys Adolygu Iechyd Meddwl. (Gweler *gweithiwr cymdeithasol wedi'i gymeradwyo, anhwylder iechyd meddwl*.)

Deddf Iechyd Meddwl (Cleifion yn y Gymuned) 1995: Deddf Seneddol sy'n darparu bod cleifion gydag anhwylderau meddyliol yng Nghymru a Lloegr yn cael gofal dan oruchwyliaeth ar ôl gadael yr ysbyty. Mae'r Ddeddf hefyd yn cynnwys sefydlu gorchmynion gofal yn y gymuned.

Deddf Iechyd Meddwl (yr Alban) 1984: Deddf Seneddol a oedd yn atgyfnerthu rôl y rhai hynny yn yr Alban sy'n gweithio gyda chleientiaid sy'n dioddef gan *anhwylderau iechyd meddwl* ac yn eu rheoli. Newidwyd a diweddarwyd rhannau ohoni gan Senedd yr Alban 2002-2005.

Deddf Mynediad i Ffeiliau Personol 1987: Deddf Seneddol sy'n cryfhau Deddf Rhyddid Gwybodaeth 1984 ac yn rhoi'r hawl i'r unigolyn gael gweld eu cofnodion personol. Er enghraifft, mae gan unigolion yr hawl i wneud cais ysgrifenedig am gael gweld gwybodaeth bersonol sy'n cael ei chadw mewn adrannau tai a gwasanaethau cymdeithasol. Mae'n rhaid i'r cyrff hyn ymateb cyn pen 40 niwrnod. (LIEM 1987)

Deddf Mynediad i Gofnodion Iechyd 1990: Deddf Seneddol sy'n rhoi'r hawl i unigolion weld gwybodaeth iechyd wedi'i chofnodi amdanynt eu hunain. Mae a wnelo hyn â gwybodaeth nad yw'n cael ei chynnwys yn barod o dan yr hawl mynediad at gofnodion cyfrifiadurol o dan y Ddeddf Gwarchod Gwybodaeth 1984. Mae Adran 5 y Ddeddf Mynediad at Gofnodion Iechyd yn gosod tri achos lle na cheir mynediad at gofnod iechyd yn ei gyfanrwydd. Pan fydd:

- rhoi mynediad, ym marn deilydd y cofnod, yn datgelu gwybodaeth sy'n debygol o achosi difrod difrifol i iechyd corfforol neu feddyliol y claf neu unrhyw unigolyn arall
- rhoi mynediad, ym marn deilydd y cofnod, yn datgelu gwybodaeth sydd a wnelo hi ag

unigolyn ar wahân i'r claf, neu a gafwyd ganddo, y gellid adnabod yr unigolyn hwnnw drwy'r cyfryw wybodaeth

- y rhan berthnasol o'r cofnod iechyd wedi ei gwneud cyn cychwyn y Ddeddf yn Nhachwedd 1991 (LIEM 1990).

Deddf Mynediad i Gofnodion Meddygol 1988: Deddf Seneddol sy'n ymdrin â cheisiadau gan gyflogwyr neu gwmnïau yswiriant sydd am gael adroddiadau meddygol ar gleientiaid. Ni ellir caniatáu ceisiadau o'r fath heb ganiatâd y cleient neu'r claf.

Deddf Plant 2004: Deddf Seneddol a gyflwynwyd i ddiwygio Deddf Plant 1989 yn bennaf o safbwynt diogelu plant a chyfrifoldebau awdurdodau lleol ynghylch lles ac addysg plant. Roedd Deddf Plant 1989 ei hun yn cyflwyno gwelliannau radical yn y gyfraith mewn perthynas â phlant gyda'i phrif adrannau yn ymdrin â:

- plant a'u teuluoedd
- *cyfrifoldebau rhieni*
- achosion llys yn cynnwys yr egwyddor les, bod lles y plentyn yn 'brif ystyriaeth'
- gwasanaethau awdurdodau lleol ar gyfer plant a theuluoedd
- plant yng ngofal *awdurdodau lleol*
- *amddiffyn plant*
- lles plant allan o'r cartref, fel gyda gwarchod plant, gofal dydd a gofal preswyl
- *mabwysiadu*
- troseddwyr ifanc.

(Gweler *Confensiwn y Cenhedloedd Unedig – hawliau'r plentyn*.)

Deddf Pobl â Salwch Cronig a Phobl Anabl 1970: Deddf Seneddol a oedd yn cwrdd â'r angen am ddarpariaeth ar gyfer pobl â chlefydau neu anableddau cronig. Rhoddodd y Ddeddf hon nifer o ddyletswyddau i gynghorau lleol gan gynnwys darparu gwasanaethau a chyfleusterau a fyddai'n cynnig cefnogaeth i bobl anabl.

Deddf Rhyddid Gwybodaeth 2000: Deddf Seneddol sy'n delio â sut y mae awdurdodau cyhoeddus yn darparu modd i'r cyhoedd gael gweld gwybodaeth. Mae'r Ddeddf yn rhoi'r hawl i sefydliadau ac unigolion fynd at amrywiaeth o wybodaeth, sut bynnag y mae'n cael ei storio.

Deddf Safonau Gofal 2000: Deddf Seneddol a gyflwynwyd er mwyn:

- sefydlu *Comisiwn Safonau Gofal Cenedlaethol*
- darparu ar gyfer cofrestru cartrefi plant, cartrefi preswyl, clinigau ac ysbytai annibynnol, a gwahanol grwpiau gofal gan gynnwys asiantaethau gofal maeth a mabwysiadu gwirfoddol
- sefydlu'r *Cyngor Gofal Cymdeithasol Cyffredinol* a *Chyngor Gofal Cymru*
- sefydlu Comisiynydd Plant i Gymru
- cyflwyno trefn gofrestru, rheoleiddio a hyfforddi ar gyfer y sawl sy'n gwarchod plant neu yn darparu gofal dydd
- darparu ar gyfer amddiffyn plant a phobl eraill sy'n agored i niwed
- diwygio'r ddeddf i blant y gofalir amdanynt mewn ysgolion a cholegau.

Deddf Troseddau ac Anhrefn 1998: Deddf Seneddol sy'n darparu ar gyfer atal troseddau ac anhrefn. Mae'n creu fframwaith ar gyfer:

- delio â throseddau hiliol difrifolach
- dileu'r dybiaeth wrthbrofadwy fod plentyn yn 'doli incapax', hynny yw yn analluog i gyflawni trosedd

A B C Ch D Dd E F Ff G Ng H I L Ll M N O P Ph R Rh S T Th U W Y

- gwneud newidiadau eraill i'r system cyfiawnder troseddol
- gwneud darpariaeth bellach ar gyfer delio â throseddwyr
- gwneud darpariaeth bellach o ran cadw pobl yn y ddalfa ac achosion traddodi ynghyd â rhyddhau carcharorion a'u galw yn ôl
- diwygio Pennod 1 o Ran 11 o'r Ddeddf Droseddau (Dedfrydau) 1997 ac i ddiddymu Pennod 1 o Ran 111 o'r Ddeddf Troseddau a Chosbau (Yr Alban) 1997. (LlEM 1997)

Deddf Troseddwyr Rhyw 2003: Deddf Seneddol a oedd yn diweddaru deddfwriaeth flaenorol, gan gynnwys Deddf Troseddwyr Rhyw 1997, y ddeddf a sefydlodd y drefn fod troseddwyr rhyw yn gorfod cofrestru gyda'r heddlu.

- Mae'n rhaid i unrhyw un sydd wedi ei gael yn euog neu ei rybuddio am droseddau rhyw penodol roi ei enw a'i gyfeiriad i'r heddlu a
- rhoi gwybod wedyn am unrhyw newid ar y rhain.

Roedd Deddf 2003 yn cryfhau'r darpariaethau hyn yn ogystal â chyflwyno newidiadau ar dreisio, puteinio, masnachu mewn rhyw a phornograffi plant. (Gweler *Deddf Adferiad Troseddwyr 1974, pedoffilydd.*)

Deddf y Gwasanaeth Iechyd Gwladol a Gofal yn y Gymuned 1990: gweler *Deddf GIG a Gofal yn y Gymuned.*

Deddfau Cysylltiadau Hiliol 1976 a 2000: Deddf Seneddol sy'n ei gwneud hi'n anghyfreithlon i wahaniaethu yn erbyn neb ar sail lliw eu croen, eu hil, eu cenedl na'u tarddiad ethnig. Fe weithredir y ddeddf mewn dwy ffordd.

- Os byddir yn *gwahaniaethu* yn erbyn rhywun ar sail hiliol gallant fynd i lys sirol. Os yw'r gwahaniaethu honedig ym myd cyflogaeth gallant hefyd fynd i *dribiwnlys diwydiannol.*
- Ffurfiwyd y *Comisiwn Cydraddoldeb Hiliol* gan y ddeddf oedd, mewn rhai amgylchiadau, yn gallu cynorthwyo'r sawl sy'n teimlo bod rhywun wedi ymddwyn yn wahaniaethol yn eu herbyn. Gellir hefyd gynnal ymchwiliadau ffurfiol i sefydliadau lle y tybir, neu lle y ceir, gwahaniaethu anghyfreithlon, heb iddynt hyd yn oed dderbyn cwyn mewn rhai achosion.

Yn 2000, diwygiwyd y Ddeddf yng Nghymru a Lloegr drwy osod dyletswydd statudol cyffredinol ar awdurdodau lleol a chyrff cyhoeddus eraill i ddileu gwahaniaethu anghyfreithlon ac i hyrwyddo cyfleoedd cyfartal a chysylltiadau hiliol da.

Deddfau Diogelu Data 1984 a 1998: Deddfau seneddol sy'n rhoi'r hawl i bobl gael at wybodaeth sy'n cael ei chynnwys mewn cofnodion personol a storir ar gyfrifiadur neu ar bapur. (Gweler *mynediad at wybodaeth.*) O dan y Ddeddf Gwarchod Data mae gan unigolion hawliau sy'n cynnwys:

- yr hawl i wybod pa wybodaeth sy'n cael ei chasglu, ei storio a'i phrosesu. Gallant weld y wybodaeth a'i chywiro os bydd angen
- yr hawl i wrthod â rhoi unrhyw wybodaeth
- yr hawl i sicrhau bod y data yn gywir ac yn gyfredol
- yr hawl i gyfrinachedd ac na ddylai gwybodaeth fod ar gael i rywun heb ei awdurdodi
- yr hawl na fydd gwybodaeth yn cael ei chadw am fyw o amser na'r angen.

(Gweler hefyd *technoleg gwybodaeth.*)

Deddfau Erthylu 1967 a 1996: Deddf Seneddol sy'n galluogi i ferch roi terfyn ar feichiogrwydd nad oes arni eisiau neu heb ei gynllunio. O dan y ddeddf, mae'n rhaid i ddau feddyg gytuno ar yr erthyliad ar sail:

- 'perygl' i fywyd y ferch feichiog
- 'perygl' i fywydau'r plant sydd ganddi'n barod
- 'perygl' o abnormalrwydd yn y ffoetws.

O dan y Ddeddf mae lles emosiynol, seicolegol, cymdeithasol a chorfforol y ferch i gael eu hystyried gan y meddygon. Oherwydd cyflwyno'r Ddeddf Erthylu yn 1967 cafodd 'erthyliadau strydoedd cefn' eu lleihau'n fawr a chafodd merched y cyfle i gael gafael ar sylw meddygol iawn. Cafodd y Ddeddf ei diwygio yn 1996 o ran ar ba sail y gellid rhoi terfyn ar feichiogrwydd. Cafwyd mwy o eglurhad ar ystyr y termau 'perygl' a 'difrifol' sy'n cael eu crybwyll yn Neddf 1967. Nid yw'r Ddeddf yn ymestyn i Ogledd Iwerddon (LIEM 1967 a 1996).

Deddfau Gwahaniaethu ar Sail Rhyw 1975 a 1986: Deddfau Seneddol a oedd yn gwneud argymhellion ynghylch *gwahaniaethu*. Mae'r Deddfau yn ei gwneud hi'n anghyfreithlon i wahaniaethu ar sail rhyw neu statws priodasol ym meysydd cyflogaeth, aelodaeth undebau llafur, addysg, darparu nwyddau a gwasanaethau a *thai* a hysbysebu. Mae gwahaniaethu ar sail rhyw yn gallu bod yn driniaeth annheg ar ferched neu ddynion, ac ar bobl sengl neu briod. Mewn cyflogaeth mae a wnelo'r Deddfau â recriwtio, gweithgareddau gwaith o ddydd i ddydd a diswyddo. Fel gyda'r *Ddeddf Cysylltiadau Hiliol*, mae'r gwahaniaethu yn gallu bod yn uniongyrchol neu'n anuniongyrchol. Mae sawl adran o'r Deddfau sy'n caniatáu triniaeth wahanol ar ddynion a merched o dan rai amgylchiadau. Mae'r rhain yn cynnwys:

- triniaeth gadarnhaol arbennig ar ferched oherwydd *beichiogrwydd* neu enedigaeth
- pan fydd angen cydymffurfio â deddfwriaeth arall. Enghraifft o hyn a'r ddarpariaeth flaenorol yw achos merch a oedd yn cael ei chyflogi fel gyrrwr tancer yn cludo cemegolion peryglus. Canfuwyd bod y cemegolyn yn berygl i ferched beichiog ac er mwyn cydymffurfio â'r *Ddeddf Iechyd a Diogelwch yn y Gwaith*, cafodd ei symud i ddyletswyddau gyrru eraill. Cwynodd am hyn, ond cafodd y *tribiwnlys diwydiannol* nad oedd ei chyflogwr yn euog o wahaniaethu anghyfreithlon ar sail rhyw
- gofynion taldra ar gyfer yr *heddlu* a gwasanaethau'r carchardai. Mae Heddlu Llundain a rhai lluoedd eraill bellach wedi rhoi heibio'r amod hwn am ei fod hefyd yn tueddu i wahaniaethu yn erbyn grwpiau ethnig y mae eu cyfartaledd taldra yn is na'r boblogaeth gyfan
- cyflogaeth fel gweinidog yr efengyl. Cafwyd dadl boeth yn yr Eglwys Anglicanaidd yn nechrau'r 1990au ar ordeinio merched yn offeiriaid. Mae'r Eglwys bellach wedi cytuno i ordeinio merched.

(LIEM 1975). (Gweler *Comisiwn Cyfleoedd Cyfartal*.)

deddfwriaeth: gwneud deddfau gan y senedd. Mae deddfwriaeth yn pennu'r fframwaith polisi ac yn adlewyrchu hawliau statudol gwahanol sefydliadau, grwpiau ac unigolion. Er enghraifft, mae *Deddf GIG a Gofal Cymunedol 1990* yn gosod gerbron fframwaith polisi ar gyfer sefydliadau, gweithwyr proffesiynol, *gofalwyr*, *cleientiaid*, a *chleifion* neu ddefnyddwyr gwasanaeth iechyd a gofal cymdeithasol.

defnyddwyr gwasanaethau yw'r *cleientiaid* neu'r *cleifion* sy'n defnyddio'r gwasanaethau iechyd a gofal cymdeithasol sy'n cael eu darparu iddynt. Disgrifir hwy hefyd fel y rhai sy'n cael gofal uniongyrchol. Mae hawliau'r defnyddwyr gwasanaethau yn cael eu cyhoeddi yn *Siarter y Claf*.

deintyddion: pobl broffesiynol sy'n trin y dannedd a'r deintgig. Maent hefyd yn hyrwyddo iechyd y dannedd a hylendid y geg. Mae deintyddion yn gweithio yn eu practis eu hunain neu mewn ysbytai

- fel orthodonyddion yn rhoi cyngor arbenigol ar unioni dannedd

- ar lawfeddygaeth eneuol a genol-wynebol, yn cywiro namau wynebol yn ogystal â difrod sy'n codi o ddamweiniau ac afiechyd ar yr ên a'r wyneb
- i'r gwasanaeth deintyddol cymunedol – yn cynnig gwasanaeth i blant ifanc, mamau beichiog a phobl gydag anghenion arbennig.

Mae deintyddion naill ai'n gweithio yn y Gwasanaeth Iechyd Gwladol neu yn breifat. Mae deintyddion yn cymhwyso fel Baglorion mewn Llawfeddygaeth Ddeintyddol ar ôl hyfforddi am bum mlynedd.

Mae gyrfaoedd eraill gydag iechyd deintyddol, gan gynnwys technegwyr sy'n gwneud cyfarpar deintyddol, therapyddion a hylenyddion sy'n cynghori pobl ar sut mae edrych ar ôl eu dannedd a'u deintgig a nyrsys deintyddol sy'n gweithio gyda deintyddion mewn ysbytai ac mewn practis preifat. Mae nyrsys felly yn paratoi llenwadau a rhwymiadau, yn estyn offer i'r deintydd ac yn rhoi sylw yn gyffredinol i'r cleifion.

delfryd ymddwyn: unigolyn y gall ei ymddygiad gael ei ddynwared neu gael ei osod yn nod. Bydd unigolion ifanc yn enwedig yn modelu eu hymddygiad ar yr oedolion o'u hamgylch. Wrth weithio gyda phlant, dylai oedolion ddatblygu eu sgiliau cyfathrebu a rhyngbersonol yn y fath fodd ag i ddangos eu pryder am eraill a'u parch atynt, ni waeth beth fo'r cefndir hiliol neu foesegol. Hefyd dylent ddangos sensitifrwydd i anghenion gwahanol, a dylent ddatblygu eu sgiliau gwrando, fel ffordd i gynorthwyo plant ifanc i ddysgu gwrando. Gall delfryd ymddwyn o oedolyn positif, anogol ac ysgogol sy'n cymryd diddordeb fod yn rhywun allweddol yn natblygiad personol plentyn.

delweddu cyseiniant magnetig (MRI): techneg a ddefnyddir i gynhyrchu delweddau ar fonitor o feinweoedd meddal y corff fel yr *ymennydd* a *madruddyn y cefn*. Mae gan sgan MRI holl fuddiannau sgan *tomograffeg echelinol gyfrifiadurol* ond heb ddim noethi i ymbelydredd. Mae'n ddull a ddefnyddir i wneud diagnosis o afiechydon fel *canser* a *sglerosis ymledol*.

demograffeg: astudio'r boblogaeth, yn enwedig gan gyfeirio at ddosraniad a maint. Mae'r wybodaeth neu'r data y seilir demograffeg arnynt yn cael eu casglu drwy gyfrifiad. Mae cofrestru genedigaethau, priodasau a marwolaethau hefyd yn cynnig llif barhaus o wybodaeth. Mae demograffeg yn erfyn defnyddiol ar gyfer y rhai sy'n cyflawni a gweinyddu gwasanaethau, ar y lefel genedlaethol a'r lefel leol fel ei gilydd gan ei bod yn galluogi iddynt ragweld gofynion y dyfodol yn y gymdeithas a chynllunio ar eu cyfer. Er enghraifft, mae'r papur gwyn *Y GIG Newydd – Modern, Dibynadwy 1997* yn datgan bod 'y GIG dros y degawd nesaf yn disgwyl gorfod darparu gwasanaethau ar gyfer 100,000 yn ychwanegol o bobl dros 85 oed: ond nid yw hyn ond traean o'r cynnydd y mae wedi gorfod dygymod ag ef dros y degawd diwethaf'. (LIEM 1997)

derbyniad: cael mynd i mewn i ysbyty neu ofal preswyl. Gall y derbyniad fod wedi cael ei gynllunio oddi ar restr aros, neu drwy argyfwng drwy adran ddamweiniau yr ysbyty. Gellir trefnu derbyniadau hefyd drwy adran cleifion allanol yr ysbyty. Mae modd i unigolion gael eu derbyn i ysbyty hefyd o dan Ddeddf Iechyd Meddwl 1983. Yr enw ar y broses hon yw secsiynu.

diabetes mellitus (melyster): cyflwr lle na ellir rheoli maint y glwcos sydd yn y corff yn iawn. Mae glwcos yn dod o *dreuliad* bwydydd startsh fel bara neu datws a bwydydd siwgr, ac o'r *iau* neu'r afu. Mae lefelau glwcos yn cael eu rheoli gan inswlin, hormon a gynhyrchir yn y pancreas sy'n gostwng lefelau o'r fath drwy drawsnewid glwcos yn glycogen sydd wedyn yn cael ei storio yn yr iau. Prif symptomau diabetes heb ei drin yw syched, pasio llawer iawn o *wrin*, blinder mawr, colli pwysau, yr organau cenhedlu yn cosi, a'r golwg yn pylu. Prif nod triniaeth yw adfer lefelau glwcos yn y *gwaed* sy'n agos at rai normal. Ynghyd â ffordd o fyw iach fe fydd hyn yn gwneud daioni ac yn amddiffyn rhag niwed tymor hir i'r llygaid, yr *arennau*, y *nerfau*, y *galon* a'r prif *rydwelïau*. Mae dau fath gwahanol o ddiabetes mellitus.

- Math 1: diabetes sy'n ddibynnol ar inswlin. Mae hwn yn datblygu pan fydd diffyg difrifol o inswlin wedi bod yn y corff am fod y rhan fwyaf o'r celloedd pancreatig sy'n cynhyrchu inswlin wedi eu dinistrio. Mae'r math hwn o ddiabetes yn ymddangos fel arfer cyn y 40 oed. Ni wyddys beth sy'n ei achosi ond fe allai firysau chwarae rhyw ran. Y mae'n cael ei drin gydag amnewid inswlin a'r diet.

- Math 2: mae hwn yn datblygu pan fydd y corff yn dal i allu gwneud peth inswlin, er nad yn ddigon ar gyfer ei anghenion, neu pan na fydd yr inswlin y bydd y corff yn ei wneud yn cael ei ddefnyddio'n iawn. Mae'r math hwn o inswlin yn ymddangos fel arfer mewn pobl dros 40 mlwydd oed. Mae'n fwyaf cyffredin ymhlith yr oedrannus a'r sawl sydd dros eu pwysau. Gall y duedd i ddatblygu'r math hwn o ddiabetes gael ei phasio o un genhedlaeth i'r nesaf. Mae fel arfer yn cael ei drin drwy ddiet yn unig. Amcangyfrifir bod rhwng 75 y cant a 90 y cant o bobl â diabetes â Math 2 arnynt. Mae gan rhwng 1,035,000 a 1,242.000 (o gwmpas 3 y cant) o boblogaeth y DU ddiabetes.

(Am wybodaeth bellach cysylltwch â Diabetes UK Cymru, Tŷ Argyle, Pont y Castell, Heol Dwyrain y Bont-faen, Caerdydd CF11 9AB.)

dibrisiad: bod ag agwedd benodol sy'n creu *stereoteipio* safbwyntiau a chredoau pobl eraill fel rhai nad ydynt o bwys, er enghraifft, diystyru person oherwydd eu *diwylliant*, eu credoau crefyddol neu eu ffordd bersonol o fyw.

dibyniaeth ar gyffuriau: dibyniaeth sy'n gallu achosi:

- chwenychu'r cyffur arbennig yn afreolus

- sgil effeithiau niweidiol sy'n achosi dirywiad o ran *lles* corfforol, emosiynol, cymdeithasol a deallusol

- symptomau diddyfnu neu adweithiau corfforol difrifol pan fydd y person yn peidio â chymryd y cyffuriau.

Mae gwahanol fathau o ddibyniaeth sy'n cynnwys:

- dibyniaeth gorfforol – mae defnydd parhaol o gyffuriau yn arwain at adweithiau corfforol wrth i'r corff chwenychu cyffur arbennig

- dibyniaeth seicolegol – defnydd parhaol o gyffur er mwyn 'teimlo'n dda' ac i roi synnwyr o 'gysur', teimlad dros dro sy'n diflannu wrth i effaith y cyffur fynd heibio. Felly mae'n rhaid cymryd mwy o'r cyffur i gael yr effaith am fwy o amser.

(Gweler *camddefnydd cyffuriau*.)

dibyniaeth ar les: sefyllfa lle mae incwm personol neu incwm y cartref yn dibynnu'n unig ar daliadau budd-daliadau, e.e. pensiwn ymddeol y wladwriaeth neu fudd-dal diweithdra. Y bobl sy'n cael budd-daliadau sydd debycaf o fod y tlotaf yn y gymdeithas. Cysylltir y term yn fwyaf arbennig â gwleidyddiaeth y 'dde newydd' sy'n dadlau bod budd-daliadau rhy hael wedi gwneud llawer o bobl yn ddibynnol ar y wladwriaeth.

diddyfnu: y broses o *fwydo* a newid *diet* i faban. Mae'r diet llaeth cychwynnol yn cael ei newid yn fwydo cymysg i'r baban hŷn. Mae solidau (bwyd ar wahân i laeth) yn cael eu cyflwyno rhwng tri a chwe mis oed. Mae hyn fel arfer yn cael ei gychwyn gan faban sydd heb ei fodloni ar ôl cael ei fwydo â llaeth, yn deffro'n gynnar ar gyfer cael ei fwydo, yn annifyr neu'n sugno ei ddyrnau ar ôl cael llaeth. Ceir damcaniaethau gwahanol ynghylch pa fwydydd ddylai gael eu cyflwyno gyntaf, a dadl fywiog ynghylch y cynnwys *carbohydrad*, *braster* a *siwgr* mewn bwyd babanod. Fodd bynnag, nid oes rheolau caeth a gallai cymysgedd addas fod yn fymryn o reis baban, stwnsh ffrwythau neu lysiau neu laeth powdr neu fformiwla o ansawdd hanner hylif.

diet: y cyfanswm a'r math o *fwyd* a diod sy'n cael ei fwyta a'i yfed yn gyson. Fe fydd diet rhywun yn aml yn dibynnu ar :

- y gwahanol fathau o fwyd sydd ar gael
- dylanwadau crefyddol a diwylliannol
- dewis personol
- pa mor gorfforol weithgar yw rhywun
- faint o arian sydd ar gael i'w wario ar fwyd.

Diet cytbwys yw'r un sy'n cynnwys y meintiau priodol o'r holl faetholion angenrheidiol, h.y. *carbohydradau*, *brasterau*, *proteinau*, *fitaminau*, *mwynau*, ffibr a dŵr.

diet cytbwys: diet sy'n cynnwys yr holl faetholion hanfodol yn y meintiau priodol fel bo'r corff yn gallu tyfu a gweithredu'n effeithlon. Mae gan ddiet iach saith o gydrannau.

(Gweler hefyd *bwydo*, *diddyfnu*.)

Diet cytbwys

Cydran bwyd	Swyddogaeth	Enghreifftiau o ffynonellau
Carbohydrad	Rhoi egni	Bara, siwgr
Braster	Rhoi egni ac ynysiad	Cynnyrch llaeth, llaeth, cig
Ffibr	Y system dreulio yn gweithio'n iach	Llysiau, tatws, grawnfwydydd
Mwynau	Cynnal metaboledd y corff	Llysiau, llaeth
Protein	Ar gyfer twf ac atgyweirio'r corff	Cyw iâr, caws, cnau, wyau
Fitaminau	Cynnal metaboledd y corff	Llysiau gwyrdd, ffrwythau
Dŵr	Cynnal adweithion cemegol yn y corff	Cyflenwad dŵr

dietegwyr: gweithwyr proffesiynol hyfforddedig sy'n cynghori eraill ynglŷn â *bwyd* a *maeth*. Eu sgil arbennig yw troi gwybodaeth wyddonol a meddygol ynghylch bwyd ac iechyd yn wybodaeth y gall pawb ei deall. Mae dietegwyr, fel rhan o dîm, yn gofalu am bobl mewn *ysbytai* neu yn y gymuned. Maent hefyd yn gweithio i hyrwyddo iechyd da drwy addysgu'r cyhoedd a gweithwyr iechyd proffesiynol eraill ynglŷn â *diet* a maeth. Mae dietegwyr cymwysedig yn ymuno â Chymdeithas Dietegwyr Prydain yn dilyn gradd gydnabyddedig neu ddiploma dwy flynedd i raddedigion. Mae cyrsiau gradd mewn maetheg, sy'n cynnwys cofrestru gan y wladwriaeth, yn para am bedair blynedd.

(Am wybodaeth bellach cysylltwch â: British Dietetic Association, 5ed Llawr, Charles House, 148-9 Great Charles Street, Queensway, Birmingham B3 3HT.)

diffyg cynnydd: y disgrifiad a ddefnyddir am fabi nad yw'n tyfu yn ôl y raddfa ddisgwyliedig ac sy'n datblygu'n araf. (Gweler *siartiau canraddau*.) Mae'r rhesymau dros y diffyg cynnydd yn cynnwys:

- cyfansoddiad genetig – cymhariaethau â maint y rhieni a'r teidiau a neiniau
- *bwyd* a *bwydo* – fe all y babi fod yn 'fwytäwr araf' ac yn ei chael hi'n anodd cymryd bwyd; efallai ei fod yn blino'n rhwydd wrth sugno
- amsugno bwyd – anhawster yn treulio prydau o laeth
- alergeddau bwyd – efallai bod ganddynt adwaith alergaidd i laeth
- colli chwant bwyd neu ddiffyg chwant bwyd – mae'r baban yn troi i ffwrdd oddi wrth y bwyd a ddarperir

- heintiau – fe all y baban fod yn dueddol o gael heintiau, yn enwedig heintiau'r clustiau, y trwyn a'r llwnc ac fe all y rhain effeithio ar allu'r baban i gymryd bwyd

- amgylchedd y cartref – fe all hyn effeithio ar dwf y baban. Er enghraifft, mae'n bosibl nad yw'r baban yn cael digon o sylw, ei fod yn cael ei adael ar ei ben ei hun am gyfnodau hir neu nad yw yn cael symbyliad o'i amgylchedd.

Pan fydd diffyg cynnydd mewn babanod, dylid monitro a chofnodi eu twf yn ofalus ar gyfnodau rheolaidd. Gellir cyflwyno gwahanol strategaethau i hybu twf y baban. Enghraifft o hyn yw newid bwyd llaeth i ychydig o laeth soia am gyfnodau byr rheolaidd. (Gweler *twf a datblygiad dynol*.)

diffyg gwaith: term yn '*Dyheadau Newydd i'n Gwlad – Cytundeb Newydd*' sy'n cael ei ddefnyddio i ddisgrifio diweithdra. Mae tri rheswm dros ddiffyg gwaith:

- cynnydd cyffredinol mewn diweithdra, yn enwedig ymysg gwrywod

- cynnydd yn y nifer o ddynion sy'n gweithio nad ydynt yn ddi-waith yn swyddogol, ond sydd serch hynny allan o'r farchnad lafur neu'n '*economaidd anweithredol*'

- twf mewn cartrefi gydag oedolyn sengl yn ben arnynt – rhiant sengl yn aml.

(LIEM 1998)

diffyg maeth: anhwylder a achosir gan *ddiet* annigonol neu ddiffyg *bwyd*. Mae plant ac oedolion mewn gwledydd lle bydd newyn a rhyfel yn aml yn dioddef o ddiffyg maeth difrifol, weithiau'n arwain at farwolaeth. Unwaith y ceir diffyg maeth mae cyflwr corfforol rhywun yn dirywio. Mae ymchwil ddiweddar yn dangos cynnydd yn y nifer o bobl mewn *gofal preswyl* neu *ysbytai* yn y Deyrnas Gyfunol sydd hefyd yn dioddef gan ddiffyg maeth. Yn ôl adroddiad gan Gymdeithas y Cynghorau Iechyd Cymuned yn 1997 nid yw rhai cleifion yn cael digon o fwyd a hylifau yn yr ysbyty. Mae'r adroddiad yn cynnwys datganiadau anecdotaidd gan gleifion a pherthnasau ac yn awgrymu sawl rheswm pam nad yw cleifion yn cael eu prydau bwyd. Roedd yn gwneud y sylwadau canlynol:

- roedd cleifion oedd yn analluog i ddewis eu prydau yn cael eu gadael i lenwi eu harcheb bwydlen heb gymorth digonol

- roedd diffyg cymorth nyrsio ar adegau bwyd

- nid oedd y cleifion yn cael y cyllyll a'r ffyrc/offer priodol.

Mae'r adroddiad yn awgrymu bod 'prinder staff, ar y cyd â phwysau i staff nyrsio ymgymryd â dyletswyddau mwy "brys" a deniadol, yn eu rhwystro rhag cynnig cymorth i'r rhai fydd ei angen ar adegau bwyd'. (Cymdeithas y Cynghorau Iechyd Cymuned 1997) (Gweler hefyd *bwydo*, *diet cytbwys*.)

diffygion cromosomaidd: sef adeiladwaith annormal y *cromosomau*. Fe all y rhain achosi cyflyrau meddygol ac *anableddau* sy'n amrywio o ran eu difrifoldeb. Enghreifftiau o gyflyrau a achosir gan ddiffygion cromosomaidd yw *syndrom Down* a syndrom Turner.

diffygion genyn enciliol X-gysylltiedig: genyn diffygiol sydd ar y cromosom X ac sy'n effeithio ar wrywod gyda mathau arbennig o *gamweithrediad*, *clefyd* neu anhwylder fel *haemoffilia*.

digartrefedd: y cyflwr a ddioddefir gan berson heb gartref. O dan Ddeddf Tai (Pobl Ddigartref) 1997, mae gofyn i *awdurdodau lleol* helpu pobl ddigartref sydd â blaenoriaeth o ran eu hangen am *dai*, h.y. pobl sydd wedi mynd yn ddigartref pan eu bod yn feichiog, neu bobl a chanddynt blant ifanc a dibynnol. (Gweler *Cynghrair Cenedlaethol y Digartref*.)

diheintiad: y broses o ddileu *heintiau* neu *facteria* a *firysau*. Gellir codi haint o offer, dillad a'r amgylchedd o'ch amgylch. Defnyddir hylifau, chwistrelli a hydoddiannau, sydd wedi eu gwneud o gemegau (diheintyddion) i drin mannau sydd wedi eu halogi.

dioddefwr: rhywun sydd wedi ei ladd neu ei anafu, naill ai mewn damwain neu o ganlyniad i weithred wedi'i chynllunio ymlaen llaw. Bydd darparwyr iechyd a gofal cymdeithasol yn aml yn cael eu galw i gynorthwyo dioddefwyr o ba achos bynnag.

diogelwch: mae gweithdrefnau diogelwch yn cael eu hystyried er mwyn amddiffyn *cleientiaid*, *cleifion* a *defnyddwyr gwasanaethau* rhag niwed. Mae'n un o'r materion pwysicaf i ofalwyr sy'n gweithio mewn iechyd a gofal cymdeithasol. Mae angen i gleientiaid deimlo'n gorfforol ddiogel a saff yn eu lleoliadau gofal. Strategaethau yw gweithdrefnau diogelwch ar gyfer darparu a chynnal amgylchedd diogel. Os yw'r gweithdrefnau am fod yn effeithiol, dylai'r gweithwyr, y rheolwyr a'r cleientiaid i gyd fod yn ymwybodol ohonynt a deall sut maent yn gweithio. Dylent fod ar ddu a gwyn fel nad oes dim camddealltwriaeth am yr hyn a ddisgwylir. Mae angen i ofalwyr, gweithwyr eraill a chleientiaid gael gwybod pan fyddant yn newid. Ceir amrywiaeth o weithdrefnau gweithio y mae modd eu datblygu ar draws yr ystod o leoliadau gofal. Mae'r rhain yn perthyn yn agos i iechyd a diogelwch y cleientiaid a'r gweithwyr fel ei gilydd. Ymysg enghreifftiau o weithdrefnau o'r fath y mae:

- gwirio'r lleoliad gofal a chynnal asesiad *risg*. Unwaith y bernir bod lleoliad yn ddiogel, bydd gweithdrefnau yn cael eu rhoi yn eu lle i sicrhau monitro a gwaith cynnal rheolaidd o ran iechyd a diogelwch

- sicrhau bod unrhyw offer neu deganau sy'n cael eu defnyddio wedi eu cynhyrchu a'u gosod yn ddiogel

- cadw cofnodion ar y staff, cleientiaid, offer a'r adnoddau gwahanol a ddefnyddir yn y lleoliad gofal

- goruchwylio'r gweithgareddau a chymarebau staff-cleientiaid

- sicrhau bod *driliau tân*, trefniadau gwagio'r adeilad a *chymorth cyntaf* yn cael eu hymarfer yn rheolaidd

- cludo cleientiaid mewn cerbydau, trefniadau teithio a thripiau

- sicrhau bod yr holl weithdrefnau yn cydymffurfio gyda rheoliadau iechyd a diogelwch sydd wedi eu hysgrifennu mewn deddfwriaeth fel y *Ddeddf Iechyd a Diogelwch yn y Gwaith*, *Deddf Plant*.

disg rhyngfertebrol: pad o ffibrogartilag a geir rhwng yr esgyrn (*fertebrâu*) yn asgwrn y cefn. Mae'r disg yn gweithredu fel sioc laddwr gan amddiffyn yr *ymennydd* a *madruddyn y cefn* rhag ardrawiad sydyn a achosir gan neidio, rhedeg neu symudiadau corfforol eraill. (Gweler *ysgerbwd*.)

disgwyliad oes: amcangyfrif o hyd bywyd. Mae'n galluogi dwyn cymariaethau rhwng *oedrannau* a chyfnodau bywyd ar draws y boblogaeth. Effeithir arno gan gyfraddau marwolaeth gan gynnwys cyfraddau marwolaeth plant.

disgyblaeth: gosod ffiniau ar gyfer ymddygiad positif. Mae hwn yn cyfeirio at godau ymddygiad mewn amrywiaeth o fannau iechyd, gofal cymdeithasol ac addysg. Dull gweithredu ysgrifenedig sy'n amlinellu sut y dylai gweithwyr proffesiynol ymdrin â materion yn ymwneud â disgyblaeth yw *codau ymarfer*. Maent yn rhan annatod o ofal proffesiynol ac o addysg. Fe ddylai cod ymarfer mewn lle sy'n darparu gofal gynnwys dull o weithredu ar gyfer:

- cleientiaid a'u hymddygiad mewn gwahanol amgylchiadau

- gofalwyr a sut y maent yn ymdrin â'r cleientiaid

- tîmau gyda threfniadau adrodd a chyfathrebu addas.

diwedd y mislif: y *mislif* yn dod i ben, sy'n digwydd fel arfer yn naturiol mewn merched rhwng 45 a 55 oed. Mae'n nodi'r diwedd ar allu merch i atgenhedlu'n rhywiol. Mae diwedd y mislif yn cael ei gysylltu gyda newidiadau yng nghydbwysedd *hormonau*'r corff, yn neilltuol lleihad yn lefel oestrogen. Efallai y bydd merched sy'n mynd drwy ddiwedd y mislif yn cael *arwyddion a symptomau* fel:

- pyliau o wres – ar adegau arbennig gall y ferch deimlo'n annioddefol o boeth a theimlo gwrid yn ei hwyneb
- chwysu yn y nos
- ansefydlogrwydd, hwyliau cyfnewidiol, *iselder ysbryd*
- colli elastigedd y *croen*
- lleihad yn secretiadau'r *wain*
- lleihad mewn oestrogen yn gwanio'r esgyrn sy'n gallu arwain at *osteoporosis*.

Gall rhai merched sy'n mynd drwy ddiwedd y mislif gael eu rhoi ar *therapi amnewid hormonau* (HRT).

diweithdra: cam neu gyfnod ar fywyd unigolyn pan fydd heb waith am dâl. Gellir edrych ar unigolion fel yn ddi-waith yn y tymor byr neu'r tymor hir. Mae disgwyl i'r di-waith gofrestru gyda'r Adran Nawdd Cymdeithasol yn lleol. Ar ôl cofrestru bydd ganddynt hawl i gael *lwfans ceiswyr gwaith* a chredyd teulu. (Gweler *budd-daliadau*, *diffyg gwaith*.)

diwylliant: mae diwylliant yn perthyn i ffordd o fyw. Mae gan bob cymdeithas ddiwylliant neu ffordd o fyw gyffredin. Mae diwylliant cymdeithas yn cynnwys y canlynol:

- iaith – y gair llafar a chyfathrebu llafar
- arferion – dathliadau, defodau, *crefydd* a *ffordd o fyw*
- system gwerthoedd y maent yn ei rhannu – credoau a moesau
- arferion cymdeithasol – patrymau ymddygiad sy'n cael eu hystyried yn normal ac yn iawn (gallant gynnwys gwisg a diet).

Mae'r gwahanol ddiwylliannau a welir mewn cymdeithas yn adlewyrchu amrywiaeth gyfoethog o ddiwylliannau sydd yn byw ac yn gweithio gyda'i gilydd ond sy'n cadw eu hunaniaeth eu hunain.

dogni gofal: y modd y byddir yn blaenoriaethu gofal o safbwynt dyrannu gwasanaethau iechyd a gofal cymdeithasol. Mae hyn wedi ysgogi dadl ynghylch pa grŵp o gleientiaid a ddylai gael y flaenoriaeth. Yn y gorffennol, y mae'r llywodraeth wedi lleihau'r adnoddau mewn un man er mwyn rhoi adnoddau i fan arall, er enghraifft, adolygu anghenion iechyd cynyddol *pobl hŷn* a rhoi blaenoriaeth i *hyrwyddo iechyd* ar gyfer pobl ifanc. Ar yr un pryd y mae'n bosibl y ceir cyfyngu ar gyffuriau drud. Mewn rhai achosion mae *meddygon teulu* sy'n cefnogi rhoi presgripsiwn am interfferon i glaf, i gynnal gwellhad dros dro mewn mathau arbennig o *ganser*, wedi gorfod cael caniatâd arbennig gan yr *awdurdod iechyd*.

dolur rhydd: carthion rhydd a dyfrllyd sy'n rhan o'r ymgarthion. Pan fydd rhywun yn dioddef o ddolur rhydd bydd yn pasio carthion dyfrllyd yn aml. Gall babanod â dolur rhydd ddioddef *dysychiad* yn gyflym am fod yr hylif a gollir yn fwy na maint yr hylif y byddant yn ei gymryd i mewn.

dosbarth cymdeithasol neu grŵp sosio-economaidd: ffordd o wahaniaethu rhwng grwpiau ac unigolion mewn cymdeithas. Mae dosbarthiad y Cofrestrydd Cyffredinol yn defnyddio statws proffesiynol a chyflogaeth yn ddull ar gyfer pennu gwahaniaethau.

(Gweler *dosbarthiad galwedigaethol y Cofrestrydd Cyffredinol* a *system ddosbarthiad Hall Jones*.)

dosbarth gweithiol: y safle yn y fframwaith cymdeithasol a nodweddir gan y rhai sy'n gwneud gwaith/llafur â'r dwylo. Mae'r niferoedd yn y dosbarth gweithiol wedi bod ar i waered oherwydd

A
B
C
Ch
D
Dd
E
F
Ff
G
Ng
H
I
L
Ll
M
N
O
P
Ph
R
Rh
S
T
Th
U
W
Y

bod gwaith â'r dwylo yn cael ei ddisodli'n araf gan beiriannau. (Gweler *dosbarth cymdeithasol neu grŵp sosio-economaidd*.)

dosbarthiad cleientiaid yw'r ffordd y gellir grwpio cleientiaid gyda'i gilydd. Gellir grwpio cleientiaid yn ôl:

- oed – plentyn, oedolyn neu rywun hŷn
- anghenion – *iechyd meddwl*, *anabledd dysgu* neu *anabledd corfforol*, er enghraifft
- math o ofal – llym, cronig, gofal cymdeithasol neu ofal blaenoriaethol
- lefel o ofal – cychwynnol, eilaidd neu drydyddol
- *mannau gofal – cartref*, gofal dydd, clinigau, gofal preswyl neu ysbyty
- gwasanaeth sy'n cael ei ddarparu – ffisiotherapi, *trin traed*, profiannaeth, *hosteli*, gofal seiciatrig ac ati.

Dosbarthiad galwedigaethol y Cofrestrydd Cyffredinol: dull dosbarthu cymdeithasol sy'n trefnu'r boblogaeth yn haenau yn ôl eu gwaith cyflogedig. Mae grwpiau galwedigaethol yn cael eu defnyddio fel sail ar gyfer penderfynu aelodau dosbarth. Mae pum grŵp dosbarth yn y raddfa (gweler *dosbarth cymdeithasol neu grŵp sosio-economaidd* a'r tabl isod).

Dosbarthiad galwedigaethol y Cofrestrydd Cyffredinol

Dosbarth cymdeithasol	Teitl	Enghreifftiau o alwedigaethau
Dosbarth 1	Proffesiynol	Meddyg, cyfreithiwr, darlithydd prifysgol, cyfrifydd
Dosbarth 2	Rheolwr/technegydd	Athro, ffermwr, nyrs, rheolwr swyddfa
Dosbarth 3A	Crefftwr nad yw'n gweithio â llaw	Ariannydd, swyddog heddlu, cynrychiolwyr gwerthu, clerc gweinyddol
Dosbarth 3B	Crefftwr sy'n gweithio â llaw	Cogydd, cigydd, trydanwr, gosodwr brics
Dosbarth 4	Gweithiwr lled-fedrus sy'n gweithio â llaw	Warden trafnidiaeth, gweithiwr mewn swyddfa bost, casglwr tocynnau
Dosbarth 5	Gweithiwr di-grefft sy'n gweithio â llaw	Porthor, glanhawr ffenestri, labrwr

Dosbarthiad gwasanaethau gofal: dull o rannu a dosbarthu gwasanaethau iechyd a gofal cymdeithasol yn ôl *mannau gofal*, oed y cleient ac angen cleientiaid unigol.

dosbarthiad oedran: y ffordd y mae gwasanaethau iechyd a gofal cymdeithasol yn cael eu dosbarthu gan grwpiau oedran y cleientiaid dan sylw.

Mae newidynnau gwahanol yn adlewyrchu grwpiau oedran gwahanol. Mae pob dosbarthiad oedran yn cael ei gefnogi gan *ddeddfwriaeth*, er enghraifft, ymdrinnir â gwasanaethau plant mewn agweddau ar *Ddeddf Plant 2004*.

Dosbarthiad Rhyngwladol Anhwylderau: system ddosbarthiad a gyhoeddir gan *Sefydliad Iechyd y Byd* mewn perthynas â chyflyrau corfforol a seicolegol. Mae'r Sefydliad yn darparu ystadegau o wahanol wledydd ar wahanol anhwylderau.

Dosbarthiad Rhyngwladol Clefydau: rhestr o *glefydau* a gyhoeddir gan *Sefydliad Iechyd y Byd* bob deng mlynedd.

dosbarthiadau derbyn mewn ysgolion babanod a chynradd: cam cyntaf *addysg* statudol i blant ifanc. Er nad oes raid i blant ddechrau yn yr *ysgol* tan y tymor wedi eu pen-blwydd yn bump oed, mae nifer o awdurdodau lleol yn derbyn plant i mewn i'r dosbarth derbyn yn ystod y flwyddyn sy'n dilyn eu pen-blwydd yn bedair oed. Serch hynny, y mae'r staffio, yr offer a'r cwricwlwm fel arfer yn fwy addas ar gyfer plant pump oed a throsodd. Mae'r polisïau yn gwahaniaethu rhwng awdurdodau; mae hi'n beth cyffredin erbyn hyn i blant gael mynediad yn ystod y tymor pan fyddant yn cael eu pen-blwydd yn bump oed, ond y duedd bellach yw mynediad unwaith y flwyddyn, felly mae plant newydd gael eu pedair oed yn cael eu cynnwys.

dril tân: mae gofyn i bob sefydliad weithredu trefn sy'n galluogi pobl i ddod o hyd i'r allanfeydd gorau sydd ar gael allan o adeilad yn achos tân. O dan y Ddeddf Diogelwch Rhag Tân 1971 fe ddylai pob math o gyrff a sefydliadau adolygu a gweithredu mesurau diogelwch rhag tân megis:

- darparu ffordd o ddianc os bydd tân
- darparu offer addas i ymladd tân
- y dulliau o rybuddio staff, defnyddwyr gwasanaethau, cleientiaid a chleifion o dân
- hyfforddi gweithwyr newydd yn y dulliau dril tân.

Fe ddylai pob sefydliad ymarfer driliau tân er mwyn ffugio'r digwyddiadau a geir mewn tân 'go iawn'. Mae'r frigâd dân yn barod i gynghori unrhyw sefydliad ar berygl tân. Bydd swyddog diogelwch tân yn ymweld â sefydliadau ac yn rhoi unrhyw gyngor angenrheidiol. (Gweler *Deddf Iechyd a Diogelwch yn y Gwaith 1974*.)

dueg: *organ* a geir yn rhan ucha'r *abdomen* yn erbyn y *llengig* ar ochr chwith y corff ac sydd wedi'i hamddiffyn gan asennau. Mae'n organ fach, brown tywyll ac yn debyg i sbwng ffibrog sy'n cynnwys *meinwe* lymffoid. Mae'n hidlo *gwaed* wrth iddo basio drwodd. Mae'r ddueg:

- yn gwneud *gwrthgyrff* fel rhan o fecanwaith amddiffyn y corff
- yn dinistrio celloedd coch aeddfed a threuliedig y gwaed

Mae'n bwysig nodi bod unigolion yn gallu gweithredu heb ddueg am fod ei swyddogaethau yn cael eu cyflawni mewn organau eraill yn ogystal. Ond pan dynnir y ddueg mae unigolion yn fwy tueddol o gael heintiau.

dull graddio: dull a ddefnyddir ym maes ymchwil mewn perthynas â chasglu *data*. Defnyddir y dull graddio wrth gofnodi canlyniadau *holiaduron* pan fydd yr ymchwilydd am fesur graddau yr *agweddau*, y safbwyntiau a'r credoau sydd gan yr atebydd.

dulliau atal cenhedlu rhwystrol: fe'u defnyddir yn ffurf ar reoli cenhedlu. Maent yn rhoi rhwystr rhwng pen gwialen y gwryw a thu mewn *gwain* y fenyw. Dylai defnyddio'r dull hwn rwystro'r had sydd wedi ei alldaflu yn y wain rhag teithio i'r groth.

dulliau gweithredu clinigol: unrhyw weithgaredd, triniaeth neu ofal clinigol y mae gweithwyr gofal iechyd yn rhan ohonynt.

dulliau samplu: dyma'r ffyrdd y bydd samplau cynrychioliadol yn cael eu dewis. Ceir amrywiaeth o ddulliau, megis:

- hapsampl – mae gan bob aelod o'r boblogaeth i'w hastudio yr un siawns o gael ei ddewis â'i gilydd, e.e. y Loteri Genedlaethol
- sampl haenedig – mae cyfansoddiad y sampl yn adlewyrchu cyfansoddiad y boblogaeth, e.e. mae 48 y cant yn wrywod a 52 y cant o fenywod yn y boblogaeth yn pennu y dylai'r sampl ei hun gynnwys detholiad o 48 y cant o wrywod a 52 y cant o fenywod
- sampl cwota – mae'r ymchwilydd yn dewis detholiad o bobl mewn cyfranedd bras â faint ohonynt sydd yn y boblogaeth, e.e. cwota o grwpiau oedran gwahanol
- sampl cyfle – dewis pwy bynnag sydd ar gael ar adeg yr ymchwil.

dulliau ymchwil: mae'r dulliau a ddefnyddir i gynnal gwaith ymchwil yn cynnwys:

- arbrofion

- *holiaduron*
- *cyfweliadau*
- arsylwadau

dulliau ymholi: dulliau a ddefnyddir fel rhan o'r broses *ymchwil*. Mae'n golygu defnyddio ffynonellau *data* gwreiddiol a gesglir drwy arbrofi ac *arsylwi*.

dweud stori: dweud storïau er mwyn ennyn diddordeb. Gellir defnyddio llyfrau neu beidio. Mae dweud stori yn ffordd rymus o ddylanwadu ar y ffordd y bydd plant yn meddwl am y gymdeithas y maent yn byw ynddi. Gall fod yn fodd i blant ddatblygu diddordeb mewn llyfrau a darllen drostynt eu hunain. Dyma'r canllawiau ar gyfer dweud stori:

- mae'r dewis o lyfrau neu storïau yn bwysig a dylent fod yn addas ar gyfer oedran y plentyn
- dylai gweithwyr gofal plant baratoi storïau ymlaen llaw
- dylai'r seddau yn y lle dweud stori fod yn gyffyrddus gyda digon o le i nifer o blant eistedd yn gyffyrddus
- dylid dweud stori gyda brwdfrydedd, gan amrywio tôn a goslef y llais. Dylai ystumiau annog a chadarnhau
- dylid annog plant i ymateb i'r stori gyda chwestiynau gan yr adroddwr er mwyn datblygu sgiliau cyfathrebu'r plant
- gall defnyddio propiau fel pypedau, byrddau stori a chymhorthion gweledol eraill hwyluso'r dweud.

Dylid dilyn y stori gyda chaneuon, rhigymau a gweithgareddau creadigol sy'n defnyddio'r un themâu a phynciau. (Gweler hefyd *chwarae, cerddoriaeth a chanu*.)

Mae adrodd stori yn ffordd draddodiadol o gyfleu eitemau o ddiddordeb, newyddion teuluol a delweddau sy'n cynrychioli diwylliant rhywun. Gall pobl hyfforddi i fynd yn adroddwyr storïau gan eu galluogi i ddweud storïau mewn gwahanol amgylchiadau wrth grwpiau oedran gwahanol.

dŵr: cyfansoddyn wedi'i wneud o hydrogen ac ocsigen (H_2O) sy'n hanfodol ar gyfer pob ffurf ar fywyd. Mae'n gallu bodoli ar ffurf nwy, hylif neu solid. Dyma'r hydoddydd ar gyfer y rhan fwyaf o brosesau'r corff a gall adweithio mewn celloedd drwy *hydrolysis* a hefyd gyddwysiad. Mae priodweddau dŵr yn cynnwys:

- mae'n hydoddydd ardderchog ac yn gallu hydoddi mwy o sylweddau biolegol nag unrhyw hylif arall
- mae'n ffurfio 90 y cant o'r gell ac yn brif ansoddyn cytoplasm y gell
- mae'n gweithredu fel byffer thermol yn y corff, yn ei gadw rhag newidiadau sydyn mewn tymheredd
- mae'n gweithredu fel iraid mewn rhannau gwahanol o'r corff, e.e. yn y sachau aer (*alfeoli*) wedi eu lleoli yn yr *ysgyfaint*
- mae'n ffurfio rhan o ddiet iach, yn hydradu'r corff ac yn cynorthwyo'r broses dreulio.

dwyieithrwydd: defnydd rhugl ar ddwy iaith. (Gweler *Saesneg fel ail iaith*.)

dychymyg: defnyddio cynneddf greadigol y meddwl i ffurfio delweddau meddyliol. Gall datblygu'r dychymyg fod yn ffordd effeithiol o wella sgiliau cyfathrebu rhywun. Fe all person ddychmygu beth y byddent yn ei ddweud mewn sefyllfa arbennig neu sut y gallant fod yn llwyddiannus yn yr hyn y maent yn ei wneud. Mae plant yn defnyddio eu dychymyg pan fyddant yn *chwarae*. Maent yn ei ddefnyddio wrth chwarae rhannau a dychmygu. Fe all hyn gynnwys chwarae siop gyda phecynnau gwag ac arian plastig, gwisgo amdanynt, a defnyddio paent wyneb. (Gweler *chwarae creadigol*.)

dyfarniadau gofal: mae naw o gymwysterau yn ffurfio'r Cymwysterau Galwedigaethol Cenedlaethol mewn iechyd a gofal cymdeithasol. Mae'r cymwysterau hyn wedi eu hadolygu a'u diweddaru drwy gydymdrechion yr holl gyrff cyflogi iechyd a gofal cymdeithasol ar draws y Deyrnas Unedig a chydweithrediad graddfa lawn cyrff dyfarnu'r sector gofal. Mae'r Cymwysterau Galwedigaethol Cenedlaethol a Chymwysterau Galwedigaethol Cenedlaethol yr Alban (NVQs yr Alban lefel 2 a 3) yn ymdrin â'r rhai sydd a wnelont â chyflenwi gofal yn uniongyrchol. Mae'r dyfarniadau gofal gwahanol yn cynnwys gweithio:

- o dan arolygaeth, cyfarwyddyd neu arweiniad staff proffesiynol cymwysedig megis nyrs, bydwraig, ymwelwyr iechyd, trinwyr traed, therapyddion galwedigaethol, ffisiotherapyddion, therapyddion llefaru ac iaith a gweithwyr cymdeithasol

- o dan arolygaeth, cyfarwyddyd neu arweiniad rheolwr llinell dynodedig

- o dan nawdd gweithle a allai fod yn y sector gyhoeddus, preifat neu wirfoddol ar draws y sbectrwm llawn o leoliadau preswyl, ysbytai, gofal dydd, gofal maeth a chartrefi. (Consortiwm y Sector Gofal 1998)

Dyheadau newydd i'n gwlad: cytundeb lles newydd 1998: cynlluniau gan y llywodraeth i ddiwygio'r *wladwriaeth les*: Roedd y cynlluniau yn cynnwys:

- hyrwyddo gwaith drwy barthau cyflogaeth newydd a diwygio'r system dreth a budd-daliadau

- adolygu'r system pensiwn ymddeol gwladol

- gwella cyfleoedd *iechyd* ac *addysg*

- gwella *tai* a rheoli tai

- gweithio ar ran yr anabl i leihau gwahaniaethu a chynyddu'r nifer o bobl anabl sy'n gallu gweithio

- adolygu systemau ar gyfer *teuluoedd a phlant*

- hyrwyddo strategaethau i ymdrin â chau allan cymdeithasol megis *digartrefedd*.

(Gweler hefyd *gwladwriaeth les newydd*.)

dynwarediad: copïo ymddygiad rhywun arall. Mae dynwarediad yn ddull nerthol o ddysgu. Mae plant yn arbennig yn gwylio ac yn dynwared gweithredoedd pobl eraill. Er enghraifft, efallai y bydd plentyn yn dynwared yr hyn sy'n digwydd gartref yng nghornel cartref grŵp dan oed ysgol, lle y bydd y bwrdd wedi ei osod ar gyfer pryd ac y ceir gwahanol senarios i'w hactio.

dysentri: haint y coluddion. Gall yr organeb sy'n ei achosi fod naill ai yn fath arbennig o brotosoad neu yn facteriwm. Mae'r haint yn digwydd fel arfer o ganlyniad i amodau byw gwael a gorlawn. Fe all yr haint ledaenu a mynd yn *epidemig*. Mae hefyd yn achosi *dolur rhydd* difrifol ac fe all arwain at *ddysychiad* a cholli pwysau.

dyslecsia: anhawster dysgu penodol a achosir gan ddiffyg yn y rhan o'r *ymennydd* sy'n prosesu iaith, ac sy'n effeithio ar y sgiliau y mae eu hangen er mwyn dysgu yn un o'r meysydd canlynol, neu yn y ddau ohonynt:

- llythrennedd – darllen, ysgrifennu a sillafu

- rhifedd – rhifyddeg, datrys problemau a chyfrifo.

Nid yw hyn yn golygu na all unigolion â dyslecsia fod yn gwbl lythrennog a rhifog. Gallant lwyddo gyda chymorth addas, ac yn aml bydd ganddynt alluoedd gwahanol a gwerthfawr ym maes datrys problemau.

(Am wybodaeth bellach cysylltwch â'r British Dyslexia Association, 8 Bracknell Beeches, Old Bracknell Lane, Bracknell RG12 7BW.)

dyspracsia: anhwylder niwrolegol sy'n effeithio ar blant. Nid yw negeseuon yn cael eu trosglwyddo i'r *ymennydd* yn y modd arferol. Ni wyddys beth sy'n ei achosi. Serch hynny, ceir *arwyddion a symptomau* sy'n gallu cynnwys bod y plentyn:

- yn araf yn cyrraedd cerrig milltir, er enghraifft, siarad
- yn cael ei rwystro gan symudiadau nad ydynt yn gydgysylltiol, e.e. nid ydynt yn gallu rhedeg, neidio, na hercian; mae taflu a dal pêl yn anodd iddynt; gallant fod yn afrosgo ac yn dueddol i gael damweiniau
- ddim yn gallu dal pensil yn iawn ac mae tynnu llun yn anodd iddynt; yn nes ymlaen maent yn cael anhawster gyda mathemateg, darllen ac ysgrifennu
- yn cynhyrfu'n rhwydd, gan strancio a mynd i dymer, a bod ganddynt rychwant canolbwyntio gwael
- â chof gwael ac yn cael anhawster deall cysyniadau.

(Am wybodaeth bellach cysylltwch â'r Dyspraxia Foundation, 8 West Alley, Hitchin, Herts SG5 1EG.)

dysychiad: colli hylif neu ddŵr o'r corff. Gall hyn gael sgil effeithiau difrifol. Mae dysychiad yn digwydd pan fydd unigolyn wedi colli mwy o ddŵr nag y mae ef/hi wedi ei gymryd drwy fwyd a diod. Gall hyn ddigwydd os:

- bydd ganddynt afiechyd heintus sy'n achosi chwysu neu chwydu
- byddant wedi yfed swm mawr o alcohol
- byddant wedi ymarfer yn egnïol
- byddant wedi treulio amser mewn amgylchedd poeth a sych heb yfed.

Pan fydd dysychiad yn digwydd mae'n rhaid rhoi hylif yn ôl mor fuan â phosibl. Gellir gwneud hyn drwy roi i'r unigolyn gymysgedd o 1 lwy de o halen ac 8 llwy de o siwgr mewn 1 litr o ddŵr. Mae hyn yn cymryd lle'r dŵr a'r mwynau a gollwyd drwy chwysu, chwydu neu ddolur rhydd. Gellir prynu ffisigau fel Diorlyte dros gownter y fferyllydd i gael yr un effaith. Mewn achosion difrifol, gellir mynd â rhywun i'r ysbyty a chyflwyno hylifau ychwanegol drwy arllwysiad mewnwythiennol neu ddrip.

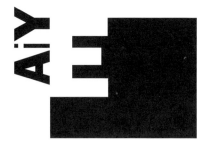

E coli (Escherichia coli): dyma facteria sy'n byw yn y coluddyn mawr, y colon neu'r perfedd mewn pobl. Maent i'w cael mewn niferoedd mawr mewn *ymgarthion* dynol Mae E coli yn facteriwm diniwed pan mae'n byw yn y coluddyn mawr, ond pan mae'n halogi dŵr (neu fwyd) drwy garthion neu hylendid gwael gall achosi afiechydon megis dysentri a *gastro-enteritis*.

economi, effeithlonedd ac effeithiolrwydd: dyma'r tair prif agwedd ochr yn ochr â'r agweddau cymdeithasol, demograffig, technolegol a diwygiadau gwleidyddol sydd wedi pennu newid yn y *Gwasanaeth Iechyd Gwladol* yn y blynyddoedd diwethaf. Mae'r agweddau hyn ar newid yn cael eu diffinio fel a ganlyn:

- economi: mae a wnelo hyn â'r dulliau a'r strategaethau gwahanol a ddefnyddir yn y *cyllido* a'r rheoli ar adnoddau yn y gwasanaeth iechyd h.y. cost staff y GIG, prynu offer angenrheidiol a chynnal a chadw adeiladau'r GIG.

- effeithlonedd: mae'n archwilio sut mae'r gwasanaeth iechyd yn gweithio yn nhermau canlyniadau a medrusrwydd, h.y. a oes canlyniadau cadarnhaol yn nhermau'r nifer o gleifion sy'n cael eu trin?

- effeithiolrwydd: mae'n edrych ar y ffyrdd y mae anghenion defnyddwyr gwasanaethau yn cael eu cwrdd h.y. a yw rhestrau aros ysbytai yn cael eu torri?

Wedi eu gosod yn y tair agwedd bwysig hyn mae *tegwch* a hygyrchedd, sy'n adolygu ansawdd triniaeth deg a chyfartal ar *ddefnyddwyr gwasanaethau*.

economi gofal cymysg: y modd y mae gwasanaethau cymunedol a chymdeithasol yn cael eu darparu drwy wahanol gyrff yn y sectorau statudol, annibynnol a gwirfoddol, e.e. gall gofal seibiant gael ei gynnig drwy grŵp gwirfoddol lleol fel *Mencap*.

ecsema: dyma un o'r rhesymau mwyaf cyffredin dros groen sych a sensitif. Ceir gwahanol fathau o ecsema:

- ecsema atopig – sydd i'w gael mewn babanod a phlant ifanc. Credir ei fod yn etifeddol ac yn dilyn mewn teuluoedd. Mae cysylltiadau gyda chyflyrau megis *asthma* a chlefyd y gwair. Mae'r symptomau cyffredin yn cynnwys sychder cyffredinol ar y croen gyda llawer o gosi. Gall y croen hefyd fynd yn llidus, cracio a hollti a gall gael ei heintio'n hawdd

- ecsema seborhëig – mae dau fath ar y cyflwr hwn, un a welir yn fwyaf cyffredin mewn babanod a'r ail fath a welir mewn oedolion ifanc. Tueddir i effeithio ar rannau seimllyd y corff fel croen y pen, yr wyneb, yr afl a'r frest. Nid yw ecsima seborhëig fel arfer yn cosi

- ecsema disgaidd – cyfyngir y cyflwr hwn fel arfer i'r breichiau a'r coesau ac mae ar ffurf clytiau o siâp darn arian sy'n gennog a choslyd ac sy'n gallu mynd yn swigod a diferu

- ecsema gwythiennau chwyddedig – cyfyngir y cyflwr hwn i'r coesau, ac fe'i ceir yn gyffredin mewn *pobl hŷn* ac yn y rhai a gwythiennau chwyddedig ganddynt

- ecsema cyffwrdd – ceir dau fath, llidus ac alergaidd. Achosir yr un llidus drwy gyffwrdd â sylweddau fel sebonau, glanedyddion, olewau peiriannau, deunydd lliwio gwallt a chanyddion. Achosir yr un alergaidd gan sensitifrwydd penodol i ddeunyddiau fel nicel, crôm neu rwber.

(Am fwy o wybodaeth cysylltwch â'r National Eczema Society, Hill House, Highgate Hill, Llundain N19 5NA.)

ecstasi: *cyffur* Dosbarth A sydd yn yr un categori â *heroin* a *chocên*. Mae'n gyffur anghyfreithlon ac mae'r enwau eraill arno yn cynnwys 'Byrgyrs Disgo'. 'Dennis the Menace'. 'Ffantasi' ac 'E'. Mae'n cael ei gymryd fel tabledi gwyn, brown, melyn neu binc ac mae'n gweithio fel ysgogydd, ac yn cael effaith ar ôl 20 munud. Mae'n gwneud i rywun deimlo'n dda am gyfnod estynedig, a cheir canfyddiad uwch o liwiau a seiniau. Mae ganddo sgil effeithiau sy'n gallu bod yn beryglus megis *pryder*, pyliau o banig ac anhunedd (methu â chysgu). Mae'n cael ei gymryd fel arfer mewn clybiau a phartïon 'rêf' ac yn yr amgylchedd hwnnw gall achosi dysychiad difrifol sy'n arwain at strôc gwres.

echocardiograffeg: gweithdrefn sy'n defnyddio *uwchsain* fel dull o astudio adeiladwaith a symudiad y galon er mwyn cael diagnosis ar unrhyw *glefyd*, *anhwylder* neu *gamweithrediad*.

edrychiad yr wyneb: gweler *cyfathrebu*.

effeithiolrwydd cost: trefn weithredu sy'n monitro ac yn adolygu sut y mae sefydliadau yn gweithio o ran bod yn ddarbodus yn ariannol a gydag adnoddau. Mae trefn weithredu o'r fath wedi ei chyflwyno yn y rhan fwyaf o sefydliadau yn y sector gyhoeddus yn ystod y blynyddoedd diwethaf. Mae'n rhaid i ddarparwyr iechyd a gofal cymdeithasol weithio o fewn fframwaith o gostio yn y tymor byr a'r tymor hir ar gyfer gwahanol becynnau gofal. Mae gofalwyr proffesiynol yn gweithio yn gyson yng nghyd-destun toriadau ariannol o ran gwasanaethau a niferoedd staff, ac ar yr un pryd yn gorfod gweithredu newidiadau yn y *ddeddfwriaeth*.

egni: y gallu i gyflawni gwahanol weithgareddau sy'n angenrheidiol i fyw, gweithio a chwarae. Mae miloedd o adweithiau cemegol yn digwydd yn y corff er mwyn rhyddhau neu gael egni. Ni ellir dinistrio egni.

egwyddor prif ystyriaeth: y cysyniad mai lles y plentyn yw'r ystyriaeth bwysicaf mewn achos yn ymwneud â phlant. (Gweler *Deddf Plant 2004*, *Gweithio Gyda'n Gilydd i Ddiogelu Plant*.)

'Ein Cenedl Iachach – Cytundeb dros Iechyd': Papur Gwyrdd gan y Llywodraeth a oedd yn gosod ffyrdd ger bron o wella iechyd y boblogaeth drwy gynyddu hyd oes pobl a'r nifer o flynyddoedd y bydd pobl yn eu treulio'n rhydd heb afiechyd. Roedd hefyd yn archwilio strategaethau sy'n ceisio gwella iechyd y salaf eu byd yn y gymdeithas ac i leihau'r bwlch iechyd. Roedd yr adroddiad yn ystyried materion megis:

- *anghyfartaleddau iechyd*
- *achosion afiechyd*
- sefydlu cytundebau iechyd cenedlaethol
- gosod targedau cenedlaethol i iechyd – *afiechyd y galon a strociau, damweiniau, canser* ac *iechyd meddwl*.

eiriolaeth: trefn lle gall gweithiwr gofal iechyd a chymdeithasol siarad neu weithredu ar ran *cleient, defnyddiwr gwasanaeth* neu *glaf*. Rôl eiriolwr yw sicrhau bod hawliau a buddiannau unigolyn yn cael eu cynrychioli. Ceir gwahanol fathau o eiriolwyr:

- eiriolydd ddinesydd – aelod o'r gymuned sy'n gweithio am ddim. H.y. aelod o grŵp cefnogi, cymydog neu *wirfoddolwr*
- eiriolydd gwirfoddol – rhywun nad yw'n cael tâl ond efallai'n cael treuliau. Mae eiriolaeth wirfoddol yn ymwneud â phartneriaeth gyda'r person yn canolbwyntio ar dasgau penodol
- eiriolwr cyfreithiol – rhywun proffesiynol gyda chymwysterau yn y gyfraith, fel cyfreithiwr

- eiriolwr gwaith achos proffesiynol – gweithiwr gofal cymdeithasol gyda baich achosion o bobl y mae ef neu hi yn eu cefnogi. Fel arfer mae'n weithiwr dan gyflog mewn tîm. Mae pob achos yn bartneriaeth wedi ei seilio ar dasgau a thargedau

- hunan eiriolwr – rhywun sy'n ei gynrychioli'i hun

- eiriolwr ffurfiol – cynllun eiriolaeth wedi ei sefydlu gan grŵp gwirfoddoli neu gefnogi nad yw'n cael ei arwain gan ddefnyddiwr. Fe'i rheolir fel arfer gan ddarparwr gwasanaeth gwirfoddol fel *SCOPE*

- eiriolwr cyfoed – eiriolwr ddinesydd neu ddefnyddiwr gweithredol ar wasanaeth.

electrocardiogram (ECG): prawf sy'n olrhain gweithgaredd trydanol y *galon*. Mae'r dargopïau yn ffurfio patrwm a ddangosir ar electrocardiograff. Pan fydd y galon yn curo, mae'r gweithgaredd trydanol yn ffurfio ton sy'n symud o ben ucha'r galon at ei gwaelod. Gosodir electrodau ar y *croen* ac mae'r rhain yn cofnodi'r gweithgaredd trydanol ar ffurf dargopi ar sgrin neu ddalen o bapur. Mae'r dull hwn o brofi yn ffordd i ganfod a yw'r galon yn gweithio'n iawn ac yn effeithlon. Er enghraifft, ar ôl trawiad ar y galon bydd yr olrheiniadau ar y don yn dynodi difrod ar gyhyr y galon.

Olrheiniad ECG iach – adran fechan a ddangosir

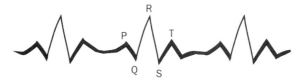

Mae ton P oherwydd cyfangaid atrïaidd
Mae Q, R, S a T yn donnau oherwydd gweithgaredd fentriglaidd

electroenseffalogram (EEG): mae olrhain gweithgaredd trydanol yr ymennydd yn ffurfio patrwm, wedi ei fesur ar electroenseffalograff. Pan gymerir negeseuon i'r ymennydd ac ohono maent yn cael eu trosglwyddo gan wefrau trydanol a elwir yn ysgogiadau. Gosodir electrodau ar y pen ac mae'r rhain yn cofnodi'r gweithgareddarau trydanol yn yr ymennydd ar ffurf olrheiniad ar sgrin neu ddalen o bapur. Mae'r dull hwn o brofi'r ymennydd yn ffordd i ganfod diffygion yn y gweithgaredd trydanol megis *epilepsi*.

elfennau, cyfansoddion a chymysgeddau: sylweddau cemegol yw'r rhain. Cânt eu diffinio fel a ganlyn:

- elfen – sylwedd na ellir ei dorri i lawr yn sylweddau symlach. Mae 105 o elfennau naturiol. Y prif rai sydd i'w cael yn y corff dynol yw carbon, hydrogen, ocsigen, nitrogen, sylffwr, ffosfforws a chalsiwm

- cyfansoddyn – cyfuniad o un neu ragor o elfennau, wedi'u clymu â'i gilydd ryw ffordd neu'i gilydd. Mae gan gyfansoddyn briodweddau corfforol a chemegol gwahanol i'r elfennau sy'n rhannau ohono. Mae'r gyfran o bob elfen mewn cyfansoddyn yn gyson (e.e. mae dŵr wedi ei ffurfio bob amser o ddwy ran o hydrogen ac un rhan o ocsigen ac felly'n cael ei ddynodi gan ei fformiwla gemegol H_2O). Mae cyfansoddion yn aml yn anodd eu hollti i'w helfennau ac ni ellir eu gwahanu ond gan adweithiau cemegol penodol.

- Cymysgedd – cyfuniad o ddwy neu ragor o elfennau neu gyfansoddion sydd heb eu cyfuno'n gemegol. Nid yw cyfran pob elfen neu gyfansoddyn yn sefydlog ac mae pob un yn cadw ei briodweddau. Fel arfer gellir rhannu cymysgedd i'w elfennau neu gyfansoddion yn weddol hawdd drwy ddulliau corfforol. (Stockey, Oxle a Wertheim 1988)

elusennau: cyrff nad ydynt yn gwneud elw. Cafodd elusennau eu sefydlu gyntaf yn y ddeunawfed

A B C Ch D Dd E F Ff G Ng H I L Ll M N O P Ph R Rh S T Th U W Y

a'r bedwaredd ganrif ar bymtheg mewn ymateb i *dlodi*, diffyg addysg, iechyd a safon byw gwael yn y wlad. Fe'u trefnwyd gan bobl gefnog a oedd yn credu mewn 'gwneud rhywbeth er daioni'. Yn y blynyddoedd diwethaf mae rhai elusennau wedi datblygu yn sefydliadau gwirfoddol mawr sy'n chwarae rhan bwysig ym mywyd y gymuned. Erbyn hyn mae tua 175,000 o elusennau wedi eu cofrestru o dan Ddeddf Elusennau 1993. Gellir dod o hyd i wybodaeth am wahanol elusennau yng Nghofrestr Ganolog y Comisiynwyr Elusennau. Er mwyn bod yn gymwys i fod yn elusen, rhaid i gorff gael ei sefydlu gyda'r bwriad o ddatblygu mentrau a fydd er lles y gymuned. Maent yn cael eu cyllido o nifer o ffynonellau gan gynnwys:

- grantiau gan y llywodraeth ganolog i gyllido prosiectau penodol
- grantiau'r awdurdodau lleol – fel arfer ar gyfer darparu gwasanaethau anstatudol
- grantiau gan gyrff a busnesau
- cytundebau gydag awdurdodau iechyd ac adrannau gwasanaethau cymdeithasol, sy'n cyflogi'r cyrff gwirfoddol i ddarparu gwasanaethau statudol neu anstatudol
- codi arian
- cyfraniadau gan unigolion
- cael budd oherwydd eu statws elusennol, yn gysylltiedig â threthiad (h.y. cynlluniau cyfamod).

(Gweler hefyd *Barnardo's*, *Cymdeithas Genedlaethol er Atal Creulondeb i Blant*, *cyllido*.)

emboledd: tolchen *waed* sy'n torri o'r lle mae hi wedi ffurfio ac yn cael ei chludo yn llif y gwaed tan y bydd yn cael ei dal mewn *rhydweli* ac yn methu â symud ymhellach. Mae emboledd yn aml yn gyfrifol am:

- *ddamwain serebo-fasgwlaidd neu strôc* – tolchen yn y rhydweli serebrol yn yr *ymennydd*
- emboledd ysgyfeiniol – tolchen yn rhydweli ysgyfeiniol yr *ysgyfaint*
- cnawdnychiad myocardaidd neu *drawiad ar y galon* – tolchen yn y *rhydweli goronaidd*.

embryo: cynnyrch ffrwythloni; mae sberm wedi treiddio i wy a ffurfir yr embryo, fel arfer yn y tiwbiau Fallopio. Yna mae'n symud i'r *wterws*, lle mae'n cael ei fewnblannu. Mae'r embryo yn datblygu ei brif organau yn yr wyth wythnos gyntaf. Ar ôl hyn, yr enw ar yr embryo yw'r *ffoetws*.

emosiynau: teimladau mae unigolion yn eu cael yn y berthynas sydd ganddynt gyda hwy'u hunain, gydag eraill a chyda'r byd maent yn byw ynddo. Mae twf emosiynol yn agwedd bwysig ar ddatblygiad personol plentyn. Mae anghenion emosiynol yn cynnwys cariad, anwyldeb, gofal parhaus, sicrwydd, clod ac anogaeth. Mae cwrdd â'r anghenion hynny mewn modd cefnogol yn galluogi i'r plentyn neu'r cleient fagu *hunan-barch* cadarnhaol. Mae cynnig cefnogaeth emosiynol yn gyfrifoldeb allweddol ar *ofalwr* sy'n gweithio mewn gofal iechyd a chymdeithasol.

empathi: ymwybyddiaeth rhywun o gyflwr emosiynol rhywun arall a'u gallu i rannu profiad gyda hwy. Gall fod ar ffurf teimlad cyffredin o dristwch a phoen mewn sefyllfa drist. Mae'n rheswm pam mae *grwpiau cefnogi* yn llwyddo: maent yn cael eu sefydlu gan bobl sydd wedi bod drwy sefyllfaoedd tebyg yn eu bywydau'u hunain. Enghraifft yw CRUSE, lle gall y rhai sydd wedi bod drwy'r broses o *brofedigaeth* rannu'u teimladau ac uniaethu ag eraill sydd wedi cael profedigaeth eu hunain yn ddiweddar.

endocrinoleg: astudiaeth o'r *system endocrin*. Mae'r system endocrin yn cynhyrchu *hormonau*.

enseffalomyelitis myalgig (ME): anhwylder neu glefyd lle ceir blinder eithafol. Mae'r symptomau eraill yn cynnwys cylchrediad gwael, poen yn y *cymalau* a'r *cyhyrau*, y bendro, blinder cyffredinol a'r teimlad o anhwylder. Ni wyddys beth sydd yn ei achosi, ond mae'n digwydd yn aml wedi *firws* neu *haint* a gellir felly ei ddisgrifio fel blinder ôl-firaol. Y driniaeth yw gorffwys a meddyginiaeth nes bo'r *claf* yn dechrau teimlo'n well. Mewn rhai achosion gall ME fod yn anhwylder gwanychol sy'n para am gyfnod hir.

ensymau: cemegion sy'n cyflymu newidiadau cemegol yn y corff heb fod unrhyw newid yn digwydd i'r ensymau eu hunain. Maent yn fath o gatalydd.

enteritis: llid y coluddyn o ganlyniad i glefyd neu wenwyn bwyd. (Gweler *gastroenteritis*.)

enwaediad: dull llawfeddygol sy'n golygu tynnu blaengroen y pidyn gwrywol. Mae'r weithred yn aml yn rhan o draddodiad crefyddol neu ethnig er bod y blaengroen weithiau yn gallu bod yn annaturiol o dynn a bod angen ei dynnu. Mewn rhai diwylliannau, gellir enwaedu ar fenywod. Mae hyn yn golygu tynnu'r clitoris yn llawfeddygol a gwefusau mewnol ac allanol y wain. Yn aml gwneir enwaediad ar fenywod heb lawfeddygaeth a heb ganiatâd. Mae'r Ddeddf Gwahardd Enwaediad Benywol 1985 yn gwneud enwaediad, toriad a gwaëgiad benywol (anffurfiad yr organau cenhedlu benywol) yn drosedd ac eithrio ar dir iechyd corfforol a meddyliol.

epidemig: cyfnodau lle bydd *clefydau* yn lledaenu yn gyflym ac yn effeithio ar nifer fawr o bobl. Ceir epidemigau pan:

- y bydd diffyg *imiwnedd* mewn poblogaeth a phobl mewn cyflwr gwael o ran eu *hiechyd*
- y bydd amodau lle y gall germau ledaenu yn rhwydd
- y bydd hil arbennig o wenwynig o glefyd yn codi, e.e. *firws y ffliw*.

epidemioleg: astudiaeth o natur, mynychder a lledaeniad clefydau. Mae'n ymchwilio i achosion clefydau arbennig er mwyn datblygu ffordd addas o'u hatal a'u hiacháu. Er enghraifft, roedd darganfod y cysylltiad rhwng colera a dŵr yfed heintiedig yn gam pwysig o ran rheoli'r nifer o achosion o golera.

epilepsi: *anhwylder* neu *gamweithrediad* sy'n effeithio ar actifeddau trydanol yn yr *ymennydd* gyda'r canlyniad y ceir ymosodiadau neu ffitiau sy'n dod drosodd a throsodd. Dadwefriad trydanol annormal yn yr ymennydd yw epilepsi. Gall epilepsi gael ei achosi gan dyfiannau yn yr *ymennydd*, *cyffuriau*, clefydau serebrol megis dementia, salwch systemig sy'n effeithio ar weithrediad yr ymennydd (e.e. methiant arennol) ac anafiadau i'r pen, ac fe all fod yn etifeddol. Ceir gwahanol fathau o epilepsi. Y ffurfiau mwyaf cyffredin yw:

- epilepsi 'grand mal', lle y bydd y ffitiau yn achosi i'r person golli ymwybyddiaeth, a syrthio i'r ddaear gydag aelodau'r corff yn plycio ac yn gwingo. Weithiau bydd ewyn yn dod o'r geg ac, mewn rhai achosion, fe fydd yr unigolyn yn gollwg dŵr
- epilepsi 'petit mal', sy'n achosi i'r unigolyn golli ymwybyddiaeth am ychydig o eiliadau. Gallant yn sydyn beidio â chanolbwyntio, bydd pall ar eu siarad a bydd golwg wag arnynt. Unwaith y bydd y cyfnod hwn wedi pasio fe fydd y dioddefwr yn dychwelyd at yr hyn yr oedd yn ei wneud. Nid yw'r unigolyn yn syrthio ar lawr nac yn ymddangos yn wahanol mewn unrhyw ffordd heblaw am yr olwg wag ac anallu i ymateb yn ystod yr ymosodiad.

Gwneir diagnosis o epilepsi gan nifer o brofion fel *electroenseffalogram* a sganiau o'r ymennydd sy'n astudio actifedd trydanol yr ymennydd. Mae epilepsi yn cael ei drin gan gyffuriau gwrth-epileptig. Mae'r sawl sy'n dioddef gan epilepsi yn gorfod dewis gyrfaoedd priodol am y byddai rhai swyddi yn cael eu hystyried yn anaddas, er enghraifft, gweithio yn y gwasanaeth tân neu'r heddlu. Ni chaniateir i bobl ag epilepsi yrru car. Nid yw'n amharu ar *ddatblygiad gwybyddol* na deallusol, ac nid yw'n amharu ar y gallu i ddysgu. Serch hynny, y mae rhai dioddefwyr yn teimlo'n hunanymwybodol o'u cyflwr meddygol oherwydd y ffitiau, yn enwedig am nad ydynt bob amser yn gwybod pryd y bydd y rhain yn digwydd. Ond mae rhai dioddefwyr o epilepsi, serch hynny, yn clywed awra, teimlad neu synnwyr eu bod yn mynd i gael 'ffit'. Mae babanod a phlant ifanc weithiau yn dioddef o 'ffitiau' pan fydd ganddynt dymheredd uchel; gelwir y rhain yn gonfylsiynau ac nid ydynt yn arwydd y bydd yr unigolyn yn dioddef gan epilepsi yn nes ymlaen.

(Am wybodaeth bellach cysylltwch â'r British Epilepsy Association, New Anstey House, Gateway Drive, Yeadon, Leeds LS19 7XY.)

E rifau: dyma'r ychwanegion bwyd sydd yn cael eu hadnabod ac wedi cael rhif cyfres. Dim ond bwydydd sy'n cynnwys ychwanegion gydag E rifau arnynt y gellir eu cyflenwi mewn gwledydd yn y Gymuned Ewropeaidd. Cafodd ychwanegion o'r fath eu profi a'u cydnabod yn y lle cyntaf gan y GE fel rhai diogel ar gyfer eu bwyta gan bobl.

Erikson, EH: Seicdreiddiwr Americanaidd. Credai y dylid rhoi mwy o bwyslais ar y berthynas gydol oes rhwng unigolyn a'r system gymdeithasol y maent yn datblygu ynddi. Awgrymodd Erikson bod wyth cyfnod ym mywyd person, a bod heriau ym mhob cyfnod sy'n nodweddiadol o'r cyfnod arbennig hwnnw. Er enghraifft, yn y canol oed, 'cynhyrchiol yn erbyn marweidd-dra', gall y sawl sydd heb blant neu heb waith neu ffordd o fyw sydd ag arwyddocâd iddynt brofi teimlad o farweidd-dra. Mae unigolion sy'n iach yn seicolegol yn cwrdd â heriau pob cyfnod tra bo unigolion nad ydynt yn iach yn seicolegol yn gallu methu â chwrdd â heriau o'r fath ac mae'n rhaid iddynt felly ddelio â'r gwrthdaro sy'n dod yn y cyfnodau sy'n dilyn.

Cyfnodau datblygiad Erikson

Cyfnod		Perthynas	Oed
1	Ymddiried sylfaenol yn erbyn diffyg ymddiried sylfaenol	Mam neu roddwr gofal cychwynnol	0-1 oed
2	Ymreolaeth/annibyniaeth yn erbyn cywilydd ac amheuaeth	Rhieni neu roddwr gofal	1-3 oed
3	Blaengarwch yn erbyn euogrwydd	Unedau teuluol gan gynnwys teulu estynedig	3-6 oed
4	Diwydrwydd yn erbyn israddoldeb	Ysgol ac allan o'r ysgol	7-12 oed
5	Hunaniaeth yn erbyn ansicrwydd ynghylch rôl	Gwahanol grwpiau megis grwpiau o gyfoedion	12-18 oed
6	Agosatrwydd yn erbyn arwahanrwydd	Partneriaethau mewn perthynas o wahanol fathau, cyfeillgarwch, teulu	20iau
7	Cynhyrchiol yn erbyn marweidd-dra	Meithrin diddordeb mewn cymdeithas neu'r 'Cartref yn unig'	20iau diweddar – 50au
8	Cyfanrwydd yr hunan yn erbyn anobaith	'Dynol ryw' neu fy rhywogaeth i	50au a throsodd

erthyliad yw rhoi terfyn ar feichiogrwydd. Gall erthyliad naill ai fod drwy ddulliau naturiol (*erthyliad naturiol*), a elwir hefyd yn golli baban, neu drwy ddull artiffisial neu lawfeddygol. Edrychir ar erthyliad fwy a mwy fel rhoi terfyn ar feichiogrwydd heb ei gynllunio neu nad oedd ar rywun eisiau. Er 1967, yn dilyn y Ddeddf erthylu, mae hi'n gyfreithlon rhoi terfyn ar feichiogrwydd sydd wedi para hyd at 24 wythnos. Fodd bynnag, mae'r rhan fwyaf o erthyliadau yn cael eu cynnal yn y 12 wythnos gyntaf, naill ai drwy'r Gwasanaeth Iechyd Gwladol neu feddygon preifat. Mae safbwyntiau gwahanol gan bobl ar erthyliad, er enghraifft:

- mae grwpiau 'o blaid bywyd' yn credu bod erthylu yn cyfyngu ar ddewisiadau bywyd y ffoetws sy'n tyfu. Maent yn credu bod gan y ffoetws yr hawl i gael ei eni a chael byw.
- Mae grwpiau 'Hawl i Erthylu' yn cefnogi hawliau merched. Maent yn credu bod gan ferched ddewis; bod erthyliad wedi ei gynllunio yn ymyrraeth feddygol briodol mewn beichiogrwydd

nad oes neb eisiau, neu feichiogrwydd lle gall fod gan y plentyn heb ei eni anabledd genetig.

Ond, oherwydd y pynciau trafod sydd a wnelont â hawliau a dewisiadau'r unigolyn, mae erthyliad yn bwnc llosg.

erthyliad naturiol: colled ddigymell y ffoetws o'r groth yn ystod cyfnodau cynnar beichiogrwydd. Mae hyn yn dorcalonnus iawn i'r fenyw a bydd angen cefnogaeth sensitif arni er mwyn iddi allu galaru am y baban y mae wedi ei golli.

Mae'r Miscarriage Association yn darparu gwybodaeth a chefnogaeth i'r sawl sydd wedi dioddef colli plentyn drwy erthyliad naturiol. (Gweler hefyd *erthyliad*.)

(Am wybodaeth bellach cysylltwch â'r Miscarriage Association, Clayton Hospital, Northgate, Wakefield, West Yorkshire WF1 3JS.)

esgeulustod: methiant i ddarparu'r anghenion sylfaenol i blentyn neu oedolyn, sef anghenion fel *bwyd*, gwres, dillad, cartref a'r sicrwydd fod rhywun yn gofalu amdanynt. Mae *gofalwyr* yn esgeuluso eu *cleientiaid* os ydynt:

- yn eu gadael ar eu pennau eu hunain am gyfnodau hir
- yn methu â rhoi gofal digonol iddynt o ran eu dilladu a gweld at eu hanghenion hylendid
- yn anwybyddu eu hanghenion dietegol ac yn methu â chynnal trefn o'u bwydo yn rheolaidd
- yn eu hynysu drwy beidio â rhoi cariad a chwmnïaeth iddynt.

(Gweler hefyd *cam-drin*.)

etifeddiad rhyw: y modd y mae *cromosomau* yn penderfynu rhyw unigolyn. Mae pob *cell* yn y corff dynol yn cynnwys 23 phâr o gromosomau. Mewn 22 pâr o'r cromosomau hyn mae'r ddau gromosom yn edrych yn debyg. Y pâr sydd ar ôl yw'r cromosomau rhyw. Mae gan fenywod ddau gromosom X yn y gell tra bod gan ddynion un cromosom X ac un cromosom Y. Mae wyau a sberm yn cynnwys cromosom un rhyw. Yn yr wy, mae'r cromosom un rhyw bob amser yn X. Yn y sberm gall y cromosom un rhyw fod naill ai yn X neu yn Y. Pan fydd y sberm yn ffrwythloni'r wy mae cyfle cyfartal o uno sberm sy'n cynnwys cromosom X neu Y – i gynhyrchu XX (merch) neu XY (bachgen). Felly y mae'r nifer o ferched a bechgyn a enir fwy neu lai yn gyfartal.

etifeddiaeth: trosglwyddo nodweddion genetaidd o'r naill genhedlaeth i'r nesaf, h.y. gan riant i blentyn.

ethnosentrigrwydd: tybiaeth unigolyn mai eu *ffordd o fyw* a diwylliant eu cymdeithas hwy yw'r norm a'r ffordd iawn o fyw gan ystyried unrhyw *ddiwylliant* neu ffordd o fyw arall yn israddol neu yn gyfeiliornus.

Ewrosentrigrwydd: cred a geir gan yr unigolion hynny sy'n edrych ar y byd o safbwynt agweddau *diwylliant* a *chymdeithas* Ewropeaidd gwyn eu croen. Nid yw'r ffordd hon o feddwl neu'r sylfaen gwerthoedd hwn yn cydnabod materion yn ymwneud ag amrywiaeth ddiwylliannol neu hiliol, gan gredu bod y gred a ddelir ganddynt hwy yn well.

ewthanasia: lladd rhywun sy'n dioddef yn enbyd, er enghraifft gan glefyd anwelladwy. Fe all yr unigolyn dan sylw roi cyfarwyddiadau clir ynghylch yr hyn a ddylai ddigwydd pe byddai eu cyneddfau eu hunain yn dirywio, gan gyfyngu ar ansawdd eu bywydau.

- Ewthanasia goddefol: penderfyniad a wneir ar ran unigolyn â chyfyngiadau difrifol ar eu hansawdd bywyd, megis claf neu gleient mewn cyflwr parhaol o fod heb unrhyw symudiad neu sydd yn anymwybodol yn barhaol. Mae'r weithred yn caniatáu i rywun farw.
- Ewthanasia gweithredol: gweithred fwriadol i ddod â bywyd rhywun i ben.

Mae pob agwedd ar ewthanasia yn golygu ystyriaethau moesegol a moesol i weithwyr iechyd a gofal cymdeithasol. Fe all rhywun fod yn dioddef o fath arbennig o boenus o ganser gyda'u hanwyliaid yn gorfod eu gwylio yn dioddef anghysur mawr. Fe all hyn arwain at drafodaeth a phoen meddwl. Mae ewthanasia yn bwnc anodd a dadleuol ond, ym mhob maes o iechyd a gofal cymdeithasol, mae gan weithwyr proffesiynol godau moesegol sy'n ganllawiau ar gyfer llunio fframwaith ymarfer. (Gweler *cod ymarfer*.)

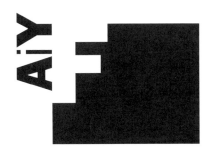

falf atrio-fentriglaidd: lleolir hon rhwng yr atriwm a'r fentrigl. Mae un falf ar bob ochr i'r *galon*. Mae'r falfiau hyn wedi eu gwneud o feinwe ffibrog ac fe'u hagorir a'u cau gan *bwysau gwaed*. Yn ystod y cylch cardaidd, pan fydd y pwysau yn yr atriwm yn uwch nag yn y fentrigl, mae'r falf yn agored ac mae gwaed yn gallu llifo drwodd i'r fentrigl. Yn ystod systol fentriglaidd, mae'r cyhyr ym mur y fentrigl yn dechrau cyfangu ac mae pwysau'r gwaed yn y fentrigl yn codi. O ganlyniad, mae'r falf yn cau fel bod gwaed yn cael ei bwmpio allan gan adael y galon drwy'r rhydwelïau, a rhwystro unrhyw waed rhag llifo'n ôl i'r atria. Gellir clywed synau'r galon pan roddir stethosgop yn erbyn wal y frest. Mae'r cyntaf o'r rhain ym mhob cylch oherwydd bod y falfiau atrio-fentriglaidd yn cau. Mae gan y falf ar ochr chwith y galon ddau fflap o feinwe ffibrog a'r enw arni yw'r falf ddeubwynt; mae gan yr un ar yr ochr dde dri fflap a gelwir hi'n falf driphwynt.

fasectomi: endoriad neu doriad llawfeddygol drwy'r fas defferens i rwystro sberm y gwryw rhag cael ei fwrw allan yn ystod alldafliad a chyfathrach rywiol. Mae'n ffurf ar atal cenhedlu a chynllunio teuluol i'r gwryw.

fentrigl: siambr. Ceir nifer o fathau gwahanol o fentriglau yn y corff. Fentriglau'r *galon* yw ei dwy siambr isaf sy'n pwmpio'r gwaed i'r brif lestr cyn cael ei ddosbarthu i rannau gwahanol y corff. Mae fentriglau'r ymennydd yn cynnwys hylif yr ymennydd.

fertebrâu: mae 33 o'r esgyrn hyn yn asgwrn y cefn. Mae pob fertebra wedi ei wneud o gorff a bwa o amgylch ceudod, o'r enw'r gamlas niwral. Mae *madruddyn y cefn* yn mynd drwy'r gamlas hon. Mae'r fertebrâu yn amddiffyn madruddyn y cefn drwy roi fframwaith o esgyrn. Ceir fertebrâu gwahanol sy'n cynnwys:

- saith fertebra'r gwddf neu gerfigol

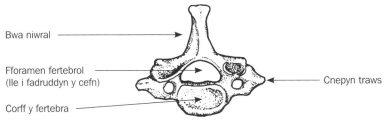

- deuddeg fertebra'r frest neu thorasig

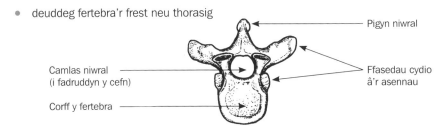

- pum fertebra'r cefn neu feingefnol

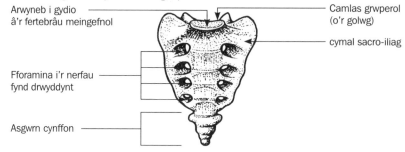

Pigyn niwral

Camlas niwral
(i fadruddyn y cefn)

Cnepyn traws
i gydio â
chyhyrau'r cefn

Corff y fertebra

- pum fertebra gwaelod y cefn neu grwperol

Arwyneb i gydio
â'r fertebrâu meingefnol

Camlas grwperol
(o'r golwg)

cymal sacro-iliag

Fforamina i'r nerfau
fynd drwyddynt

Asgwrn cynffon

- â'r asgwrn cynffon (y pedwar fertebra isaf wedi asio â'i gilydd).

fili: ymestyniadau fel bysedd oddi ar arwyneb pilenni. Mae enghreifftiau yn cynnwys arachnoid fili yn yr *ymennydd* a'r fili yn leinin y coluddyn. Bydd y fili yn rhoi mwy o arwynebedd ar gyfer cyfnewid *ocsigen, carbon deuocsid* a *maetholion*.

firysau: asiantau heintus mân dros ben nad oes modd eu gweld ond o dan ficrosgop electronig. Mae llawer o fathau gwahanol o firysau sy'n niweidiol i'r corff ac sy'n achosi *clefydau*. Mae firysau yn atgynhyrchu yn y corff drwy oresgyn cell, lluosi ac achosi i'r gell fyrstio. Mae *HIV* yn enghraifft o firws.

fitaminau: sylweddau sy'n hanfodol ar gyfer iechyd cyffredinol a thwf y corff. Mae eu hangen mewn mesurau bychain. Pan na chânt eu cynnwys mewn diet gallai clefydau diffyg fitaminau ddod i'r amlwg.

Enghreifftiau o fitaminau, eu swyddogaethau ac anhwylderau diffyg

Fitamin	Swyddogaeth	Ffynhonnell	Anhwylder diffyg fitamin
Fitamin A (retinol)	Cadw'r croen a'r *esgyrn* yn iach, helpu i rwystro haint	Moron, llaeth, pysgod, llysiau gwyrdd, iau	Dallineb yn y nos, diffyg gwrthiant i heintiad
Fitamin B1 (thiamin)	Ei angen at fetabolaeth celloedd	Pys, ffa, burum, bara cyflawn, cnau	Beri-beri, gwendid yn y cyhyrau
Fitamin B2 (ribofflafin)	Ei angen at resbiradaeth celloedd	Iau, llaeth, wyau, burum, caws a llysiau gwyrdd	Twf corachaidd, niwed i gornbilen y llygad, tafod llidus
Fitamin B6 (pyridocsin)	Ei angen at synthesis asidau amino	Tatws, llysiau, cig, llaeth	Anaemia
Fitamin B12 (cobalamin)	Ei angen at ffurfio celloedd gwaed coch, *protein* a *braster*	Iau, cig, wyau, llaeth, pysgod	Anaemia macrosytig, sef methu â chynhyrchu haemoglobin yn y gwaed

Fitamin	Swyddogaeth	Ffynhonnell	Anhwylder diffyg fitamin
Fitamin C (asid asgorbig)	Helpu clwyfau i wella, angenrheidiol at ddeintgig a *dannedd* iach	Orennau, lemonau, cyrens duon, llysiau gwyrdd, tomatos, tatws	Y llwg – clefyd sy'n achosi clefyd y deintgig ac yn effeithio ar broses wella'r corff
Fitamin D (calsifferol)	Amsugno calsiwm a ffosfforws sy'n angenrheidiol i dwf a datblygiad y dannedd a'r esgyrn	Iau/afu, ymenyn, caws, wyau a physgod	Esgyrn gwan – clefyd o'r enw'r llech mewn plant
Fitamin E (tocofferol)	Hyrwyddo iechyd gwrthocsidydd	Llysiau, wyau, ymenyn, pysgod, cig	Anffrwythlondeb mewn rhai anifeiliaid
Fitamin K (ffylocwinon)	Helpu proses geulo'r gwaed	Iau/afu, ymenyn, caws, wyau a physgod, bresych, sbigoglys	Ceulo gwaed araf

fitaminau braster-hydawdd: *fitaminau* megis fitamin A, D, E a K fydd yn hydoddi mewn lipidau, ond dim ond yn hydoddi ryw ychydig, os o gwbl, mewn dŵr.

'free-basing': cynhyrchu'r cyffur *crac* yn anghyfreithlon. Mae *cocên* yn cael ei wresogi gyda chemegyn sy'n cynhyrchu cerrig caled o wahanol feintiau. (Gweler *cyffuriau*.)

Freud, Sigmund (1856-1939): y gŵr a ddyfeisiodd seicdreiddiad, sy'n cynnwys y theori ynghylch yr isymwybod a therapi Freud, sy'n seiliedig arni. Mae damcaniaethau Freud yn cynnwys:

- theori *personoliaeth* sy'n gysylltiedig â thair agwedd ar y bersonoliaeth, yr id, yr ego a'r uwch-ego, sy'n rhyngweithio ac yn cysylltu â'i gilydd
- *mecanwaith amddiffyn*, sef y dulliau a fabwysiedir gan yr ego i ymdopi â gwrthdaro
- gwahanol gyfnodau seicorywiol y bersonoliaeth sy'n seiliedig ar y theori mai'r ysgogwr y tu ôl i bersonoliaeth yw'r ysgogwr rhywiol neu'r angen i fynegi ynni rhywiol.

fwlfa: agoriad allanol *system atgenhedlu'r fenyw*.

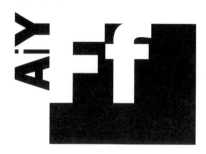

ffactor rhesws a genedigaeth: gall ffactor rhesws beri problemau yn ystod beichiogrwydd i tua un fam o bob 300. Gall hyn ddigwydd pan fydd y fam yn rhesws negatif a'r tad yn rhesws positif. Gall y baban etifeddu'r genyn gwaed rhesws positif gan y tad. Gall hyn roi'r fam mewn perygl os bydd gwaed y baban yn tryddiferu i'w gwaed hi. Mae'n rhaid i'r fam a'r baban gael eu monitro'n ofalus. Y cyfnod peryglus fel arfer yw ar adeg geni ail blentyn rhesws positif, pan fydd gwrthgyrff a gynhyrchwyd gan y fam i waed rhesws positif y plentyn cyntaf yn gallu gollwng i gylchrediad yr ail blentyn gan achosi difrod.

ffactor rhesws mewn gwaed: dull o ddisgrifio *grwpiau gwaed*. Mae ffactor rhesws yn cael ei enwi ar ôl mwnci rhesws lle cafodd ei ddarganfod i ddechrau. Mae gan 85 y cant yn fras o fodau dynol ffactor rhesws yn eu gwaed. Rhoddir y term rhesws positif ar yr unigolion hyn. Nid oes gan y 15 y cant o fodau dynol sy'n weddill mo'r ffactor hwn ac maent felly yn rhesws negatif. Ni all cleifion rhesws negatif gael gwaed rhesws positif. Mae ffactor rhesws yn etifeddol.

ffactorau cymdeithasol ac economaidd: ffactorau sy'n effeithio ar sut mae unigolion yn byw, gweithio a chynnal dull byw iach. Maent yn aml yn achos pryder oherwydd eu heffaith ar *iechyd* a *lles* unigolion. Maent yn cynnwys:

* tlodi – effeithir ar iechyd pobl gan eu hamgylchiadau, e.e. gall incwm isel ei gwneud hi'n anodd ichi fforddio cadw tŷ yn gynnes ac amddiffyn unigolion a'u teuluoedd rhag tanau a damweiniau. Nid oes arian i dalu am ddim byd dros ben.

* cyflogaeth – mae diffyg gwaith hefyd wedi ei gysylltu ag iechyd meddyliol a chorfforol gwael.

ffactorau etifeddol: gweler *genynnau*.

ffagosytosis: dyma'r broses a ddefnyddir gan gelloedd gwyn y gwaed i amlyncu'r micro-organebau sy'n ymosod ar y corff.

Ffagosytosis

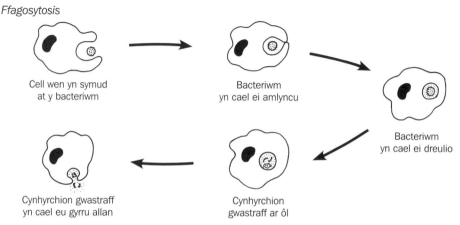

Cell wen yn symud
at y bacteriwm

Bacteriwm
yn cael ei amlyncu

Bacteriwm
yn cael ei dreulio

Cynhyrchion gwastraff
yn cael eu gyrru allan

Cynhyrchion
gwastraff ar ôl

Ffederasiwn Cymorth i Ferched: asiantaeth wirfoddol yn y DU ar gyfer merched sy'n dioddef cam-drin corfforol, rhywiol neu emosiynol yn eu cartrefi. Mae Ffederasiwn Cymorth i Ferched yn Lloegr (WAFE) yn gorff cenedlaethol sy'n cefnogi ac yn rhoi adnoddau i rwydwaith o brosiectau lleol. Mae noddfeydd yn gartrefi neu hosteli sy'n cynnig amgylchedd diogel lle gellir gwneud penderfyniadau, yn rhydd rhag pwysau ac ofn. Mae yna hefyd noddfeydd a gwasanaethau arbenigol i ferched a phlant sy'n wynebu pwysau ychwanegol hiliaeth neu sydd ag anghenion diwylliannol penodol. Mae Ffederasiynau Cymorth i Ferched yn gweithredu yn yr Alban, Cymru a Gogledd Iwerddon. Mae WAFE yn cynrychioli noddfeydd yn ogystal â merched a phlant sy'n dioddef trais yn y cartref yn genedlaethol yn Lloegr. Mae *trais yn y cartref* yn cael ei ddiffinio fel cam-drin corfforol, emosiynol a rhywiol ar ferched a'u plant yn eu cartrefi gan rywun sy'n hysbys iddynt – fel arfer partner neu gyn-bartner gwrywaidd. Mae ymchwil i drais yn y cartref yn dangos bod:

- dros 50,000 o ferched a phlant bob blwyddyn yn aros mewn noddfeydd ar hyd a lled Lloegr er mwyn dianc rhag trais yn y cartref
- dros 100,000 o ferched yn defnyddio'r gwasanaethau a ddarperir yn genedlaethol a lleol gan Gymorth i Ferched
- 25 y cant o bob troseddu treisgar yr adroddir amdanynt yn 'ymosod ar wragedd'
- bron 50 y cant o ddioddefwyr benywaidd dynladdiadau yng Nghymru a Lloegr yn cael eu lladd gan bartner neu gyn-bartner
- astudiaethau diweddar yn amcangyfrif bod gymaint ag un o bob pump o ferched yn dioddef trais yn y cartref
- nifer y noddfeydd yn Lloegr heddiw yn ddim ond traean y nifer a argymhellir gan bwyllgor dethol gan y llywodraeth yn 1975.

(Am fwy o wybodaeth cysylltwch â Ffederasiwn Cymorth i Ferched Lloegr, Blwch Post 391, Bryste, BS99 7WS.)

ffeministiaid: y rhai hynny sy'n credu y dylai menywod mewn cymdeithas:

- gael hawliau cyfartal â dynion
- bod â hawl i'r un gwobrwyon ariannol â dynion ym myd gwaith
- gael eu hystyried yn gyfartal â dynion gan gymdeithas o safbwynt eu statws, cyflogaeth a'r cyfleoedd sydd ar gael iddynt.

Mae grwpiau menywod wedi ymgyrchu dros hawliau menywod mewn cymdeithas. (Gweler hefyd *Comisiwn Cyfleoedd Cyfartal*, *Deddfau Gwahaniaethu ar sail Rhyw 1975 a 1986*.)

fferyllwyr: pobl broffesiynol wedi ymgymhwyso ym maes *cyffuriau* a *meddyginiaethau*. Maent yn cael eu hyfforddi i baratoi presgripsiynau *meddygon* a gallant hefyd werthu meddyginiaethau at fân anhwylderau. Bydd pobl yn aml yn gofyn i'r fferyllydd am gyngor ar fân anhwylderau meddygol. Er mwyn gallu cyflawni eu gwaith a'u cyfrifoldebau mae gan fferyllwyr wybodaeth ddofn am gyffuriau a'u heffeithiau ar y corff, yn ogystal ag am unrhyw adweithiau niweidiol eraill y gall y cyffuriau eu hachosi. Mae tri chategori gwahanol o feddyginiaethau y mae'r fferyllydd yn eu rheoli:

- meddyginiaethau presgripsiwn yn unig – fel mae'r enw yn awgrymu, dim ond ar bresgripsiwn wedi ei ysgrifennu gan feddyg y mae'r meddyginiaethau hyn ar gael a dosberthir hwy yn unig gan fferyllydd o siop drwyddedig
- meddyginiaethau fferyllfa – dim ond ar gael o fferyllfa o dan oruchwyliaeth fferyllydd
- meddyginiaethau'r rhestr werthu gyffredinol – mae'r rhain ar gael yn rhwydd gan fferyllfeydd a mannau gwerthu eraill, fel archfarchnadoedd.

ffibrosis y bledren: anhwylder genynnau sy'n effeithio ar blant. Mae'n arwain at ddiffyg yn y *chwarennau ecsocrin*. Mae mwcws trwchus sy'n cael ei gynhyrchu yn creu rhwystr yn y chwarennau coluddol gan gynnwys y pancreas a'r bronci. Mae *arwyddion a symptomau'r* afiechyd yn cynnwys diffyg cynnydd, colli pwysau, peswch a dirywiad graddol y *system resbiradaeth*. Gwelir y symptomau mewn rhai plant adeg eu geni, tra bydd eraill heb ddatblygu symptomau am wythnosau neu hyd yn oed flynyddoedd. Mae ffibrosis y bledren yn gynyddol ac ni ellir ei wella. Gellir ei ganfod drwy'r 'prawf chwys' pryd y bydd sampl o chwys plentyn yn cael ei ddadansoddi.

(Am wybodaeth bellach cysylltwch â'r Cystic Fibrosis Trust, 11 London Road, Bromley, Kent BR1 1BY.)

ffiniau: gweler *disgyblaeth*.

ffisioleg: y wyddor sy'n astudio swyddogaeth rhannau gwahanol y corff. (Gweler *anatomeg*.)

ffisiotherapydd: rhywun proffesiynol wedi ymgymhwyso i drin anhwylderau drwy ddulliau corfforol. Mae'r rhain yn cynnwys dulliau megis defnyddio gwres, uwchsain, electro-therapi, tylino'r corff a thrin â'r dwylo i gynorthwyo unigolion i gynnal a datblygu symudiadau a *symudedd*. Mae dulliau o'r fath yn gallu cynorthwyo gydag adfer cleifion. Mae ffisiotherapyddion yn gallu gweithio yn y *GIG*, neu yn y *sector annibynnol*. Maent yn hyfforddi am dair blynedd i gyrraedd statws bod â chymhwyster.

(Am fwy o wybodaeth cysylltwch â Chymdeithas Siartredig y Ffisiotherapyddion, 14 Bedford Row, Llundain WC1R 4ED.)

fflworid: cemegyn a geir weithiau mewn *dŵr* yfed. Fe'i defnyddir yn ffurfiant *esgyrn*, gall fod yn effeithiol o ran amddiffyn *dannedd* rhag pydredd ac y mae'n aml yn un o gynhwysion past dannedd. Dywedir yn y Papur Gwyrdd *Ein Cenedl Iachach 1998* y ceir tystiolaeth y gall fflworeiddiad y cyflenwad dŵr at y lefel optimwm o un rhan mewn miliwn leihau pydredd dannedd mewn plant yn sylweddol. Cafwyd fflworeiddiad y cyflenwad dŵr yn Sandwell yng Ngorllewin Canolbarth Lloegr yn 1986 ac erbyn 1995 roedd niferoedd y plant oedd yn dioddef â dannedd pwdr wedi mwy na haneru. Ychydig iawn o wahaniaeth a gafwyd yn yr un cyfnod mewn ardal debyg lle nad oedd y dŵr wedi ei fflworeiddio. Mewn cyferbyniad, mae lefel y pydredd dannedd yn Ynys Môn wedi codi'n sylweddol ers dod â fflworeiddio i ben yno yn niwedd y 1980au. (LIEM 1998)

ffoetws: mae'r embryo sy'n datblygu yn dod yn ffoetws ar ôl yr wyth wythnos gyntaf o ddatblygiad yn y *groth*. Mae'r ffoetws yn datblygu ac yn tyfu yn y groth tan yr *enedigaeth*.

ffordd o fyw: y ffordd mae rhywun yn dewis byw ei fywyd. Mae addysgwyr iechyd yn credu os bydd gan rywun ffordd iach o fyw y byddant yn byw yn hwy. Er mwyn cynnal ffordd iach o fyw mae pobl yn cael eu hannog i:

- fwyta *diet* iach
- gwneud digon o ymarfer corff
- dysgu rheoli straen
- cymryd amser ar gyfer hamdden ac ymlacio
- peidio ag ysmygu sigarennau
- yfed alcohol yn gymedrol
- defnyddio dulliau atal cenhedlu a pheidio â chael rhyw heb ddiogelwch (h.y. defnyddio condom)
- byw mewn tai sydd yn ddigonol.

Fodd bynnag, mae hi'n bwysig ychwanegu nad oes gan bawb mewn cymdeithas heddiw ddim dewis yn eu ffordd o fyw. Po fwyaf cyfoethog yw rhywun po fwyaf o ddewisiadau sydd ganddo o ran y ffordd o fyw y bydd yn ei dewis.

ffosfforws: elfen anfetelaidd sy'n gallu bod yn wenwynig (tocsig) yn ei gyflwr naturiol. Fodd bynnag, mae ffosfforws hefyd yn cael ei ddefnyddio i gynorthwyo gyda chynnal meinweoedd corff iach. (Gweler *mwynau.*)

ffrâm samplu: fel arfer dyma restr o bobl (poblogaeth arolwg) mae'r sampl yn cael ei dynnu ohoni. Gall y rhestrau hyn gael eu tynnu o aelodaeth clwb neu gofrestr ysgol er enghraifft.

ffrwythloni in vitro: techneg a ddatblygwyd i ffrwythloni'r wy dynol gan ddefnyddio dulliau y tu allan i'r corff. Mae *hormonau* yn cael eu rhoi i fenyw er mwyn cynyddu'r nifer o wyau y mae hi'n eu cynhyrchu. Gan ddefnyddio tiwb main sy'n cael ei basio drwy fur y corff, mae *meddyg* yn casglu rhai o'r wyau hyn ac yn eu rhoi mewn dysgl sy'n cynnwys hydoddiant *maetholion*. Mae semen sy'n cynnwys sberm actif yn cael ei ychwanegu at y ddysgl. Bydd nifer o wyau yn cael eu ffrwythloni. Gadewir iddynt ddatblygu am dri diwrnod cyn eu rhoi yn ôl yng *nghroth* y fenyw. Yn y rhan fwyaf o achosion, bydd o leiaf un o'r embryonau hyn yn datblygu yn faban. Defnyddir y dechneg mewn achosion lle nad yw dyn a menyw yn gallu cenhedlu yn naturiol, am ba reswm bynnag. (Gweler *anffrwythlondeb* a *semenu artiffisial*.)

(Am wybodaeth bellach cysylltwch â'r Infertility Network UK, Charter House, 43 St Leonards Road, Bexhill on Sea, East Sussex TN40 1JA.)

Ffrwythloniad

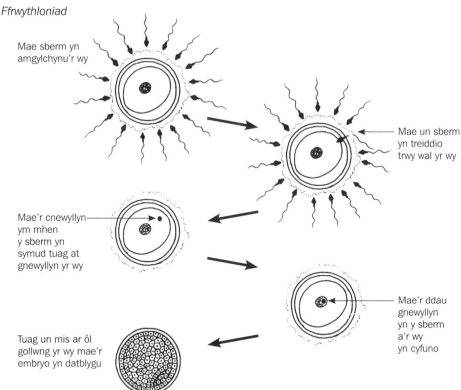

Mae sberm yn amgylchynu'r wy

Mae un sberm yn treiddio trwy wal yr wy

Mae'r cnewyllyn ym mhen y sberm yn symud tuag at gnewyllyn yr wy

Mae'r ddau gnewyllyn yn y sberm a'r wy yn cyfuno

Tuag un mis ar ôl gollwng yr wy mae'r embryo yn datblygu

ffrwythloniad: y broses fiolegol o ymasiad sberm ag wy. Mae hyn fel arfer yn digwydd yn y tiwb Fallopio. Y mae'n bosibl y bydd nifer o sberm yn cyrraedd yr wy ond dim ond un fydd yn treiddio trwy'r bilen sydd yn ei amgylchynu. Yn dilyn treiddiad mae'r bilen yn newid o ran strwythur i ffurfio rhwystr yn erbyn unrhyw sberm arall. Mae pen y sberm yn symud drwy'r cytoplasm tuag at gnewyllyn yr wy ac mae cnewyll y sberm a'r wy yn cyfuno. Mae hyn yn cynhyrchu wy ffrwythlonedig (sygot) sydd yn awr yn dechrau rhannu, yn gyntaf yn ddwy gell, yna'n bedair, yna'n wyth gan barhau i rannu wrth iddo deithio ar hyd y tiwb Fallopio. Erbyn iddo gyrraedd y groth mae'n belen o gelloedd a elwir yn *embryo*.

Gweler y diagram ar y dudalen flaenorol.

ffurflen gydsynio: dull o gofnodi cytuno â chydsyniad, neu roi *cydsyniad*.

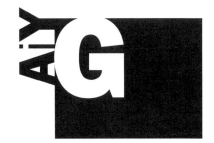

galar: mae galar yn dod yn sgil *colled*. Mae colled yn cynnwys colli person neu golli perthynas, swydd, anifail anwes neu unrhyw agwedd ar fywyd rhywun sy'n bwysig yn eu bywyd bob dydd. Mae galar yn broses boenus ac mae'n arbennig o anodd ymdopi â cholli plentyn, gŵr, gwraig neu bartner. Mae'r broses o alaru yn aml yn cynnwys gwahanol gyfnodau. Y rhain yw:

- sioc ac anghrediniaeth ('mae'n rhaid mai rhywun arall yw e, dyw e ddim yn wir'). Fe all pobl deimlo'n ddiffrwyth, mewn sioc, wedi eu cau i ffwrdd oddi wrth bobl eraill ac yn methu â chredu'r hyn sydd wedi digwydd

- gwadu, yn y cyfnod hwn mae'r galarwyr yn ymddwyn mewn ffordd afreal. Maent yn byw fel pe bai'r person heb farw; neu fel petaent heb golli eu gwaith mewn gwirionedd. Gall y cyfnod hwn bara am oriau neu ddiwrnodau

- anobaith, wrth i berson sylweddoli beth sydd wedi digwydd. Yn ogystal â hyn, mae'r person yn deisyfu cael gwybod pam. Gall fod teimladau o iselder, euogrwydd a phryder sy'n gymysg ag anobaith. Mae ymwybyddiaeth o freuddwydion nas gwireddwyd yn ychwanegu at y teimladau o anobaith. Mae angen gofal a chefnogaeth ar unigolion yn ystod y cyfnod hwn. Mae hyn yn golygu gwrando a gadael i'r person fynegi eu dicter a'u poen meddwl

- derbyn, mae'r person yn dechrau ailgydio yn eu bywydau ac yn dysgu byw gyda'r golled y maent wedi ei dioddef.

Mae'n bwysig cofio y bydd yr amser rhwng pob cyfnod yn dibynnu ar y golled ac amgylchiadau'r golled honno. (gweler *profedigaeth*.)

Galw Iechyd Cymru: llinell gyngor 24 awr ar y ffôn wedi ei staffio gan *nyrsys* i ymdrin ag ymholiadau gan y cyhoedd.

galw'r gwasanaethau brys: wrth alw'r gwasanaethau brys ar y ffôn mae eisiau i'r galwr ddweud ei enw'n glir a dweud os ydyw yn gweithredu fel rhywun sy'n rhoi cymorth cyntaf. Mae hi'n hanfodol rhoi'r manylion a ganlyn:

- rhif ffôn

- union leoliad y digwyddiad, enw neu rif y ffordd os yw'n bosibl, ac unrhyw gyffyrdd neu nodweddion eraill

- natur a difrifoldeb y digwyddiad, er enghraifft, 'damwain ffordd, dau gar, ffordd wedi'i chau, tri o bobl yn gaeth'

- nifer, rhyw ac oedrannau bras y clwyfedigion, ac unrhyw beth sy'n hysbys am eu cyflwr, er enghraifft 'dyn, dros ei hanner cant, amau iddo gael trawiad ar y galon, ataliad cardiaidd'

- manylion am unrhyw beryglon fel nwy, sylweddau peryglus, difrod i linellau pwer, neu dywydd perthnasol, er enghraifft, niwl neu rew.

(Ambiwlans Sant Ioan 1997)

galluogi: dulliau a ddefnyddir gan weithwyr iechyd a gofal cymdeithasol i gefnogi eu *cleientiaid* ac i'w hannog i fod mor annibynnol ag y bo modd yn eu bywydau bob dydd. Mae'r dulliau yn cynnwys:

- dysgu sgiliau byw neu sgiliau cymdeithasol i'w cynorthwyo i ofalu amdanynt hwy eu hunain; enghraifft o hyn yw *gweithgareddau byw bob dydd*
- cynorthwyo cleientiaid i fyw mor annibynnol â phosibl, h.y. symud cleientiaid i mewn i'w lleoedd byw eu hunain
- cynorthwyo cleientiaid i wneud penderfyniadau ynglŷn â'u gofal a gwahanol agweddau ar eu bywyd bob dydd
- cynorthwyo cleientiaid i ddechrau gweithio mewn swydd addas
- annog cleientiaid i fynychu grwpiau cefnogi neu grwpiau defnyddwyr
- darparu *gwybodaeth* a *chyngor* perthnasol.

gastroenteritis: llid leinin y *stumog* a'r coluddyn. Mae'r canlynol yn gallu ei achosi:

- *clefyd*, fel dysentri, lle bydd y cyflenwad *dŵr* wedi'i halogi gan garthion
- *gwenwyn bwyd* pan fydd dulliau paratoi *bwyd* a'r gofal dros hylendid bwyd wedi bod yn aneffeithiol; gall yr achosion gynnwys heintiau fel *salmonela*, tocsinau bacteriol fel gyda Chlostridiwm, alergedd i fwydydd arbennig fel pysgod cregyn neu wenwyn o ganlyniad i fwyta cemegau gwenwynig.

gastro-enteroleg: yr astudiaeth o'r *system dreulio*.

gefeilliaid: ceir gefeilliaid pan fydd benyw yn cynhyrchu naill ai ddau wy ar adeg ofwliad neu un wy wedi'i ffrwythloni sy'n rhannu'n ddau a'r ddau yn ymblannu yn yr wterws. Os cynhyrchir wyau gefeilliaid a'r ddau yn cael eu ffrwythloni gan sberm y gwryw, mae'r ddau embryo yn tyfu ac yn datblygu yn ddau *ffoetws* unigol a'r canlyniad fydd dau faban adeg y geni.

- Ceir gefeilliaid unfath pan fydd un wy yn rhannu'n ddau. Mae'r babanod yn cael eu geni yr un fath â'i gilydd gyda'r un nodweddion corfforol.
- Ceir gefeilliaid heb fod yn unfath pan fydd dau wy ar wahân yn cael eu ffrwythloni. Mae'r babanod yn cael eu geni gyda rhai o'r nodweddion, ond nid y cyfan, yn debyg, fel gyda *siblingiaid* cyffredin. Er enghraifft, gall fod gan un baban wallt golau a llygaid glas a gall fod gan y llall wallt brown a llygaid brown.

gemau: cyfnodau o *chwarae* lle ceir cyfarwyddiadau neu reolau sy'n ychwanegu at bleser y rhai sy'n cymryd rhan. Ceir gwahanol fathau o chwarae gan gynnwys:

- chwaraeon pêl (e.e. pêl-droed)
- gemau cwrt (e.e. tennis)
- gemau bwrdd (e.e. monopoli)
- gemau sy'n cynnwys caneuon ac odlau (e.e. 'un-dau-tri, mam yn dal y pry').

Mae rhai gemau fel pêl-droed yn rhai cystadleuol. Gallant fod yn brofiad wrth fodd plant ac oedolion fel ei gilydd. Mae gemau plant yn annog ysbryd tîm a gweithio gydag eraill mewn ffordd gadarnhaol. Gallant ddatblygu sgiliau gwybyddol megis datrys problemau. Er enghraifft, gall chwarae Monopoli gynnwys cyfrif ac ymdrin â'r syniad o brynu a gwerthu eiddo.

genedigaeth: cyfangiad cyhyrau croth y fam er mwyn gyrru'r *ffoetws* allan. Pan mae'r baban yn barod i gael ei eni a'r enedigaeth ar fin dechrau bydd gan y fam rai o'r arwyddion a ganlyn:

- 'dangosiad'; tamaid o fwcws gyda gwaed arno yn dod o'r *wain*
- ei dyfroedd yn torri; bydd y pilennau sy'n cynnwys dŵr sydd o amgylch y baban yn rhwygo
- cyfangiadau yn y cyhyrau ym mur yr *wterws*; bydd y rhain yn dod yn fwy cyson a chryfach wrth i'r ysbeidiau rhwng y cyfangiadau fyrhau (poenau esgor).

Dyma'r tri cham mewn genedigaeth:

- Cam 1 – mae ceg y groth yn lledu neu'n ymagor fel bod pen y baban yn gallu mynd drwyddi. Gall y cam hwn gymryd rhwng dwy awr a phedair awr ar hugain. Mae'r rhan fwyaf o fabanod yn cael eu geni â'u pennau yn gyntaf ond mewn rhai achosion bydd traed y baban yn dod gyntaf a gelwir hynny yn *gyflwyniad o chwith*.

- Cam 2 – mae'r baban yn cael ei wthio allan gan y fam. Ar y cam hwn bob tro mae'r wterws yn cyfangu mae'r fam yn gwthio'n galed iawn fel bod y baban yn cael ei eni.

- Cam 3 – mae'r brych a'r pilenni yn cael eu gwthio allan. Edrychir dros y rhain a'u harchwilio. Gall darnau o'r brych wedi eu gadael yn y groth arwain at fwy o golli gwaed.

Camau'r esgor

Cam 1

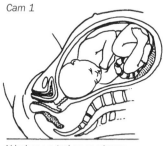

Y baban yn troi yn yr wterws ac mewn safle i gael ei eni

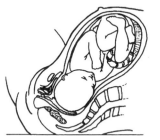

Pen y baban yn gwthio ceg y groth; tamaid o fwcws yn dod allan a'r 'dyfroedd yn torri'

Cam 2

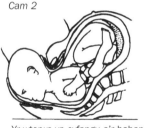

Yr wterws yn cyfangu a'r baban yn cael ei wthio allan drwy'r wain

Cam 3

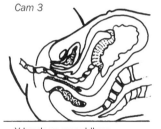

Y brych yn ymryddhau o fur yr wterws

geneteg: yr astudiaeth o'r ffactorau yn ymwneud ag etifeddeg. Mae'n golygu astudiaeth o effeithiau *genynnau* ar ddatblygiad a thwf plentyn. Mae plant yn etifeddu genynnau gan eu rhieni. Mae nodweddion etifeddol yn dylanwadu ar ddatblygiad nodweddion gwahanol a gwahaniaethol pob unigolyn (e.e. taldra, lliw gwallt, siâp y corff, ymddangosiad) a hyd yn oed fathau o ymddygiad. Gelwir gwneuthuriad genetig plentyn yn genoteip. Mae'r genynnau yn dylanwadu ar ymddangosiad (neu nodweddion corfforol) person ac fe elwir hyn y ffenoteip. Mae'n bwysig gwybod mai mewn parau y ceir genynnau a bod dwy set o enynnau sy'n cael eu hetifeddu i'w cael yn yr un safle o fewn eu *cromosomau* priodol ag y'u ceir gyda'r rhieni.

genynnau: uned o'r *cromosom* sy'n cynnwys cod neu batrwm nodweddiadol sy'n cael ei etifeddu (ei basio ymlaen) drwy'r cenhedlaethau. Mae genynnau yn dylanwadu ar liw gwallt a llygaid, grŵp gwaed, ac ati. Mae cromosomau yn cynnwys miloedd o enynnau. Mae gwahanol gromosomau yn cynnwys cyfarwyddiadau cod sy'n gyfrifol am y ffordd y bydd unigolyn yn tyfu ac yn datblygu. (Gweler *asid diocsiriboniwclëig*.)

geriatregydd: meddyg cymwysedig sy'n arbenigo ym maes *clefydau*, anhwylderau a *chamweithrediad* a geir mewn *pobl hŷn*. Mae'n gyfrifol am ganfod, gwneud diagnosis a *thriniaeth* pobl hŷn.

Gesell, Arnold (1880-1961): seicolegydd a gredai yn y syniad y gellir mesur twf a datblygiad dynol yn nhermau twf biolegol. Yn ystod y 1920au a'r 1930au fe edrychodd ar gannoedd o blant er mwyn canfod a sefydlu *'normau'* oedran a chyfnodau am yr hyn yr oedd plant yn ei gyflawni mewn oedrannau arbennig. Fe ddyfeisiodd ddwy set o raddfeydd, un ar gyfer babanod ac un ar gyfer plant dan oed ysgol.

gewyn: band gwydn o feinwe cysylltiol elastig melyn sydd i'w gael yn cysylltu dau *asgwrn* gyda'i gilydd mewn *cymal*. Mae gewynnau yn clymu'r arwynebau symudol gyda'i gilydd gan roi amddiffyn a chryfder i gymalau. Pan fydd pen un o'r esgyrn sy'n ffurfio'r cymal yn symud o'i le gall ymyrryd â'r ffordd y dylai symudiad weithio yn y cymal. O ganlyniad gallai'r gewyn yn y cymal gael ei rwygo oherwydd y dadleoliad a dyma achos ysigiad.

GIG (Gwasanaeth Iechyd Gwladol): system iechyd am ddim a chynhwysfawr a ddarperir gan y wladwriaeth. Sefydlwyd y GIG yn 1948 yn dilyn y Ddeddf Seneddol, Deddf y GIG 1946. Roedd siâp y GIG yn 1948 yn cynnwys tri maes amlwg wedi eu rheoli ar wahân. Y rhain oedd ysbytai – dan reolaeth pwyllgorau rheoli, gofal cyntaf (*Meddygon Teulu, deintyddion, optegwyr a fferyllwyr*) – dan reolaeth cynghorau gweithredol ac iechyd cymuned (nyrsys ardal, ambiwlansiau) – dan reolaeth *awdurdodau lleol*. Ailffurfiwyd y GIG yn 1974 pan gafwyd newidiadau mawr ar ei strwythur ac ar lywodraeth leol. Cyflwynwyd system tair haen newydd o reoli'r GIG, h.y. *awdurdodau iechyd* rhanbarthol, awdurdodau iechyd ardal ac awdurdodau iechyd dosbarth. Y nod oedd gwahanu cyfrifoldebau am y lefelau gwahanol, a gwella rheolaeth a dyraniad adnoddau. Cafwyd diwygio mawr pellach yn dilyn y *Ddeddf GIG a Gofal Cymuned* yn 1990. Y nod y tro hwn oedd creu GIG mwy effeithlon drwy ei wneud yn debycach i fusnes drwy sefydlu 'marchnad fewnol'. Roedd yn rhannu'r gwasanaeth yn 'bwrcaswyr' a 'darparwyr' gwasanaeth iechyd. Byddai pwrcaswyr – fel awdurdodau iechyd dosbarth a Meddygon Teulu oedd yn gyfrifol am eu cyllid – yn llunio cytundebau gyda darparwyr fel yr *ymddiriedolaethau GIG* i gyflenwi gwasanaeth gofal. Roedd hyn yn cyflwyno elfen o gystadleuaeth i'r system wedi ei chynllunio i wella effeithlonedd a lleihau costau (gweler *economi, effeithlonedd ac effeithiolrwydd*). Diwygiad arall oedd cyflwyno *gofal yn y gymuned*. Roedd hwn yn fodd o ddarparu gofal iechyd meddwl ac anabledd dysgu yn y gymuned.

Yr hen GIG cyn 1997

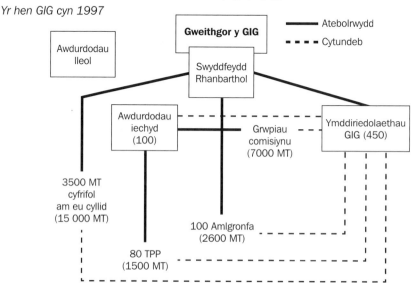

Roedd y gwasanaethau cymdeithasol i fod yn gyfrifol am asesu'r 'pecyn gofal' ac yna am drefnu cyflenwi'r gofal hwnnw i'r cleient (Gweler *gofal yn y gymuned*). Yn dilyn Papur Gwyn yn Rhagfyr 1997 *'Y GIG Newydd – Modern, Dibynadwy'*, cynlluniwyd newidiadau pellach. Roedd y GIG newydd (gweler y diagram isod) i fod ar sail partneriaeth ac i gael ei yrru gan berfformiad. Y cynllun oedd darparu:

- mynediad teg at safonau uchel o ofal
- fframweithiau gwasanaeth cenedlaethol – gan roi diwedd ar y ddwy haen o reoli cyllid meddygon teulu a rhoi'r un lefel o ddylanwad i bob meddyg teulu
- ymddiriedolaethau gofal cyntaf newydd – yn cynnwys pob meddyg teulu, pobl broffesiynol gofal cyntaf eraill a mewnbwn y Gwasanaethau Cymdeithasol, h.y. llunio'r gwasanaethau yn unol ag anghenion lleol
- mwy o gyfrifoldeb oddi mewn i ymddiriedolaethau GIG i'w staff clinigol
- awdurdodau iechyd i fonitro *rhaglen gwella iechyd* gyda dyletswydd partneriaeth sy'n gyfreithiol newydd sy'n cynnwys cysylltiadau cryfach gydag awdurdodau lleol
- partneriaeth fel y man cychwyn i'r *parthau gweithredu iechyd* newydd
- trefniadau newydd i wella ansawdd, h.y. roedd cyfrifoldeb pob Bwrdd ymddiriedolaeth GIG i gael ei fonitro drwy lywodraethu clinigol. Roedd trefniadau cyffelyb yn cael eu hymestyn i ofal cyntaf
- cyrff cenedlaethol newydd – y Sefydliad Rhagoriaeth Glinigol Cenedlaethol yn arwain ar effeithiolrwydd clinigol a chostau – y *Comisiwn er Gwella Iechyd* yn tanategu ymrwymiadau lleol i sicrwydd ansawdd
- fframwaith newydd ar gyfer rheoli perfformiad yn monitro cyfaint costau, fel canlyniadau, ennill iechyd a phrofiad cleifion
- dulliau o gael gwared ar rwystrau diangen rhwng cyllidebau fel bod arian grŵp gofal cyntaf yn mynd lle roedd yr angen fwyaf
- *cyllido* drwy ansawdd ac effeithlonedd.

Roedd ailstrwythuro'r GIG yn Ebrill 2002 yn cynnig cymryd lle 95 o awdurdodau iechyd gan 80 o awdurdodau iechyd strategol gan sicrhau mai'r ymddiriedolaethau gofal cyntaf fyddai'r cyrff GIG arweiniol gyda chyfrifoldeb dros asesu cynllunio angen a diogelu'r holl wasanaethau iechyd a gwella iechyd yn eu hardaloedd.

(LIEM 1997)

Y GIG newydd
Ffynhonnell: Y GIG Newydd – Modern, Dibynadwy 1997

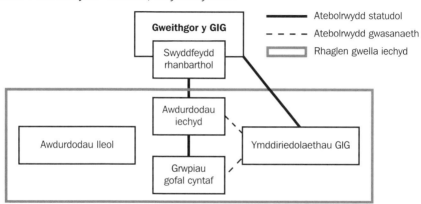

GIG – technoleg gwybodaeth newydd: gweler *technoleg gwybodaeth yn cefnogi ansawdd ac effeithlonedd*.

GIG – y drydedd ffordd: polisïau canolog diwygiadau'r llywodraeth ar y *GIG*, a nodir yn y Papur Gwyn *Y GIG Newydd – Modern, Dibynadwy*. Mae'n amcanu at gynnal y GIG drwy system wedi ei seilio ar bartneriaeth gydag asiantaethau eraill ac yn cael ei gyrru gan berfformiad. (Gweler *ymddiriedolaethau GIG*.)

glasoed: newidiadau sy'n digwydd yn y corff yn ystod blynyddoedd yr arddegau. Mae pobl ifanc yn datblygu nodweddion rhywiol eilaidd sy'n ganlyniad rhyddhau hormonau arbennig i mewn i'r llif gwaed. (Gweler *llencyndod*.)

Nodweddion rhywiol eilaidd sy'n datblygu mewn gwrywod a benywod yn ystod glasoed

Gwrywod	Benywod
Twf sydyn	Twf sydyn
Blew yn tyfu ar y frest, yn y ceseiliau ac ar y rhannau pwbig o'r corff	Blew yn tyfu yn y ceseiliau ac ar y rhannau pwbig o'r corff
Ysgwyddau yn lledu a'r cluniau yn culhau	Bronnau yn datblygu
Y pidyn, y ceillgwd a'r ceilliau yn tyfu'n fwy	Cluniau yn lledu a siâp y corff yn newid
Yn gallu cael codiad i'r pidyn ac alldaflu sberm	Mislif yn dechrau

glycolysis: cyfres o adweithiau yn y corff sy'n rhan o resbiradaeth y *gell*. Mae'n digwydd yn y cytoplasm neu'r celloedd. Mae nifer o gamau mewn glycolysis ac mae'n cysylltu â chylchred fetabolaidd Krebs.

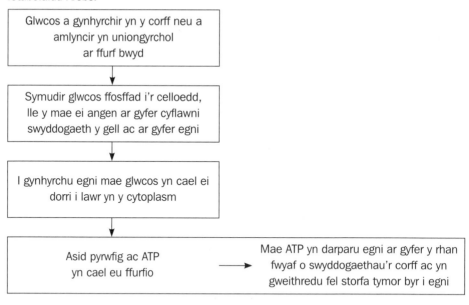

gofal: term ymbarél am y mathau gwahanol o ofalu sy'n digwydd dan adain iechyd a gofal cymdeithasol. (Gweler *gofal iechyd, gofal nyrsio, gofal personol*.)

gofal allan-o'r-ysgol neu glybiau ar ôl ysgol: dyma'r ddarpariaeth sydd ar gael i blant cyn yr ysgol ac ar ôl yr ysgol. Mae gofyn bellach i *adrannau gwasanaethau cymdeithasol* gofrestru'r holl ddarpariaeth dan arolygaeth i blant hyd at wyth oed. Ar gyfer y plant hynny o oed *ysgol* mae hyn yn cynnwys darpariaeth o ran clybiau allan-o'r-ysgol, canolfannau chwarae, meysydd chwarae antur a chynlluniau chwarae gwyliau. Yn ystod adeg y tymor mae'r plant yn cael eu danfon i'r ysgol, a'u casglu oddi yno, gan weithwyr y clwb maent yn eu hadnabod ac yn ymddiried ynddynt. Gyda byddant yn y clwb, mae'r plant yn cael eu cofrestru, yn cael *bwyd* ac yn cael cyfleoedd i *chwarae* tan byddant yn cael eu casglu gan riant yn ddiweddarach. Mae rhai clybiau yn gweithredu drwy'r dydd drwy gydol gwyliau'r ysgol. Mae mathau gwahanol o ddarpariaeth i blant o'r oedran hwn, gan gynnwys cyfleusterau dan reolaeth *awdurdodau lleol*, *cyrff gwirfoddol*, y *sector breifat* a'r rhai a noddir gan gyflogwyr. Bydd rhieni fel arfer yn cyfrannu at y costau. Gall clybiau eraill fod yn gweithredu yn ystod adeg y tymor yn unig, neu am rannau arbennig o'r flwyddyn.

gofal anffurfiol: y gofal a roddir gan deulu, ffrindiau a chymdogion. Yn ôl Cymdeithas Genedlaethol y Gofalwyr:

- mae oddeutu chwe miliwn o *ofalwyr* di-dâl ac anffurfiol ym Mhrydain
- mae cyfrifoldeb gofalu gan un o bob saith o oedolion
- mae 1.4 miliwn o ofalwyr yn rhoi dros 20 awr yr wythnos i ofalu
- ceir gofalwr mewn un o bob pump o gartrefi
- menywod canol oed yw gofalwyr ar y cyfan ond fe allant fod yn ddynion neu hyd yn oed yn blant
- mae un o bob pump o ofalwyr yn gofalu am rywun nad yw'n perthyn iddynt
- mae'r rhan fwyaf o ofalwyr yn gofalu am rywun oedrannus
- mae nifer o ofalwyr yn gofalu am fwy nag un person
- dydy chwarter y gofalwyr ddim yn cael help gan neb y tu mewn i'r teulu, na help o'r tu allan
- mae 50 y cant o'r rhai sy'n gofalu am briod yn gwneud hynny heb gymorth.

gofal ataliol: strategaethau sy'n bod i ddileu'r angen am ofal meddygol yn y dyfodol, e.e. *imiwneiddio*.

Gofal Canser Marie Curie: elusen gofal canser fwya'r DU sy'n darparu gofal nyrsio i bobl a chanser arnynt drwy 9 o ganolfannau aros Marie Curie. Hefyd mae miloedd o nyrsys Marie Curie drwy Brydain ar gael i edrych ar ôl cleifion yn eu cartrefi'u hunain. Mae pob gwasanaeth i'r cleifion yn rhad ac am ddim. Mae Gofal Canser Marie Curie yn rhedeg ei sefydliad ymchwil a'i adran addysg ei hun sy'n cynnig cyrsiau hyfforddi a chynadleddau i weithwyr iechyd proffesiynol ar ganser a phynciau cysylltiedig.

(Am fwy o wybodaeth cysylltwch â Gofal Canser Marie Curie, 89 Albert Embankment, Llundain SE1 7TP.)

gofal cyfannol: mae a wnelo hyn â gofalu am y person cyfan. Mae hynny'n golygu bod gofynion corfforol, deallusol, emosiynol, cymdeithasol, crefyddol a diwylliannol y cleient yn cael eu hystyried a bod gofal ar gyfer y person hwnnw yn cael ei weithredu'n unol â hynny. Seilir hyn ar y gred fod yr holl agweddau hyn wedi eu cydgysylltu ac na ddylent gael eu hystyried ar wahân. (Gweler *sylfaen gwerthoedd gofal*, *meddygaeth gyflenwol*, *homeopathi*.)

gofal cymdeithasol: math o ofal sy'n cael ei ddarparu mewn lleoliadau cartref, preswyl a gofal dyddiol. Mae'n cefnogi anghenion corfforol, deallusol, emosiynol, diwylliannol a chymdeithasol y cleient. Dylai gofal cymdeithasol ymestyn cyswllt cleient gydag eraill. Mae'n cynnwys hefyd rhannu *gwybodaeth*, sefydlu cynlluniau gofal, paratoi prydau bwyd, siopa a pheth glanhau sylfaenol.

gofal dirprwyol: math o ofal plant a elwir hefyd yn ofal amnewid. Mae hyn yn golygu bod *gofalwr* nad yw'n rhiant iddo yn gofalu am y plentyn. Gall gofal dirprwyol gael ei roi gan *warchodwr plant*, mamaeth, rhieni maeth, *meithrinfeydd dydd*, *canolfannau teulu* neu *grwpiau chwarae*. Mae canllawiau ar gyfer gofalu am blant mewn gwahanol sefyllfaoedd wedi eu cynnwys yn yr egwyddorion a'r rheoliadau a osodwyd yn Neddf Plant 1989.

gofal dydd: dyma'r ddarpariaeth sydd ar gael i blant ifanc, pobl mewn oed a'r anabl yn ystod y dydd. Mewn gofal dydd, mae anghenion corfforol, emosiynol, cymdeithasol, deallusol a diwylliannol y cleient yn cael eu cefnogi. Mae gofalwyr yn gallu arolygu a chefnogi'r cleientiaid fel bydd eu gofynion unigol yn codi. Mae meithrinfeydd dydd, grwpiau cyn ysgol a chanolfannau dydd yn enghreifftiau o ofal dydd.

gofal iechyd: gofal sy'n cael ei ddarparu drwy'r *Gwasanaeth Iechyd Gwladol*. Mae gofal iechyd ar gael drwy gyfuniad o ddarpariaethau iechyd statudol, gwirfoddol, preifat ac anffurfiol. Mae darpariaeth gofal iechyd yn gweithredu ar dair lefel:

- gofal sylfaenol – gofal iechyd a gynigir drwy Feddygon Teulu a'u timoedd mewn meddygfeydd cyffredinol. Mae gofal sylfaenol hefyd yn cynnwys *deintyddion*

- gofal eilaidd – gofal iechyd a gynigir drwy *ysbytai*, *Ymddiriedolaethau GIG* ac ysbytai preifat yn y *sector annibynnol*

- gofal trydyddol – gofal iechyd arbenigol a gynigir drwy ysbytai arbennig fel ysbytai *canser* fel Ysbyty Brenhinol Marsden. Mae'r ysbyty hwnnw yn trin pobl a chanser arnynt o dros y byd i gyd.

gofal integredig: system yn y *Gwasanaeth Iechyd Gwladol* sydd wedi cymryd lle'r farchnad fewnol.

Rhoi gofal integredig yn lle'r farchnad fewnol (Y GIG Newydd – Modern, Dibynadwy 1997)

Y Farchnad fewnol	Gofal integredig
Cyfrifoldeb rhanedig rhwng 4000 o gyrff y GIG. Prin ddim cynllunio strategol. Cleifion yn cael eu pasio o bared i bost	Rhaglenni gwella iechyd wedi eu cytuno ar y cyd gan bawb sydd â gofal dros gynllunio neu ddarparu iechyd a gofal cymdeithasol
Cystadleuaeth rhwng ysbytai. Rhai meddygon teulu yn cael gwell gwasanaethau ar gyfer eu cleientiaid ar draul rhai eraill. Clinigwyr yn colli awdurdod	Cleifion yn cael eu trin yn ôl angen, nid yn ôl pwy yw eu meddyg teulu, neu'r lle y maent yn byw ynddo. Cydweithredu yn cymryd lle cystadleuaeth. Clinigwyr ysbytai yn cymryd rhan
Cystadleuaeth wedi bod yn rhwystr rhag rhannu ymarfer gorau, er mwyn amddiffyn 'mantais gystadleuol'. Ansawdd yn amrywio	Mecanweithiau newydd i rannu'r ymarfer gorau. Fframwaith perfformiad newydd i fynd i'r afael â'r ffaith bod safonau ansawdd yn amrywio
Cymhellion gwrthnysig y mynegai effeithlonrwydd, ystumio blaenoriaethau, a rhwystro gwir effeithiolrwydd ac ansawdd. Cyllidebau wedi eu rhannu'n artiffisial	Ystyriaethau cost newydd yn cymryd lle'r mynegai effeithiolrwydd. Meini prawf ehangach ar gyfer mesur perfformiad. Cyllidebau yn cael eu huno er mwyn cael yr hyblygrwydd a'r effeithiolrwydd pennaf
Costau gweinyddol yn saethu i fyny, gan gyfeirio ymdrechion oddi wrth wella gwasanaethau cleifion. Nifer uchel o anfonebau a chostau trafod uchel	Capio costau rheolwyr. Y nifer o gyrff comisiynu yn cael eu torri o 3600 i 500. Costau trafod yn cael eu torri
Cytundebau tymor byr yn canolbwyntio ar gost a niferoedd. Cymhelliad i bob ymddiriedolaeth o'r GIG i wthio'r niferoedd i fyny i gwrdd â thargedau ariannol yn hytrach na gweithio ar draws ffiniau trefniadol	Cytundebau gwasanaeth hirach sy'n cael eu cysylltu â gwelliannau o ran ansawdd. Ymddiriedolaethau'r GIG yn rhannu cyfrifoldeb dros ddefnyddio gwasanaethau yn briodol
Ymddiriedolaethau'r GIG yn cael eu rhedeg fel busnesau masnachol cyfrinachol. Byrddau heb fod yn gynrychiadol. Cyllid yn brif ddyletswydd gyfreithiol	Byrddau cynrychiadol gan ymddiriedolaethau'r GIG, gan roi diwedd ar gyfrinachedd. Dyletswyddau cyfreithiol newydd o safbwynt ansawdd a phartneriaeth

(LIEM 1998)

gofal lliniarol: y gofal sy'n cael ei roi i *glaf* sy'n dioddef o *afiechyd marwol*. 'Mae'n cadarnhau bywyd ac yn ystyried *marwolaeth* fel proses normal, heb brysuro na gohirio marwolaeth, yn cynnig rhyddhad rhag poen a symptomau blin eraill, yn integreiddio agweddau seicolegol ac ysbrydol gofal am gleifion ac yn cynnig system gefnogi i gynorthwyo'r teulu i allu dod i ben yn ystod salwch y claf ac yn eu profedigaeth.' (CIB 1994)

Mae'r math hwn o ddarpariaeth yn cynnwys gofal cartref a gofal dydd, a gofal cleifion mewn ysbytai, cefnogaeth profedigaeth a chymorth gwirfoddol. (Gweler *Cronfa Cymorth Canser Macmillan*, *Gofal Canser Marie Curie*, *MENCAP*, *gofal cyfannol*.)

gofal maeth: gofal o blentyn neu blant gan yr *awdurdod lleol*. Fe ofalir am y plentyn gan ofalwr maeth cymwysedig sydd wedi cael ei sgrinio gan yr awdurdod lleol. Mae anghenion plant a swyddogaeth a chyfrifoldebau'r awdurdod lleol, neu'r sefydliad gwirfoddol cydnabyddedig, wedi eu gosod allan yn Neddf Plant 1989 a Rheolau Lleoliadau Maeth (Plant) 1990. Mae gofal maeth plant yn yr Alban wedi ei gynnwys yn Neddf Gwaith Cymdeithasol (yr Alban) 1969 a Deddf Plant 1975. Yr awdurdod lleol sy'n dal i fod yn gyfrifol am blant mewn gofal maeth. Pan fydd mwy nag un plentyn mewn teulu gwneir pob ymdrech i gadw'r plant gyda'i gilydd. Mae plant yn cael gofal maeth am nifer o resymau. Mae'r rhain yn cynnwys sefyllfaoedd lle:

- y barnwyd bod rhieni yn anghymwys i ofalu am eu plant; mae hyn yn digwydd mewn rhai achosion o *gam-drin plant*
- nad yw rhieni yn gallu ymdopi oherwydd afiechyd
- bydd rhieni yn y carchar a heb fod mewn sefyllfa i ofalu am eu plant.

Mae gan ofalwyr maeth swyddogaethau a chyfrifoldebau statudol sy'n cynnwys:

- darparu gofal o ddydd i ddydd
- helpu a chefnogi plant wrth iddynt ddychwelyd adref at eu rhieni
- gadael i rieni ymweld â'u plentyn neu eu plant
- gadael i riant fynd â'r plentyn oddi yno os yw'r plentyn wedi bod mewn gofal am lai na chwe mis, fel arall mae'n rhaid i'r rhiant roi rhybudd o 28 diwrnod cyn symud y plentyn
- gweithio'n agos gyda gweithiwr cymdeithasol y plentyn.

Mae gofalwyr maeth yn gwneud cais i'r awdurdod lleol am y swydd. Yn dilyn hyn, maent yn ymuno â rhaglen recriwtio sy'n golygu cyfres o gyfweliadau, sgrinio, profion heddlu a geirda. Mae rhieni maeth yn gweithio'n agos gyda thîm o *weithwyr cymdeithasol*. Maent yn cael cefnogaeth a hyfforddiant parhaus a chyson gan yr awdurdod lleol. Mae bob plentyn 0-16 mlwydd oed sydd yng ngofal yr awdurdod lleol â'r hawl i gael gofal maeth, yn ôl y lleoedd sydd ar gael. Mae rhieni maeth yn cael tâl am eu gwasanaeth. Telir swm yn ôl y nifer o blant sy'n cael gofal. Mae gofal maeth preifat yn digwydd pan fydd plant o dan 16 yn cael gofal dros gyfnod o fwy na 28 diwrnod gan oedolyn nad yw'n berthynas. Trefniant preifat rhwng y rhiant a'r gofalwr yw hwn.

(Am wybodaeth bellach cysylltwch â: The Fostering Network, Ystafell 11, Ail Lawr, Siambrau'r Bae, West Bute Street, Caerdydd CF10 5BB.)

gofal nyrsio: mae hyn yn cael ei asesu yn nhermau anghenion a gofynion unigol y cleient. Mae gofal mewn cartrefi preswyl yn cael eu categoreiddio fel:

- gofal personol – gwisgo amdanoch, tynnu oddi amdanoch, bathio, bwydo a thasgau eraill sy'n dylanwadu ar iechyd a lles *defnyddwyr gwasanaethau*.
- gofal nyrsio – a wneir gan nyrsys hyfforddedig – gorchuddio *clwyf*, trin briwiau a briwiau pwysau. Mae'r gofal hwn yn rhad ac am ddim.

Mae preswylwyr mewn cartrefi gofal yn cael peth cyllid gan y wlad sy'n amrywio o ranbarth i

A B C Ch D Dd E F Ff **G** Ng H I L Ll M N O P Ph R Rh S T Th U W Y ranbarth. Yn yr Alban, mae gofal personol a nyrsio am ddim. Mae Cymru yr un fath â Lloegr cyn belled â bod cleientiaid yn talu am ofal personol ond mae gofal nyrsio am ddim.

gofal ôl-eni: gofal a roddir i fam a'i baban yn dilyn genedigaeth. Fe fydd y tîm gofal iechyd cychwynnol yn monitro datblygiad y fam a'r baban.

(Am wybodaeth bellach cysylltwch â'r Institute of Obstetrics and Gynaecology, Imperial College, Hammersmith Hospital, Du Cane Road, Llundain W12 0NN.)

gofal personol: y *gofal* sy'n cwrdd â gofynion personol cleient fel:

- hylendid personol – ymolchi a bathio
- rheoli gwlychu a baeddu – defnyddio'r toiled
- maeth – bwydo a dietau arbennig
- cefnogi symudedd – cerdded gyda chynorthwyon symud, e.e. *pulpudau cerdded*
- cynorthwyo gyda chymryd meddyginiaeth
- cymorth personol – gwisgo amdanoch, dadwisgo, codi a mynd i'r gwely
- cynghori a bod yn gefn.

(Gweler *gofal nyrsio*.)

gofal plant: gofalu am blant mewn amrywiaeth o leoliadau gan gynnwys cartrefi'u teuluoedd, *meithrinfa* ddydd, cartrefi *gofalwyr plant*, *grwpiau cyn-ysgol* a *chanolfannau teuluoedd*. Mae gofal plant yn cynnwys gofalu am ofynion corfforol, deallusol, emosiynol, diwylliannol a chymdeithasol gwahanol blant a phobl ifanc. Ym Mai 1998 cyflwynodd y llywodraeth bapur ymgynghorol 'Cwrdd â Her Gofal Plant'. Roedd llawer o'r materion a godwyd yn y papur ymgynghorol yn berthnasol ar draws y DU er bod y Papur Gwyrdd yn ymdrin â chynigion penodol ar gyfer Lloegr. Roedd Ysgrifenyddion Gwladol yr Alban, Cymru a Gogledd Iwerddon yn gyfrifol am bolisi sydd a wnelo ef â gofal plant yn y rhannau hynny o'r DU ac roedd yn fwriad gan bob Ysgrifennydd Gwladol gyhoeddi eu dogfennau eu hunain ar ofal plant. Roedd y Papur Gwyrdd yn cynnwys:

- yr angen am strategaeth gofal plant genedlaethol
- codi safon gofal
- gwneud gofal plant yn haws cael ato
- cyflawni'r strategaeth gofal plant genedlaethol drwy bartneriaethau llywodraeth ganol a lleol, asiantaethau statudol eraill, cyflogwyr, rhieni a darparwyr gofal plant preifat, cyhoeddus a gwirfoddol.
- rhaglen o roi ar waith (LlEM 1998).

Gofal Pobl Hŷn – y Cyngor Cenedlaethol ar Heneiddio: corff gwirfoddol sy'n gweithio i wella safon bywyd y 12 miliwn o bobl hŷn sydd yng ngwledydd Prydain. Mae'n cynnig cyfleoedd ar gyfer yr heini a'r abl, yn ogystal â'r gwan a'r bregus. Mae'n ganolbwynt i rwydwaith o 1100 o gyrff lleol a thua 180,000 o *wirfoddolwyr* sy'n cynnig ystod eang o wasanaethau yn y gymuned, gan gynnwys canolfannau dydd, clybiau cinio, ymweliadau cartref a thrafnidiaeth. Yn genedlaethol, mae gofal Henoed yn cefnogi'r gwaith hwn drwy ddarparu *gwybodaeth* a *chyngor*, dadansoddiad polisi, cyhoeddiadau a grantiau at hyfforddiant ar gyfer gwella ansawdd gwasanaethau i bobl mewn oed. Mae'n gweithio'n agos gyda chyrff o bartneriaid yn y DU, Ewrop ac yn rhyngwladol, ac mae ganddo ymrwymiad i addysgu ac ymchwil drwy'r Sefydliad Gerontoleg Gofal Henoed yng Ngholeg y Brenin, Llundain. Mae Gofal Pobl Hŷn yn gorff sy'n ymgyrchu'n egnïol ar ran yr henoed. Enghraifft o hyn oedd yr ymgyrch i ymladd yn erbyn *gwahaniaethu* ar sail oedran yn y gweithle drwy gefnogi mesur seneddol David Winnick a alwai am wahardd gosod cyfyngiadau oed mewn hysbysebion am swyddi.

(Am fwy o wybodaeth cysylltwch â Comisiwn Pobl Hŷn Cymru, Adeiladau Cambrian, Sgwâr Mount Stuart, Caerdydd CF10 5FL.)

gofal rhyngol: gwasanaethau a ddarperir er mwyn hybu annibyniaeth. Fe'u rhoddir i'r sawl a allai wynebu cyfnodau hir yn yr ysbyty, gofal preswyl tymor hir a gofal parhaus gan y GIG. Mae'n golygu asesu *cynllun gofal* pob unigolyn. Mae'n golygu gofal a gynlluniwyd i roi'r annibyniaeth bennaf i gleifion a galluogi cleifion a *defnyddwyr gwasanaethau* i ddychwelyd adref. Gall gofal rhyngol bara o ddwy i chwe wythnos ac mae'n golygu cefnogaeth gan *dîm amlddisgyblaethol*.

gofal seibiant: mae'n darparu gwasanaeth sy'n cynnig seibiant rheolaidd i ofalwyr. Mae hon yn ffordd werthfawr i gefnogi gofalwyr sy'n edrych ar ôl perthnasau neu gyfeillion am y tymor hir. Oddi ar gweithredu Deddf Gofalwyr (Cydnabyddiaeth a Gwasanaethau) 1995 mae gwerth gofal seibiant wedi cael ei amlygu. Mae'n gallu bod ar ffurf:

- y *cleient* yn cael gofalu amdano mewn lleoliad preswyl am wythnos neu bythefnos fel gall y gofalwr gael gwyliau
- gofalwr proffesiynol neu wirfoddol yn cymryd drosodd am gyfnodau byr fel bod gan y gofalwr beth amser yn rhydd
- gofal *canolfannau dydd*.

(Gweler *gofalu am y gofalwr*, *gofalwyr ifanc*.)

gofal trydyddol: gofal a gynigir drwy wasanaethau ysbyty arbenigol. Mae'r enghreifftiau yn cynnwys ysbytai *canser*, ysbytai sy'n cynnig llawdriniaeth nerfol, a'r rhai hynny sy'n cynnig triniaeth a gofal seiciatrig.

Gofal Uniongyrchol: sefydlwyd gan y llywodraeth i ddarparu 'drws siop galw unwaith' i wybodaeth am ofal cymdeithasol, iechyd, tai a budd-daliadau nawdd cymdeithasol. Mae'r gwasanaeth yn darparu rhif ffôn unigol y gallir cysylltu galwyr drwyddo â NHS Direct i ddesg gymorth leol sy'n cael ei chynnal gan yr awdurdod lleol.

gofal yn y gymuned: gwasanaeth sy'n darparu gofal yng nghartref person (gofal cartref). Fe all hyn gynnwys tŷ sy'n darparu lle byw i dri neu bedwar o bobl. Mae cartrefi gwarchodol, a gynigir i bobl ag afiechyd meddyliol sy'n dod o sefydliadau arhosiad hir, yn enghraifft arall. Gall gofal yn y gymuned olygu bod person yn gallu parhau â'i drefn ddyddiol yn ei gartref ei hun. Mae'n gallu cynnwys nifer o'r gwasanaethau canlynol.

- Mae gwasanaethau cefnogi teuluoedd yn cefnogi aelodau o'r teulu sy'n darparu'r rhan fwyaf o lawer o'r gofal. Mae'n debygol bod dros 80 y cant o'r rhai y gofalir amdanynt yn cael dim neu fawr ddim help gan asiantaethau ffurfiol, a'u bod yn hytrach yn cael gofal gan wraig, merch neu ŵr. (Gweler *gofal anffurfiol*.)
- Mae gofalwyr yn y cartref yn cefnogi cleientiaid mewn amrywiaeth eang o dasgau domestig gan gynnwys glanhau, siopa, gwneud gwelyau. Mae maint y cymorth a gynigir yn dibynnu ar asesiad gan drefnydd cymorth yn y cartref. Mewn rhai ardaloedd codir tâl drwy'r broses a elwir yn brofi modd.
- Mae nyrsys seiciatrig yn y gymuned yn cefnogi cleientiaid â *salwch meddyliol* ac mae cangen arbenigol ar gyfer pobl ag anawsterau dysgu.
- Mae nyrsys ardal/nyrsys yn y gymuned yn cefnogi *cleifion* ar draws yr ystod gyfan o afiechydon corfforol ac anableddau.
- Mae *gofalwyr iechyd* yn cefnogi grwpiau penodol o gleientiaid fel plant ifanc a'u rhieni a chleientiaid oedrannus.

- Mae *gweithwyr cymdeithasol* yn cefnogi ac yn ymweld â chleientiaid ac yn asesu eu hanghenion cymdeithasol. Maent wedyn yn trefnu gwasanaethau addas lle bynnag y bo modd.

- Mae *meddygon teulu* yn cefnogi ac yn trin cleifion mewn meddygfeydd neu *ganolfannau iechyd* neu gartref, a byddant yn cysylltu â gwasanaethau cymdeithasol ac iechyd (yn arbennig drwy nyrsys ardal/yn y gymuned) i ystyried anghenion y cleient.

- Mae *gofal dydd* yn digwydd mewn canolfan sy'n cael ei rhedeg gan y Gwasanaethau Cymdeithasol neu gan awdurdod iechyd. Mae'r gwasanaethau yn amrywio, ond fel arfer mae prydau, gweithgareddau, a chyfleusterau eraill fel ymolchi ar gael. Mae canolfannau'r *awdurdodau iechyd* yn darparu amrywiaeth o wasanaethau meddygol. Gellir hefyd drefnu cludo pobl i'r canolfannau hyn os oes angen hynny.

- Mae Pryd ar Glud yn darparu prydau wedi'u coginio i'r henoed a'r anabl yn eu cartrefi. Mae pob cleient yn talu tâl safonol sy'n gallu gwahaniaethu o ardal i ardal.

- Mae nyrsys Macmillan yn cefnogi'r rhai hynny sy'n dioddef gan ganser ac sy'n dymuno aros yn eu cartrefi eu hunain. Maent wedi eu hyfforddi'n benodol mewn gofal canser.

- Cynigir *gofal seibiant* ar ffurf canolfan sy'n cymryd pobl oedrannus neu bobl glaf am wythnos neu am ychydig o ddiwrnodau, fel bod y gofalwr yn cael seibiant o'r tasgau sydd ganddo/ganddi.

- Mae *therapyddion galwedigaethol* yn darparu cefnogaeth sy'n cynnwys asesu cyfyngiadau'r galluoedd corfforol, ac yn trefnu cymhorthion priodol fel cadeiriau codi, ac ati. Maent hefyd wedi eu hyfforddi i helpu pobl i weithio gyda'u hanableddau fel bod y cleientiaid yn gallu dod yn fwy annibynnol. (Gweler *cymhorthion ac addasiadau*.)

Gofal yn y gymuned – agenda ar gyfer gweithredu: gweler *Adroddiad Griffiths*.

gofalu yw cefnogi a gofalu am berson arall. Gall hyn fod yn ofal ffurfiol neu anffurfiol.

- Darperir gofal ffurfiol ar sail sefydlu trefn arbennig a gyflawnir gan weithwyr cyflogedig drwy'r gwasanaethau iechyd a chymdeithasol

- Darperir *gofal anffurfiol* ar sail ddi-dâl, fel arfer am fod y person sy'n cael y gofal yn aelod o'r teulu, yn ffrind agos neu yn bartner.

Gall pobl sy'n gweithio yn y meysydd iechyd, gofal cymdeithasol a gwasanaethau blynyddoedd cynnar fod yn rhan o ofalu uniongyrchol neu anuniongyrchol.

- Gofal uniongyrchol yw gofalu a gweithio gyda *chleientiaid*, *cleifion* a *defnyddwyr gwasanaethau* gan gyflenwi'r gefnogaeth gofal iechyd neu ofal cymdeithasol pwrpasol (e.e. *meithrinfeydd*, *nyrsys meithrin*, *ffisiotherapyddion*).

- Gofal anuniongyrchol yw cyflenwi'r gwasanaethau cynorthwyol sy'n angenrheidiol ar gyfer gofalu (e.e. staff labordy *ysbytai*, staff arlwyo neu ddiogelwch).

Gofalu am Bobl 1989: Papur gwyn y llywodraeth a gynhyrchwyd yn 1989 mewn ymateb i Agenda Gweithredu Gofal yn y Gymuned 1988, sy'n fwy adnabyddus fel *Adroddiad Griffith*. Roedd 'Gofalu am Bobl' yn amlinellu cynigion ar gyfer gofal yn y gymuned. Roedd y cynigion yn cynnwys:

- cyflenwi gwell gwasanaeth gofal yn y gymuned – gydag amcanion allweddol, sy'n cynnwys hybu datblygiad gwasanaethau dydd yn y cartref a gwasanaethau seibiant er mwyn ei gwneud hi'n bosibl i bobl aros yn eu cartrefi eu hunain, a chefnogaeth ymarferol i *ofalwyr*, asesiad o'r anghenion gofal, hyrwyddo'r *sector annibynnol*, cyfrifoldebau allweddol y gwahanol asiantaethau sydd ynghlwm â'r gwasanaethau a chael mwy o werth am arian trethdalwyr

- blaenoriaethu *gofal yn y gymuned* – sy'n annog bod tîmau o weithwyr gofal iechyd a chymdeithasol proffesiynol yn gweithio gyda'i gilydd yn y gymuned i ofalu am yr henoed, pobl ag afiechyd meddwl a phobl anabl

- adolygu rôl a chyfrifoldebau awdurdodau'r gwasanaethau cymdeithasol

- adolygu rôl a chyfrifoldebau yn y gwasanaeth iechyd – cynhyrchu cynlluniau gofal yn y gymuned, edrych ar rôl y *meddyg teulu* a'r syniad o ofal iechyd parhaus

- cyrraedd safon uchel o ran gofal – pob darparwr gwasanaeth i fod yn gyfrifol am y gofal, ac am gynllunio'r gofal, trwy gyfrwng trefniadau monitro canolog

- *cydweithredu* rhwng y gwahanol wasanaethau gan wahaniaethu rhwng gofal iechyd a gofal cymdeithasol o safbwynt cyllido

- cydnabod gwasanaethau ar gyfer pobl â *salwch meddwl*

- cyllido *gofal yn y gymuned* – edrych ar y twf a'r gwariant yn y gwasanaethau gofal iechyd a gofal cymdeithasol. Rhoddwyd ystyriaeth i sut y byddid yn rheoli cyllid a'i ddosbarthu o fewn y gwasanaethau iechyd a gofal cymdeithasol.

Roedd yr adroddiad hwn hefyd yn ystyried agweddau ar ofal yn y gymuned yng Nghymru ac yn yr Alban. (LIEM 1989). Mae'r egwyddorion a amlinellir yn yr adroddiad hwn yn awr wedi'u hymgorffori yn *Neddf Gofal GIG a Gofal yn y Gymuned 1990*.

gofalu am y gofalwr: term sy'n dangos ymwybyddiaeth o anghenion *gofalwyr* sy'n gofalu am eraill mewn amryfal sefyllfaoedd. Yn ystod y blynyddoedd diwethaf daethpwyd yn fwyfwy ymwybodol o anghenion y rhai sy'n gofalu am berthnasau yn y tymor hir. Materion o'r fath sydd yn ganolog i *Ddeddf (Cyfleoedd Cyfartal) Gofalwyr 2004* ac athroniaeth *Cynhalwyr Cymru*. (Gweler *gofalwyr ifanc*.)

gofalwr: yr unigolyn sy'n cymryd cyfrifoldeb dros ofal a chefnogaeth person nad yw'n gallu gofalu amdano ef neu hi ei hun, megis plentyn, person anabl neu berson hŷn. Gall gofalwyr fod naill ai yn ofalwyr ffurfiol neu yn ofalwyr anffurfiol. (Gweler hefyd *gofalu*.)

gofalwyr ifanc: plant a phobl ifanc o dan 16 oed sy'n cymryd y cyfrifoldeb o ofalu am riant neu aelod agos o'u *teulu* sy'n dioddef gan glefyd neu anhwylder sy'n achosi llesgedd. Mewn rhai achosion bydd y plant yn rhoi gorau i'r ysgol ac i'w *haddysg* er mwyn edrych ar ôl perthynas sy'n wael. Bydd ymroddiad ac ymrwymiad y gofalwyr ifanc hyn yn golygu eu bod yn byw bywydau cyfyngedig ac yn ysgwyddo cyfrifoldebau 'oedolion' trwm. (Gweler *gofal anffurfiol*, *gofalu am y gofalwr*.)

gofod personol: y gwahaniad corfforol rhwng y naill berson a'r llall sy'n cael ei bennu'n ddiwylliannol ac yn unigol. Mae'n agwedd bwysig ar *gyfathrebu*. Pan fydd rhywun yn sefyll yn rhy agos at rywun arall wrth sgwrsio, gall hynny gael ei weld yn fygythiol, yn enwedig os yw'r sgwrs rhwng dau o bobl nad ydynt yn adnabod ei gilydd gystal â hynny. Mae gofod personol ac arfer cyfathrebu cadarnhaol yn dibynnu ar:

- y pellter rhwng y bobl; mae bod yn rhy agos yn cael ei weld yn fygythiol, a gall bod yn rhy bell gael ei weld fel nad oes gan rywun ddiddordeb neu fel bod yn 'oeraidd'

- patrymau diwylliannol gwahanol *ymddygiad*

- yr iaith gorfforol a'r ystumiau a ddefnyddir

- pa mor dda mae'r bobl yn adnabod ei gilydd.

Mae dysgu beth sy'n dderbyniol yn nhermau gofod personol yn agwedd bwysig ar weithio gyda phobl ac mae'n sgil y dylid ei feithrin. Dylai myfyrwyr dreulio amser yn arsylwi ar *gyfathrebu* mewn lleoliadau gwahanol. Dylent hefyd werthuso beth maent yn ei deimlo sy'n dwyn ar eu gofod personol eu hunain. (Gweler *arsylwi*, *rhyngweithiad optimeiddiedig*.)

gofynion gwasanaeth: y gofynion gofal sy'n angenrheidiol gan wasanaeth iechyd neu ofal cymdeithasol i gwrdd ag anghenion unigol *cleient* neu grŵp o gleientiaid.

gogwydd yw'r tueddiad i drin un grŵp neu unigolyn mewn ffordd wahanol i eraill. Gall gogwydd fod yn gadarnhaol neu'n negyddol. Mewn gogwydd cadarnhaol, dangosir triniaeth ffafriol at grŵp neu unigolyn. Mewn gogwydd negyddol, dangosir ymddygiad anffafriol. Mae gogwydd yn gallu adlewyrchu agweddau a rhagfarnau at grŵp neu unigolyn ac mewn rhai achosion mae'n arwain at *wahaniaethu*. Mewn iechyd a gofal cymdeithasol, anogir yn erbyn gogwydd am nad yw'n cwrdd â gofynion y sylfaen gwerth gofal sy'n cynnal arferion gofal.

gonadau: yr organau atgenhedlu mewn dynion a menywod lle y cynhyrchir celloedd rhyw (gametau) a hormonau. Mae angen hormonau rhyw er mwyn i'r corff ddatblygu yn normal. Yn *system atgenhedlu'r gwryw*, y ceilliau yw'r organau atgenhedlu. Yr ofarïau yw prif organau atenhedlu menywod. Mae oestrogen yn hormon pwysig mewn menywod am fod hwn yn hybu datblygiad siâp benywaidd nodweddiadol y corff. Mae'r hormonau oestrogen a phrogesteron yn rheoli'r gylchred fislifol. Gelwir yr hormonau gwrywaidd yn androgenau ac maent yn cynnwys testosteron. Androgenau sy'n gyfrifol am ddatblygiad corfforol a chyhyrol dynion yn ogystal â dosbarthiad blew'r corff a dyfnder y llais. (Gweler y *system endocrin*.)

gonorrhoea: gweler *clefydau cysylltiad rhywiol*.

Gorchymyn Arolygaeth Addysg: gorchymyn llys a gefnogir gan *Ddeddf Plant 2004*. Gall yr *awdurdod lleol* wneud cais i'r *Llys Teulu* os oes tystiolaeth nad yw plentyn yn mynychu'r ysgol yn rheolaidd.

gorchymyn cymorth teuluol: gorchymyn o dan *Ddeddf Plant 2004*. Mae'n darparu'r amser all fod ei angen ar *deuluoedd* dan straen i weithio drwy eu trafferthion. Mae'n arbennig o berthnasol i deuluoedd lle ceir plant, e.e. teuluoedd lle mae anghydfod, a theuluoedd lle y mae'r rheini wedi ysgaru. Rhoddir cefnogaeth i deuluoedd drwy'r cyfnod hwn gan weithiwr proffesiynol a apwyntir gan y llys megis swyddog prawf neu *weithiwr cymdeithasol*. Mae'r gorchymyn yn para am chwe mis. (Gweler *ysgariad*.)

gorchymyn cyrffyw: trefn a gyflwynwyd o dan Ddeddf Cyfiawnder Troseddol 1991. Y mae'n drefn lle y gall y Llysoedd fynnu bod troseddwr ifanc o dan 16 oed yn aros yn yr un man am 2-12 awr y dydd am gyfnod o amser penodedig.

gorchymyn cyswllt: term a ddefnyddir o dan *Ddeddf Plant 2004* sy'n datgan y cyswllt rhwng y plentyn a pherson arall. Mae'n cynnwys ymweliadau, cyfnodau arhosiad, tripiau a *chyfathrebu* drwy lythyr a ffôn. O dan adran 34 y Ddeddf, mae gan *awdurdod lleol* gyfrifoldeb i ofyn bod plentyn mewn gofal yn cael cyswllt rhesymol â nifer o bobl, gan gynnwys rhieni'r plentyn. (Gweler *Gweithio gyda'n Gilydd i Ddiogelu Plant 1999*.)

gorchymyn gofal: gorchymyn a wneir gan y llys o dan *Ddeddf Plant 2004*. Mae'n gysylltiedig â gosod plentyn yng ngofal awdurdod lleol dynodedig.

gorchymyn gofal interim: gorchymyn a roddir gan lys. Mae'n gweithredu o dan Adran 38 y *Ddeddf Plant* gan roi plentyn yng ngofal yr *awdurdod lleol* dynodedig. Ceir darpariaeth o safbwynt ei hyd, gyda chyfnod cychwynnol o wyth wythnos. (Gweler *Deddf Plant 2004*.)

gorchymyn goruchwyliaeth: dull gweithredu a reolir gan *weithwyr cymdeithasol*, sy'n gwneud cais i'r llys i gael goruchwyliaeth plentyn mewn perygl.

gorchymyn gwarchod brys: gorchymyn llys sy'n rhoi'r awdurdod i weithiwr cymdeithasol neu weithiwr proffesiynol o'r *Gymdeithas Genedlaethol er Atal Creulondeb i Blant* neu'r NSPCC i dynnu plentyn oddi wrth ei rieni neu ofalwyr gofal pennaf a'i gadw ef neu hi mewn lle diogel am hyd at 8 niwrnod. Mae'r weithdrefn hon wedi ei chryfhau o dan Adran 44 *Deddf*

Plant 2004. Mae hi'n bwysig cofio na fydd plant yn cael eu tynnu oddi wrth eu rhieni oni bai bod eu diogelwch dan fygythiad uniongyrchol, h.y. maent yn debyg o ddioddef niwed sylweddol. Mae'r gorchymyn yn rhoi *cyfrfoldeb rhiant* i'r ymgeisydd dros y plentyn. (Gweler *rhestr wirio lles*.)

gorchymyn gwasanaeth cymunedol: gofyniad cyfreithiol yn ôl Deddf Cyfiawnder Troseddol 1991. Mae'n gofyn bod troseddwr dros 16 mlwydd oed yn gwneud gwaith di-dâl dan oruchwyliaeth am unrhyw gyfnod rhwng 40 a 240 o oriau. Mae'r gwasanaeth fel arfer wedi'i gwblhau o fewn 12 mis o osod y gorchymyn.

gordewdra: dyddodiad gormodol o feinwe brasterog yn y rhannau isgroenol o amgylch y corff. Mae gordewdra yn cael ei achosi gan gymeriant swm gormodol o galorïau ar ffurf bwyd a diod. Mesurir gordewdra gan bwysau'r corff yn erbyn taldra'r corff, sy'n cyfrifo *mynegai màs y corff* (IMC/BMI).

gorffwylltra (dementia): ystod o anhwylderau sydd a wnelont â dirywiad yr ymennydd. Gall hyn arwain at swyddogaethau'r ymennydd yn mynd ar i waered yn ddifrifol gan gynnwys colli'r cof. Mae nifer o fathau gwahanol o orffwylltra, ond y rhai mwyaf cyffredin yw:

- gorffwylltra cortigol – amharu ar y cof, newidiadau personoliaeth, colli lleferydd (e.e. *afiechyd Alzheimer*)
- gorffwylltra isgortigol – amharu ar y cof, dirywiad mewn personoliaeth sy'n gallu arwain at ddirywiad mewn gwybyddiaeth, emosiwn a symudedd (e.e. *corea Huntington*)
- Ceir dulliau gwahanol o driniaethau ar orffwylltra, ac mae'r broses o ddiagnosis yn rhan bwysig o sut y caiff y claf/cleient ei drin. Os yw'r gorffwylltra oherwydd rhyw afiechyd arall megis HIV/AIDS, neu dyfiant yn yr ymennydd, yna caiff y cyflyrau hynny eu trin. Fodd bynnag, os nad oes achos amlwg dros y gorffwylltra yna asesir lefel y gorffwylltra ei hun. Cyffuriau megis niwtrodrosglwyddyddion yw'r prif fath o driniaeth ar gyfer gorffwylltra. Mae'n bwysig cofio nad yw gorffwylltra yn rhan o heneiddio arferol. Nid yw'r rhan fwyaf o bobl hŷn yn dangos arwyddion o orffwylltra.

(Am fwy o wybodaeth cysylltwch â The Dementia Relief Trust, 6 Camden High Street, Llundain NW1 0JH.) (Gweler *Gwasanaeth Nyrsys Admiral*.)

graddegau mesur: dull a ddefnyddir i gofnodi atebion i gwestiynau caeëdig wrth gasglu canlyniadau ar gyfer ymchwil. Mae'r atebwyr yn rhoi eu barn drwy ddewis y pwynt gradd priodol. (Gweler *graddfa wahaniaethol semantig*.)

graddfa pH: mae hon yn nodi graddfa asidrwydd neu alcalinedd hydoddiant. Mae'n neilltuol o bwysig i *ofalwyr* a *nyrsys* wrth iddynt brofi pH wrin claf gan y gall y canlyniad gyfrannu at y darlun clinigol o gyflwr meddygol y claf. Mae'n brawf syml i'w wneud. Mae angen cymryd stribed blastig fechan a mannau sensitif i pH arni a'i dipio yn sampl wrin y claf am yr amser a nodir. Mae'r newid lliw a ddaw o hynny yn rhoi pH yr wrin ac yn ddangosydd sut mae'r *arennau* yn gweithio. Mae gan yr arennau ran hanfodol i'w chwarae wrth reoleiddio lefelau asid.

graddfa wahaniaethol semantig: techneg raddio. Mae graddfeydd o'r fath yn archwilio'r ffyrdd mae modd mesur teimladau a safbwyntiau pobl. Gall y graddio fod ar ffurf:

- graddio rhifyddol – sy'n gallu mesur atebion ar raddfa o 1-10. Er enghraifft, gall 1 nodi rhagoriaeth a 10 nodi safon isel neu wendid
- graddio ysgrifenedig neu lafar – sy'n disgrifio atebion gan ddefnyddio geiriau, fel 'rhagorol', 'da', 'digonol', 'gwan' neu 'wan iawn'.

Defnyddir graddfeydd o'r fath fel gall ymchwilydd benderfynu ar ganlyniadau *holiaduron* a chyfweliadau.

graff gwasgariad: cynrychioliad graffigol o'r cydberthyniad rhwng dwy set o fesuriadau. Gelwir y mesuriadau hyn yn newidynnau ac mae modd plotio'r berthynas rhwng dau newidyn ar graff. Po fwyaf fo'r pwyntiau ar y graff gwasgariad wedi eu clystyru o amgylch patrwm pendant, po fwya'r cydberthyniad. Mewn cydberthyniad llinol, mae'r pwyntiau yn ffitio ar hyd llinell. Mae llinell yn mynd i gyfeiriad o waelod y chwith at ben y dde yn cynrychioli cydberthyniad positif, ac i gyfeiriad o ben y chwith at waelod y dde yn dangos cydberthyniad negatif.

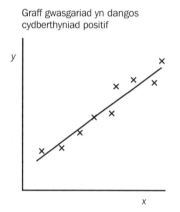

Graff gwasgariad yn dangos cydberthyniad positif

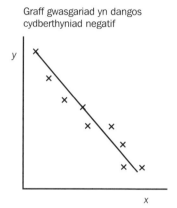

Graff gwasgariad yn dangos cydberthyniad negatif

graffiau: dull diagramatig o gyflwyno *data*. Gallant fod yn graffiau llinell lle y mae dau newidyn wedi eu plotio ar *siart*. Gellir wedyn gymharu'r berthynas rhyngddynt.

grŵp cyfoedion: casgliad o bobl sy'n rhannu nodweddion neu amgylchiadau cyffredin. Mae gan grwpiau cyfoedion swyddogaeth bwysig yn y broses o *gymdeithasoli*. Drwy fod yn aelodau o grŵp cyfoedion mae unigolion yn gallu dysgu rolau gwahanol ac uniaethu â *normau* a *gwerthoedd* y grŵp. Mae set o gyfeillion o'r un oed mewn dosbarth yn yr *ysgol* yn cynrychioli math o grŵp cyfoedion.

Grŵp Gweithredu ar Dlodi Plant: carfan bwyso. Mae'r grŵp hwn wedi ymrwymo i godi ymwybyddiaeth o dlodi plant a'u teuluoedd ac i weithio i'w ddileu. Mae'n cynnig gwasanaeth gwybodaeth gyda chyhoeddiadau ar gael sy'n darparu cyngor ar fudd-daliadau, ac ati.

(Am wybodaeth bellach cysylltwch â Child Poverty Acion Group, 94 White Lion Street, Llundain N1 9PF)

grŵp targed/cynulleidfa: grŵp mawr neu fach o unigolion sydd wedi eu dewis i ddiben arbennig. Ym maes addysg iechyd casgliad o unigolion y cyflwynir neges benodol iddynt yw grŵp targed. Fe fyddai cyflwyniadau ar wahanol agweddau o hybu iechyd yn cael eu paratoi mewn gwahanol ffyrdd ar gyfer gwahanol grwpiau targed, e.e. fe fyddai cyflwyniad ar fanteision ac anfanteision bwyd o'r fron yn cael ei dargedu at famau cyn ac ar ôl geni. Mae'n bwysig iawn fod addysgwyr iechyd yn addasu eu cyflwyniadau llafar a gweledol i ofynion y grŵp targed. Fe fyddai darlith ffurfiol gyda nifer o dablau ac ystadegau yn anaddas ar gyfer grŵp o blant ysgol gynradd, ond fe fyddai'n fuddiol i rai oedolion. Fe allai taflenni neu becynnau gweithgaredd sy'n ategu'r neges fod yn well i blant neu fe allai'r neges o bosibl fod ar ffurf stori. Dylid ystyried y ffactorau canlynol ynglŷn â'r grŵp:

- oedran – gwahanol oedrannau a chyfnodau o ddatblygiad
- rhyw y person – gwybodaeth wahanol i ddynion a menywod, h.y. 'merched iach' a 'dynion iach'
- pwnc perthnasol – mae'n rhaid i'r pwnc fod yn gymwys i'r grŵp dan sylw

- *anghenion arbennig* megis clywed, gweld neu anabledd – gwahanol ddulliau o gyfathrebu e.e. 'blissboards'

Grŵp Ymgynghorol: grŵp wedi ei sefydlu gan yr Adran Addysg a chyflogaeth i gynghori ar addysg bersonol, gymdeithasol ac iechyd mewn ysgolion. Roedd y Grŵp Ymgynghorol yn syniad a gyflwynwyd yn y Papur Gwyrdd *'Ein Cenedl Iachach'* (LIEM 1998).

grwpiau: nifer o unigolion wedi eu cysylltu gan nodweddion cyffredin fel hobïau, diwylliant, ffordd o fyw neu ymddangosiad. Mae gan grŵp gredoau a diddordebau y maent yn eu rhannu ac y maent yn gweithredu oddi mewn iddynt. Gelwir y rhain yn werthoedd grŵp. Gelwir y ffordd y bydd unigolion yn cysylltu â'i gilydd ac yn rhyngweithio o fewn y strwythur hwn yn ddynameg grŵp (gweler *tîm* a *sosiogram*).

grwpiau amlgronfa: grwpiau o *feddygon teulu* sy'n dal cyllid ac sy'n cytuno i roi eu cyllidebau ynghyd a gweithio gyda'i gilydd. (Gweler *GIG* a *Y Gig Newydd – Modern, Dibynadwy*.)

grwpiau cefnogi: grwpiau sydd ar gael i gynorthwyo unigolion drwy sefyllfaoedd anodd, cythryblus. Gallant fod yn gasgliadau o bobl sy'n trefnu eu hunain i ofalu am ei gilydd ac i rannu profiadau tebyg. Maent yn gyswllt hanfodol i unigolion sydd ag angen cefnogaeth gadarnhaol mewn cyfnodau o argyfwng. (Gweler *Cymdeithas Genedlaethol y Gofalwyr, Parentline*.)

grwpiau chwarae: gweler *grwpiau cyn-ysgol*.

grwpiau comisiynu lleol: grwpiau o feddygon teulu sy'n gweithio'n agos gyda'u *hawdurdod iechyd* i gynllunio a chomisiynu gwasanaethau.

grwpiau cyn-ysgol: grwpiau sy'n cynnig gofal ac addysg gynnar i blant dan bum mlwydd oed am gyfnodau o amser neu am ddiwrnodau llawn. Gallant gael eu rhedeg yn breifat ar ffurf busnesau bach neu fel elusennau cofrestredig. Mae grwpiau cyn-ysgol yn dilyn *Y Cyfnod Sylfaen* ac fe'u harchwilir yn rheolaidd gan y *Swyddfa Safonau mewn Addysg* (*ESTYN*). Gall y rhan fwyaf o grwpiau cyn-ysgol ddarparu ar gyfer plant gydag *anghenion addysgol arbennig*.

grwpiau ethnig: grwpiau o bobl sy'n rhannu'r un traddodiad diwylliannol a thras hiliol a chanddynt ar brydiau nodweddion corfforol arbennig, ac iaith neu grefydd yn gyffredin.

grwpiau gwaed: system a ddefnyddir i gategorïo mathau o waed. Mae gan *gelloedd gwaed coch* foleciwlau protein ar bilenni arwyneb eu celloedd. Mae rhai o'r proteinau hyn yn gweithredu fel *antigenau* a phresenoldeb neu absenoldeb mathau penodol o'r antigenau hyn sy'n pennu grwpiau gwaed. Mae sawl system wahanol o grwpio gwaed, ond system ABO yw'r enwocaf, mae'n debyg. Mae pedwar grŵp gwaed yn y system hon: A, B, AB ac O. Penderfynir y rhain drwy bresenoldeb yr antigenau A a B. Mae gan unigolion gyda grŵp gwaed A antigen A ym mhilenni'u celloedd gwaed coch; y rhai gyda grŵp gwaed B antigen B; mae gan unigolion AB antigen A ac antigen B a'r rhai yng ngrŵp O heb A na B. Presenoldeb y rhain ac antigenau eraill sy'n pennu a oes modd rhoi gwaed rhywun i rywun arall yn ddiogel mewn trallwysiad gwaed neu beidio.

grwpiau rheini a phlant bach: grwpiau anffurfiol bychain sy'n cynnig cyfleoedd *chwarae* i blant. Mae'r plant fel arfer o dan dair oed ac yn mynychu'r grŵp gyda'u rhieni neu ofalwyr megis gofalwyr plant. Gall fod gan y grwpiau hyn gysylltiad gyda ffurfiau eraill ar ddarpariaeth, fel *ysgolion*, *grwpiau chwarae* a *chlinigau*.

gwaed: hylif hanfodol yn y corff sy'n cynnwys *plasma*, *platennau*, *celloedd gwaed coch* a *chelloedd gwaed gwyn*. Mae gan oedolyn tua 5.5 litr (9.5 peint) o waed yn cylchredeg yn eu cyrff. Mae gwaed yn fath ar *feinwe gyswllt*.

Swyddogaethau'r gwaed yw:

- cario sylweddau gwahanol fel ocsigen, carbon deuocsid, deunyddiau bwyd wedi hydoddi, hormonau ac wrea o amgylch y corff

- cynhyrchu *gwrthgyrff*, i amgylchynu bacteria a chynhyrchu histamin
- cynorthwyo'r broses geulo gan ddefnyddio platennau.

gwahaniaethu: triniaeth annheg sy'n seiliedig ar ragfarn. Yng nghyd-destun gofal cymdeithasol ac iechyd, fe all olygu penderfyniad ymwybodol i drin person neu grŵp yn wahanol a gwrthod y driniaeth a'r gofal perthnasol iddynt. Mae deddfwriaeth wrth-wahaniaethu yn bodoli sy'n cwmpasu meysydd megis *hil*, *anabledd*, rhyw y person, a rhai agweddau ar ddeddfwriaeth cyflogaeth yn ymwneud â statws iechyd.

Gall gwahaniaethu amlygu ei hun mewn tair ffordd:

- yn fewnol – mae person yn datblygu syniadau set sy'n stereoteipio unigolion neu grwpiau yn y gymdeithas mewn modd negyddol
- agwedd tuag at unigolyn – mae person yn datblygu syniadau a ffordd o feddwl negatif a gwahaniaethol tuag at berson am fod y person hwnnw, er enghraifft, yn ddu neu yn gyfunrywiol, yn grefyddol neu'n hen
- mewn sefydliadau – gall grŵp, sefydliad neu gwmni atgyfnerthu arfer gwahaniaethol yn y modd y byddant yn trin eu staff; enghraifft o hyn fyddai'r agwedd tuag at fenywod a'u cyfle o gael eu dyrchafu i fod yn rheolwyr.

Gall gwahaniaethu fod:

- yn uniongyrchol (gwahaniaethu yn amlwg) – fel yn ymddygiad unigolyn sy'n gwahaniaethu yn agored yn erbyn un arall drwy ddweud jôcs hiliol neu alw enwau ar rywun
- yn anuniongyrchol (gwahaniaethu yn gudd) – fel yn ymddygiad unigolyn sy'n llai amlwg ond y mae ei ffordd o weithredu yn dangos gwahaniaethu cynnil; fe all hyn ddigwydd mewn gwaith lle bydd polisïau *cyfleoedd cyfartal* amlwg ond bydd person anabl yn gyson yn cael ei anwybyddu ar gyfer dyrchafiad.

gwahanu: cyflwr plentyn neu berson ifanc sydd wedi ei gymryd oddi wrth ei rieni neu ei ofalwr gofal sylfaenol. Yn y plentyn ifanc mae hyn yn gallu effeithio ar y broses o *fondio* gan fod amharu ar y cysylltiadau neu'r *ymlyniadau* emosiynol. Gall arwain hefyd at *amddifadiad o ofal mam* pan effeithir ar ddiogelwch emosiynol a lles y plentyn. Pan fydd plentyn ifanc yn cael ei wahanu oddi wrth ei rieni neu ei ofalwyr gofal sylfaenol, caiff brofiad o:

- gyfyngder, ac felly bydd y plentyn yn wylo, sgrechian a phrotestio drwy'r amser
- anobaith, pan fydd y plentyn yn dechrau teimlo'n ddiymadferth, yn mynd yn ddiegni, yn colli diddordeb mewn pethau o'i amgylch ac yn ofni na fydd yr unigolyn maent yn ei garu fyth yn dod yn ôl
- datgysylltiad, pan fydd y plentyn yn argyhoeddedig na fydd ei riant neu ei ofalwr gofal sylfaenol fyth yn dychwelyd. Mae'n ceisio ymdopi drwy'i ddatgysylltu ei hun oddi wrth y cof am y rhiant/gofalwr hwnnw. Bydd ei berthynas gydag eraill yn anodd a gall ymddygiad y plentyn gael ei effeithio gan bendilio hwyliau rheolaidd.

Mae ymchwilwyr gwahanol fel James a Joyce Robertson, a *John Bowlby*, wedi gweithio ar theorïau ymlyniad a gwahanu ac wedi gwneud argymhellion, yn enwedig ynghylch plant mewn *ysbytai*. (gweler *Adroddiad Platt*.)

gwahardd cymdeithasol: y ffordd y mae unigolyn neu grŵp yn cael eu hynysu mewn cymdeithas. Mae nifer o ffactorau sy'n gallu arwain at ynysu economaidd a seicolegol fel *tai* annigonol, *diweithdra* ac *anghydraddoldebau iechyd*. Sefydlwyd unedau gwahardd cymdeithasol yn 1998 i weithio gyda'r rhai sydd wedi eu gwahardd yn gymdeithasol. Mae'r rhain yn cynnwys plant sydd wedi eu gwahardd o ysgolion, glaslancesi sy'n feichiog a phobl sy'n ddigartref ar y strydoedd.

gwahardd neu amser allan: trefn sy'n fath o *reoli ymddygiad* pan mae plentyn neu berson ifanc yn cael eu cau allan o leoliad chwarae neu ofal oherwydd ymddygiad annerbyniol. Dylai plentyn gael ei rybuddio o flaen llaw bob amser am gael ei wahardd a dylai'r gwaharddiad fod am gyfnod penodol o amser bob tro.

gwaharddeb: gorchymyn a wneir gan lys sy'n gwahardd gweithred arbennig neu'n mynnu bod math arbennig o weithredu yn dod i ben. O dan Ddeddf Trais Priodasol ac Achos Priodasol 1996 mae gan y Llys Sirol y gallu i osod gwaharddebion. Gall gwaharddebion fod yn rhai dros dro hyd nes ceir canlyniad yr achos llawn neu yn rhai parhaol.

gwain: rhan isaf *system atgenhedlu'r fenyw*. Tiwben gyhyrol ydyw wedi ei leinio gyda philen fwcaidd. Y wain sy'n cysylltu gwddf y groth a'r groth gyda thu allan y corff.

gwaith: term a ddefnyddir fel arfer i ddisgrifio ffurf ar gyflogaeth am dâl i oedolyn. Ar yr un pryd, mae cynnig eich gwasanaethau fel *gwirfoddolwr* yn cael ei alw'n waith gwirfoddol. Gellir edrych ar waith fel ffurf ar *chwarae* i oedolion. Fodd bynnag, mae angen nodi'r gwahaniaeth rhwng gwaith a *hamdden*.

gwaith cymunedol: gwaith sy'n cynnwys y tasgau a'r gweithgareddau sy'n ymchwilio i anghenion cymuned leol ac yn eu hadolygu. Mae'n cynnwys:

- annog aelodau'r gymuned i weithredu gyda'i gilydd i wynebu ac i ddelio â phroblemau wrth iddynt godi
- ysgogi'r gymdogaeth i ffurfio grwpiau ac i ddarparu *hunangymorth*
- cydgysylltu a chyswllt rhwng grwpiau a all fod yn grwpiau gwirfoddol, *grwpiau cefnogi* ar gyfer gofalwyr anffurfiol.

Yn ogystal â hyn, mae gwaith cymunedol yn anelu at wella *ansawdd bywyd* unigolion sy'n byw yn y *gymuned* neu'r ardal leol. (Gweler *gweithredu yn y gymuned*, *carfanau pwyso*.)

gwarcheidwad 'ad litem': rhywun a apwyntir gan y llys i weithredu fel gwarcheidwad i blentyn. Mae'n rhaid i bob *awdurdod lleol* sefydlu panel gwarcheidwaid ad litem a swyddogion adrodd a phenodi pobl i fod yn aelodau ohono. Mae'n rhaid i'r panel gael ei weinyddu gan berson wedi ei apwyntio gan yr awdurdod lleol nad yw'n rhan o'r ddarpariaeth gwasanaethau i blant o ddydd i ddydd. Rhaid cadw cofnodion o waith y panel.

gwarchodwyr plant: yn cynnig gofal dydd i blant ifanc yn eu cartrefi eu hunain. Mae gwarchodwyr plant yn cael eu cofrestru gan yr *awdurdod lleol* ac mae'r cartref yn cael ei archwilio yn ôl meini prawf sy'n cynnwys y nifer o ystafelloedd a'u maint, toiledau, a chyfleusterau ymolchi. Ceir cymarebau safonol ar gyfer gwarchodwyr/plant: un gwarchodwr i un baban dan flwydd oed, un gwarchodwr i dri phlentyn dan bum mlwydd oed, un gwarchodwr i bum plentyn rhwng pump a saith mlwydd oed, un gwarchodwr i chwe phlentyn o dan wyth mlwydd oed gyda dim mwy na thri ohonynt o dan bum mlwydd oed. Byddir yn cyfrif plant y gwarchodwr ei hun pan bennir y nifer o leoedd i warchodwr plant gan awdurdod lleol. Cyfrifoldeb cyfredol i'r awdurdod lleol yw monitro gwarchodwyr plant ac mae'r awdurdod lleol yn anfon cynrychiolwyr i wneud ymweliadau archwilio yn gyson. O dan Ddeddf Plant 1989, 'Mae gan Awdurdodau Lleol y pwerau i ddiddymu cofrestriad gwarchodwr unigol ar dir 'gofal annigonol', ac i barchu argyhoeddiadau crefyddol plentyn, ei darddiad hiliol, a'i gefndir diwylliannol a ieithyddol'. Rhaid cynllunio a chyflenwi yr holl wasanaethau i blant i gwrdd â'u gofynion hiliol, diwylliannol a chrefyddol. Roedd Ddeddf Plant 1989 (Cyfrol 2) a Rheoliadau Cofrestriad a Ffioedd Archwilio Gwarchodwyr Plant a Gofal Dydd 1991 yn cynnwys rheoliadau sy'n pennu'r ffioedd i'w codi am gofrestru gwarchodwyr plant a'r rhai sy'n darparu gofal dydd o dan Adran 71 CA 1989. Maent hefyd yn enwi'r ffi ar gyfer archwiliad blynyddol ac am gyhoeddi copi o dystysgrif. Yn ogystal â hyn, sefydlir panel o swyddogion i wneud adroddiadau.

(Am wybodaeth bellach, cysylltwch â The National Childminding Association, 81 Tweedy Road, Bromley, Kent BR1 1TG.)

gwaredu gwastraff: canlyniad metabolaeth yn gweithio yn y corff oherwydd llawer o adweithiau cemegol. Mae gan y corff strategaethau ar gyfer cael gwared ar y cynnyrch gwastraff mae yn ei gynhyrchu. Yr enwau ar y ddau fath o waredu gwastraff yw *ysgarthiad* (cael gwared ar gynhyrchion gwastraff o ganlyniad i fetabolaeth) a gwaredu (carthiad). Os na fydd cynnyrch gwastraff yn cael eu tynnu'n ddigon sydyn byddant yn cael sgil effeithiau niweidiol. Drwy'r broses o ysgarthu mae'r corff yn cael gwared ar sylweddau o'r fath. Gwneir hyn drwy'r:

- *ysgyfaint* – ysgarthu carbon deuocsid drwy resbiradaeth
- *arennau* – ysgarthu wrea o achos treulio drwy droeth
- *croen* – ysgarthu *dŵr* a *halwynau* drwy chwysu
- coluddion – ysgarthu halwynau'r bustl o ganlyniad i dorri *haemoglobin* i lawr.

Drwy'r broses o waredu mae'r corff yn cael gwared ar wastraff fel *ymgarthion* ar ddiwedd y broses dreulio. Gelwir hyn yn *ymgarthu*.

gwaredu sbwriel – cael gwared ar sbwriel o'r cartref: mae hyn yn cael ei adnabod fel rheoli gwastraff ac mae gan yr awdurdod lleol y cyfrifoldeb dros gasglu sbwriel o'r fath drwy gasgliadau bob wythnos.

gwasanaeth ambiwlans: gwasanaeth sy'n ymateb i alwadau argyfwng (999) i ddamweiniau ffyrdd, damweiniau cyffredinol, trychinebau mawr a phobl sy'n mynd yn sâl neu'n cael eu hanafu'n annisgwyl. Mae'r gwasanaeth hefyd yn ymdrin ag achosion lle nad oes brys fel mynd â *chleifion* a *chleientiaid* i *ysbytai* a *chanolfannau dydd* ac yn ôl wedyn. Mae tua 67 o wasanaethau ambiwlans yn y Deyrnas Unedig. Cyflogir pedwar prif fath o bersonél yn y gwasanaeth ambiwlans:

- cynorthwywyr gofal ambiwlans neu bersonél cludiant dydd – staff sy'n cludo'r anabl, yr henoed, y sâl eu meddwl a'r rhai sydd wedi cael triniaeth i ysbytai a chanolfannau dydd ac yn ôl wedyn
- technegwyr ambiwlans – staff sy'n ymdrin â'r ystod lawn o alwadau am ofal damweiniau ac argyfwng. Maent yn ymateb i alwadau 999 ac wedi'u hyfforddi i roi triniaeth frys ar y ffordd i'r ysbyty
- parafeddygon ambiwlans – technegwyr sydd wedi eu hyfforddi'n llawn fel eu bod yn gallu defnyddio ffurfiau mwy cymhleth ar offer cynnal bywyd, fel rhoi arllwysiad i'r gwythiennau (gosod drip i fwydo sylweddau i lif gwaed y claf)
- cynorthwywyr ystafell reoli – staff sy'n gweithio mewn gorsafoedd ambiwlans neu'r swyddfa reoli, yn ateb galwadau brys ac argyfwng gan feddygon teulu a'r cyhoedd. Maent mewn cyswllt radio â chriwiau'r ambiwlans drwy weithio switsfyrddau, yn cael negeseuon a'u trosglwyddo. Gallant ddefnyddio dulliau eraill o *gyfathrebu* hefyd, megis cyfrifiaduron, peiriannau ffacs ac e-byst.

Mae meysydd gwahanol y gwasanaeth ambiwlans yn galw am fathau a hydoedd gwahanol o hyfforddiant. Yr oed ieuengaf ar gyfer dechrau arni fel arfer yw 18, ond mae cynllun cadét yn cael ei gynnal gan rai gwasanaethau ambiwlans. (Canolfan Gwybodaeth Gyrfaoedd Galwedigaethol 1998)

gwasanaeth ansawdd iechyd: nod ansawdd i wasanaethau iechyd a gyflwynwyd ym Mehefin 1998. Nod y dyfarniad newydd hwn yw gwella gofal cleifion. Mae'n rhaid i rai gofynion gael eu bodloni cyn y rhoddir cymeradwyaeth. Mae hyn ar ffurf pump o ddangosyddion allweddol:

- monitro profiadau cleifion drwy ddulliau megis holiaduron

- monitro ysgogiad a morâl y staff
- datblygu dangosyddion dibynadwy o ganlyniadau clinigol fel cyfraddau heintio a chyfraddau marwolaethau mewn ysbytai
- mesur effeithlonedd – edrych ar gymarebau staff/cleifion a chyfraddau meddiannu gwelyau
- hwyluso mynediad y cleifion at y gwasanaeth.

Gwasanaeth Erlyn y Goron: asiantaeth y llywodraeth o gyfreithwyr sy'n penderfynu a fydd achos yn cael ei glywed mewn llys.

gwasanaeth gofal cartref: y timoedd gofal cymuned sy'n darparu gofal i'r henoed a chleientiaid anabl yn eu cartrefi eu hunain. Mae'r gofal yn cynnwys siopa, coginio prydau, cynorthwyo cleientiaid gydag ymolchi, gwisgo amdanynt a glanhau. Cyflogir y gofalwyr fel arfer gan yr *adran gwasanaethau cymdeithasol*, cyrff gwirfoddol neu breifat. Mewn rhai achosion, mae'r gwasanaeth yn dibynnu ar brofi modd.

Gwasanaeth Gwirfoddol Brenhinol y Merched (WRVS): corff sy'n cynnig gofal a chefnogaeth ymarferol lle mae angen mewn *ysbytai*, mewn cymunedau ac yn ystod argyfyngau lleol. Mae'r WRVS yn gweithredu ym mhob sir, rhanbarth, tref fawr a dinas yn yr Alban, Cymru a Lloegr. Mae ganddo dair swyddogaeth bwysig:

- gofal yn y *gymuned* leol – gwasanaethau *bwyd*, gwasanaethau cefnogi, gwasanaethau cefnogi gartref i'r henoed, gwyliau i blant dan anfantais, canolfannau cyswllt, bariau te mewn carchardai a llawer o brosiectau eraill
- gofal mewn ysbytai lleol – cymorth anfeddygol i gleifion, gwasanaethau ymholiadau a thywys i ymwelwyr ag ysbytai, bariau te, siopau a chodi a chyfrannu arian i ysbytai
- gofal mewn argyfyngau lleol – bydd gwirfoddolwyr gwasanaeth argyfwng y WRVS yno ni waeth beth fo'r amser na'r lleoliad i gefnogi'r *heddlu*, y gwasanaethau tân ac ambiwlans mewn digwyddiadau fel llifogydd, tanau, ymosodiadau gan fomiau a damweiniau. Maent yn rhoi cymorth cyffredinol ac yn cynnig lluniaeth i'r timau achub, dillad a chefnogaeth lles i ddioddefwyr, teuluoedd a chyfeillion ac yn sefydlu a chynnal canolfannau gorffwys a mannau ymholiadau.

(Am fwy o wybodaeth cysylltwch â: WRVS, y Brif Swyddfa, Milton Hill House, Milton Hill, Abingdon, Swydd Rhydychen OX13 6AD.)

gwasanaeth iechyd galwedigaethol: yr adran mewn sefydliad sy'n edrych ar ôl gofynion iechyd y gweithwyr.

Gwasanaeth Iechyd Gwladol: gweler *GIG*.

gwasanaeth ieuenctid: mae awdurdodau lleol yn cyflogi gweithwyr ieuenctid i gynnig gwasanaeth sy'n anelu at annog datblygiad personol gan bobl ifanc mewn lleoliadau anffurfiol o'r enw 'canolfannau ieuenctid'. Mae'n gyfle i'r awdurdod lleol gynnig dewis eang o wasanaethau i blant a phobl ifanc sy'n cynnwys:

- sefydlu cyfleusterau a grwpiau cymunedol i ddarparu mewnbwn adloniadol ac addysgol
- cynorthwyo gyda threfnu grwpiau ieuenctid a rhwydweithio gydag arweinwyr a grwpiau eraill.

Gwasanaeth Lles Addysg: gwasanaeth wedi ei sefydlu i gynnig cefnogaeth gwaith cymdeithasol i ysgolion y wladwriaeth. Mae gweithwyr cymdeithasol addysg yn cael gofal am ysgolion maent yn ymweld â hwy'n rheolaidd. Mae gweithwyr cymdeithasol addysg hefyd yn ymweld â chartrefi lle mae mynychu ysgol yn afreolaidd wedi mynd yn broblem, a lle bo'n angenrheidiol, yn gorfodi mynychu'r ysgol drwy'r llysoedd. (Gweler *triwantiaeth*.)

Gwasanaeth Nyrsys Admiral: enghraifft o gorff gwirfoddol sy'n cefnogi gofalwyr sy'n gofalu am bobl a salwch *gorffwylltra* (dementia) arnynt. Mae'n anelu at:

- ddarparu gwybodaeth am natur gorffwylltra a sut mae'r afiechyd yn datblygu
- cynorthwyo'r gofalwyr wrth drefnu help ymarferol
- cryfhau, cynyddu a chefnogi'r sgiliau sydd gan ofalwyr wrth ofalu am rywun a gorffwylltra arno
- cryfhau'r sgiliau sydd eu hangen i ymdrin â'r pwysau a'r pryder sy'n gallu codi yn ystod y broses o ofalu
- cynnig cefnogaeth emosiynol i'r gofalwr i leihau'r synnwyr o fod wedi eu hynysu a'r teimlad o golled ar adeg profedigaeth a pharhau i gynnig cefnogaeth barhaus ar ôl profedigaeth
- cynnig cyngor i asiantaethau eraill ac unigolion sydd mewn cyswllt â phobl a salwch gorffwylltra arnynt a'u gofalwyr, a chefnogi'r ymdrechion i gwrdd â'u hanghenion
- gweithredu fel adnodd hyfforddi i ofalwyr anffurfiol fel aelodau'r teulu

(am fwy o wybodaeth cysylltwch â'r Dementia Relief Trust, 6 Camden High Street, Llundain NW1 0JH.)

Gwasanaeth Prawf: asiantaeth yn y *system cyfiawnder troseddol*. Cafodd ei sefydlu yn 1907. Mae ganddo swyddogaeth oruchwyliol gan gynrychioli awdurdod y llys ac mae hefyd yn cynnig rhaglenni gwaith i unigolion neu grwpiau er mwyn helpu troseddwyr i ailgyfeirio eu bywydau. Mae swyddogion prawf yn darparu *gwybodaeth* i'r llys drwy gyfrwng adroddiadau cyn dedfrydu, yn goruchwylio troseddwyr sydd ar orchmynion llys yn y gymuned, ac yn darparu gofal i droseddwyr yn y ddalfa a'u goruchwylio pan gânt eu rhyddhau. Mae gan y Gwasanaeth Prawf ran bwysig i'w chwarae wrth baratoi adroddiadau parôl ar y carcharorion hynny sydd wedi treulio dros bedair blynedd yn y ddalfa ac wrth oruchwylio eu cyfnod ar drwydded parôl wedi hynny. Mae'r Gwasanaeth Prawf hefyd yn gweithio gyda phlant a theuluoedd yn y llysoedd teulu. Ei brif orchwylion yw:

- gwarchod y cyhoedd rhag perygl o niwed
- atal yr unigolyn rhag troseddu eto
- cynorthwyo gydag integreiddio'r troseddwr yn ôl yn y gymuned yn llwyddiannus.

gwasanaeth seiciatryddol: y gangen yn y gwasanaeth iechyd sy'n arbenigo mewn canfod anhwylderau'r meddwl, gwneud diagnosis ohonynt a'u trin.

Gwasanaeth Ymgynghorol Cymodi a Chyflafareddu (ACAS): corff a sefydlwyd yn 1975 i weithredu fel ffynhonnell annibynnol o arbenigedd mewn osgoi a datrys anghydfodau diwydiannol. Mae ACAS yn cynnig cymorth cymodi a chyfryngu arbenigol a diduedd i gwmnïau. Mae'n ymdrin â thros 700,000 o achosion unigol bob blwyddyn. Mae ACAS wedi ennill ei blwyf oherwydd ei gyngor diduedd ac mae ganddo bolisi o beidio â gwneud sylw cyhoeddus ar yr achosion sydd ganddo. Ymysg y meysydd y gall ACAS gynnig cymorth y mae diswyddo, tâl diswyddo ac aflonyddu.

Gwasanaethau Blynyddoedd Cynnar: y gwasanaethau sy'n cynnal gofal a dysgu plant cyn oed ysgol, er enghraifft, *meithrinfeydd dydd*, *grwpiau cyn-ysgol* a gofalwyr plant. Mae canolfannau rhagoriaeth gynnar yn cynnig darpariaeth gofal ac addysg plant integredig. Mae hyn yn cynnwys darpariaeth i blant ag anghenion addysgol arbennig, grwpiau rhieni a phlant bach neu sesiynau tebyg i rieni ar ffurf rhaglenni addysg a hyfforddi i ddatblygu sgiliau magu plant, cyflogaeth a sgiliau eraill.

gwasanaethau brys (999): gwasanaethau fel yr heddlu, y frigâd dân a'r gwasanaeth ambiwlans, achub o fwynfeydd, ogofeydd a chwympiadau, a Gwylwyr y Glannau. (Gweler *galw'r gwasanaethau brys.*)

gwasanaethau cartref: gwasanaethau iechyd a gofal cymdeithasol sydd ar gael yn y cartref. Un enghraifft o'r rhain yw'r *gwasanaeth gofal cartref*. Y mae'n bosibl y bydd prawf modd ar y gwasanaethau hyn ac efallai y bydd gofyn i rai cleientiaid dalu cyfraniad tuag at y gwasanaeth a ddarperir. Gall gwasanaethau o'r fath gael eu darparu gan *awdurdodau lleol*, sefydliadau preifat neu sefydliadau'r sector wirfoddol. (Gweler *gofal yn y gymuned*.)

gwasanaethau cymdeithasol personol: dyma sy'n cynnig gofal i bobl agored i niwed gan gynnwys grwpiau *cleientiaid* gydag *anghenion arbennig* fel yr henoed, plant a'r anabl. Mae gan *awdurdodau lleol* gyfrifoldebau statudol i ddarparu gofal i'r cleientiaid hyn. Er enghraifft, *gweithwyr cymdeithasol*, cynorthwywyr cartref, *cartrefi preswyl* i'r henoed.

gwasanaethau diasiad: y ffordd y mae darparwyr iechyd a gofal cymdeithasol yn gweithio gyda'i gilydd er mwyn cwrdd â gofynion gofal y *cleientiaid* neu'r *defnyddwyr gwasanaethau*. (Gweler *continwwm gofal*.)

gwasanaethau iechyd cymunedol: fe'u darperir i bobl lle bynnag y bônt, boed mewn cartrefi, mewn *ysgolion*, mewn *clinigau* ac ar y strydoedd. Enghreifftiau ohonynt yw ymweliadau iechyd, nyrsys ysgol, *trin traed*, therapi iaith a lleferydd. Gall gwasanaethau fel nyrsio cymunedol, nyrsio seiciatrig a *ffisiotherapi* olygu y gellir gofalu am bobl ag afiechyd tymor byr neu dymor hir yn eu cartrefi eu hunain.

gwasanaethau lles: y rhai sy'n cael eu darparu gan y wladwriaeth. Mae saith maes: *gwasanaethau cymdeithasol personol*, iechyd, gwasanaethau ieuenctid, gwasanaethau cymdeithasol, *tai*, *addysg* a *chyflogaeth*.

gwasanaethau llym: triniaethau meddygol a llawfeddygol a geir yn bennaf mewn ysbytai.

gwasanaethau meddygol personol: dyma a roddir gan feddygon teulu a'u timoedd. Yr enw arnynt ar hyn o bryd yw'r gwasanaethau meddygol cyffredinol.

gwasanaethau wedi'u lleoleiddio: y gwasanaethau a gynigir mewn ardal gan lywodraeth leol neu'r *awdurdod lleol*. Maent yn cynnwys y darpariaethau iechyd a gofal cymdeithasol sy'n cael eu cefnogi gan awdurdodau lleol ond eu hariannu gan y llywodraeth.

gwasgbwyntiau: pwyntiau yn y corff lle y mae *rhydweli* yn croesi *asgwrn*. Mewn achosion lle bo aelod o'r corff yn gwaedu yn ddifrifol, gellir rhoi gwasgedd anuniongyrchol ar wasgbwynt uwchben rhydweli sy'n gwaedu. Er enghraifft, pan geir gwaedu difrifol o glwyf yn rhan isa'r fraich, gellir rhoi gwasgedd anuniongyrchol ar y gwasgbwynt breichiol. (Ambiwlans Sant Ioan 1997) (Gweler *curiad y galon* a'r llun isod.)

Gwasgbwyntiau

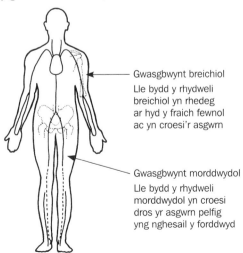

Gwasgbwynt breichiol
Lle bydd y rhydweli breichiol yn rhedeg ar hyd y fraich fewnol ac yn croesi'r asgwrn

Gwasgbwynt morddwydol
Lle bydd y rhydweli morddwydol yn croesi dros yr asgwrn pelfig yng nghesail y forddwyd

gwddf (ffaryncs): y bibell sy'n cysylltu'r *geg*, y trwyn, y bibell wynt a'r oesoffagws.

gweinyddu: mae'n cynnwys y gweithdrefnau sydd ynglŷn â rheoli gwasanaethau neu gyrff. Mae a wnelo'r gweithdrefnau hyn fel arfer â rheoli busnes. Gellir eu cymhwyso at gyrff gofal iechyd a chymdeithasol yn y ffyrdd canlynol:

- adnoddau dynol, sy'n cynnwys staffio a materion personél, e.e cyflogaeth neu gymarebau gofalwyr a chleientiaid/staff.
- cyfrifo a chyllid: materion cyllidol fel costio pecynnau gofal a'r adnoddau angenrheidiol i gynnal y broses ofalu
- marchnata a gwerthu cynnyrch; er enghraifft hysbysebu gwasnaethau gofal gwahanol yn enwedig yn y sector breifat neu annibynnol
- rheoli gweithredoedd; mae hyn yn cynnwys adolygu'r cynnyrch a'i gynhyrchiad, er enghraifft rheoli gofal a allai gynnwys sefydlu cynlluniau gofal, monitro a chloriannu'r broses.

gweithgareddau byw bob dydd: tasgau a gweithgareddau beunyddiol a gysylltir â'r broses o fyw. Maent yn cynnwys ymolchi, mynd i'r toiled a gwisgo amdanoch. Gellir categoreiddio gweithgareddau byw bob dydd yn:

- sgiliau hunanofal – edrych ar eich ôl eich hun fel bwyta, yfed, ymolchi, bathio, gwisgo amdanoch, edrych ar ôl eich gwallt a'ch croen
- sgiliau gofal cartref – edrych ar ôl amgylchedd y cartref fel sgiliau coginio a'r gegin, garddio, golchi dillad, smwddio, glanhau, sgiliau cyllidebu a siopa
- sgiliau cyflogaeth – adnabod sgiliau sydd angen ar gyfer cyflogaeth fel sgiliau cyfathrebu a chyfrifiaduron
- sgiliau symudedd – defnyddio'r corff ar gyfer tasgau bob dydd fel ymolchi, gwisgo amdanoch, siopa, gwaith tŷ
- sgiliau cymdeithasol – llunio perthynas fel creu cyfeillgarwch.

Mae deall gweithgareddau bywyd bob dydd yn rhan hanfodol o asesu cleient a'r ffordd maent yn gallu dod i ben â bywyd. Gellir ysgrifennu datblygu'r sgiliau hyn yn rhan o gynllun gofal unigol y cleient. Gall cefnogi cleientiaid gyda'u gweithgareddau byw bob dydd fod yn:

- dymor byr – mae ar y cleientau angen cymorth am eu bod wedi cael damwain, llawdriniaeth neu'n dioddef gan afiechyd neu anhwylder gwanychol dros dro
- tymor hir – mae ar gleientiaid angen cymorth parhaus gan fod yr anhwylder, yr aflwydd neu'r afiechyd sydd arnynt yn cyfyngu ar eu symudedd.

Mewn rhai achosion mae'n rhaid wrth offer neu gymhorthion arbenigol er mwyn cynnal iechyd a diogelwch y cleient a'r gofalwr fel ei gilydd. (Gweler hefyd *cymhorthion ac addasiadau, Sefydliad Byw Gydag Anabledd, therapyddion galwedigaethol.*)

Gweithgor Iechyd a Diogelwch: adran o bwys a sefydlwyd oddi mewn i'r Comisiwn Iechyd a Diogelwch. Mae'r Arolygaeth Iechyd a Diogelwch yn atebol i'r gweithgor wrth gynnal arolygon o fannau gwaith etc. Mae'n sicrhau bod adrodd am anafiadau, rheoliadau Afiechydon a Digwyddiadau Peryglus, polisïau a chodau ymarfer o dan y Ddeddf Iechyd a Diogelwch yn cael eu gweithredu a bod ymchwilio i *ddamweiniau.*

Gweithgor y GIG: y corff yn yr *Adran Iechyd* sy'n cynnig arweinyddiaeth i'r *GIG* ac ystod o swyddogaethau rheoli canolog i'r GIG.

Gweithio dros Gleifion (Papur Gwyn 1989): adroddiad gan y llywodraeth a oedd yn cynnig ad-drefnu'r *Gwasanaeth Iechyd Gwladol.* Roedd yn gwneud yr argymhellion a ganlyn:

- dylai *awdurdodau iechyd* rhanbarthol ddyrannu arian i awdurdodau iechyd dosbarth yn ôl maint poblogaeth, anghenion iechyd lleol, dosbarthiad oedran a'r darparwyr gwasanaethau yn eu hardal benodol hwy

- dylai ymddiriedolaethau ysbytai gael eu sefydlu oddi mewn i'r GIG

- dylai dal cyllid gan Feddygon Teulu gael ei weithredu lle byddai Meddygon Teulu gyda mwy na 9,000 o gleifion yn cael cyfrifoldeb dros eu cyllid eu hunain. Byddent hefyd yn gyfrifol am reoli ystod o ofal am gleifion a thriniaethau. Byddai practis sy'n dal cyllid yn cael taliad gan yr awdurdod iechyd dosbarth

- dylai economi gymysg gofal gael ei gweithredu ar ffurf prynwyr a darparwyr – y farchnad fewnol. (LlEM 1989)

Mae'r system hon wedi ei diweddaru oddi ar hyn. (Gweler *GIG, Y GIG Newydd – Modern, Dibynadwy.*)

Gweithio Gyda'n Gilydd i Ddiogelu Plant 1999: dogfen bolisi a oedd yn sefydlu cydweithredu rhyngasiantaethau mewn *amddiffyn plant* yn ogystal â hyrwyddo lles plant. Paratowyd y ddogfen ar y cyd gan yr Adran Iechyd, y Swyddfa Gartref, yr Adran Addysg a Gwyddoniaeth a'r Swyddfa Gymreig.

gweithiwr allweddol: fel arfer rhywun wedi ei enwi sy'n cydlynu'r trefniadau ar gyfer gofal person penodol. Caiff gweithiwr allweddol ei ddefnyddio'n aml wrth ofalu am blant mewn *canolfan dydd* neu leoliad preswyl. Fel arfer maent yn *ofalwyr* hyfforddedig a phrofiadol yn eu maes neilltuol eu hunain mewn iechyd a gofal cymdeithasol. (gweler *nyrs benodol.*)

gweithiwr cymdeithasol wedi'i gymeradwyo: gweithiwr cymdeithasol sydd wedi ei hyfforddi'n arbennig ym maes *iechyd meddwl*. Mae gweithiwr cymdeithasol wedi'i gymeradwyo yn un o'r bobl broffesiynol y mae gofyn iddynt gynnal asesiad ar gleient a gwneud argymhelliad arno pan fydd i gael ei roi mewn ysbyty seiciatrig o dan *Ddeddf Iechyd Meddwl 2007.*

gweithred atgyrch: gweithred ymddygiadol syml lle y bydd ysgogiad yn peri ymateb. Mae'r ymateb fel arfer yn un penodol nad yw'n para'n hir.

gweithredoedd atgyrch y newydd-anedig: nifer o symudiadau awtomatig sy'n bresennol ym mlynyddoedd cyntaf bywyd baban. Mae'r symudiadau hyn yn cynnwys:

- sugno – pan roir rhywbeth yng *ngheg* y baban fe fydd yn dechrau sugno a llyncu yn syth.

- gafael neu atgyrch cledrol a gwadnol – pan roir gwrthrych ar gledr llaw'r baban fe fydd ei fysedd yn cydio ynddo'n dynn. Yn yr un modd, os bydd gwrthrych yn cael ei roi ar wadn troed y baban, fe fydd bysedd y droed yn cyrlio o'i gwmpas.

- atgyrch moro neu fraw – y modd y bydd baban yn gwingo mewn ymateb i sŵn sydyn.

- atgyrch camu – pan fydd y baban yn cael ei ddal yn unionsyth ar arwyneb gwastad, fe fydd yn gwneud symudiadau camu gyda'i draed.

- atgyrch gwreiddio – pan fyddir yn tynnu llaw dros foch y baban, mae'n symud ei ben tuag at y symudiad fel pe bai'n chwilio am deth.

(Gweler *baban newydd-anedig.*)

Yn ogystal â hyn, fe fydd baban newydd-anedig yn cyfathrebu drwy grïo, chwifio'i freichiau a'i goesau a throi ei ben o ochr i ochr.

Wedi tua thri mis mae'r atgyrchau hyn yn diflannu gyda symudiadau mwy rheoledig ac ymwybodol yn cymryd eu lle. Wrth i faban dyfu a datblygu mae'n rhaid iddo ddysgu llawer o wahanol sgiliau ac ymatebion.

Gweler y darluniau ar y dudalen nesaf.

Gweithredoedd atgyrch baban newydd-anedig

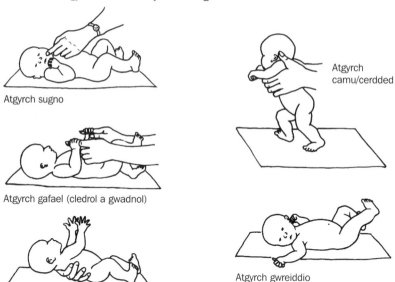

Atgyrch sugno

Atgyrch gafael (cledrol a gwadnol)

Atgyrch braw/moro

Atgyrch camu/cerdded

Atgyrch gwreiddio

Gweithredu ar Anabledd: asiantaeth ddatblygu sy'n gweithio er sicrhau bod pobl ag anableddau yn cael eu hawliau llawn fel dinasyddion. Mae gan Weithredu ar Anabledd dros 180 o grwpiau o aelodau sy'n cynnwys pob agwedd o anabledd yn anableddau dysgu, corfforol, synhwyraidd a chudd, h.y. yr anableddau hynny nad ydynt yn amlwg i eraill.

(Am wybodaeth bellach cysylltwch â Disability Action, 189 Airport Road West, Belfast BT3 9ED.)

gweithredu yn y gymuned: proses lle bydd grwpiau lleol yn trefnu eu hunain i gyflawni amcanion. Fe'u cysylltir fel arfer â grwpiau sydd dan anfantais sy'n ceisio unioni cam drwy grwpiau *hunangymorth*. Maent yn ffurfio grwpiau yn *garfanau pwyso* er mwyn tynnu sylw at wahanol anghenion eu grwpiau. Yn ogystal, maent yn dueddol o chwilio am gyllid gan lywodraeth leol a chenedlaethol i'w helpu i gyflawni eu hamcanion.

gweithwyr cymdeithasol: pobl broffesiynol gymwysedig sy'n gweithredu gydag unigolion a theuluoedd gyda phroblemau gwahanol yn y sectorau gwirfoddol neu statudol. Maent yn cynorthwyo pobl i ddod i delerau gyda'u problemau, neu i'w datrys, ond oherwydd eu cyfrifoldebau statudol, yn enwedig wrth *amddiffyn plant*, cânt eu gweld yn aml yn asiantau rheolaeth. Mae gweithwyr cymdeithasol yn cael hyfforddiant proffesiynol sy'n mynnu eu bod yn astudio pob agwedd ar egwyddorion gwaith cymdeithasol. Yn dilyn ennill cymhwyster (Diploma mewn Gwaith Cymdeithasol fel arfer), gall gweithwyr cymdeithasol weithredu mewn meysydd gwahanol, sy'n cynnwys:

- cynghori a gweithio ar draws y grwpiau *cleientiaid* gwahanol
- plant a'r tîm amddiffyn plant
- gwasanaeth ieuenctid a'r gymuned
- *anawsterau dysgu*
- *iechyd meddwl*
- yr henoed.

Maent yn cael eu cyflogi fel arfer gan *adrannau gwasanaethau cymdeithasol awdurdodau lleol* ac maent yn ymdrin â phobl o bob math, oed a chefndir (gweler *dosbarthiad cleientiaid*). Gall rhai arbenigo mewn meysydd neilltuol fel:

- achosion sydd a wnelont â phlant ifanc (gan gynnwys troseddwyr ifanc yn y system cyfiawnder troseddol), mabwysiadau a threfniadau rhoi ar faeth
- cefnogi'r rhai sy'n sâl yn feddyliol neu'n gorfforol
- gweithio mewn *cartrefi preswyl* gyda phlant a phobl ifanc na allant fyw gyda'u teuluoedd naturiol
- swm cynyddol o waith gofal yn y gymuned gyda phobl hŷn ac anabl a fyddai o'r blaen wedi bod yn byw mewn ysbytai neu gartrefi preswyl.

gweithwyr cymdeithasol ysbytai: fe'u hadnabyddir hefyd fel gweithwyr cymdeithasol meddygol. Maent yn cyflawni gwasanaethau gwaith cymdeithasol mewn *ysbytai*.

gweithwyr chwarae: unigolion sydd naill ai wedi eu hyfforddi neu'n brofiadol ym maes *chwarae* plant. Maent yn ffurfio rhan o dîm sy'n cynnig cyfleoedd i chwarae gan blant mewn gwahanol leoliadau gofal plant. Maent yn gweithio'n agos gyda gweithwyr ieuenctid ond wedi eu cysylltu gan amlaf gyda'r grŵp oedran plant o 3-15 oed. Lleolir hwy'n bennaf mewn lleoedd chwarae antur, prosiectau cymunedol, wardiau plant mewn ysbytai, bysiau chwarae, clybiau ar ôl ysgol, a chynlluniau chwarae gwyliau. Mae a wnelo gwaith chwarae â chreu amgylchedd diogel a hapus sy'n cefnogi datblygiad creadigol, dychmygus a chymdeithasol y plant.

gweithwyr gofal: gweler *cynorthwywyr gofal*.

gweithwyr ieuenctid: rhai sydd wedi eu hyfforddi i weithio gyda phobl ifanc mewn amryw o ffyrdd drwy'r gwasanaeth ieuenctid. Gallant weithredu fel:

- gweithwyr a allai fod wedi eu lleoli mewn canolfan ieuenctid ond sydd hefyd yn treulio cyfran o'u hamser yn siarad â phobl ifanc ar y strydoedd
- darparwyr sesiynau *cynghori* a *chefnogaeth*, gan gydgysylltu â phobl broffesiynol eraill wrth ofalu am bobl ifanc a'u teuluoedd ac wrth eu cynnal.

gweithwyr proffesiynol uwch: pobl gymwysedig megis *meddygon* a *nyrsys* uwch sy'n cydgysylltu'r polisïau *amddiffyn plant* sy'n cael eu rhoi ar waith o fewn yr *awdurdod iechyd*, yr *ysgolion* a chyrff gofal iechyd a chymdeithasol eraill. (Gweler *Deddf Plant 2004*.)

gwenwyn bwyd: tostrwydd a achosir gan fwyta *bwyd* sydd wedi ei halogi â bacteria neu eu tocsinau. Mae'r symptomau yn cynnwys *chwydu*, *dolur rhydd*, cyfog neu deimlo'n sâl, neu boen abdomenol. Rhai o'r organebau sy'n gyfrifol am wenwyn bwyd yw *Salmonela*, Listeria, Staffylococws a *Chlostridiwm*.

gwenwyniad cemegol: dyma un o effeithiau niweidiol cemegion. Gall sylweddau cemegol fod yn beryglus i weithio â hwy gan y gallant fod yn gyrydol, yn ffrwydrol, yn wenwynig neu yn fflamadwy iawn. Dylai unrhyw gemegyn a allai fod yn niweidiol ddangos symbol a fydd yn galluogi iddo gael ei adnabod. Mae angen asesiad risg cyn ymgymryd ag unrhyw arbrawf cemegol. Mae ffactorau megis y cemegion, y technegau a'r offer a ddefnyddir yn cael eu hystyried a'u cofnodi. Mae *Deddf Iechyd a Diogelwch yn y Gwaith 1974* yn adolygu ymarfer diogel ac fe'i hatgyfnerthir gan *reoliadau sylweddau niweidiol i iechyd 1988*.

Gall gwenwyno cemegol ddigwydd o ganlyniad i:

- arbrofion yn y labordy sydd heb eu rheoli
- ddos gormodol o *gemotherapi* wrth drin *canser*
- ffrwydriadau lle bydd nwyon gwenwynig yn cael eu gollwng i'r atmosffer
- lefelau gwenwynig uchel yn yr atmosffer o ganlyniad i *lygredd*.

A B C Ch D Dd E F Ff **G** Ng H I L Ll M N O P Ph R Rh S T Th U W Y

gwenwyno: bydd hyn yn digwydd pan fydd cemegyn neu sylwedd peryglus wedi ei gymryd i mewn i'r corff gan achosi gofid a niwed corfforol. Gall gwenwynau fynd i'r corff mewn nifer o ffyrdd sy'n cynnwys:

- bwyta a llyncu bwydydd halogedig, cyffuriau neu gemegion
- mewnanadlu gwenwynau o'r atmosffer, neu drwy anweddau a *hydoddion*
- amsugno gwenwynau fel ffwngleiddiaid i'r ardd, drwy'r croen
- gwenwyn wedi ei chwistrellu i'r croen fel gan frathiadau nadroedd
- gwenwyn wedi ei gynhyrchu gan y corff, h.y. mae gan y corff ymateb alergaidd i 'docsinau' mae'n eu cynhyrchu ei hun.

Gwerth Gorau: dyma ddull statudol o ddarparu gwasanaeth sy'n rhoi pwyslais ar wella. Mae hi'n ddyletswydd ar Gynghorau Lleol i gynnig Gwerth Gorau lle mae rhan pobl leol yn ffactor allweddol wrth ddylanwadu ar gynnig gwasanaeth. Ar ben hyn, rhoddir pwysigrwydd ar wneud y defnydd gorau ar bartneriaethau gyda'r sectorau preifat a gwirfoddol a chyda chyrff eraill yn y sector gyhoeddus i gynnig gwasanaethau ar y cyd. Mae'n mynnu y dylai gweithwyr gofal cymdeithasol:

- fabwysiadau dulliau newydd o fynd ati gan herio gweithdrefnau sydd wedi eu derbyn a nodi ffyrdd newydd i wneud pethau
- gwrando ar ddefnyddwyr gwasanaethau, ac ystyried beth sydd ganddynt i'w ddweud
- deall y cysylltiadau a'r dolenni a ddylai fod gyda gwasanaethau eraill.

Dylai pob cyngor gynhyrchu Cynllun Perfformiad Gwerth Gorau ac mae gwasanaethau yn cael eu hadolygu bob pum mlynedd. Disgwylir i'r *defnyddwyr gwasanaethau* gymryd rhan mewn arolygon bodlonrwydd ym mhob maes gwaith gan gynnwys gwasanaethau cymdeithasol, ac mae disgwyl i gynghorau adrodd ar y rhain.

gwerthoedd: dyma sy'n ffurfio sylfaen meddyliau, teimladau, credoau ac agweddau'r unigolyn. Mae gwerthoedd yn perthyn yn agos i egwyddorion moesol, gwneud penderfyniadau, ffurfio agwedd ac *ymddygiad*. Mae gwerthoedd yn cael eu dysgu yn ystod y broses gymdeithasoli, e.e. bydd plant yn dysgu gwerthoedd drwy'r ffordd maent yn cael eu magu neu eu codi yn eu teuluoedd.

gwirfoddolwyr: unigolion sy'n gweithio mewn cyrff statudol neu wirfoddol heb gael unrhyw dâl ariannol. Byddant wrthi'n aml gydag agweddau ar waith cymunedol fel galw'r gyrrwr, gweithio mewn siopau elusen a chynorthwyo mewn canolfannau cymorth dydd, neu *Wasanaeth Gwirfoddol Brenhinol y Merched (WRVS)*.

gwladwriaeth les newydd: diwygiadau ynghylch *y wladwriaeth les* a argymhellwyd gan y llywodraeth yn y Papur Gwyrdd *'Dyheadau newydd i'n gwlad: cytundeb lles newydd 1998'*. Roedd y llywodraeth yn gosod egwyddorion allweddol ger bron a oedd yn cynnwys:

- y wladwriaeth les newydd yn cynorthwyo ac annog pobl o oedran gweithio i fod mewn cyflogaeth
- y sectorau cyhoeddus a phreifat yn gweithio mewn partneriaeth i sicrhau bod pobl, ble bynnag bo'n bosibl, wedi eu hyswirio yn erbyn peryglon na ragwelir mohonynt ac yn gallu gwneud darpariaeth at eu hymddeoliad
- y wladwriaeth les newydd yn darparu gwasanaethau cyhoeddus o safon uchel i'r gymuned gyfan, yn ogystal â buddiannau ariannol
- bod y bobl anabl yn cael y gefnogaeth sydd angen arnynt i fyw bywyd llawn gydag urddas
- gweithredu penodol yn ymosod ar allgáu cymdeithasol a chynorthwyo'r rhai sydd mewn *tlodi*

- system sy'n annog bod yn agored a gonest gyda'r pyrth at *fudd-daliadau* yn eglur a gorfodadwy
- dylai'r system ar gyfer cyflenwi lles modern fod yn hyblyg, effeithlon a hawdd i bobl ei defnyddio.

(LlEM 1998)

gwneud datganiadau: proses asesu i benderfynu anghenion penodol *plant* unigol sydd *ag anableddau*. Gall awdurdod addysg lleol roi'r broses ar waith ar unrhyw adeg yn ystod bywyd *ysgol* plentyn o 4 i 18 mlwydd oed. Mae unrhyw ddatganiadau a wneir cyn pedair blwydd oed yn cael eu trefnu gan yr *awdurdod iechyd*. Mae rhieni a'r awdurdod addysg yn rhan o'r broses gan drafod anghenion addysgol perthnasol y plentyn a dod i gytundeb yn eu cylch. Bwriad y broses yw adnabod anghenion unigolyn a diffinio'r gofynion sydd eu hangen o ganlyniad. Fe all hyn olygu gosod cyfleusterau ac adnoddau ychwanegol, er enghraifft ffisiotherapi, therapi lleferydd, addasu adeiladau, cefnogaeth ychwanegol gan athrawon neu oedolion (gweler *anghenion arbennig*). Yn 1994, cyflwynwyd *cod ymarfer* i roi arweiniad i ysgolion ar y broses o wneud datganiadau. Yn sgil hyn, roedd disgwyl i ysgolion enwi aelod o staff a fyddai'n cymryd cyfrifoldeb dros *anghenion addysgol arbennig*, sef y Cydlynydd Anghenion Addysgol Arbennig.

Mae pum cam yn y broses o wneud datganiadau:

- achos pryder – mae athro dosbarth neu weithiwr gofal yn adnabod achos pryder. Caiff hyn ei gadarnhau fel arfer ar ôl sylwadau a gofnodir yn systematig dros gyfnod o amser. Caiff y pryder hwn ei rannu â'r Cydlynydd Anghenion Addysgol Arbennig a'r rhieni
- arsylwi a monitro – caiff cynllun addysgol unigol ei sefydlu gyda chytundeb y rhieni a'r Cydlynydd, ac fe fydd y plentyn yn cael ei fonitro yn fwy manwl
- cymorth o'r tu allan – bydd gweithiwr proffesiynol y tu allan i'r ysgol, megis seicolegydd addysgol, yn rhoi cefnogaeth
- trefn ar gyfer asesu statudol – dylai hyn ddigwydd o fewn 26 wythnos
- gosodir datganiad anghenion addysgol arbennig – dogfen gyfreithiol yw hon a ddylai ddisgrifio union anghenion y plentyn unigol, a'r gefnogaeth berthnasol y byddir yn ei rhoi.

gwneud penderfyniadau: proses ble mae'r *cleient* neu'r *claf* yn trafod eu triniaeth a'u gofal gyda'u gofalwyr proffesiynol. Mae hyn yn perthyn yn agos i gydsynio. Dylid cydnabod bod gan y cleient, y claf neu'r defnyddiwr gwasanaeth yr hawl unigol i wneud penderfyniad parthed eu gofal. (Gweler *sylfaen gwerthoedd gofal*, *awtonomiaeth.)*

gwrandawiad mabwysiadu: y weithdrefn gyfreithiol pan wneir cais gan gwpl ar gyfer mabwysiadu plentyn bach neu blentyn neu berson ifanc. Caiff ei gynnal mewn Llys Ynadon. Mae'r darpar rieni yn gwneud cais i'r llys am gael gofal am y plentyn. Mae gorchymyn mabwysiadu yn cael ei roi cyn belled â bod caniatâd y rhieni naturiol yn cael ei roi ac yna trosglwyddir y cyfrifoldeb cyfreithiol am y plentyn i'r darpar rieni. Mewn sefyllfa lle na fydd y rhieni naturiol ar gael i gydsynio, gall cynrychiolydd cyfreithiol y plentyn, fel y gwarchodydd ad litem sydd wedi'i benodi, roi ei ganiatâd.

gwres y corff: mae'r maint o wres a gynhyrchir gan y corff yn cael ei gydbwyso gan faint o wres mae'n ei golli. Dyma'r ffordd y mae corff iach yn cynnal tymheredd cyson o 37 gradd Celsius (98.4 gradd Fahrenheit). Mae tymheredd y corff yn cael ei reoleiddio gan y ganolfan reoleiddio gwres yn hypothalamws yr *ymennydd*. Gellwch fesur gwres y corff gyda *thermomedr clinigol*.

gwrthgorff: protein *gwaed* a gynhyrchir mewn *meinwe* lymffoid. Mae gwrthgyrff yn cael eu cynhyrchu fel ymateb i bresenoldeb sylweddau estron, *bacteria* er enghraifft, neu firysau neu sylweddau antigenaidd eraill. Mae gwrthgyrff yn cylchredeg yn y *plasma* ac yn ymosod ar yr *antigen* gan ei rwystro rhag gwneud niwed i'r corff. Mae pob gwrthgorff a gynhyrchir yn benodol ar gyfer *antigen* neilltuol. (Gweler *imiwnedd*.)

gwrthwenwyn: math o *wrthgorff* sy'n cael ei gynhyrchu gan y corff i wrthsefyll gwenwyn neu docsin a ffurfir gan facteriwm neu *firws* sydd wedi mynd i mewn i'r corff.

gwybodaeth: gwybodaeth a roddir ac sy'n cael ei throsglwyddo o un person neu sefydliad i'r llall. Mewn iechyd a gofal cymdeithasol mae'r ffordd y byddir yn cael gafael ar *wybodaeth* a'r ffordd y byddir yn delio â gwybodaeth yn elfennau allweddol yn y broses gofal. Ceir pryderon ynghylch cyfrinachedd a chael gweld gwybodaeth. Efallai y bydd rhai agweddau wedi'u diogelu gan *ddeddfwriaeth*. Fe ddylai gofalwyr sy'n delio â gwybodaeth fod yn ymwybodol o *hawliau* cleientiaid a'u rhyddid i ddewis. Dylid rhoi cymaint o wybodaeth â phosibl i *gleientiaid*. (Gweler *Deddf Mynediad i Gofnodion Meddygol, Deddf Mynediad i Ffeiliau Personol, Deddfau Diogelu Data, technoleg gwybodaeth* yn cefnogi ansawdd ac effeithlonrwydd.)

gwyriad: *ymddygiad* gan berson sy'n torri rheolau ymddygiad normal o fewn grŵp cymdeithasol arbennig. Mae gwyriad yn dibynnu'n drwm ar y cysyniad o lywodraeth y mwyafrif, h.y. y ffordd y bydd y rhan fwyaf o bobl mewn grŵp yn ymddwyn. Er enghraifft, bydd y rhan fwyaf o nyrsys yn gwisgo gwisg nyrsio pan fyddant yn gweithio ar ward mewn ysbyty. Pe bai un nyrs yn dewis gweithio ar y ward mewn trowsus bach a chrys T byddid yn edrych ar hyn fel ymddygiad gwyrdröedig. Ond serch hynny, term cymharol sy'n gallu newid o dro i dro ac o le i le ydyw.

gwythiennau: llestri gwaed sy'n cludo gwaed deocsigenedig tuag at y *galon*, ar wahân i wythiennau ysgyfeiniol sy'n cludo gwaed ocsigenedig o'r *ysgyfaint* i'r *galon*. Mae muriau gwythiennau yn llawer teneuach a llai cyhyraidd na rhai rhydwelïau. Mae gan wythiennau falfiau i rwystro gwaed rhag llifo'n ôl.

Y wythïen

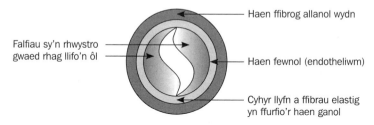

Haen ffibrog allanol wydn

Falfiau sy'n rhwystro gwaed rhag llifo'n ôl

Haen fewnol (endotheliwm)

Cyhyr llyfn a ffibrau elastig yn ffurfio'r haen ganol

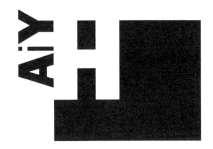

haematoleg yw astudio'r *gwaed*. Mae haematolegwyr yn astudio ffurfiant, cyfansoddiad a swyddogaethau'r gwaed. Bydd hyn o gymorth iddynt ganfod a chael diagnosis ar unrhyw anhwylder, *camweithrediad* neu *afiechyd* a allai fod yno. Gellir canfod afiechydon y gwaed fel lewcemia ac anhwylderau diffyg yn y gwaed fel anaemia drwy astudio sampl gwaed.

haemocytomedr: cyfarpar a ddefnyddir o dan y *microsgop* i gyfrif cyddwysiad celloedd yn y *gwaed*.

haemoffilia: cyflwr enciliol 'cysylltiedig-â-rhyw' etifeddol. Yn gyffredinol dim ond gwrywod sy'n dioddef gyda haemoffilia, ond caiff ei drosglwyddo drwy aelodau benywaidd y teulu. Mae'r diffyg sy'n achosi haemoffilia ar y *cromosom X*. Gall merch dyn a haemoffilia arno etifeddu ei gromosom X ac felly fod yn cludo'r cyflwr. Mae haemoffiliaid yn dioddef o anhwylder gwaedu oherwydd bod ganddynt ddiffyg ffactor ceulo yn y plasma. O'r herwydd mae unrhyw doriad, cnoc neu anaf yn gallu peryglu bywyd. Mae'r Gymdeithas Haemoffilia yn cynnig cefnogaeth i Haemoffiliaid, eu teuluoedd a'u cyfeillion.

(Am fwy o wybodaeth cysylltwch â'r Gymdeithas Haemoffilia, Petersham House, 57a Hatton Gardens, Llundain EC1N 8JG.)

haemoglobin: pigment sy'n cynnwys haearn yn y *gwaed*. Fe'i ceir yn y celloedd gwaed coch. Mae'n cludo ocsigen ar ffurf ocsihaemoglobin. Mae carbocsihaemoglobin yn cael ei ffurfio pan fydd haemoglobin yn cyfuno gyda *charbon monocsid*. Mae'n gwneud hyn yn rhwydd, sy'n gwneud carbon monocsid yn wenwyn resbiradol cryf, gan fod y carbon monocsid yn cyfuno gyda haemoglobin yn y safleoedd sy'n cael eu llenwi fel arfer gan y moleciwlau ocsigen.

haeniad cymdeithasol: canlyniad rhannu'r boblogaeth yn haenau neu'n strata. Gallwch rannu cymdeithas ar sail *dosbarth*, incwm, *hil*, oedran ac unrhyw nodwedd neu grwpio arall mae modd gwahanu pobl drwyddynt. (Gweler *dosbarth cymdeithasol*.)

haint: cyflwr sy'n digwydd o ganlyniad i gysylltiad ag organeb neu *bathogen* achosi *clefyd* sy'n arwain at *arwyddion a symptomau* sy'n dangos bod yr unigolyn yn glaf. Fe fydd y graddau o heintiad a'i effeithiau yn dibynnu ar y math o bathogen. Yr heintiau mwyaf cyffredin yw anwydon, ffliw, heintiau'r frest, yr wrin a'r *croen*.

halwynau: cyfansoddion ïonig sy'n cynnwys o leiaf un catïon ac un anïon. Priodweddau halwynau yw:

- eu bod yn aml yn hydawdd mewn dŵr
- fod ganddynt ymdoddbwyntiau a berwbwyntiau uchel
- eu bod yn daduno'n ïonau mewn hydoddiant ac felly yn electrolytau.

Sodiwm clorid (NaCl) yw'r halen mwyaf adnabyddus. Mae gan halwynau lawer o ddefnyddiau diwydiannol a domestig.

halwynau bustl: cydrannau o'r *bustl* sy'n rhan o dreulio ac amsugno braster. Er nad yw bustl yn cynnwys *ensymau* treulio, mae'n cynnwys halwynau bustl sy'n cynorthwyo i dorri i lawr y brasterau mewn *bwyd*. Heb bresenoldeb bustl, byddai'r treulio ar frasterau yn llai effeithiol a byddai mwy o fraster heb ei dreulio yn gadael y corff yn yr *ymgarthion*. Mae'r rhan fwyaf o halwynau'r bustl yn cael eu hailamsugno yn y coluddyn bach a'u cludo'n ôl i'r *iau* i'w hailddefnyddio.

hamdden: amser rhydd. Bydd gan bobl ffyrdd gwahanol i ddefnyddio'u hamser hamdden, fel edrych ar deledu a fideos, darllen neu weithgareddau chwaraeon. Gall fod gan unigolion hobïau hefyd, e.e. casglu hen bethau, stampiau, DIY, siopa neu arddio.

hanes achos: adroddiad hanesyddol ar unigolyn a'i deulu. Fe all hwn gynnwys unrhyw ddigwyddiadau arwyddocaol a allai esbonio rhai o'r problemau y gall y person neu'r teulu fod yn eu cael. Fe gofnodir y digwyddiadau hyn yn eu trefn gronolegol ac fe'u cedwir yn gyfredol gan y gweithiwr iechyd neu ofal cymdeithasol perthnasol. Efallai y bydd rhai asiantaethau yn defnyddio'r term 'hanes cymdeithasol' ac yn y gwasanaeth iechyd defnyddir y term 'cofnodion achos meddygol'. (Gweler *Gweithio Gyda'n Gilydd i Ddiogelu Plant* 1999.)

hawl: hawl rhywun i gael y gofal iechyd a chymdeithasol priodol, e.e. gofal iechyd di-dâl sydd ar gael i bawb drwy'r *Gwasanaeth Iechyd Gwladol* (GIG).

hawliau a chyfrifoldebau: mae'r rhain yn perthyn i gyrff iechyd a gofal cymdeithasol, *gofalwyr*, cleientiaid, cleifion a *defnyddwyr gwasanaethau*. Mae cyfrifoldebau fel *cyfrinachedd* ac arferion gwrth-wahaniaethol wedi eu cynnwys mewn codau ymddygiad proffesiynol i weithwyr iechyd a gofal cymdeithasol. Mae gan ddarparwyr iechyd a gofal cymdeithasol wedyn gyfrifoldeb i gynnig y gofal mae gan yr unigolyn hawl iddo.

hawliau a dewisiadau: y rhyddid sydd gan bobl unigol mewn cymdeithas i ddewis eu blaenoriaethau, eu credoau a'u dulliau byw eu hunain. Oddi mewn i gyd-destun y ddarpariaeth iechyd a gofal cymdeithasol, mae gan gleientiaid a defnyddwyr gwasanaethau hawliau a dewisiadau unigol ddylai gael eu cydnabod, eu gwerthfawrogi a'u cefnogi.

hawliau lles: yr hawliau sydd gan unigolion mewn cymdeithas yn nhermau cael gafael ar wybodaeth a chefnogaeth o ran *budd-daliadau* ac adnoddau ariannol. Mae *Cyngor Ar Bopeth* a *gweithwyr cymdeithasol* yn y maes hwn hefyd yn gallu rhoi cyngor a chefnogaeth mewn meysydd eraill sydd a wnelont â chyllid, fel cynghori ar ddyledion. Mae'r Grŵp Gweithredu Tlodi Plant yn grŵp pwyso sy'n cyhoeddi gwybodaeth reolaidd fel llawlyfr hawliau budd-daliadau blynyddol.

hawliau plant: hawliau a ddiogelir gan *Ddeddf Plant 2004* o ran y driniaeth ohonynt a'u lles. Mae hawliau plant yn golygu y dylid ystyried dymuniadau a theimladau'r plentyn bob amser. (Gweler hefyd *Confensiwn y Cenhedloedd Unedig – hawliau'r plentyn, Deddf Plant 2004, amddiffyn plant*.)

heintiad defnynnau: un ffordd y bydd heintiau yn lledaenu. Mae'n golygu bod defnynnau bach iawn yn cynnwys *pathogenau* (organebau sy'n achosi *clefydau*) yn cael eu tisian, eu peswch, eu siarad neu eu hanadlu allan a'u chwistrellu dros bobl sydd gerllaw. Gall defnynnau aros yn yr aer a chael eu hanadlu i mewn yn ddiweddarach. Mae annwyd yn cael ei ledaenu yn y ffordd hon.

heneiddio: newidiadau sy'n digwydd yn y corff drwy'r camau gwahanol ar dwf dynol a datblygiad. Mae'r broses yn dechrau gyda *ffrwythlonni* ac yn parhau ar hyd bywyd at ddiwedd oes rhywun, sef *marwolaeth*. Yn dilyn y cenhedliad mae'r *ffoetws* yn tyfu a datblygu. Ar ôl *genedigaeth* mae'r newidiadau a geir yn rhan o'r broses heneiddio. Mae'r broses heneiddio yn cynnwys:

- twf a datblygu cyflym sy'n digwydd ym mlynyddoedd cynnar plentyndod
- newidiadau corfforol sy'n digwydd yn ystod *glasoed*. Mae hormonau'n cael eu secretu yn

arwain at y nodweddion rhywiol eilaidd mewn bechgyn a merched

- newidiadau mewn adweithion cemegol yn y corff, e.e. mae'r *gyfradd metabolaeth waelodol* yn cael ei heffeithio gan oedran. Er enghraifft, mae pobl ifanc yn gallu gwneud ymarfer corff llawer mwy egnïol ac ymdopi â chyfradd metabolaeth uwch na'r rhan fwyaf o bobl yn eu saithdegau

- Dirywiad mewn swyddogaethau biolegol, e.e mewn benywod rhwng 45 a 55 oed mae'r system atgenhedlu yn cael ei heffeithio gan ostyngiad yn lefelau'r *hormonau*. Gelwir hyn yn *ddiwedd y mislif*. Mewn dynion hefyd yn yr oed hwn mae rhai newidiadau yn y *system atgenhedlu*. Newidiadau eraill yw colli elastigrwydd y cyhyrau, stiffrwydd mewn esgyrn a chymalau, arafu ar wahanol swyddogaethau fel y rhai sydd a wnelont â'r system gastroberfeddol e.e. rhwymo.

Ceir ystod o ffactorau eraill sy'n gallu effeithio ar y broses heneiddio megis *addysg*, *cyflogaeth*, *hamdden*, ymlacio, *dosbarth cymdeithasol* a *statws*.

hepatitis: llid ar yr *iau*, a achosir gan heintiad neu ddifrod oherwydd cemegau neu driniaeth/ camddefnydd *cyffuriau*. Mae'r llid yn effeithio ar yr iau, gan amharu ar gynhyrchu *bustl* ac mae pigmentau melyn o fustl yn cylchredeg yn y gwaed gan felynu'r *croen* a gwyn y llygaid ac achosi *wrin* melyn tywyll. Y ffurfiau mwyaf cyffredin ar hepitis yw:

- hepatitis A – a drosglwyddir drwy fwyd a dŵr wedi eu halogi â charthion oherwydd diffyg gofal hylendid wrth baratoi bwyd. Caiff ei drosglwyddo hefyd o'r naill berson i'r llall neu drwy chwistrellu gyda nodwyddau tangroenol budron. Gall ddigwydd yn aml mewn sefydliadau neu ymysg grwpiau mawr o bobl ble nad yw'r bwyd yn cael ei baratoi'n ddigonol. Mae *brechiad* ar gael yn erbyn yr afiechyd.

- hepatitis B – trosglwyddir hwn drwy gysylltiad rhywiol neu gan fam i'w baban heb ei enwi neu *ffoetws*. Gall gael ei drosglwyddo drwy bigiadau, trallwysiadau gwaed drwy ddefnyddio nodwyddau halogedig neu fudron ar gyfer naill ai chwistrellu cyffuriau neu'n dilyn *aciwbigo* a thatŵio. Fe'i hachosir gan *firws* sy'n gallu bod yn bresennol yn hylifau eraill y corff fel *poer*, hylif y wain a semen. Mae brechiad ar gael ar ffurf gama globwlin sy'n cynnwys gwrthgyrff i'r firws.

- hepatitis C – dyma hepatitis an-A ac an-B a drosglwyddir yn bennaf drwy waed heintiedig a chwistrellau wedi eu halogi â'r firws. Dywedir mai hwn yw'r math mwyaf cyffredin o hepatitis a drosglwyddir drwy drallwysiad gwaed. Nid oes dim brechiad ar gael rhagddo.

- hepatitis E – fel gyda hepatitis A trosglwyddir hwn drwy ddŵr yfed wedi halogi gan garthion. Gall droi'n *epidemig* mewn ardaloedd trofannol. Nid oes brechiad ar gael.

heroin: *cyffur* sy'n deillio o *forffin* sydd ei hun yn deillio o bopi opiwm. Mae'r planhigyn hwn yn cael ei gynaeafu i'w brosesu yn gyffur lladd poen neu analgesaidd. Mae'r cyffur ar ei fwyaf effeithiol pan chwistrellir ef i gleifion sy'n dioddef gan boen ddifrifol, e.e. cleifion sy'n dioddef o *ganser* bron â mynd i'r pen. Un o'i sgil effeithiau yw y gall unigolion fynd yn oddefol iddo, neu ddibyniaeth gorfforol neu seicolegol. Pan fydd meddygyniaeth heroin yn cael ei lleihau neu pan dynnir claf oddi ar y cyffur, gall *symptomau diddyfnu* fod yn annymunol a gallant barhau am hyd at bythefnos.

Mae gan heroin briodweddau caethiwus a gall unigolion fynd yn gaeth i effeithiau ewfforig heroin a throi'n 'briflinellwyr'; mae priflinellwyr yn defnyddio'r dull chwistrellu i 'ruthro' neu ddwysáu'r profiad ewfforig. Mae rhai sy'n gaeth bellach yn dewis ysmygu heroin ac yn ei gynhesu ar stribed o ffoil tan y bydd yn mygu ('hela'r ddraig'). Mae gan y rhai sy'n gaeth i heroin gyfradd marw sy'n 18 gwaith yn uwch na'r normal. Ni fydd *marwolaeth* fel arfer oherwydd effeithiau uniongyrchol defnyddio heroin. Gallai marwolaeth ddigwydd oherwydd:

A B C Ch D Dd E F Ff G Ng **H** I L Ll M N O P Ph R Rh S T Th U W Y

- gorddos

- salwch yn dilyn defnyddio nodwyddau 'budron' a thechnegau chwistrellu aflan, gan gynnwys thrombosis gwythiennol, *HIV/AIDS*, gwenyniad gwaed neu *hepatitis*.

- cymysgu heroin gyda sylweddau eraill

- gwaeledd cysylltiedig ag iechyd oherwydd *esgeulustod* corfforol.

heterorywioldeb: atyniad at bobl o'r rhyw arall a all arwain at gyswllt rhywiol.

hil: term bras a roddir i unigolion a grwpiau sy'n cael eu hadnabod wrth eu *diwylliant* a'u grŵp ethnig. Gall hyn olygu rhannu nodweddion biolegol tebyg fel lliw *croen* a'r math o wallt. Heddiw, y mae grwpio ethnig yn derm sydd hefyd yn cael ei ddefnyddio. Mae ffocws *grwpiau ethnig* yn tueddu i fod ar debygrwydd diwylliannol yn hytrach na set o nodweddion corfforol.

hiliaeth: *gwahaniaethu* yn erbyn pobl ar sail eu hil, a'u trin yn annheg. Gall fod yn:

- iaith hiliol lle y gall galw enwau beri loes a thanseilio *hunan-barch* rhywun

- ymddygiad sy'n golygu anwybyddu person arall; gall hyn achosi annifyrrwch (gweler *gwahaniaethu)*

- gwrthod gwaith i rywun. Er enghraifft, gall unigolion o grwpiau ethnig arbennig gynnig am swyddi sy'n cael eu hysbysebu a chael gwybod bod y swyddi wedi'u llenwi er bod y darpar gyflogwr yn dal i hysbysebu.

histogramau: dull o gynrychioli data sydd wedi ei gasglu o ganlyniad i brosiect ymchwil. Mae'r dull yn cynrychioli dosbarthiad amledd y data fel diagramau ar ffurf siart. Mae histogram yn cynnwys cyfres o flociau neu fariau gydag uchder yn gyfrannol i amledd eitem neu ddigwyddiad. (Gweler *siart bar.*)

histoleg: astudio *meinweoedd* dan y microsgop. Er enghraifft, pan fydd tyfiant yn datblygu mewn rhan o'r corff bydd sampl o'r meinwe yn cael ei anfon at yr adran histoleg mewn labordy patholeg i'w archwilio. Defnyddir y dull i ddod o hyd i lawer o wahanol anhwylderau, *camweithrediadau* ac afiechydon. (Gweler *patholeg.*)

HIV (Firws Imiwnoddiffyg Dynol): firws sy'n gallu achosi'r clefyd *AIDS*. Mae'r firws yn araf chwalu system imiwnedd rhywun sydd wedi ei heintio.

hoffter: y teimlad o gariad, ewyllys da a charedigrwydd mae rhywun yn ei ddangos at rywun arall. Mae'n agwedd bwysig ar ofalu am eraill. Er enghraifft, mae plant angen cael dangos hoffter a chariad atynt i hyrwyddo'u twf emosiynol ac adeiladu eu hunan-barch. (Gweler *twf a datblygiad dynol.*)

holi: dull gweithredu sy'n golygu gofyn cwestiynau ar bynciau penodol i bobl. Ei nod yw sicrhau bod y cwestiynau a ofynnir yn addas o ran cael atebion gwrthrychol ac i ddarparu'r *wybodaeth* angenrheidiol i'r ymchwilydd neu'r *gofalwr.* Mae gwahanol fathau o gwestiynau y gellir eu gofyn. Mae'r rhain yn cynnwys:

- cwestiynau ynghylch barn neu agwedd – y rhai sy'n holi ynglŷn â chredoau, gwerthoedd a safbwyntiau'r atebydd

- cwestiynau caeëdig – y rhai sydd ag un ateb neu set osodedig o atebion

- cwestiynau agored – y rhai sy'n gadael i'r atebwyr ateb yn eu geiriau eu hunain pan ofynnir hwy. Mae'r cwestiynau yn adlewyrchu barn a safbwynt a gallant fod yn ffordd o gasglu gwybodaeth ar gyfer ymchwil ansoddol

- ymchwiliad – ffordd o holi a gynlluniwyd i gael gwybodaeth fanylach gan yr atebydd; gellir ei defnyddio i ddelio â phroblemau ymateb ac i egluro ateb

- awgrymiad – datganiad sy'n cynorthwyo gyda'r holi; y mae'n bosibl y bydd yr ymchwilydd yn ailadrodd cwestiynau er mwyn atgyfnerthu dealltwriaeth yr atebydd o'r hyn a ddisgwylir yn yr ateb.

Defnyddir holi mewn nifer o agweddau gwahanol ar *ofal*, e.e. fel rhan o'r broses cynllunio gofal. (Gweler *sgiliau gwrando*.)

holiadur: rhestr o gwestiynau a ddefnyddir i gasglu *data*. Dylai cwestiynau mewn holiadur:

- fod wedi eu strwythuro mewn modd a fydd yn rhoi'r *wybodaeth* angenrheidiol i'r ymchwilydd
- fod wedi eu trefnu fel eu bod yn adlewyrchu hyd a lled yr ymchwil
- fod yn gryno ac yn bwrpasol
- fod â chodau ateb yn eu lle ar gyfer yr atebion (gweler *graddfa wahaniaethol semantig*)
- gael eu hadolygu i wneud yn siwr nad yw geiriad y cwestiwn yn dangos tuedd, neu mai ychydig iawn o duedd a geir
- beidio â bod yn ymwthgar na pheri i rywun deimlo'n annifyr.

Gall y cwestiynau fod yn agored neu yn gaeëdig. Gellir cael nifer o wahanol fathau o holiaduron:

- Hunan-gwblhau mewn sefyllfa benodol. Mae'r holiadur yn cael ei gwblhau a'i ddychwelyd ar unwaith.
- Holiaduron post. Mae' r ymatebion i'r rhain yn aml yn araf, sy'n golygu ei bod yn ffordd aneffeithiol o gael canlyniadau.
- Rhan o dechneg cyfweld wedi'i symleiddio lle y bydd yr ymchwilydd yn ticio atebion ar ran yr atebydd.

Mae holiaduron yn fodd i nifer fawr o unigolion gael y cyfle i gymryd rhan mewn prosiect ymchwil.

O blaid

- yn rhatach na dulliau eraill
- yn gyflymach na dulliau eraill yn gyffredinol
- yn osgoi'r broblem o duedd gan yr un sy'n cyfweld
- gyda holiaduron post gall pobl gymryd eu hamser a dod o hyd i ddogfennau i egluro atebion.

Yn erbyn

- dim ymateb (y mae'n bosibl na fydd pobl yn ateb yr holiadur oherwydd diffyg amser neu ddiffyg diddordeb); cyfradd o 3-4 y cant o bobl fel arfer sy'n ymateb i'r rhan fwyaf o holiaduron post
- y mae'n bosibl na fydd y cwestiynau yn hawdd eu deall, gyda diffyg cyfarwyddiadau ysgrifenedig clir
- rhaid derbyn yr atebion a geir fel rhai terfynol gan nad oes cyfle i chwilio ymhellach i'r ateb sy'n cael ei roi
- nid yw holiaduron post yn ddull defnyddiol pan fydd angen atebion byrfyfyr
- nid oes cyfle i wylio'r atebydd.

Home Start UK: sefydliad gwirfoddol a sefydlwyd drwy Brydain i helpu *teuluoedd* ifanc dan bwysau. Mae'n delio gyda mamau sengl a phriodasau sydd wedi torri. Rhoddir cymorth drwy rwydwaith o rieni profiadol sy'n cefnogi teuluoedd ifanc dan bwysau.

(Am wybodaeth bellach cysylltwch â Home Start UK, 2 Salisbury Road, Leicester LE1 7QR.)

homeopathi: system amgen o feddyginiaeth sy'n ystyried bod cyswllt agos rhwng symptomau corfforol, emosiynol a meddyliol. Mae dosiau bach iawn o sylweddau naturiol yn cael eu rhagnodi yn ôl patrwm cymhleth o symptomau ym mhob rhan o'r corff. Mae hoff bethau a chas bethau unigolion, a hanes teuluol pob unigolyn, yn cael eu hystyried. Gellir helpu pobl sy'n dioddef gan bob math o salwch, o iselder i arthritis, y meigryn i friwiau, ac yn awr y clefydau 'modern' fel AIDS ac enseffalomyelitis myalgig (syndrom blinder cronig), i gael gwell iechyd. Mae homeopathi yn trin yr unigolyn yn hytrach na'r clefyd. Mae hyn yn golygu y bydd yr homeopath am adeiladau darlun cyflawn o glaf a'i hanes meddygol, yn ogystal â'i holl symptomau, er mwyn dod o hyd i'r feddyginiaeth sy'n cyd-fynd agosaf. (Gweler gofal cyfannol.) Rhoddir y driniaeth gan feddygon homeopathig sy'n feddygon cymwysedig gyda hyfforddiant arbennig mewn homeopathi, neu gan ymgynghorwyr homeopathig sydd wedi mynychu cwrs ar homeopathi mewn coleg sy'n gysylltiedig â'r Gymdeithas Homeopathi.

(Am wybodaeth bellach cysylltwch â: The Society of Homeopaths, 11 Brookfield, Duncan Close, Moulton Park, Northampton NN3 6WL.)

homeostasis: prosesau o fewn y corff sy'n cynnal ei gyflwr sefydlog. Mae amodau y tu allan i'r corff (yr amgylchedd allanol) yn newid yn barhaus, ond mae gan y corff fecanweithiau (rheolyddion homeostatig) i addasu ffactorau yn y corff fel bod yr amgylchedd mewnol o amgylch y celloedd yn cael ei gadw'n sefydlog. Mae celloedd wedi eu hamgylchynu gan hylif meinweol. Mae hwn yn cadw amgylchedd o amgylch y celloedd sy'n caniatáu iddynt weithio'n dda ac i'r corff gadw'n iach. Er mwyn i'r mecanwaith homeostatig weithio mae'n rhaid cael:

- derbynyddion sy'n gallu canfod newidiadau
- mecanwaith rheoli i gydgysylltu mecanweithiau cywiro addas
- effeithyddion sy'n dod â'r mecanweithiau cywiro at ei gilydd.

Mae eu heffeithiolrwydd yn dibynnu ar adborth negatif.

Mae enghreifftiau o gyflyrau a gedwir yn gyson o fewn amgylchedd mewnol y corff gan fecanweithiau homeostatig yn cynnwys:

- pH – mae gan pH mewnol y corff ystod naturiol o 7.33-7.42
- gwres y corff
- nwyon resbiradol
- lefelau siwgr gwaed.

hormon adrenocorticotroffig (ACTH): hormon sy'n rheoli'r secredu ar hormonau corticosteroid o'r chwarennau adrenal. Mae'n cael ei syntheseiddio a'i storio yn chwarren bitwidol y pen blaen.

hormon gwrth-ddiwretig (ADH): hormon sy'n cael ei gynhyrchu yn llabed ôl y chwarren bitwidol. Mae'n cynyddu adamsugniad y dŵr yn nhiwbynnau arennol yr arennau gan arwain at lai o ddŵr yn cael ei golli yn yr wrin.

hormon twf: hormon a gynhyrchir yn llabed flaen y chwarren bitwidol. Mae'n rheoli twf corfforol y corff ac fe'i cynhyrchir yn bennaf yn ystod plentyndod pan fydd twf corfforol yn digwydd yn gyflym. Mae angen monitro cyfradd twf plentyn yn rheolaidd (gweler siartiau canraddau). Gall diffyg yr hormon yma arwain at dwf corachaidd. Gall secretu gormodedd ohono arwain at gawraeth. Gellir rhoi hormon twf i blentyn sydd â thwf diffygiol am fod y chwarren bitwidol yn camweithio. (Gweler twf a datblygiad dynol.)

hormon ysgogi melanocyt: hormon a gynhyrchir yn llabed ben blaen y chwarren bitwidol ac sy'n gyfrifol am reoli cynhyrchu'r pigment yn y croen. Mae'r hormon yn gweithredu ar y melanocytau sy'n cynhyrchu melanin neu bigment croen.

hormonau: cemegion a secretir yn uniongyrchol i mewn i'r llif gwaed gan chwarennau'r system endocrin. Maent yn teithio yn y *gwaed* i dargedu *organau*. Mae effeithiau hormonau yn arafach ac yn fwy cyffredinol nag effaith y *nerfau*. Maent yn rheoli newidiadau tymor hir fel:

- cydbwysedd lefelau *dŵr* a halen yn y corff gan gynnal *homeostasis*
- y gwahanol gamau atgenhedlu
- cyfradd *twf a datblygiad*
- *aeddfedrwydd rhywiol*
- cyfradd actifedd.

hosbis: sefydliad gyda'r prif bwrpas o *ofalu* am y rhai sy'n marw. Mae Tŷ Gobaith yn hosbis enwog yng Nghymru. Gall hosbis ddarparu'r canlynol:

- *gofal cyfannol:* yn ymchwilio i anghenion cymdeithasol, deallusol, emosiynol, ysbrydol a chorfforol y claf
- *gofal lliniarol:* cefnogaeth a gofal cyflawn i'r rhai sy'n marw
- gofal tymor byr neu dymor hir: yn ôl y galw
- gofal yn y cartref: mae timau o'r hosbis yn cefnogi'r cleifion yn eu cartrefi eu hunain
- *cynghori:* yn galluogi i'r claf a'u teuluoedd drafod eu teimladau ynglŷn â'r salwch.

hostel: *cartref preswyl* neu ddarpariaeth sy'n cynnig goruchwyliaeth a chefnogaeth i unigolion ag angen rhywle i aros arnynt. Enghreifftiau o bobl y gallai fod angen llety hostel arnynt yw:

- y sawl sy'n dod allan o garchar
- pobl ifanc gyda'u gofal yn dod i ben
- *pobl hŷn*
- pobl ag *anawsterau dysgu*
- y sawl sydd ag *anhwylderau iechyd meddwl* neu seicolegol
- menywod ag angen eu hamddiffyn yn dilyn *trais yn y cartref*.

hunanarchwilio'r fron: dull a ddefnyddir gan ferched i archwilio eu *bronnau* am annormaleddau. Argymhellir mai'r cam cyntaf wrth archwilio'r bronnau yw y dylai'r ferch eistedd o flaen drych ac edrych yn ofalus ar bob bron. Dylai nodi maint, siâp a safle arferol y deth, gan sicrhau nad oes dim newid wedi bod o ran maint, ansawdd y croen, chwyddiadau, colli lliw, brech neu wythiennau amlwg iawn. Ar ben hyn dylai hi edrych ar y deth i weld a yw wedi tynnu neu droi at i mewn. Ni ddylid byth ruthro gyda hunanarchwilio a dylofi'r bronnau. Dylai'r ferch roi digon o amser iddi ei hun gyda'r broses. Wedi cwblhau'r hunanarchwilio dylai benderfynu a oes unrhyw newidiadau wedi bod yn ei bronnau neu a oes unrhyw chwyddo neu nodweddion anarferol eraill wedi codi. Os yw'n poeni dylai gysylltu â'i meddyg neu ymweld â'r clinig cynllunio teulu i gael help a chyngor. Efallai y bydd angen iddi gael prawf neu belydr-X arbennig o'i bronnau (o'r enw mamogram, gweler *mamograffi*). Gellir ystyried y rhain yn ddull o sgrinio'r fron. (Gweler *rhaglenni sgrinio*.)

hunanasesiad: y gallu i fonitro a gwerthuso'ch perfformiad eich hun drwy'r broses o ddatblygu *hunanymwybyddiaeth*.

hunan-barch: sut mae unigolyn yn edrych arno'i hun, ei werth ei hun a'i hunaniaeth ei hun. Mae bod â hunan-barch cadarnhaol yn golygu y gall unigolyn adnabod ei gryfderau a'i wendidau ei hun a 'theimlo'n dda amdano ei hun'. Mae adeiladau hunan-barch cadarnhaol mewn eraill yn ofyniad pwysig yn y broses ofalu, ac mae'n cynnwys:

- sgiliau *cyfathrebu* effeithiol
- canmol a rhoi anogaeth lle bo angen

- cynorthwyo unigolion i adnabod eu cryfderau neu beth y gallant ei gyflawni.

Mae cynorthwyo unigolyn i adeiladu ei hunan-barch yn cymryd amser ac yn aml yn cael ei gyflawni drwy adeiladu perthynas adeiladol gyda'r unigolyn neu'r plentyn dan sylw. (Gweler *magu hyder*, *sgiliau gwrando* a *sgiliau gwrando gweithredol*.)

hunanddatgeliad: y ffordd y bydd unigolion yn datgelu *gwybodaeth* bersonol agos am eu bywydau wrth adeiladu perthynas gydag eraill. Wrth adeiladu'r berthynas cleient/gofalwr, gall y *cleient* ddatgelu manylion penodol amdanynt eu hunain. Mae hi'n bwysig i'r *gofalwr* ganfod a yw manylion a roddir fel hyn yn rhai cyfrinachol.

hunaneffeithiolrwydd: y ffordd y mae unigolyn yn credu yn ei allu ei hun i wneud tasgau a gweithgareddau, neu eu cred yn eu medr eu hunain. Mae hyn wedi ei gysylltu'n agos â gallu meddwl neu wybyddol rhywun, eu hysgogiad a'u hymateb i sialensiau bywyd.

hunan-eiriolaeth: dyma'r broses pan fydd *defnyddiwr gwasanaeth* yn siarad ar ei ran ei hun. Dylai hyn gael ei annog ymysg *cleientiaid* a *defnyddwyr gwasanaethau*, yn enwedig y rhai sydd ag *anghenion arbennig*.

hunanganfyddiad: y ffordd mae unigolyn yn edrych ar ei *ymddygiad* ei hun ac yn gwneud penderfyniadau ar sail yr ymddygiad hwnnw.

hunangyfeirio: pan fydd cleientiaid yn eu cyfeirio eu hunain am driniaeth neu therapi. (Gweler *cyfeirio at wasanaethau gofal iechyd*.)

hunangymorth: y ffordd mae unigolion a grwpiau yn cael eu hannog i ymdrin â'u teimladau a datrys eu problemau eu hunain. Gellir eu cyflawni drwy ystod o weithgareddau megis:

- *cynghori* un wrth un
- cyd-gynghori sy'n galw am bartneru gyda rhywun arall a rhannu profiadau
- ymuno â grŵp, y bydd pob aelod ohono wedi bod drwy neu'n mynd drwy broses debyg neu brofiadau tebyg (gweler *profedigaeth*, *asiantaethau cefnogi*)
- ymuno â chorff arbennig a gweithio fel gwirfoddolwr.

Mae hunangymorth yn perthyn yn agos i *roi grym*.

hunangysyniad: y ffordd rydym yn ein gweld ein hunain. Gellir archwilio'r hunangysyniad er mwyn ein deall ni'n hunain. (gweler hefyd *hunanymwybyddiaeth* a *hunan-barch*.)

hunanhyder: y gred sydd gan unigolyn yn ei allu ei hun i gyflawni rhywbeth neu ddod i ben â sefyllfa. Gall hunanhyder ddylanwadu ar *hunan-barch* a bod ei hun dan ddylanwad hwnnw hefyd.

hunaniaeth: dealltwriaeth rhywun ohono ef/hi ei hun mewn perthynas â phobl eraill a'r gymdeithas. Mae'n cynnwys sut y mae rhywun yn eu gweld eu hunain ac mae'n datblygu naill ai mewn ffordd gadarnhaol neu mewn ffordd negyddol o gyfnod plentyndod cynnar. (Gweler *hunangysyniad*, *hunan-barch*.)

hunaniaeth rhyw: hunaniaeth gymdeithasol dynion a menywod, nad yw wedi ei chyfyngu i wahaniaethau biolegol.

hunanladdiad: gweithred wirfoddol gan unigolyn i derfynu ei fywyd ef neu hi. Nid yw afiechyd meddwl bob amser yn gysylltiedig â hunanladdiad. Fe all fod yna ffactorau rhagdueddu eraill, fel pryder, poen neu afiechyd difrifol, ailgyflogi, arian, arholiadau, ofnau eraill neu anallu i wynebu penderfyniadau mawr. Fe all fod yn gri am help sy'n mynd yn anghywir, er enghraifft, dos gormodol oedd wedi'i fwriadu fel neges am help ond sy'n arwain at *farwolaeth* yr unigolyn.

hunanymrymuso: proses o gynorthwyo unigolion i ennill graddfa uwch o reolaeth drostynt eu hunain yn nhermau ysgogiad, gallu a chyflawni potensial.

hunanymwybyddiaeth: y cyflwr o'ch adnabod chi'ch hun. Mae cyflawni hunanymwybyddiaeth yn galw bod unigolion yn dysgu am eu teimladau, eu hagweddau a'u gwerthoedd eu hunain. Mae'n troi o amgylch y syniad os bydd rhywun yn ei adnabod ei hun yn well, ei fod yn gallu perthnasu'n fwy effeithiol gydag eraill.

hydoddedd: os bydd atomau, moleciwlau neu ïonau sylwedd yn cael eu gwasgaru'n wastad (hydoddi) mewn hydoddyn fel *dŵr*, yna mae hydoddiant yn cael ei ffurfio. Os na fyddant, yr enw ar y cymysgedd fydd coloid, daliant neu ddyddodiad. Mae hydoddedd yn cael ei ddiffinio fel pa mor dda mae sylwedd yn hydoddi ac mae'n dibynnu ar briodweddau'r sylwedd ei hun, priodweddau'r hylif a ffactorau eraill fel tymheredd a gwasgedd.

hydoddion: hylifau sy'n hydoddi mewn sylweddau i ffurfio hydoddiant. Mae rhai hydoddion yn gallu cael effaith niweidiol ar y corff; mae'r rhain yn cynnwys adlenwadau tanwyr nwy, hylifau cywiro testun, gludion, hylifau sychlanhau, aerosolau fel diaroglyddion neu chwistrelli lliniaru poen, teneuwyr neu dynwyr paent a phetrol. Yn y blynyddoedd diwethaf, mae'r ffeithiau a ganlyn wedi cael eu hamlygu.

- Mae'r camddefnydd ar hydoddion yn fwyaf cyffredin ymysg pobl ifanc rhwng 12 ac 16 oed, ond gall plant iau fod yn arbrofi gyda hwy hefyd. Gall hyn fynd yn ffasiynol mewn ardal fechan, leol fel *ysgol* neu stad a diflannu wedyn. Mae'n ymddangos y gall y defnydd godi a diflannu a gall fod yn weithgaredd grŵp. O blith y rhai sy'n dechrau mewn grwpiau gall ychydig sy'n rhoi cynnig ar 'arogli glud' ddal ati am rai blynyddoedd ar eu pennau'u hunain.
- Y dull mewnanadlu fel arfer yw o fag plastig sy'n cynnwys yr hydoddyn.
- Gyda defnyddwyr cyson mae tuedd wedi bod yn ddiweddar i symud oddi ar lud at fwtan ac aerosolau. Yn yr un modd, mae defnyddwyr newydd yn tueddu i ddefnyddio aerosolau yn hytrach na glud.
- Gall yr effeithiau gychwyn yn sydyn a diflannu bron mor gyflym. Mae'r profiad yn debyg i fod wedi meddwi a bydd y defnyddwyr yn aml yn teimlo'n benysgafn a chwil, neu'n freuddwydiol ac yn cael rhithweledigaethau. Bydd eraill yn teimlo'n sâl a swrth, ac wedyn gallant ddioddef effeithiau tebyg i ben mawr ar ôl bod yn yfed.
- Mae tebygrwydd cynyddol o gael damweiniau pan fydd 'arogleuwyr' dan effaith hydoddion, yn enwedig os byddant mewn lleoliad peryglus fel ar lan afon, wrth linell trên, priffordd neu ar ben adeilad uchel.

Gall camddefnyddio hydoddyn hyd at fynd yn anymwybodol achosi *marwolaeth* drwy dagu ar chŵyd. Mae marw drwy fygu yn berygl difrifol os bydd hydoddion yn cael eu harogli mewn bag plastig wedi ei roi dros y pen.

- Mae camddefnyddio adlenwadau tanwyr sigarét drwy wasgu'r ffroenell rhwng y dannedd yn gallu bron â bod yn farwol yn y fan a'r lle.
- Mae potensial o farw'n sydyn iawn drwy'r galon yn methu ar ôl arogli unrhyw un o'r cynhyrchion hyn.
- Gall defnydd tymor hir, trwm, yn enwedig ar lud, beri difrod i'r *ymennydd*, yr *iau* a'r *arennau*. Efallai y bydd gan yr unigolyn ifanc olion briwiau o amgylch ei geg, aroglau hydoddyn arno a gwrid yn ei wyneb.
- Mae pobl ifanc yn marw bob wythnos o gam-drin hydoddion yn y DU.
- Gall defnydd cyson greu arferiad a gall hi fod yn anodd i drechu bod yn gaeth i hydoddion.
- Nid yw defnyddio hydoddion yn drosedd, ond mae hi'n anghyfreithlon i siopwyr werthu hydoddion i unrhyw un o dan 18 oed os byddant yn amau mai cam-drin y cynhyrchion yw'r bwriad. (Gweler *cyffuriau*.)

hydrolysis: hollti cemegion drwy eu cyfuno â dŵr.

hydroseffalws: cyflwr a all gael ei achosi gan gynnydd o *hylif yr ymennydd* yng ngheudodau'r *ymennydd*, gan arwain at bwysau gormodol ar yr ymennydd. Arwydd allanol amlwg sy'n dangos fod hyn yn digwydd mewn babanod yw twf cyflymedig y pen. Os yw'r gormodedd o bwysau yn cael ei achosi gan rwystr gellir ei liniaru er mwyn lleihau'r niwed a achosir. Gwneir hyn fel arfer drwy osod falf neu siynt sy'n draenio'r hylif dros ben i mewn i geudodau'r abdomen neu'r *galon*. Mae hydroseffalws gan lawer o fabanod a enir gyda *spina bifida* ond mae hefyd yn digwydd yn annibynnol ar *enedigaeth* ac yn nes ymlaen mewn bywyd. Mae gwelliannau modern yn y triniaethau a'r therapi yn golygu bod llawer o fabanod sydd wedi eu heffeithio gan y cyflwr hwn yn goroesi a chyrraedd oedolaeth.

hyfforddi sgiliau byw: y technegau a ddefnyddir i gynorthwyo'r rhai gydag anableddau i fyw bywydau mwy annibynnol. (Gweler *gweithgareddau byw bob dydd, cymhorthion ac addasiadau.*)

hylendid: y dulliau a ddefnyddir i gynnal safonau glanweithdra sydd hefyd yn cynnwys *iechyd* a *diogelwch*. Mae trefn hylendid personol, fel *ymolchi* a newid dillad yn cael ei dysgu'n gynnar. Mae plant yn dysgu golchi eu dwylo cyn prydau, ar ôl mynd i'r toiled, ac i olchi eu hwynebau yn y bore. Yn ogystal, maent yn dysgu glanhau eu dannedd, golchi eu gwallt ac ymolchi. Mae dysgu gwisgo a newid dillad yn datblygu wrth i'w sgiliau llawdriniol ymddangos. Mae hylendid personol yn rhan bwysig o ofal. Cadw *urddas* person yw'r flaenoriaeth gyntaf wrth gynorthwyo gydag ymolchi a defnyddio'r toiled. Mae amgylchedd glân a hylan yn hanfodol o ran *iechyd a lles defnyddwyr gwasanaethau*. (Gweler *bathio, cyd-destun gofal ac amgylchedd gofal, hylendid bwyd*.)

hylendid bwyd: astudiaeth o'r dulliau o drafod *bwyd* a ddefnyddir wrth gynhyrchu, paratoi a chyflwyno bwyd. Nod hylendid bwyd yw cynhyrchu bwyd sy'n lân ac yn ddiogel i'w fwyta. Mae pedair prif agwedd ar ymarfer hylendid bwyd. Y rhain yw:

- cyflwyno rheolau hylendid mewn perthynas â chig amrwd, cig wedi ei goginio a rhai bwydydd eraill cyn iddo gael ei gyflenwi i siopau, cartrefi, ffreuturau a thai bwyta
- gofal ac ymarfer hylendid y sawl sy'n trafod y bwyd wrth iddo gael ei gynhyrchu a'i weini
- y trefniadau ar gyfer storio bwyd
- cynllun a glanweithdra offer coginio, ceginau a'r mannau lle y mae bwyd yn cael ei baratoi.

Gweler *rheolau hylendid bwyd*.

hylif yr ymennydd: hylif di-liw a geir yn fentriglau'r ymennydd ac yn nhiwb canolog *madruddyn y cefn*.

hypothalamws: y rhan o'r *ymennydd* sydd uwchben y *chwarren bitwidol*. Mae'n gysylltiad rhwng y *system endocrin* a'r *system nerfol*. Rhai o swyddogaethau'r hypothalamws yw'r canlynol:

- rheoli secretiad rhai *hormonau*
- yn rheoli rhai agweddau ar *homeostasis*
- helpu i reoli faint o hylif sydd yn y corff; os oes angen hylifau ar y corff mae'r hypothalamws yn achosi i berson deimlo'n sychedig.

hypothermia: lleihad yn *nhymheredd* y corff fel ei fod yn is na'r ystod arferol. Mae'n debygol o ddigwydd mewn cleientiaid bregus fel *pobl hŷn* a *babanod*. Mae'n bwysig cadw babanod a phobl hŷn yn gynnes a chynnal gwres y corff am eu bod yn gallu colli gwres y corff yn gyflym iawn. (Gweler *cyd-destun gofal ac amgylchedd gofal*.)

hyrwyddo iechyd: dull o gynnig *gwybodaeth* am iechyd. Mae gwybodaeth o'r fath yn ddull ble gall unigolion wneud penderfyniadau a fydd yn gwella eu hiechyd a rhoi iddynt ddull byw iachach. (Gweler *ymgyrchoedd addysg iechyd*.)

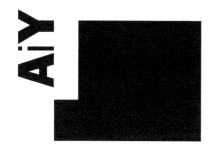

iaith arwyddion: dull o *gyfathrebu* lle defnyddir y dwylo i gyfleu neges. Mae 'siarad' â'r dwylo yn ddull effeithiol lle mae pobl gyda namau ar y clyw yn gallu cyfathrebu gydag eraill. Mae Maketon yn un iaith arwyddion sy'n cael ei defnyddio yn gyffredin gyda phlant a chan blant. (Gweler *iaith Arwyddion Prydain.*)

Enghreifftiau o iaith arwyddion

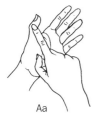
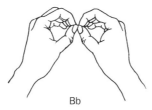
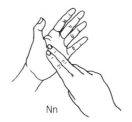

Aa   Bb   Nn

Iaith Arwyddion Prydain: un o'r ieithoedd a ddefnyddir gan rai â nam ar eu clyw. Mae defnyddwyr yr iaith yn gwneud arwyddion drwy symud eu dwylo, breichiau, llygaid, eu pennau a'u cyrff i gynnal sgwrs. Mae datblygu iaith arwyddion Prydain wedi torri tir newydd mewn modd anhygoel ac fe'i defnyddir lawer gan y rhai sydd wedi colli'u clyw yn ddrwg. (Gweler *iaith arwyddion.*)

(Am fwy o wybodaeth cysyllter â BDA Cymru, Tŷ Shand, Fitzalan Place, Caerdydd CF24 0BD.)

iaith y corff: gweler *cyfathrebu.*

iau neu **afu:** organ fewnol fwya'r corff. Mae wedi ei leoli rhwng y *llengig* yn ochr dde ucha'r *abdomen.* Caiff ei amddiffyn gan yr asennau ac mae'n pwyso tua 1-1.5 kg. Mae o liw brown tywyll a chanddo arwyneb llyfn. Mae'r cyflenwad gwaed i'r iau yn dod drwy'r *rhydweli* hepatig, y *wythïen* hepatig a'r wythïen bortal hepatig. Mae'r wythïen hepatig yn mynd â gwaed o'r iau.

Mae gan yr iau sawl swyddogaeth, sy'n cynnwys:

- rheoleiddio glwcos
- rheoleiddio lipidau
- rheoleiddio *proteinau*
- dadwenwyno
- cynhyrchu *bustl*
- torri hormonau rhyw i lawr
- ffurfio *celloedd gwaed coch*
- torri *haemoglobin* i lawr
- ffurfio proteinau *plasma*
- storio *fitaminau*
- cynhyrchu gwres

iechyd: 'cyflwr o les corfforol, meddyliol a chymdeithasol cyflawn' ac nid absenoldeb afiechyd a chlafychdod yn unig. (SIB 1948).

iechyd cyhoeddus: cadw cymdeithas yn iach. Mae hyn yn cynnwys nifer o reoliadau mewn perthynas â pheryglon cymdeithasol, gwleidyddol, economaidd ac amgylcheddol. Mae iechyd cyhoeddus yn cael ei fonitro gan swyddogion iechyd yr amgylchedd a'r *Gweithgor Iechyd a Diogelwch*. Ceir deddfwriaethau gwahanol sy'n cwrdd ag anghenion a dulliau gweithredu'r adran. Mae gan bob awdurdod iechyd adran iechyd cyhoeddus sy'n gyfrifol am fonitro lles y boblogaeth leol. Maent hefyd yn gyfrifol am wneud penderfyniadau ynghylch trin ac atal clefydau heintus.

'iechyd gwifredig': mynediad at wybodaeth berthnasol a phriodol am addysg iechyd ar y Rhyngrwyd, yn enwedig i bobl ifanc a'u hathrawon.

iechyd meddwl: gallu rhywun i drefnu eu meddyliau yn batrwm rhesymegol a gweithredu'n unol â hynny. Mae iechyd meddwl wedi ei gysylltu'n agos â chyflwr cymdeithasol ac emosiynol rhywun. Mae wedi cael ei nodi fel targed iechyd gwladol yn *Ein Cenedl Iachach – Cytundeb dros Iechyd*. Mae'r adroddiad yn nodi'r meysydd pryder a ganlyn.

- Problemau iechyd meddwl sy'n achosi llawer o afiechyd. Yn 1995, dangosodd arolwg iechyd i Loegr y gallai 20 y cant o ferched a 14 y cant o ddynion fod wedi dioddef gan *salwch meddwl* a bod anhwylderau o'r fath yn cyfrif am frasamcan o 17 y cant (mwy na £5 biliwn) o gyfanswm y gwariant ar iechyd a'r gwasanaethau cymdeithasol.

- Mae tystiolaeth o gynnydd mewn iechyd meddwl gwael ymysg plant a phobl ifanc dros y tair degawd ddiwethaf, yn enwedig mewn pobl ifanc sydd dan anfantais yn gymdeithasol. Gall gweithredu buan ym mywyd plentyn wella eu hiechyd a'u cyflwr meddwl yn ddiweddarach mewn bywyd.

- Ceir anghyfartaleddau amlwg ymysg y rhai sy'n dioddef fwyaf gan broblemau meddyliol ac iechyd, e.e. mae dynion o oed gweithio sy'n ddi-grefft ddwywaith mor debygol o gyflawni *hunanladdiad* â dynion yn y boblogaeth gyfan, ac mae merched yn fwy tebygol na dynion o ddioddef gan bryder, *iselder*, ffobiâu a phyliau o banig. Yn yr un modd, mae merched wedi eu geni yn Sri Lanca, India a Chymanwlad Dwyrain Affrica yn fwy tebygol o'u lladd eu hunain na merched yn y boblogaeth gyfan yn y Deyrnas Unedig.

- Mae hunanladdiad yn dal yn achos arwyddocaol o farw'n ifanc.

(LIEM 1998)

Iechyd y Genedl 1992: adroddiad gan y llywodraeth a gyflwynwyd yn Nhŷ'r Cyffredin fis Gorffennaf 1992. Cynlluniwyd ef i osod ger bron strategaeth genedlaethol i iechyd yn Lloegr. Y meysydd allweddol a ddewiswyd yn yr adroddiad oedd afiechyd coronaidd y galon a strociau, canserau, *salwch meddwl*, *HIV/AIDS*, iechyd rhywiol a *damweiniau*. Roedd y rhain i gyd yn feysydd a nodwyd fel y prif achosion o farwolaeth cyn pryd neu afiechyd y gellir ei osgoi. Diweddarwyd hwn yn ddiweddar yn *Ein Cenedl Iachach – Cytundeb dros Iechyd 1998*. Fodd bynnag nid yw Ein Cenedl Iachach 1998 yn pwysleisio HIV/AIDS ac iechyd rhywiol. Gweler *targedau iechyd cenedlaethol*.

iechyd ysbrydol: mae credoau crefyddol person a'i hunaniaeth ddiwylliannol yn cyfrannu at iechyd a *lles* y person hwnnw. Mae iechyd ysbrydol yn rhan o *ofal cyfannol* sy'n cwmpasu datblygiad corfforol, deallusol, emosiynol, ysbrydol, diwylliannol a chymdeithasol y plentyn neu'r person.

imiwnedd goddefol: dyma'r broses ble bydd gwrthgyrff a gynhyrchir mewn un unigolyn yn cael eu trosglwyddo i gorff rhywun arall i leihau'r perygl o *afiechyd* penodol. Gall imiwnedd goddefol fod ar ffurf:

- chwistrelliad o *wrthgyrff* o famolyn arall – pan fydd y rhain yn cael eu chwistrellu ar ffurf serwm, maent yn cael eu hamsugno i lif y gwaed ac mae'r unigolyn yn cael imiwnedd, e.e. wrth drin difftheria a *thetanws*.

- trosglwyddo imiwnedd rhwng mam a *baban newydd-anedig* – mae gwrthgyrff yn mynd drwy'r brych o waed y fam. Pan fydd y baban yn sugno'r *fron*, bydd y baban yn cael gwrthgyrff yn llaeth y fron. Mae'r gwrthgyrff hyn hefyd yn rhoi peth imiwnedd ym misoedd cyntaf bywyd y baban.

imiwnedd gweithredol: math o wrthwynebiad i afiechyd lle mae unigolion yn cynhyrchu eu gwrthgyrff eu hunain. Gall hyn fod o ganlyniad i haint naturiol neu beidio. Mae'n bosibl i'r corff gynhyrchu gwrthgyrff heb ddioddef o'r salwch. Gellir peri'r math hwn o imiwnedd drwy broses o frechu.

imiwneiddio: trefn a ddefnyddir i ymladd yn erbyn llawer o *glefydau* gwahanol. Mae rhaglenni imiwneiddio yn cael eu sefydlu i roi *brechiadau* i unigolion neu grwpiau ar adegau priodol. Mae *meddygon* ac *ymwelwyr iechyd* yn cynghori rhieni neu *ofalwyr* ynghylch imiwneiddiad a thrafod unrhyw bryderon allai fod ganddynt.

Rhaglenni imiwneiddio

Oed	Brechlyn	Dull
2 fis	Difftheria, y Pas, tetanws + Hib Polio	1 pigiad
3 mis	Difftheria, y Pas, tetanws + Hib Polio	1 pigiad
4 mis	Difftheria, y Pas, tetanws + Hib Polio	1 pigiad
12 – 15 mis	Brech Goch/clwy'r pennau/rwbela (*MMR*)	1 pigiad
3 – 5 mlwydd (mynediad i'r ysgol)	Difftheria, tetanws Polio MMR	pigiad atgyfnerthol atgyfnerthiad drwy'r geg pigiad atgyfnerthol
Merched 10 – 14 oed	Rwbela	1 pigiad
Merched/bechgyn 10 – 14 oed	Twbercwlosis	1 pigiad (BCG)
Gadael ysgol 15 – 19 oed	Tetanws Polio	1 pigiad atgyfnerthiad drwy'r geg

incwm: arian y mae unigolyn neu deulu yn ei gael o *gyflogaeth*, buddsoddiadau a ffynonellau eraill. Mae incwm yn cael ei ddisgrifio fel swm yr wythnos, y mis, neu'r flwyddyn.

inswlin: hormon a gynhyrchir gan *gelloedd* sydd gan yr ynysoedd Langerhans yn y *pancreas*. Mae maint yr inswlin sy'n cael ei secretu yn rheoli lefel y glwcos yn llif y gwaed. Pan nad yw inswlin yn cael ei gynhyrchu mae lefel y glwcos mewn gwaed yn codi gan leihau ymddatodiad cemegol *carbohydrad* a chynyddu ymddatodiad *braster* a *phrotein*. Gelwir y cyflwr hwn yn *ddiabetes mellitus*. (Gweler *homeostasis*, *system adborth*.)

ïodin: *mwyn* y mae angen meintiau bychan ohono ar gyfer twf a datblygiad corfforol iach. Mae'n cael ei ddefnyddio gan y *chwarren thyroid* yn y cynhyrchiad o thyrocsin neu'r hormon thyroid. Gellir hefyd ddefnyddio hydoddiant o ïodin mewn hydoddiant potasiwm ïodid ar ffurf hylif yn antiseptig.

isafswm cyflog: gweler *lleiafswm cyflog cenedlaethol*.

iselder ysbryd: anhwylder nerfol. Gall methiant i weithredu yn gymdeithasol ac yn emosiynol fod yn arwydd o iselder ysbryd a all fod â sail fiolegol (iselder mewndarddol) neu yn gysylltiedig â digwyddiadau mewn bywyd (iselder adweithiol). Mae'r sawl sy'n dioddef o iselder yn profi tristwch, diffyg hunan-werth ac euogrwydd. Mae her bywyd yn eu llethu. Mae'n debyg mai iselder ysbryd yw'r anhwylder meddwl mwyaf cyffredin gan effeithio ar 1 mewn pob 20 o bobl. (Gweler *anhwylder iechyd meddwl*.)

iselder ysbryd ar ôl geni: anhwylder seicolegol lle y bydd y fam newydd yn teimlo'n drist, yn ddi-werth, ac wedi ei llethu gan famolaeth. Mae angen goruchwyliaeth feddygol, cefnogaeth a chymorth ymarferol ar famau sy'n dioddef o iselder ysbryd ar ôl geni.

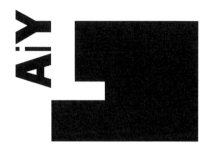

labelu: mae hyn yn nodi bod unigolyn o fath arbennig, yn perthyn i grŵp neilltuol, ni waeth a ydynt yn perthyn i'r grŵp hwnnw ai peidio. Mae labelu yn ganlyniad agweddau a gwerthoedd sy'n troi'n sefydlog a disymud drwy'r broses o *stereoteipio*, e.e. labeli sydd a wnelont â phobl dros eu pwysau sy'n awgrymu eu bod yn ddiog.

lefel siwgr gwaed: dyma'r swm o siwgr neu glwcos a geir yn y gwaed. Mae lefel glwcos y gwaed yn cael ei reoli drwy secretu inswlin o'r *pancreas*. Lefel normal glwcos y gwaed yw 4-6 mmol fesul dm³ o waed.

lesbiaid/hoywon: y rhai sy'n ffurfio perthynas gorfforol a rhywiol gydag unigolion o'r un grŵp rhyw â hwy'u hunain. Y term am fenywod mewn partneriaeth un rhyw yw lesbiaid a'r enw ar wrywod mewn perthynas felly yw hoywon neu wrywgydwyr. Yr oedran cydsynio ar gyfer perthynas gyfunrywiol wrywaidd yw 18 mlwydd oed.

lipidau: gweler *brasterau*.

LSD (lysergig asid diethylamid): *cyffur* rhithbair neu seicadelig sy'n achosi aflonyddu ar y deall a chyflwr amgen o ymwybyddiaeth. Mae'n cael ei gymryd mewn tabledi bychain ac yn gallu gwneud i rywun ymddwyn mewn ffordd eratig ac amhosibl ei ragweld. Er enghraifft, gall rhywun ar 'drip LSD' ddringo i ben adeilad a 'cheisio hedfan'.

Lwfans Byw yr Anabl: budd-dâl di-dreth i'r rhai hynny dan 65 oed gydag anghenion gofal a *symudedd*, neu rai ag afiechyd marwol sydd angen help gyda gofal personol. Nid yw:

- yn ddibynnol ar gyfraniadau *yswiriant gwladol*
- yn cael ei effeithio gan unrhyw gynilion neu (fel arfer) gan unrhyw incwm a allai fod gan y person neu bartner iddynt
- yn cael ei gyfrif yn incwm fel arfer yn achos y sawl sydd ar gymhorthdal incwm neu lwfans chwilio am waith.

Mae dwy elfen sydd yn gwneud rhywun yn gymwys ar gyfer y lwfans:

- elfen gofal – pan fydd angen help gyda gofal personol ar unigolyn am eu bod yn wael neu'n anabl, er enghraifft gyda gweithgareddau megis ymolchi, gwisgo, neu ddefnyddio'r toiled. Os ydyw unigolyn dros 16 oed, gallant gael lwfans byw yr anabl hyd yn oed os nad oes rhywun yn gofalu amdanynt fel y cyfryw ond eu bod yn dal i gael y gofal sydd ei angen arnynt
- elfen symudedd – pan fydd angen help ar berson rhwng 5 a 65 oed i symud o gwmpas, er enghraifft, os na allant weithio neu eu bod yn cael anhawster cerdded am eu bod yn wael neu'n anabl. Os ydynt yn gallu gweithio ond bod angen help arnynt i gerdded gallant hefyd wneud cais am gymorth ariannol. (Gweler *budd-daliadau*.)

lwfans ceiswyr gwaith: budd-dâl ariannol a gyflwynwyd yn Ebrill 1996. Mae'r budd-dâl yn gyfuniad o fudd-dâl diweithdra a *chymhorthdal incwm*. Mae ar gael i hawlwyr sydd wedi bod heb waith am chwe mis. Yn ystod yr amser hwn mae'n rhaid iddynt brofi iddynt fod wrthi'n weithredol yn chwilio am waith. Os na fyddant mewn gwaith ar ôl chwe mis maent yn cael taliadau ar ôl *profion modd* sy'n unol â lefelau cymorth incwm.

lwfans dietegol a argymhellir: faint o faetholion arbennig ar gyfartaledd yr awgrymir y dylai pobl iach yn y boblogaeth ei gymryd bob dydd. (Gweler *Pwyllgor Agweddau Meddygol Polisi Bwyd*.)

lymff: gweler *system lymffatig*.

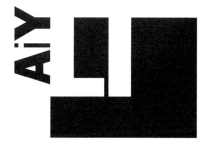

llawdriniaeth diwrnod yw'r ddarpariaeth a gynigir gan ysbyty neu ganolfan iechyd lle mae claf yn cael ei drin oddi mewn i un diwrnod. Mae cleifion yn mynd yno am lawdriniaeth ac yn dychwelyd adref yr un diwrnod. Mae llawdriniaeth diwrnod yn ffurf ratach ar driniaeth na bod yn yr ysbyty am gyfnod hwy.

llawdriniaeth twll clo: gweithdrefn lawfeddygol sy'n defnyddio teclyn arbennig o'r enw laparosgop neu endosgop. Mae toriad bach yn cael ei wneud yn y *croen*. Mae'r *feinwe* a'r *cyhyr* oddi tano hwythau'n cael eu torri. Rhoddir teclyn i mewn ac mae'r llawdriniaeth yn cael ei gwneud, e.e. tynnu coden y bustl neu *gartilag* wedi difrodi yng *nghymal* y pen-glin. Gelwir twll clo ar y llawdriniaeth hon oherwydd maint bychan y toriad neu'r mewnwthiad. Enw arall arni yw 'llawdriniaeth leiaf mewnwthiol' oherwydd y nifer gyfyngedig o sgil effeithiau y gall gael ar y *claf*. (Gweler *tueddiadau mewn gofal iechyd*.)

llawfeddygon: *meddygon* sy'n arbenigo mewn llawfeddygaeth.

lleiafrifoedd ethnig: grwpiau o bobl o wahanol gefndiroedd diwylliannol, crefyddol neu hiliol sy'n cynrychioli rhan fach yn unig o boblogaeth gwlad. Enghreifftiau o leiafrifoedd ethnig yn y DU yw'r cymunedau o Fietnam, Iwerddon, Twrci, Pacistan a Bengâl.

lleiafswm cyflog cenedlaethol: cyflog yr awr wedi ei bennu ar lefel a benderfynir gan y Comisiwn Cyflogau Isel. Ni ddylai unrhyw weithiwr cyflogedig gael llai o dâl na'r swm hwn.

llencyndod: y cyfnod o ddatblygu sy'n dechrau gyda *glasoed* ac yn diweddu gydag oedolaeth.

llengig: llen denau, wydn o *gyhyr* o *feinwe* ffibrog sy'n rhannu'r bongorff yn ddwy ran. Y thoracs (brest) yw'r enw ar y rhan uchaf ac mae'n cynnwys y *galon* a'r *ysgyfaint*, a'r *abdomen* yw'r enw ar y rhan isaf sy'n cynnwys y prif organau treulio, *ysgarthu* ac *atgenhedlu*.

lleoliadau iach: dyma faes a nodwyd gan y llywodraeth fel canolbwynt allweddol i wella iechyd ac ymdrin ag *anghydraddoldebau iechyd*. Ceir tair menter wahanol:

- ysgolion iach – canolbwyntio ar blant
- gweithleoedd iach – canolbwyntio ar oedolion
- cymdogaethau iach – canolbwyntio ar bobl hŷn.

(Gweler *Ein Cenedl Iachach – Cytundeb dros Iechyd*.)

lles: gweithredoedd wedi eu bwriadu i hyrwyddo lles ar gyfer unigolion, grwpiau neu boblogaethau cyfan. Mae'r term wedi ei gysylltu'n agos â *pholisi cymdeithasol* ar lefel llywodraeth ganol neu leol gan mai polisïau cymdeithasol yw'r fframwaith deddfwriaethol mae lles yn cael ei gyflawni drwyddo. Mae pedwar o gyfnodau lles.

- Y cyfnod cyntaf – cyflwynwyd deddfau'r tlodion yng Nghymru a Lloegr yn 1598 a 1601 fel ffordd i roi terfyn ar dlodi llwyr.
- Yr ail gyfnod – geni'r wladwriaeth les. Lleddfu tlodi drwy gyflwyno pensiwn yr henoed yn 1908, budd-daliadau salwch yn 1911 a diwygiadau yn 1925 i gynnwys merched a phlant

amddifad a lledu ystod pensiwn yr henoed. Arweiniodd cynigion *Adroddiad Beveridge* yn 1942 at gyflwyno Yswiriant Gwladol. Cyflwynwyd sicrwydd digyfraniad i bobl anabl ni waeth beth eu modd (h.y. lwfans gweini) yn 1971 a lwfans symudedd yn 1976.

- Y trydydd cyfnod – y cam presennol (gweler *gwladwriaeth les newydd*).
- Y pedwerydd cyfnod – hyrwyddo cyfle a datblygu potensial. Mae Lles 2020 yn cynnwys cynlluniau ar gyfer diwygiadau parhaus oddi mewn i'r system budd-daliadau. (LIEM 1998)

lles iechyd a chymdeithasol: term sy'n cynnwys pob agwedd ar iechyd cymdeithasol, corfforol, deallusol, emosiynol a seicolegol.

llesiant: cyflwr cadarnhaol o iechyd corfforol, deallusol, emosiynol a chymdeithasol. Mae'n disgrifio teimlad o fod yn iach yn gorfforol a bodlon yn seicolegol.

llety – amddiffyn plant: gwasanaeth lle mae awdurdod lleol yn darparu ar gyfer rhieni plant mewn angen a'u plant. Nid yw'r plentyn mewn gofal pan fydd ef/hi yn cael llety; serch hynny, mae gan yr awdurdod lleol nifer o ddyletswyddau at y plant y mae'n darparu llety ar eu cyfer, gan gynnwys y ddyletswydd i ganfod dymuniadau'r plentyn o ran darparu llety iddo ac i roi ystyriaeth briodol iddynt (LIEM 1991).

llety – mewn darpariaeth iechyd a gofal cymdeithasol: dyma fath o ofal preswyl y gellir ei gynnig i gleientiaid. Gall fod yn ddarpariaeth gofal statudol, gwirfoddol, preifat neu anffurfiol ar gyfer:

- plant – e.e cartrefi plant neu mewn teuluoedd drwy faethu a mabwysiadu
- cleientiaid ag anableddau – e.e. hosteli, tai lloches
- pobl mewn oed – e.e. cartrefi preswyl, cartrefi nyrsio, llety lloches, cartrefi teuluoedd.

llid: ymateb y corff i unrhyw anaf sy'n achosi niwed i'r meinwe. Yr *arwyddion a'r symptomau* o lid yw:

- gwres a chochni – o ganlyniad i gynnydd yn y cyflenwad o *waed* i'r man hwnnw
- chwyddo – pan fydd *meinweoedd* yn datblygu oedema, sef croniad gormodedd o hylif yn y meinweoedd o gwmpas y man llidus
- poen.

Gall llid gael ei achosi gan anaf fel toriad neu glais, datguddiad i olau uwchfioled, triniaeth *radiotherapi*, *tymheredd* dwys fel llosg, sgaldiad neu ewinrhew, llosgiadau cemegol, adweithiau alergaidd fel llosg danadl, firysau a *bacteria*.

llid yr ymennydd: llid ar bilennau'r ymennydd yn leinin yr *ymennydd*. Mae dwy brif ffurf ar lid yr ymennydd:

- llid yr ymennydd firaol yn cael ei achosi gan *firws*
- llid yr ymennydd bacteriol, yn cael ei achosi gan sawl math gwahanol o *facteria*; llid yr ymennydd meningococaidd a niwmococaidd sydd fwyaf cyffredin.

Mae'r bacteria sy'n achosi llid yr ymennydd yn byw yng nghefn y *gwddf* neu'r trwyn mewn tua 10 y cant o'r boblogaeth ac mewn hyd at 25 y cant o oedolion ifanc. Anaml y byddant yn achosi salwch ond pan maent, mae'r heintiad yn cynyddu'n gyflym dros ben ac mae'n angheuol mewn un achos o bob deg.

Mae'r rhan fwyaf o achosion o lid yr ymennydd mewn plant ifanc o dan bump oed gyda'r perygl mwyaf o'i gael tua chwe mis oed. Mae'r achosion uchaf wedyn ymysg rhai yn eu harddegau rhwng 15 a 19 oed ac mae ffigyrau diweddar wedi dangos cynnydd mewn achosion o bobl ifanc o dan 25 oed.

Dylid rhoi gwrthfiotigau yn syth os yw llid yr ymennydd bacteriol yn cael ei amau. Argymhellir rhoi gwrthfiotigau drwy'r geg i bobl yn y tŷ neu'r teulu sydd mewn cyswllt agos er mwyn rhwystro iddo ledu ymhellach. Mae diagnosis cynnar yn hanfodol ac mae gan y rhan fwyaf o feddygon bellach y feddyginiaeth hanfodol gyda hwy bob amser.

(Am fwy o wybodaeth cysylltwch ag Ymddiriedolaeth Genedlaethol Llid yr Ymennydd, Fern House, Bath Road, Stroud, Glos, GL5 3TJ.)

Rhai o symptomau llid yr ymennydd mewn pobl ifanc (uchod) a babanod (isod)

| Chwydu | Gwres uchel/ twymyn | Cur pen difrifol neu ymosodol | Stiffrwydd y gwddw | Dim eisiau golau disglair | Cysgadrwydd, swrth | Poen cymalau | Cael ffitiau |

EFALLAI NA FYDD Y SYMPTOMAU YN YMDDANGOS GYDA'I GILYDD

     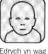

| Twymyn gyda'r dwylo a'r traed yn teimlo'n oer | Gwrthod bwyd neu'n chwydu | Crio cwynfanllyd uchel neu riddfan | Dim eisiau cael ei ddal, aflonydd | Dal y pen yn ôl a chrymu'r cefn | Edrych yn wag a syllu | Plentyn yn anodd ei ddeffro, swrth | Lliw cochlyd, gwelw |

llif gwaed: y ffordd y mae'r *gwaed* yn cael ei bwmpio o amgylch y corff drwy'r *galon*. Mae cyflymder llif y gwaed yn cael ei fesur drwy gofnodi *curiad y galon*. Mae hyn yn dangos amledd y curiadau gwaed drwy'r corff. Cynhelir llif y gwaed drwy bod y galon yn pwmpio, drwy gyfangiad cyhyrau a thrwy'r mecanwaith anadlu (Gweler *cylch cardiaidd*.)

llinell gymorth budd-daliadau: ffynhonnell cyngor ar fudd-daliadau. Sefydlwyd hon gan yr Asiantaeth Fudd-daliadau ar gyfer cwsmeriaid anabl sydd am gysylltu â hwy ar y ffôn. Maent yn rhoi cyngor ar hawl i fudd-daliadau ac yn cynnig cymorth i'r rhai sydd yn llenwi ffurflenni hawlio.

Llinell Plant: llinell gymorth gyfrinachol, rad ac am ddim, 24 awr i blant a phobl ifanc mewn trafferth neu mewn perygl. Sefydlwyd y Llinell Plant yng ngwanwyn 1986 ar ôl i raglen y BBC 'That's Life' (a gyflwynid gan Esther Rantzen) wneud apêl i'r gwylwyr am gymorth gyda chynnal arolwg ar gamdrin plant. Roedd yr ymateb yn anhygoel, ac yn dilyn y rhaglen sefydlwyd tîm gwylio plant arbennig. Cyfarfu'r tîm gwylio plant gyda gweithwyr gofal plant proffesiynol o'r sectorau gwirfoddol a statudol fel ei gilydd a phenderfynwyd sefydlu llinell gymorth rad ac am ddim barhaol, a fyddai'n cynnig ffordd i gysuro a chynghori'r rhai na ellid eu cyrraedd mewn unrhyw ffordd arall. Mae plant yn ffonio gyda llawer o broblemau, gan gynnwys cam-drin rhywiol a chorfforol, bwlio, problemau gyda theuluoedd, cyfeillion a phryderon am waith ysgol. Mae'r tîm llinell plant yn mynd ar ôl pob un o'r galwadau ffôn ar gais y plentyn.

(Am fwy o wybodaeth cysylltwch â'r NSPCC, 42 Curtain Road, Llundain EC2A 3NH.)

llwybr ymborth: llwybr hir sy'n mynd o'r *geg* ar un pen i'r corff i'r *anws* yn y pen arall. Mae gan y llwybr ymborth nifer o swyddogaethau gwahanol:

- llyncu – cymryd *bwyd* i'r geg
- *treulio* – torri moleciwlau mawr anhydawdd fel startsh a *phrotein* yn rhai llai hydawdd fel glwcos ac *asidau amino*
- amsugno – y broses sy'n achosi bod y moleciwlau hydawdd a ddaw o'r treulio yn mynd drwy fur y llwybr ymborth i'r corff

- cymhathu – y broses lle mae deunyddiau bwyd hydawdd syml yn cael eu hymgorffori yn y *celloedd* ac yn cael naill ai eu hadeiladu yn ddeunyddiau cymhleth neu eu torri i fyny ar gyfer rhyddhau *egni*
- carthu – cael gwared ar ddeunydd gwastraff o'r perfedd ar ffurf *ymgarthion*.

Prif rannau'r llwybr ymborth yw'r oesoffagws, y stumog, dwodenwm, ilewm, y colon a'r rectwm.

Y llwybr ymborth

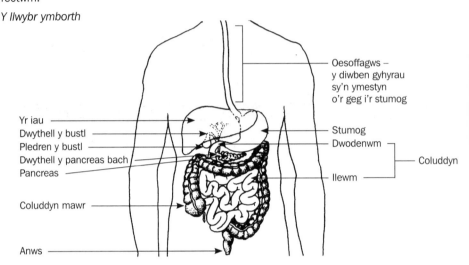

llyfr damweiniau: dull o gofnodi damweiniau sy'n digwydd ym mhob sefydliad, gan gynnwys y rhai mewn gofal iechyd a chymdeithasol. Dylai'r wybodaeth a gofnodir gynnwys:

- enw a chyfeiriad y sawl sydd wedi cael anaf
- dyddiad ac amser y ddamwain
- manylion y ddamwain
- y math o anaf
- y driniaeth neu'r camau a gymerwyd
- manylion am bwy a hysbyswyd
- llofnod y person mewn gofal ar adeg y ddamwain

Mae'r llyfr damweiniau yn aml yn ofynnol o dan bolisi iechyd a diogelwch y ddarpariaeth iechyd a gofal cymdeithasol. Dylai'r llyfr fod ar gael i bob aelod o'r staff (gweler *Rheoliadau Adrodd ar Anafiadau, Clefydau neu Ddigwyddiadau Peryglus (RIDDOR) 1995*).

llyfrgelloedd teganau: asiantau sy'n benthyg teganau ac offer penodol. Sefydlwyd hwy i ddechrau ar gyfer rhieni i blant gydag *anghenion arbennig*. Mae llawer ohonynt bellach ar gael yn helaethach ac mae rhai wedi eu sefydlu ar gyfer gofalwyr plant a grwpiau chwarae. Mae rhai yn cael eu gweithredu gan rieni, ac eraill gan *adrannau gwasanaethau cymdeithasol, awdurdodau iechyd*, ysgolion a grwpiau gwirfoddol. Mae llawer yn cynnig lleoliad anffurfiol lle mae modd cynnal gofal iechyd ac asesu.

llyfryddiaeth: rhestr o lyfrau neu erthyglau sydd wedi cael eu defnyddio wrth ymchwilio i bwnc ar gyfer aseiniadau, traethodau, adroddiadau neu brosiectau. Fel arfer mae hi'n cael ei chynnwys ar ddiwedd adroddiad, traethawd neu brosiect.

llygaid: y llygaid yw'r organau gweld. Pan fyddant yn cael eu hysgogi gan belydrau o oleun o wrthrychau allanol maent yn anfon ysgogiadau nerfol i'r *ymennydd*. Mae'r ymennydd yr dehongli'r ysgogiadau i gynhyrchu delweddau. Mae gan bob llygad belen y llygad sydd wedi ei gwneud allan o nifer o haenau a ffurfiau. Mae wedi ei gosod mewn twll yn y *benglog* ac mae'n cael ei hamddiffyn gan flew amrant ac amrannau.

Y llygad

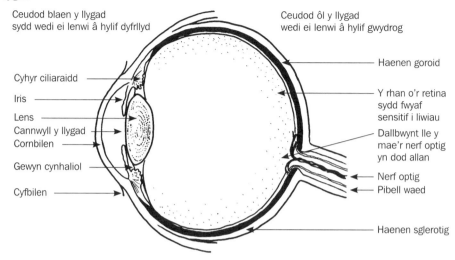

Ceudod blaen y llygad sydd wedi ei lenwi â hylif dyfrllyd

Ceudod ôl y llygad wedi ei lenwi â hylif gwydrog

Cyhyr ciliaraidd
Iris
Lens
Cannwyll y llygad
Cornbilen
Gewyn cynhaliol
Cyfbilen

Haenen goroid
Y rhan o'r retina sydd fwyaf sensitif i liwiau
Dallbwynt lle y mae'r nerf optig yn dod allan
Nerf optig
Pibell waed
Haenen sglerotig

Mae'r llygad yn cynnwys:

- y sglera neu'r haenen sglerotig – 'gwyn' y llygad. Mae hwn yn wydn, yn ffibrog ac yn ddi-draidd, gan gynnwys pibellau gwaed

- yr haenen goroid – haen o feinwe sy'n cynnwys llestri gwaed a phigment tywyll. Mae'r pigment yn amsugno golau i atal adlewyrchiad o fewn y llygad

- iris – disg ddi-draidd o feinwe, yn cynnwys llestri gwaed a thwll yn y canol (cannwyll y llygad). Mae'n cynnwys ffibr cyhyrau, gyda rhai ohonynt mewn cylchoedd cydganol, ac eraill yn ymestyn allan o'r canol i'r ymyl. Mae'r math cyntaf yn cyfangu i wneud maint y gannwyll llygad yn llai (mewn golau disglair) tra bo'r ail fath yn cyfangu i'w gynyddu (mewn golau gwan). Mae gan yr iris wahanol feintiau o bigmentau sy'n cynhyrchu lliw'r llygad

- cornbilen – parhad tryloyw o'r sglera. Mae'n amddiffyn blaen y llygad ac yn plygu pelydrau o oleuni i gyfeiriad y lens

- cyfbilen – pilen fwcaidd denau. Mae hon yn leino'r amrant ac yn gorchuddio'r cornbilen

- corffyn ciliaraidd – cylch o gyhyr llyfn o amgylch y lens. Mae hwn yn cyfangu i wneud y lens yn llai ac yn dewach. Mae'n ymlacio i wneud y lens yn fwy ac yn deneuach. Gelwir y corffyn ciliaraidd a chyhyrau'r iris yn gynhyrau cynhenid y llygad

- lens – swyddogaeth y lens, sy'n dryloyw, yw ffocysu'r pelydrau o oleuni sy'n pasio drwyddo (h.y. eu plygu) fel eu bod yn dod i bwynt, ar y retina yn yr achos hwn. Mae lens yn cynnwys nifer o haenau tenau o feinwe a ffibrau'r gewyn cynhaliol sy'n ei ddal yn ei le. Mae'r rhain yn ei gysylltu â'r corffyn ciliaraidd, sy'n gallu newid siâp y lens fel bod pelydrau o oleuni bob amser wedi eu ffocysu ar y retina, beth bynnag fo pellter y gwrthrych y byddir yn edrych arno. Gelwir hyn yn *addasiad*. Mae'r pelydrau yn ffurfio delwedd wyneb i waered, ond mae'r *ymennydd* yn gwneud yn iawn am hyn ac yn ei gywiro.

- retina – yr haen o feinwe bellaf yng nghefn pelen y llygad sydd wedi ei gwneud o haen o bigment a haen nerfol sy'n cynnwys miliynau o gelloedd nerfau synhwyraidd neu niwronau synhwyraidd a'u ffibrau. Mae'r rhain yn gorwedd mewn cadwynau ac yn cario ysgogiadau nerfol i'r ymennydd. Derbynyddion yw'r celloedd cyntaf yn y gadwyn, h.y. mae'r ffibrau sydd ar y pen neu dendronau yn saethu ysgogiadau pan fyddant yn cael eu hysgogi gan belydr golau. Gelwir y celloedd hyn yn rhodenni ac yn gonau oherwydd eu siâp. Goleudderbynyddion yw'r derbynyddion, hynny yw, y maent yn cael eu hysgogi gan olau.

- macwla lwtea neu smotyn melyn – man yng nghanol y retina lle ceir meinwe felynaidd. Mae pant bach yn y canol, a elwir yn ffofea neu ffofea canol. Dyma lle ceir y nifer fwyaf o gonau gyda'i gilydd a'r man lle ceir golwg llym.

- dallbwynt neu ddisg optig – y man yn y retina lle bydd y nerf optig yn gadael y llygad. Nid oes ganddo dderbynyddion felly nid yw'n gallu anfon ysgogiadau.

- hylif dyfrllyd – hylif sy'n cynnwys siwgrau, halwynau a *phroteinau*. Mae'n llenwi'r gofod a elwir yn geudod blaen, gan amddiffyn y lens a maethu blaen y llygad. Mae'n draenio i ffwrdd yn gyson gyda rhagor yn dod yn ei le.

- hylif gwydrog – hylif sy'n debyg i hylif dyfrllyd, ond yn stiff ac yn debyg i jeli. Mae'n llenwi'r lle a elwir yn geudod ôl ac mae'n cynnal siâp pelen y llygad, yn amddiffyn y retina ac yn helpu i 'blygu' golau.

llygaid croes: pan na fydd y *cyhyrau* yn y llygaid yn cydsymud gan beri i blentyn brofi anawsterau gweledol. Nid yw plentyn llygaid croes yn gallu gweld yn iawn gan nad yw'r ddwy lygad yn gallu ffocysu ar nod. Ceir dau fath o lygaid croes:

- llygaid croes cydgyfeiriol – pan fydd y llygaid yn troi tuag i mewn
- llygaid croes dargyfeiriol – pan fydd y llygaid yn troi tuag allan.

llygredd: sylweddau, hylifau ac anweddau gwenwynig yn cael eu rhyddhau i'r amgylchedd. Gallant gael effeithiau niweidiol ar y pridd gan amharu ar brosesau naturiol, yr atmosffer, yr afonydd a'r moroedd. Yr enw ar sylweddau sy'n achosi problemau o'r fath yw llygryddion. Ymysg yr enghreifftiau o lygredd y mae cemegion yn cael eu rhyddhau ar ddamwain yn sgil proses ddiwydiannol.

llygredd aer: halogi'r aer gan sylweddau sy'n gallu bod yn niweidiol; er enghraifft, gall y mygdarth o olew a phetrol o gerbydau modur fod yn niweidiol i fodau dynol. Mae llygredd aer bellach yn cael ei reoli gan y ddeddfwriaeth ganlynol:

- *Deddf Iechyd a Diogelwch yn y Gwaith 1974* – yn gosod cyfyngiadau ar gemegion niweidiol.
- Deddf Diogelu'r Amgylchedd 1990 – yn rheoli llygredd aer yn yr atmosffer.
- Deddf Aer Glân 1993 – yn rheoli llygredd aer.

llygredd dŵr: caiff ei achosi gan wastraff cemegol a diwydiannol sy'n halogi cyflenwadau dŵr, afonydd a moroedd. Mae hyn yn cynnwys llygru cyflenwadau *dŵr* drwy orddefnydd ar wrteithiau wrth gynhyrchu *bwyd*. Mae'r rheoli ar lygru dŵr dan oruchwyliaeth Deddf Diogelu'r Amgylchedd 1990, Deddf y Diwydiant Dŵr 1991 a Deddf Adnoddau Dŵr 1991. Roedd y deddfau seneddol hyn yn gwneud argymhellion a oedd yn anelu at:

- reoli llygredd mewn afonydd ac yn y moroedd (h.y. osgoi gwenwyno'r dŵr)
- sicrhau bod ffynonellau dŵr yn lân ar gyfer defnydd domestig, diwydiannol ac amaethyddol
- rhwystro lledu clefydau drwy gael system waredu carthion effeithiol.

llym: afiechyd neu gyflwr sy'n dod yn sydyn arnoch. Mae'n aml yn fyr ac yn ddifrifol. Mae llid y pendics yn enghraifft, pan fydd y pendics yn troi'n llidus. Yr *arwyddion a'r symptomau* yw poen difrifol yn ochr dde'r abdomen, teimlo'n sâl a gwres uchel. Cael llawdriniaeth yn syth i dynnu'r pendics yw'r ffordd i'w drin.

llyncu: y mecanwaith a geir gyda llwybr y *bwyd* o'r *geg* drwy gefn y llwnc (y ffaryncs) i mewn i'r oesoffagws. Yr epiglotis yw'r fflap *cartilag* sy'n gorchuddio'r bibell wynt neu'r tracea. Pan fydd yr atgyrch llyncu yn cael ei ysgogi fe fydd yr epiglotis yn gorchuddio'r tracea yn awtomatig i rwystro bwyd rhag cael ei fewnanadlu i'r bibell wynt. Mae bwyd yn cael ei wthio drwy'r oesoffagws mewn proses a elwir yn *beristalsis*. Mae llyncu yn hanfodol ar gyfer bywyd. Mae'r atgyrch yn cael ei reoli gan y *system nerfol awtonomig*. Y medwla oblongata, sydd yn yr ôl-ymennydd, yw'r rhan honno o'r ymennydd sy'n gyfrifol am lyncu.

llys apêl: rhan o'r system gyfreithiol yn Lloegr a Chymru sy'n adolygu'r rheithfarnau sy'n cael eu pasio yn y llysoedd. Gall y sawl a gyhuddir apelio yn erbyn eu collfarnau neu ddedfrydau os ydynt o'r farn eu bod yn annheg. Yn y llys apêl gellir cyflwyno agweddau eraill ar yr achos neu dystiolaeth ychwanegol fel y gellid ystyried tynnu neu leihau'r gollfarn/dedfryd.

llys cyfraith gwlad: cyfraith gwlad yw'r ffordd y mae'r gyfraith wedi'i llunio i ystyried yr arfer neu'r drefn neu'r ffordd dderbyniol o wneud rhywbeth mewn gwlad arbennig. Mae'r gyfraith sy'n gysylltiedig â 'dyletswydd gofal' wedi ei seilio ar gyfraith gwlad. Dyletswydd gofal yw'r cyfrifoldeb sydd gan bobl yn gyffredinol mewn cymdeithas i ofalu am ei gilydd. Ond, gydag iechyd a gofal cymdeithasol, mae gan ofalwyr ddyletswydd statudol i ofalu am eu cleientiaid/cleifion.

Llys Iawnderau Dynol Ewropeaidd: sefydlwyd o dan y Confensiwn ar Hawliau Dynol ym mis Tachwedd 1998. Ceir yr un nifer o farnwyr ynddo ag a geir o wladwriaethau sy'n gyfamodwyr (47 ar hyn o bryd). Mae barnwyr yn cael eu hethol gan Gynulliad Seneddol y Cyngor Ewropeaidd am dymor o chwe blynedd. (Gweler *Deddf Iawnderau Dynol 1998*.)

llys ieuenctid: llys a sefydlwyd o dan Ddeddf Cyfiawnder Troseddol 1991. Mae'n cymryd lle'r llys plant i bobl ifanc a phlant. Mae'n delio â phlant (o dan 14 oed) a phobl ifanc (14-18 oed).

llysieuwyr: unigolion nad ydynt yn cynnwys cig yn eu *diet* beunyddiol. Ceir tri math o lysieuwr:

- llysieuwyr-lacto-ofo sy'n bwyta diet cymysg o ffynonellau planhigion ac anifeiliaid. Mae hyn yn cynnwys cynnyrch llaeth ac wyau
- llysieuwyr-lacto sy'n bwyta diet o *fwyd* planhigion gyda pheth llaeth neu gynnyrch llaeth fel caws. Mae'r bwyd planhigion yn cynnwys grawn, hadau, cnau, ffrwythau a llysiau
- figaniaid sy'n bwyta diet heb ddim bwyd o ffynonellau anifeiliaid. Mae hyn yn golygu nad ydynt yn bwyta dim ond bwyd planhigion fel llysiau, ffrwythau, cnau, hadau a grawn.

llysoedd teulu: llysoedd sydd yn delio â phob mater sydd ynglŷn â'r *teulu*. Mae hyn yn cynnwys *gofal maeth* a *mabwysiadu* ac achosion yn ymwneud â dadl nas datryswyd rhwng rhieni ynglŷn â phlant. Cefnogir y teuluoedd gan wasanaeth lles y llys teulu sy'n adran anhroseddol o'r *gwasanaeth prawf*, gyda'r staff yn swyddogion prawf.

Llysoedd Troseddol: llysoedd sy'n delio â phobl sy'n torri deddfau troseddol. Mae gweithgaredd troseddol yn niweidiol i gymdeithas.

llythrennedd: y gallu i ddarllen ac ysgrifennu. Yn y blynyddoedd diwethaf mae pryderon wedi bod am safonau llythrennedd yn yr ysgolion. Mae hyn wedi cael ei adolygu ac mae cynllun newydd gan y llywodraeth wedi ei gyflwyno sy'n cynnwys:

- awr lythrennedd bob dydd pan fydd plant yn canolbwyntio ar ddarllen ac ysgrifennu
- penodi ymgynghorwyr i gynnal hyfforddiant llythrennedd a chefnogi datblygiadau proffesiynol yn yr ysgolion
- hyfforddiant llythrennedd i benaethiaid ysgolion
- cynlluniau gweithredu llythrennedd i ysgolion.

(Gweler *Rhagoriaeth mewn ysgolion*.)

A B C Ch D Dd E F Ff G Ng H I L **Ll** M N O P Ph R Rh S T Th U W Y

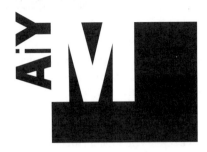

mabwysiadu: y trosglwyddo cyfreithiol ar blentyn bach neu blentyn o deulu ei eni at deulu arall. Cafodd mabwysiadau ei gyflwyno o dan y Ddeddf Mabwysiadu Plant yn 1926. Diwygiwyd hi yn nhermau rheolau a rheoliadau statudol drwy Ddeddf Mabwysiadu 1976, Rheolau Mabwysiadu 1984, Rheoliadau Mabwysiadu 1983, Deddf Plant 1989 a'r Rheolau Mabwysiadu Diwygiedig 1991. Mae'r ddeddfwriaeth ar fabwysiadau wedi ei diweddaru yn *Neddf Plant 2004*. Dylai cyplau sydd am fabwysiadu plant wneud cais i adran mabwysiadu a maethu ('canfyddwyr teuluoedd') eu gwasanaethau cymdeithasol lleol. Pan fyddant yn gwneud cais ffurfiol i fod ar gael i fabwysiadu bydd rhieni yn cael eu sgrinio i weld a ydynt yn addas. Pan fydd plentyn yn cael ei ddewis, ceir cyfnod setlo, gyda'r plentyn a'r rhieni potensial yn cymryd amser i ddod i adnabod ei gilydd cyn cwblhau'r camau cyfreithiol. Mae mabwysiadu yn galluogi i'r rhieni newydd gael hawliau rhieni llawn ar y plentyn (cyfrifoldeb rhieni). Ni fydd gan y rhieni naturiol neu deulu ei eni ddim hawliau cyfreithiol ar y plentyn bellach, er y gall fod achosion lle mae peth cyswllt anffurfiol yn cael ei drefnu. (Gweler *Asiantaethau Mabwysiadu a Maethu Prydeinig*.)

madruddyn y cefn: y cortyn o niwronau sy'n ymestyn o'r *ymennydd* i lawr y sianel fertebrol i'r ail fertebra meingefnol. Ceir 31 pâr o nerfau'r asgwrn cefn sy'n gadael madruddyn y cefn ar wahanol lefelau i gyflenwi gwahanol rannau o'r corff. Gall anaf i fadruddyn y cefn fod yn ddifrifol ac, mewn rhai achosion, fe all arwain at *barlys*. (Gweler y *system nerfol*.)

maeth: astudio'r broses fwyd yn nhermau'r ffordd mae bwyd yn cael ei dderbyn a'i ddefnyddio gan y corff i hyrwyddo twf iach a datblygu. Mae gwyddor maeth yn archwilio agweddau ar ddietau gwahanol, a chlefydau a achosir gan ddiffyg yn y diet. (Gweler *diet cytbwys*, *mwynau*, *fitaminau*.)

maetholion: dyma gydrannau hanfodol *bwyd* sy'n cyflenwi'r unigolyn â'r gofynion angenrheidiol ar gyfer swyddogaethau'r corff (gweler *carbohydradau*, *egni*, *proteinau*, *brasterau*, *dŵr*, *mwynau*, *fitaminau*, *diet cytbwys*).

magl budd-daliadau: sefyllfa sy'n codi drwy bod y wladwriaeth les yn canolbwyntio ar gefnogi pobl yn uniongyrchol yn hytrach na chynorthwyo pobl i'w cynnal eu hunain. (Gweler *Dyheadau newydd i'n gwlad*, *cytundeb lles newydd*.)

magu hyder: dull lle y gall y *gofalwr* gynorthwyo'r *cleient* i deimlo yn fwy positif amdanynt hwy eu hunain. Dulliau o wneud hyn yw:

- sylw – mae'r cleient yn teimlo bod y gofalwr yn cymryd yr amser i fod gyda hwy
- canmoliaeth – pan fydd gofalwr yn dweud 'da iawn' ynghylch gorchwyl sydd wedi ei gyflawni
- gwrando – bydd y cleient yn cael ymdeimlad o hunan werth pan fydd gofalwr yn rhoi amser i wrando arnynt
- gofyn am farn cleientiaid – bydd y cleient yn teimlo bod eu barn hwy yn werthfawr
- gwneud penderfyniadau – bydd y cleient yn teimlo'n fwy annibynnol pan fyddant yn gallu gwneud penderfyniadau

- creu amgylchedd positif, gan ei gwneud hi'n bosibl i'r cleient deimlo'n gysurus, yn ddiogel, yn hapus ac yn bositif amdanynt hwy eu hunain.

(Gweler *sylfaen gwerthoedd gofal*.)

maint teulu: y nifer o blant a enir i gwpl. Gall ffactorau sy'n effeithio ar faint teulu gynnwys:

- pa mor hawdd yw hi i gael gafael ar gyfarpar atal cenhedlu dibynadwy y gellir ei fforddio
- normau cymdeithasol ynghylch maint y teulu 'delfrydol'
- penderfyniadau economaidd gan y teulu ynghylch cost magu plant a'i heffaith ar safonau byw y teulu.

mamaethod: gweithwyr a gyflogir yn breifat gan rieni i ofalu am blant yn y cartref teuluol. Nid oes raid i famaethod fod wedi eu cofrestru os mai gofalu am blant un neu ddau deulu yn unig y maent, ond rhaid iddynt fod wedi eu cofrestru gyda'r *adran gwasanaethau cymdeithasol* os ydynt yn gofalu am blant tri theulu neu fwy. Gall mamaethod hefyd weithio fel au pairs sy'n golygu eu bod wedi eu cyflogi am gyfnod cyfyngedig ac y gallant weithio mewn gwledydd tramor. Efallai y bydd ganddynt gymwysterau *nyrsys meithrin* neu efallai ddim. Y mae'n bosibl y bydd disgwyl i au pairs wneud peth gwaith tŷ ac maent fel arfer yn 'byw i mewn' gyda'r teulu.

mamograffi: prawf sgrinio arbennig ar y fron gyda dognau isel o belydr-X a ddefnyddir i ganfod presenoldeb codennau neu *dyfiannau*. (Gweler hefyd *hunanarchwilio'r fron*.)

man gydgysylltiol: rhan neu fan yng nghortecs serebrol yr *ymennydd* sy'n gyfrifol am dderbyn ysgogiadau synhwyraidd a chychwyn yr ysgogiadau motor. Gelwir y niwronau sy'n cysylltu'r ysgogiadau hyn â'i gilydd yn ffibrau cydgysylltu.

mannau gofal: lleoedd lle y bydd gofal iechyd a gofal cymdeithasol yn cael eu rhoi ar waith. Y rhain yw gofal preswyl, *ysbytai*, gofal cartref, a *gofal dydd*. Ystyrir bod pob un o'r rhain yn bwysig i gynorthwyo â gofal cleient. Maent yn cynnwys:

- gofal preswyl: a gyflenwir mewn gwahanol gartrefi nyrsio a phreswyl, hosteli, cartrefi gwarchodol a lletyau sy'n cael eu rhedeg gan warden
- *ysbytai*
- gwasanaethau cartref – a gyflenwir yng nghartref y cleient
- darpariaeth gofal dydd – a gyflenwir er mwyn cynnig gofal uniongyrchol a darpariaeth cymorth lle bo angen gan gynnwys cymorth gyda datblygu sgiliau byw bob dydd
- gwasanaethau cymdeithasol sy'n cael eu cyflenwi gan *weithwyr cymdeithasol* yn gweithio gyda grwpiau gwahanol o gleientiaid
- darpariaeth addysg a gyflenwir gan feithrinfeydd, ysgolion, colegau a phrifysgolion.

mannau gwaith clinigol: unrhyw le gwaith neu amgylchedd lle y mae gweithdrefnau clinigol yn digwydd. Defnyddir y term hwn yn gyffredinol, ac fe fyddai'n cynnwys meysydd megis adrannau/theatrau llawdriniaeth. Serch hynny fe allai trefn glinigol ddigwydd mewn amrywiaeth o wahanol fannau.

manylebau gwasanaeth: manylion am y gwasanaeth iechyd neu ofal cymdeithasol a ddarperir i *gleient*, *claf* neu *ddefnyddiwr gwasanaeth*.

Marc Siarter: yn dynodi gwasanaeth o safon neu ragoriaeth mewn cyrff yn y sector gyhoeddus. Mae'r marc siarter yn cael ei roi i gyrff sydd wedi cael eu hasesu mewn perthynas â'r gwasanaethau y maent yn eu cynnig. Bydd barn defnyddwyr y gwasanaeth yn cael ei hystyried yn ystod y broses hon. Mae'r marc siarter yn nod cydnabyddedig o lwyddiant i gyrraedd safonau uchel.

marw: y broses y bydd rhywun yn mynd drwyddi pan fydd holl systemau'r corff yn dechrau arafu wrth agosáu at *farwolaeth*.

marw-anedig: *genedigaeth* baban nad yw'n dangos unrhyw arwydd o fywyd, os ydyw yn digwydd ar ôl 24 wythnos neu fwy yng *nghroth* y fam.

marwolaeth: systemau'r corff yn diffodd yn gyfangwbl. Mae'r nifer o farwolaethau bob blwyddyn yn cael ei fesur a'i gymharu yn lleol, yn genedlaethol ac ar draws y byd. Gelwir y rhain yn gyfraddau marwolaethau. Cofnodir y cyfraddau marwolaethau fel arfer mewn cyhoeddiad gan LEM 'Y Duedd Gymdeithasol', neu fe'u ceir gan Sefydliad Iechyd y Byd. Mae awdurdodau lleol yn cadw eu cofnodion cyfraddau marwolaethau eu hunain. Cyfraddau marwolaethau babanod yw'r nifer o fabanod o dan flwydd oed mewn blwyddyn benodol fel cyfran o'r nifer o fabanod a aned y flwyddyn honno x 1000. Cyhoeddir tystysgrif marwolaeth ar ôl marw, yn dilyn archwiliad meddygol o'r corff.

marwolaeth yn y crud: gweler *syndrom marwolaeth sydyn baban*.

marwolaethau babanod: y mesur o farwolaethau babanod o dan flwydd oed. Mae marwolaethau babanod yn cael eu mesur gan y nifer o fabanod sy'n marw o dan flwydd oed mewn un flwyddyn fesul pob 1,000 o fabanod yn y boblogaeth. Defnyddir y gyfradd marwolaethau babanod hon gan ystadegwyr i ddangos cyflwr iechyd plant mewn gwahanol wledydd.

mecanwaith anadlu: mae hwn yn cynnwys mewnanadliad (anadlu i mewn) ac allanadliad (anadlu allan). Fel arfer mae'r ddwy weithred yn awtomatig, yn cael eu rheoli gan nerfau yn y ganolfan resbiradaeth ym medwla'r *ymennydd*. Mae'r medwla yn arbennig o sensitif i newidiadau yn y cyddwysiad o *garbon deuocsid* yn y *gwaed*. Mae cynnydd bychan mewn carbon deuocsid yn achosi anadlu dyfnach, cyflymach. Mae mecanweithiau anadlu felly'n cynnwys:

- mewnanadliad neu dynnu anadl; y weithred o anadlu i mewn. Mae hyn yn galluogi i *ocsigen* gael ei gludo i bob rhan o'r corff drwy'r *ysgyfaint* a'r *galon*. Mae'r cyhyrau rhyngasennol rhwng yr asennau yn cyfangu, gan dynnu'r asennau at i mewn ac at i fyny gan ledaenu'r ceudod. Mae'r *llengig* yntau'n cyfangu a gwastadu, gan roi mwy o hyd i geudod y frest. Mae'r ehangu cyfan yn lleihau'r pwysedd aer yn yr ysgyfaint, ac mae aer yn rhuthro i mewn i'w lenwi (h.y. i hafalu'r pwysedd mewnol ac allanol)

- allanadlu neu wagio anadl; y weithred o anadlu allan, sy'n galluogi i garbon deuocsid gael ei ymgarthu o'r corff drwy'r galon a'r ysgyfaint. Mae'r cyhyrau rhyngasennol a'r llengig yn ymlacio, ac mae aer yn cael ei orfodi allan o'r ysgyfaint wrth i geudod y frest leihau.

(Gweler *system resbiradaeth*, *cyfnewid nwyon*.)

mecanweithiau amddiffyn: strategaethau anymwybodol sy'n gwarchod y meddwl ymwybodol rhag pryder. Yn ôl theorïau Freud, mae mecanweithiau amddiffyn yn galw ar ystumio realiti mewn rhyw ffordd fel gallwn ddod i ben â sefyllfa'n well. Mae mecanweithiau gwahanol gan gynnwys dadleoliad, tafluniad, uniaethu ac ataliad (Gweler hefyd *Freud, Sigmund*.)

Mecanwaith amddiffyn	Ymddygiad
Uniaethu	Mae rhywun yn anymwybodol yn dynwared ymddygiad neu ddull o fyw rhywun arall y mae fe/hi yn eiddigeddus ohono.
Ataliad	Gall rhywun atal teimlad negyddol o'u hymwybod os bydd yn achosi pryder a byddant yn dewis anwybyddu'r sefyllfa. Efallai y byddant yn anghofio mynd am brawf ceg y groth am nad ydynt eisiau meddwl am oblygiadau'r canlyniadau os na fyddant yn negyddol.
Tafluniad	Mae rhywun yn rhoi'r bai ar bawb arall, y lle maent yn gweithio neu'r system reoli. Mae hyn yn ffordd o guddio'u diffygion eu hunain.
Adleoliad	Pan fydd rhywun yn ddig neu'n rhwystredig oherwydd sefyllfa byddant yn aml yn dial ar rywun arall am hynny. Mae'r teimladau yn cael eu dadleoli i sefyllfa amhriodol.

Medic Alert: elusen gofrestredig. Mae Medic Alert yn darparu emblemau adnabyddiaeth ar ffurf breichledau a neclisau i bobl gyda chyflwr meddygol cudd, e.e. *diabetes*, *asthma*, *epilepsi* a chyflyrau ar y *galon*. Ysgythrir ar yr emblemau hyn rif adnabyddiaeth personol, cyflwr meddygol a/neu'r feddyginiaeth a roddir, a hefyd rif gwasanaeth argyfwng 24 awr. Sut mae Medic Alert yn gweithio?

Ysgythrir y symbol gyda chyflwr meddygol y person,
rhif adnabyddiaeth personol a rhif argyfwng 24 awr Medic Alert.

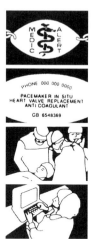

Pan fydd angen, mae meddygon neu bobl broffesiynol iechyd eraill yn gallu cael gwybodaeth hanfodol ar ei hunion drwy alwad ffôn, rywle yn y byd.

Mae'r cofnodion meddygol hanfodol yn cynorthwyo personél i gynnig diagnosis iawn a gallai arbed bywyd.

Mae aelodaeth Medic Alert hefyd yn darparu i'w aelodau gofnodion wedi eu diweddaru pryd bynnag y byddant yn rhoi gwybod i'r elusen am newidiadau sydd i'w gwneud ar eu ffeiliau cyfrifiadurol.

meddyg: gweithiwr iechyd proffesiynol sy'n cael cymhwyster mewn ysgol feddygol a gydnabyddir gan y Cyngor Meddygol Cyffredinol.

Mae meddygon:

- yn canfod ac yn gwneud diagnosis ynghylch *clefydau*, *anhwylderau* a *chamweithrediadau* yn y corff dynol
- yn trin clefydau, anhwylderau a chamweithrediadau ac yn monitro adferiad
- yn atal clefydau, anhwylderau a chamweithrediadau drwy hybu iechyd, *datblygiad plant*, a rhaglenni imiwneiddio.

Pan fydd yn gymwysedig, mae gan feddyg nifer o ddewisiadau. Fe all ef neu hi benderfynu:

- gweithio mewn *ysbyty* GIG mewn meysydd arbenigol megis meddygaeth, llawfeddygaeth, patholeg neu seiciatreg
- gweithio yn y sector breifat, h.y. ysbyty preifat, sefydliadau gwirfoddol
- cwblhau hyfforddiant pellach i fynd yn *feddyg teulu*.

I ymgymhwyso fel meddyg, bydd unigolyn yn cwblhau hyfforddiant clinigol sy'n ei alluogi i gofrestru gyda'r Cyngor Meddygaeth Cyffredinol; mae hyfforddiant yn cymryd pum neu chwe blynedd.

meddyg teulu (GP): meddyg sydd yn gymwysedig ac wedi cofrestru i weithio mewn meddygfa neu ganolfan iechyd sy'n perthyn i'r *awdurdod iechyd*. Mae meddygon teulu yn cymryd rhan yn y newidiadau sy'n digwydd yn y GIG. Byddant yn chwarae rhan weithredol mewn grwpiau gofal sylfaenol a *phwyllgorau meddygol lleol*.

meddygaeth amgen: mae'n cynnwys ffurfiau ar therapi neu driniaeth sy'n cael eu rhoi yn lle'r driniaeth safonol; mae *osteopatheg* yn enghraifft. (Gweler *meddygaeth gyflenwol*.)

meddygaeth glinigol: astudio *clefydau* drwy ddiagnosis a thriniaeth drwy gyfrwng cysylltiad uniongyrchol â'r cleifion/unigolion sy'n dioddef gan y clefyd hwnnw. Mae hyn yn wahanol i ddiagnosis o glefyd drwy astudio celloedd y corff neu'r *gwaed*. Mae cysylltiad uniongyrchol â'r claf yn rhan bwysig o'r gangen hon o feddygaeth.

A B C Ch D Dd E F Ff G Ng H I L Ll **M** N O P Ph R Rh S T Th U W Y

meddygaeth gyflenwol: triniaethau neu therapïau sy'n gweithio ar y cyd â gofal meddygol confensiynol. Efallai y dewisir technegau priodol sy'n ymwneud ag anghenion corfforol, meddyliol, ysbrydol ac emosiynol y claf. Mae meddygaeth gyflenwol yn ychwanegu dimensiwn arall at iacháu a thrin *clefydau* (gweler *gofal cyfannol*). Drwy ddefnyddio meddygaeth gyflenwol mae unigolion yn cydnabod bod ganddynt hwy ran hollbwysig i'w chwarae yn eu triniaeth. Mae gwahanol fathau o feddygaeth gyflenwol megis:

- therapïau y dwyrain – *aciwbigo*, *aciwbwysedd*
- tylino'r corff a chyffyrddiad – tylino'r corff, *aromatherapi*, *adweitheg*
- symudedd ac ymddaliad – *ceiropracteg*, *osteopatheg*
- iacháu naturiol – *homeopathi*
- maeth a diet – therapïau *diet*, iachâd naturiol.

(Am wybodaeth bellach cysylltwch â: Institute for Complementary and Natural Medicine, Can-Mezzanine, 32-36 Loman Street, Llundain SE1 0EH.)

meinwe: grŵp o gelloedd sy'n cyflawni tasg benodol, e.e. meinwe gyhyrol, meinwe nerfol, meinwe gyswllt. Mae gan feinweoedd amryw o swyddogaethau:

- maent yn rhwystr rhag *haint*
- maent yn galluogi dyddodi defnyddiau eraill yn eu matrics er mwyn cyflawni swyddogaethau penodol (yn ffurfiad yr *asgwrn*, dyddodir calsiwm rhwng celloedd yr asgwrn er mwyn ei wneud yn gryf)
- amddiffyniad
- cefnogaeth
- maent yn ymateb i ysgogiad
- maent yn gwneud symudiad yn bosibl
- maent yn cynyddu arwynebedd gan ei gwneud hi'n bosibl i dryllediad ddigwydd
- maent yn caniatáu tryllediad *maetholion*, nwyon, *hormonau* a sylweddau eraill i fynd drwy eu muriau i feinweoedd eraill a rhannau gwahanol y corff.

Dyma enghreifftiau o'r mathau gwahanol o feinweoedd:

- epithelaidd – sy'n gorchuddio neu'n ffurfio leinin mewn rhannau gwahanol o'r corff; meinweoedd chwarennol sy'n leinio'r lleoedd gwag mewn chwarennau ac yn secretu sylweddau i'r lleoedd gwag hyn
- nerfol – sy'n cysylltu â'i gilydd ac yn ffurfio rhwydwaith sy'n galluogi i negeseuon neu ysgogiadau nerfau gael eu hanfon i bob rhan o'r corff
- cysylltiol – wedi eu gwneud o gelloedd a ffibrau gwahanol sy'n cynnal a dal meinweoedd ac organau eraill gyda'i gilydd, e.e. meinwe gartilag sy'n cynnal yr esgyrn.
- cyhyrau.

meinwe bloneg: wedi ei gwneud o gelloedd yn cynnwys braster sy'n grwpio gyda'i gilydd i ffurfio haen amddiffynnol o dan y croen. Mae haenau ychwanegol o fraster o amgylch organau'r corff i roi amddiffyn ac insiwleiddio.

meinwe cyhyr cardiaidd: meinwe cyhyr nad yw i'w chael ond ym muriau'r galon. Mae wedi ei gwneud o lawer o ffibrau canghennog sy'n cynnwys cnewyll a rhychiadau. Mae'r cyhyr cardiaidd yn cyfangu ac yn ymlacio gan achosi i'r galon guro a phwmpio gwaed o amgylch y corff. Mae'n gweithio dan reolaeth anwirfoddol ac mae'n cynhyrchu ei ysgogiadau trydanol ei hun. Mae'r ysgogiadau nerfol hyn yn cynyddu neu leihau curiad y galon.

meinwe cyhyrau: math o *feinwe* sy'n gyfangol. Mae tri math gwahanol o feinwe cyhyrau.

Cyhyr rhesog – meinwe cyhyrau rheoledig sy'n ffurfio cyhyrau ysgerbydol. Mae wedi ei gwneud o gelloedd hir a elwir yn ffibrau cyhyrau sydd wedi eu grwpio gyda'i gilydd mewn bwndeli a elwir yn 'fasiculi'. Mae pob ffibr yn rhesog ac wedi ei wneud o nifer o silindrau llai, a elwir yn ffibrolion neu fyoffibrolion. Mae ffibrolion yn cyfangu pan fydd ffibr yn cael ei ysgogi gan nerf.

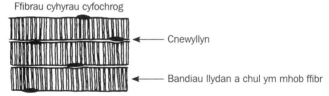

Toriad o gyhyr rhesog yn dangos actomyosin yn cylchu o fewn y ffibr

Ffibrau cyhyrau cyfochrog

Cnewyllyn

Bandiau llydan a chul ym mhob ffibr

Cyhyr cardiaidd – meinwe cyhyrau anrheoledig, sy'n ffurfio'r cyhyr cardiaidd a geir yn y galon. Mae'n fath arbennig o gyhyr rhesog. Mae ei gyfangiadau rhythmig cyson yn cael eu peri gan ysgogiad o fannau arbennig o'r feinwe ei hun, sy'n cynhyrchu eu hysgogiadau trydanol eu hunain.

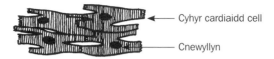

Golwg ar arwyneb cyhyr cardiaidd

Cyhyr cardiaidd cell

Cnewyllyn

Cyhyr anrhesog neu berfeddol – meinwe cyhyrau anrheoledig sy'n ffurfio'r cyhyrau perfeddol sy'n cynnal organau'r corff. Mae wedi ei gwneud o gelloedd siâp gwerthyd, sy'n fyrrach o lawer na ffibrau cymhlyg cyhyr rhesog.

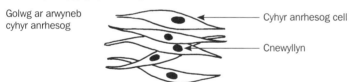

Golwg ar arwyneb cyhyr anrhesog

Cyhyr anrhesog cell

Cnewyllyn

meinwe gyswllt: *meinwe* sy'n cysylltu meinweoedd ac *organau*, yn diogelu ac yn cynnal organau ac yn caniatáu symudiad rhwng y gwahanol organau. Mae meinwe gyswllt yn cynnwys celloedd sy'n cael eu cynnal mewn sylwedd hylifol neu led hylifol o'r enw matrics a gynhyrchir gan gelloedd meinweol. Mae tri math gwahanol o feinwe gyswllt:

- Meinwe gyswllt areolaidd – fe'i ceir dros y corff i gyd: o dan y croen, yn cysylltu organau â'i gilydd ac yn llenwi'r gofod rhwng organau. Matrics tryloyw lled hylifol sy'n cynnwys ffibrau a chelloedd yw'r feinwe hon. Ceir dau fath o ffibr: ffibrau colagen gwyn sydd heb fod yn ganghennog ac sy'n hyblyg ac yn gryf ac nad ydynt yn ymestyn ac a geir mewn bwndeli a rhwydwaith rydd o ffibrau melyn elastin sy'n ymestyn. Mae'r celloedd yn cynnwys y ffibroblastau sy'n cynhyrchu ffibrau, mastgelloedd sy'n secretu cyffur gwrthgeulo, celloedd llawn braster a histiosytau ffagocytig sy'n bwysig o ran amddiffyn y corff rhag clefydau.

- Meinwe gyswllt ffibrog – Mae dau fath o feinwe ffibrog. Ffibrau colagen gwyn wedi eu pacio'n dynn yw meinwe ffibrog wen. Mae'r bwndeli o ffibrau gwyn wedi eu clymu at ei gilydd gan feinwe areolaidd. Ceir meinwe o'r fath lle bo gofyn am gryfder gyda hyblygrwydd cyfyngedig (e.e. tendonau sy'n cysylltu cyhyrau gydag esgyrn). Ffibrau elastig melyn yn bennaf yw meinwe elastig felen. Fe'i ceir lle bo gofyn am gryfder gyda llawer o elastigedd (e.e. *gewynnau*, sy'n cysylltu esgyrn). Gwelir y feinwe hon hefyd yn waliau'r *rhydwelïau* ac yn y bronciolynnau.

- Meinwe bloneg – meinwe areolaidd gyda matrics o gelloedd llawn braster wedi eu pacio'n dynn. Mae'n bwysig ar gyfer storio. Fe'i ceir yn isgroen y croen lle y mae'n atal gwres rhag cael ei golli, uwchlaw'r arennau ac o gwmpas y galon mewn pobl hŷn.

- Meinwe *gartilag* ysgerbydol – meinwe sy'n cynnwys celloedd cartilag a elwir yn grondroblastau. Ceir cartilag ym mhennau esgyrn, yn yr asgwrn cefn ac yn waliau'r corn gwddf. Mae matrics meinwe ysgerbydol yn fwy solet.

- Asgwrn – meinwe sy'n cynnwys celloedd wedi eu cynnal mewn matrics solet sy'n cynnwys calsiwm, ffosffad, a mwynau carbonad a *fflworid*.

meinwe nerfol: yn cynnwys *celloedd* sy'n dargludo negeseuon neu ysgogiadau i'r *ymennydd* a rhannau eraill o'r corff ac oddi yno. Mae'r nerfgelloedd hefyd yn cael eu galw'n niwronau.

meinweoedd epithelial: grwpiau o *gelloedd* arbenigol sy'n ffurfio haenau sy'n gorchuddio neu yn leinio arwyneb organau. Ceir gwahanol fathau o feinwe epithelaidd.

Meinweoedd epithelial

1 Epitheliwm ciliedig –
  ceir yn y pibellau trwynol

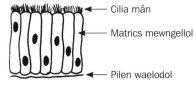

Cilia mân

Matrics mewngellol

Pilen waelodol

2 Epitheliwm haenedig

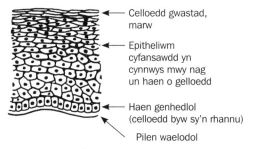

Celloedd gwastad, marw

Epitheliwm cyfansawdd yn cynnwys mwy nag un haen o gelloedd

Haen genhedlol (celloedd byw sy'n rhannu)

Pilen waelodol

3 Epitheliwm colofnog –
  a geir yn leinin y stumog

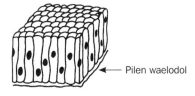

Pilen waelodol

4 Epitheliwm ciwboid –
  sy'n ffurfio dwythell chwarren

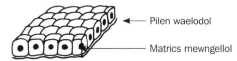

Pilen waelodol

Matrics mewngellol

5 Epitheliwm chwarennol

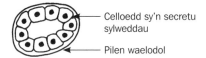

Celloedd sy'n secretu sylweddau

Pilen waelodol

6 Epitheliwm cennog

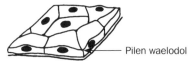

Pilen waelodol

meiosis: rhaniad *cell* sy'n digwydd yn yr *organau* rhyw i gynhyrchu'r gametau. Mae'r gametau a gynhyrchir yn cynnwys hanner nifer y *cromosomau* sy'n bresennol yn y rhiant gell. Mae pob gamet felly'n cynnwys 23 cromosom yn hytrach na'r 23 pâr o gromosomau, fel sydd mewn celloedd eraill.

Gweler y diagram ar dudalen 195.

meithrinfeydd dydd: maent yn cynnig gofal dydd amser llawn neu ran amser i blant hyd at bum mlwydd oed. Dim ond ychydig o feithrinfeydd sy'n cymryd plant o dan chwe mis oed.

Staffir meithrinfeydd dydd gan nyrsys meithrin, a bydd gan rai ohonynt gymwysterau gwaith cymdeithasol ychwanegol. Mae'n rhaid i feithrinfeydd dydd preifat a rhai'r cyngor gydymffurfio â safonau cenedlaethol a rhai'r awdurdodau lleol, a bod wedi cofrestru a chael eu harchwilio gan yr adran gwasanaethau cymdeithasol bob blwyddyn.

meithriniad gwaed: dull o brofi am ficro-organebau yn y *gwaed*. Cymerir sampl gan unigolyn a phrofir ef i gael tystiolaeth am facteria. Archwilir y sampl hefyd o dan ficrosgop. Cymerir meithriniadau gwaed os oes amheuaeth fod yna wenwyn gwaed neu septisemia (haint ar y gwaed).

Mencap: elusen gofrestredig a chorff gwirfoddol sy'n cefnogi cleientiaid gyda *salwch meddwl* ac anhwylderau meddwl. Mae'n cynnig gwasanaethau amrywiol fel gofal dydd, gofal seibiant a gofal preswyl yn ogystal ag ymgyrchu am hawliau'r sâl eu meddwl.

(Am fwy o wybodaeth cysylltwch â Mencap Cymru, 31 Cilgant Lambourne, Parc Busnes Caerdydd, Llanisien, Caerdydd CF14 5GF.)

mêr yr asgwrn: sylwedd sy'n llenwi'r ceudod mewn rhai esgyrn. Mae dau fath o fêr yr esgyrn:

- mêr asgwrn coch – lle mae'r holl gelloedd gwaed coch a rhai celloedd gwaed gwyn yn cael eu gwneud

- mêr asgwrn melyn – sy'n storio braster.

Meiosis

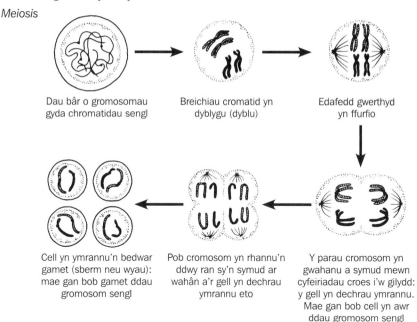

| Dau bâr o gromosomau gyda chromatidau sengl | Breichiau cromatid yn dyblygu (dyblu) | Edafedd gwerthyd yn ffurfio |

| Cell yn ymrannu'n bedwar gamet (sberm neu wyau): mae gan bob gamet ddau gromosom sengl | Pob cromosom yn rhannu'n ddwy ran sy'n symud ar wahân a'r gell yn dechrau ymrannu eto | Y parau cromosom yn gwahanu a symud mewn cyfeiriadau croes i'w gilydd: y gell yn dechrau ymrannu. Mae gan bob cell yn awr ddau gromosom sengl |

Mesur Analluogrwydd Meddwl 1995: cynigion a wnaed gan Gomisiwn y Gyfraith i ddiwygio'r gyfraith parthed cleientiaid 'heb alluogrwydd'. Dyma unigolion sydd:

- yn analluog oherwydd anabledd meddyliol i wneud penderfyniadau ar faterion perthnasol

- yn analluog i gyfleu penderfyniad yn y mater hwnnw am eu bod yn anymwybodol neu am unrhyw reswm arall.

(LIEM 1995)

methadon: opiad synthetig gwneuthuredig sy'n gweithredu am lawer hwy na *heroin*. Mae'n gaethiwus ac mae'n cael ei ddefnyddio mewn clinigau fel presgripsiwn i bobl sy'n cael eu tynnu oddi ar fod yn gaeth i heroin. (Gweler *cyffuriau*.)

mewnanadlydd: dyfais a ddefnyddir i roi *cyffuriau* yn y *corff*. Defnyddir mewnanadlwyr yn fwyaf cyffredin wrth drin afiechydon yr ysgyfaint. Mae'r claf yn anadlu nwy neu anwedd i mewn. Mae'r mewnanadlydd wedi'i gynllunio i roi'r dos cywir. Mae mewnanadlydd yn cael ei ddefnyddio yn anad dim wrth drin *asthma*.

mewnblygrwydd: agwedd ar y bersonoliaeth. Mae iddo nifer o wahanol nodweddion megis bod yr unigolyn yn oddefol, yn dawel ac yn anghymdeithasol. Yn *rhestr bersonoliaeth Eysenck*, mae pobl fewnblyg yn ceisio osgoi ysgogiadau. Gellir disgrifio person mewnblyg fel rhywun sydd â diddordeb ynddynt hwy eu hunain yn hytrach na'r byd y tu allan. Maent yn tueddu i fod yn hunanymwybodol ac y maent yn ei chael hi'n anodd gwneud ffrindiau. (Gweler *allblygedd*.)

microbioleg: gwyddor micro-organebau a'r astudiaeth arnynt. Mewn meddygaeth mae hi wedi ei chyfeirio'n bennaf at arwahanu ac adnabod organebau sy'n achosi *clefyd*.

micrograff: ffotograff o sampl o *feinwe* wedi ei gymryd drwy *ficrosgop golau*. Os defnyddir *microsgop electron* gelwir y ffotograff yn ficrograff electron.

micro-organebau: yr organebau hynny sy'n rhy fân i'w gweld â'r llygad dynol ond y gellir eu hadnabod o dan ficrosgop, er enghraifft, *bacteria* a rhai algâu.

microsgop: offeryn a ddefnyddir i archwilio celloedd a sbesimenau. Mae archwiliad microsgopig yn rhan hanfodol o ganfod clefydau. Ceir gwahanol fathau o ficrosgop.

microsgop electron: mae hwn yn defnyddio pelydr electronau yn hytrach na phelydr golau.

Microsgop electron

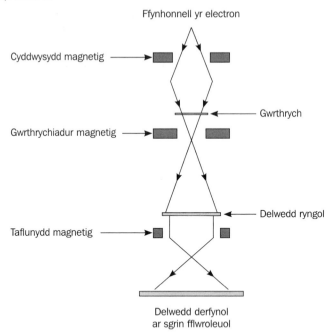

Delwedd derfynol
ar sgrin fflwroleuol

Gan fod gan electronau donfedd sy'n llawer byrrach na thonfedd golau mae gan ficrosgopau electron allu cydrannu llawer uwch na'r microsgop golau gorau. Ond, er mwyn atal y pelydryn electronau rhag cael ei allwyro gan foleciwlau aer, mae'n rhaid cadw'r microsgop dan wactod sy'n golygu mai sbesimenau marw yn unig y gellir arsyllu arnynt. Mae microsgop electron yn gweithio yn y ffordd ganlynol. Mae'n defnyddio electromagnedau i ffocysu pelydr electronau. Ni ellir canfod y rhain gyda'r llygad, felly cânt eu taflunio ar sgrin fflwroleuol. Gall adrannau o'r sbesimen wedyn amsugno electronau ac y mae'r rhain yn ymddangos fel adrannau du ar y ddelwedd. Os yw'r electronau yn pasio drwy'r sbesimen, mae'r adrannau hyn yn edrych yn llachar ar y ddelwedd. Gellir defnyddio'r broses i roi delwedd tri dimensiwn yn ogystal.

Yn y miscrosgop electron sy'n sganio mae sbesimenau solid yn cael eu peledu gan baladr o electronau. Mae hyn yn peri i electronau eilaidd gael eu hallyrru oddi ar arwyneb y sbesimen. Gellir gweld manylion arwyneb y sbesimen yn glir.

microsgop golau: sy'n gweithio yn y ffordd hon. Mae drych yn adlewyrchu golau drwy'r sbesimen, lens y gwrthrychiadur, lens y faril a'r sylladur, ac i mewn i'r llygad. Yn y math hwn o ficrosgop cyfansawdd, mae chwyddhad yn digwydd ddwywaith, wrth lens y gwrthrychiadur ac wrth y sylladur. Ond nid gallu microsgop i chwyddo yw ei nodwedd bwysicaf, serch hynny. Mae'r manylder a welir, neu'r gallu i gydrannu, yn fwy perthnasol wrth edrych ar sbesimen. Os oes gan ficrosgop gydraniad uchel mae'n caniatáu i ddau bwynt sydd yn agos at ei gilydd gael eu gweld fel dau bwynt ar wahân, lle y mae'n bosibl na fyddai microsgop â chydraniad is yn gallu gwahaniaethu rhwng y ddau bwynt a byddent yn ymddangos fel un pwynt yn unig. Mae gallu cydrannu microsgop mewn cyfrannedd gwrthdro â'r donfedd golau a ddefnyddir. Oherwydd bod tonfedd golau wedi'i chyfyngu i'r sbectrwm gweladwy, mae gallu cydrannu microsgop golau yn gyfyngedig. Nid yw fyth yn gallu gwahaniaethu rhwng pwyntiau sydd yn agosach at ei gilydd na 0.3 μm.

Microsgop golau

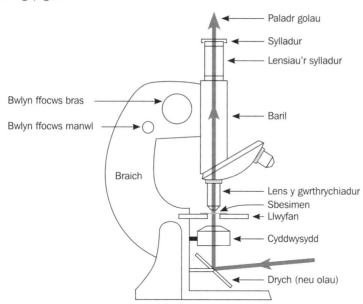

MIND: *elusen* gofrestredig a chorff gwirfoddol sy'n cefnogi anghenion pobl ag afiechyd meddwl. Mae hefyd yn ymgyrchu dros eu hawliau, e.e. ar faterion megis gofalu am bobl ag afiechyd meddwl yn y gymuned.

(Am wybodaeth bellach cysylltwch â MIND Cymru, 3ydd Llawr, Tŷ Quebec, Pont y Castell, Heol y Bontfaen, Caerdydd CF11 9AB.)

mislif: dyma'r broses yng nghorff merch sy'n arwain at redlif o *waed* bob pedair wythnos. Mae'n digwydd mewn merched sydd mewn oedran cael plant. Gall y cyfnod y mae'r gwaed yn rhedlifo amrywio o dridiau i saith diwrnod. Mae'r mislif yn dechrau tuag adeg *glasoed*. Bydd merched ifanc yn eu blynyddoedd uwch mewn ysgol iau yn cael eu hannog i ddysgu am y mislif. Bydd *hylendid* personol ar 'adegau'r mis' yn cael ei drafod. Mae'r mislif yn gyfres o newidiadau sy'n ffurfio'r gylchred fislifol. Rheolir y gylchred gan hormonau a secretir gan yr *hypothalamws*, yr ofarïau a'r *chwarren bitwidol*. Mae'r hormonau hyn yn achosi newidiadau yn leinin yr *wterws* neu'r endometriwm. Ar ôl yr ofwliad mae'r ffoligl gwag yn mynd drwy newidiadau ac yn troi'n gorpws lwtewm. Os na chaiff yr wy ei ffrwythloni mae'r corpws lwtewm yn aros, yn yr ofari, am tua 14 diwrnod ac yna'n dirywio. Mae'r wy anffrwythlonedig yn chwalu ac mae'r wal sydd wedi tewychu yn yr wterws yn ymddatod. Cael gwared ar y feinwe hon ynghyd â'r colli gwaed sy'n gwneud y mislif. Os ceir *ffrwythloniad* bydd y leinin yn araf ddatblygu haen fewnol newydd sy'n gyfoethog mewn llestri gwaed. Mae pob cylchred fislifol yn parhau tua 28 diwrnod ac yn digwydd yn barhaus o *lasoed* at *ddiwedd y mislif* (fel arfer rhwng 45 a 55 oed), pan ddaw'r cynhyrchu ofiwm i ben. Mae digwyddiadau'r gylchred fislifol yn gweithio ar y cyd â'r gylchred ofaraidd, pan fydd aeddfediad rheolaidd ofiwm yn y ffoliglau Graaf yn cael ei ddilyn gan ofwleiddiad h.y. rhyddhau'r ofiwm i diwb Fallopio.

Y gylchred fislifol

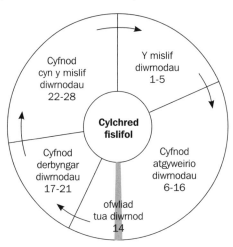

mitocondria: cyrff sfferig neu silindrog o fewn cytoplasm y *gell*, lleoliad resbiradaeth fewnol.

mitosis: cellraniad sy'n digwydd pan gynhyrchir *celloedd* newydd ar gyfer twf neu i gymryd lle celloedd sydd wedi'u treulio, rhai aeddfed, neu gelloedd sydd wedi'u difrodi. Mae'r celloedd a gynhyrchir drwy fitosis yn cynnwys yr un nifer (46 mewn bodau dynol) o *gromosomau* â'r rhiant-gell ac y maent yn union yr un fath â hwy yn enetig.

Gweler y diagram ar dudalen 199.

MMR: brechlyn triphlyg sy'n cael ei roi i amddiffyn plentyn rhag y frech goch, clwy'r pennau/y dwymyn doben a rwbela (y frech Almaenig). (Gweler *imiwneiddio*)

Moderneiddio'r Gwasanaethau Cymdeithasol 1998: Papur Gwyn y llywodraeth a gyflwynwyd gan yr Ysgrifennydd Gwladol dros Iechyd yn Rhagfyr 1998. Roedd rhai o'r cynigion a amlinellwyd yn cynnwys:

- rheolaeth gadarnach ar ofal drwy sefydlu rhwydwaith o arolygiaethau rhanbarthol, annibynnol. Fe fyddai'r rhain yn cymryd drosodd swyddogaethau rheoli presennol yr awdurdodau lleol a'r awdurdodau iechyd. Byddent hefyd yn cwmpasu'r asiantaethau gofal anrheoledig, gan sefydlu maes chwarae gwastad ar draws y sectorau cyhoeddus a phreifat (Comisiwn Safonau Gofal Cenedlaethol)

- sefydlu swyddogion hawliau plant i fod yn amddiffyniad rhag cam-drin plant a phobl ifanc mewn gofal

- sefydlu'r *Cyngor Gofal Cymdeithasol Cyffredinol*

- caniatáu i bobl hŷn na 65 ddod yn gymwys i gael cyllid gofal wedi'i dalu'n uniongyrchol, ac i benderfynu drostynt hwy eu hunain pa ofal i'w brynu.

Yn dilyn hyn, cyflwynwyd strategaeth ansawdd ar gyfer gofal cymdeithasol i sicrhau bod y gwasanaethau cymdeithasol yn darparu gofal o'r safon uchaf bosibl.

Mitosis

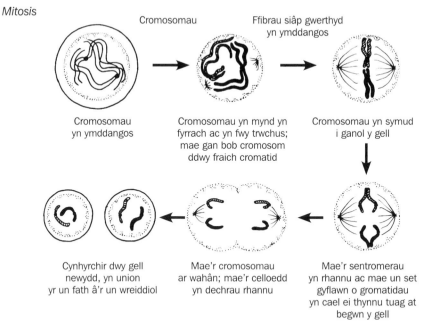

Cromosomau

Ffibrau siâp gwerthyd yn ymddangos

Cromosomau yn ymddangos

Cromosomau yn mynd yn fyrrach ac yn fwy trwchus; mae gan bob cromosom ddwy fraich cromatid

Cromosomau yn symud i ganol y gell

Cynhyrchir dwy gell newydd, yn union yr un fath â'r un wreiddiol

Mae'r cromosomau ar wahân; mae'r celloedd yn dechrau rhannu

Mae'r sentromerau yn rhannu ac mae un set gyflawn o gromatidau yn cael ei thynnu tuag at begwn y gell

moesau: egwyddorion sy'n sefydlu'r gwahaniaeth rhwng y da a'r drwg. Mae datblygiad moesol yn rhan o'r broses *gymdeithasoli* lle y bydd plentyn yn dysgu am dda a drwg a sut i ymddwyn yn wyneb hyn. O ganlyniad i ddatblygiad moesol mae unigolion yn meddu ar gydwybod, h.y. set fewnol o egwyddorion moesol y bydd pob unigolyn yn dysgu byw wrthynt.

moeseg: codau ymarfer moesol mewn perthynas â:

- ymddygiad (ymddygiad moesol) e.e. ymddygiad amhroffesiynol megis gwahaniaethu uniongyrchol
- materion cyfreithiol, crefyddol, cymdeithasol a phersonol (materion moesol) e.e. erthyliad
- dadleuon mewn cymdeithas ynghylch gwahanol godau ymarfer e.e. y pwnc o estyn bywyd mewn person ag afiechyd marwol yn erbyn ewthanasia.

(Gweler *sylfaen gwerthoedd gofal*.)

moleciwlau: ffurfir y rhain pan fydd atomau yn cael eu bondio at ei gilydd yn gemegol. Er enghraifft, cynrychiolir moleciwl o *ddŵr* fel H_2O am ei fod yn cynnwys un atom o *ocsigen* gyda dwy atom hydrogen wedi'u bondio ati.

monosacaridau: maent yn cynnwys un uned *siwgr* syml. Yn y system dreulio, mae pob *carbohydrad* yn cael ei dorri i lawr yn siwgrau syml. Mae'r enghreifftiau'n cynnwys:

- glwcos – a geir mewn mêl
- ffrwctos – a geir mewn ffrwythau melys
- galactos – sy'n ffurfio siwgr llaeth neu lactos.

morffin: cyffur sy'n dod o opiwm. Fe'i defnyddir yn gyffur lleddfu poen cryf, a roddir yn benodol i'r rhai sy'n dioddef poen difrifol. Fe'i rhoddir i gleifion â *chanser*, er enghraifft. Fe all fod yn gaethiwus ac felly mae wedi ei gofrestru o dan Ddeddf Camddefnydd Cyffuriau 1971.

Mudiadau merched: grwpiau wedi eu sefydlu gyda'r nod o gael gwared ar rywiaeth (*gwahaniaethu ar sail rhyw*) o gymdeithas. Maent yn gweithio yn ôl agenda hawliau merched a chyfleoedd cyfartal fel y'u hatgyfnerthir gan *Ddeddf Gwahaniaethu ar sail Rhyw 1975*.

mwynau: sylweddau anorganig y mae nifer ohonynt yn angenrheidiol ar gyfer *iechyd* cyffredinol.

Mwynau

Mwyn	Ffynhonnell	Swyddogaeth	Diffyg
Haearn	Afu neu Iau, wyau, siocled, cig	Yn ffurfio haemoglobin yng nghelloedd coch y gwaed sy'n cario ocsigen o gwmpas y corff	Anaemia, gwelwder, diffyg anadl, diffyg egni
Calsiwm	Llaeth, caws, menyn, bara, blawd	Adeiladu esgyrn a dannedd cryf. Helpu'r gwaed i geulo pan geir anafiadau. Helpu'r cyhyrau i weithio'n normal	Y llech (nid yw'r esgyrn yn caledu), ceudodau deintyddol, oedi yng ngheulo'r gwaed, cramp yn y cyhyrau
Ffosfforws	Llaeth, caws, pysgod, blawd ceirch	Helpu i adeiladu esgyrn a dannedd cryf, ei angen ar gyfer ffurfiant ensymau a holl feinweoedd y corff	
Ïodin	Bwyd môr, cyflenwad dŵr, llysiau, gellir ei ychwanegu at halen	Defnyddir gan y chwarren thyroid i wneud thyrocsin sy'n rheoli'r defnydd o fwyd yn y corff	Oedolion – y wen (chwarren thyroid wedi gordyfu). Babanod – yn achosi cretinedd (datblygiad araf)
Sodiwm clorid (halen)	Ychwanegir at fwyd, ciperi, cig moch	Ei angen i gynnal crynodiad cydbwysedd halen gwaed	Cramp yn y cyhyrau
Fflworid	Cyflenwad dŵr; gall fod yn bresennol yn naturiol neu wedi'i ychwanegu yn artiffisial	Cyfuno â chalsiwm mewn dannedd, gan wneud i'r enamel wrthsefyll pydredd yn well	Ceudodau deintyddol
Sinc	Cig a chynnyrch llaeth, llaeth y fron, llaeth â fformiwla ar gyfer babanod	Ei angen ar gyfer twf ac ar gyfer iacháu clwyfau. Helpu gweithgaredd ensymau	Ysgafn – twf gwael; iacháu gwael. Difrifol – brechau ar y croen, tarfu ar yr ymennydd, y coludd a'r system imiwnedd
Potasiwm	Grawnfwydydd, rhai ffrwythau	Ei angen ar gyfer twf a chyhyr cardiaidd iach	Gwendid cyhyrol, blinder

mynediad at wasanaethau: mae gan gleientiaid a defnyddwyr gwasanaeth hawl i gael triniaeth a therapi o dan y Gwasanaeth Iechyd Gwladol a'r gwasanaethau cymdeithasol. O dan Siarter y Claf 1992 mae gan gleifion yr hawl i:

* gael gofal iechyd ar sail eu hangen clinigol, ac nid ar sail eu gallu i dalu, eu dull byw nac unrhyw ffactor arall.

- gael eu cofrestru gyda meddyg teulu a chael newid eu meddyg teulu yn hawdd ac yn gyflym os ydynt am wneud hynny

- gael gafael ar driniaeth feddygol frys ar unrhyw adeg drwy eu meddyg teulu, y gwasanaeth ambiwlans ac adrannau damweiniau ac argyfyngau yr ysbytai

- gael eu cyfeirio at arbenigwr sy'n dderbyniol ganddynt, pan fydd eu meddyg teulu yn credu bod hynny'n angenrheidiol, a chael eu cyfeirio ar gyfer ail farn ar hyn os bydd y meddyg teulu a hwythau yn anghytuno ar hyn (gweler *cyfeirio at wasanaethau gofal iechyd, perfformiad y GIG*).

Gall cleifion ddisgwyl i'r GIG ei gwneud hi'n rhwydd i bawb ddefnyddio'r gwasanaethau sydd ganddo, gan gynnwys plant, yr henoed a'r rhai ag anableddau corfforol neu feddyliol. Er enghraifft, os oes angen mynd â phlentyn i'r ysbyty, mae gan y rhieni'r hawl i ddisgwyl y gofelir am y plentyn mewn ward plant o dan oruchwyliaeth arbenigwr o bediatrydd. Mewn achosion arbennig, pan fydd rhaid rhoi plentyn mewn ward heblaw ward plant, gall rhieni ddisgwyl i bediatrydd ymgynghorol penodol fod yn gyfrifol am gynghori ar ofal y plentyn. (Gweler hefyd *rhwystrau rhag cael mynediad at wasanaethau iechyd a gofal cymdeithasol, Adroddiad Platt, Comisiwn Archwilio*.)

mynediad at wybodaeth: yr hawl sydd gan gleientiaid, cleifion a defnyddwyr gwasanaeth i weld pob gwybodaeth sydd a wnelo hi â'u bywydau personol (gweler *Deddf Mynediad i Gofnodion Iechyd 1990, Deddf Mynediad i Gofnodion Meddygol 1988, Deddf Mynediad i Ffeiliau Personol 1987* a *Siarter y Claf*). Mae gan ddarparwyr iechyd a gofal cymdeithasol wahanol ddulliau o gadw gwybodaeth. Gall y rhain fod yn gofnodion ysgrifenedig a/neu ar gyfrifiadur. Er enghraifft, efallai y bydd y cofnodion sy'n cael eu cadw gan feddygon teulu unigol ar eu cleifion a'u hymweliadau mewn llawysgrifen. Fodd bynnag, byddai manylion personol a manylion am gyffuriau'r claf yn cael eu bwydo ar system gyfrifiadur. Gall fod gan rai asiantaethau derfyn amser ar y cyfnod y maent yn cadw cofnodion unigolyn. (gweler hefyd *GIG – technoleg gwybodaeth newydd, Deddf Rhyddid Gwybodaeth 2000*.)

mynediad gorfodol i ysbyty: dull gweithredu cyfreithiol o dan Ddeddf Iechyd Meddwl 1983 i roi rhywun mewn ysbyty. Gall y person fod yn dioddef gan *anhwylder iechyd meddwl* ac fe ellir eu cadw mewn ysbyty am hyd at 28 diwrnod er eu hiechyd a'u *diogelwch* hwy a/neu ddiogelwch eraill.

mynediad gwirfoddol: gweithdrefn pan fydd *claf* yn cytuno fod arno angen gofal a thriniaeth seicolegol. (Gweler *iechyd meddwl*.)

mynegai màs y corff: dyma ddull o gyfrifo faint ddylai rhywun bwyso. Cyfrifir ef drwy rannu'r pwysau mewn cilogramau gyda'r taldra mewn metrau sgwâr.

$$\text{Mynegai màs y corff (MMC)} = \frac{\text{pwysau (kg)}}{\text{taldra (m}^2)}$$

Yr MMC delfrydol yw 20-25.

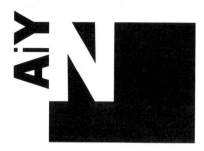

nam: niweidio neu golli gweithrediad corfforol. Gall hyn gynnwys unrhyw ran o'r corff. Er enghraifft mae nam ar y golwg yn cyfyngu ar y gallu i weld yn glir am ei fod yn effeithio ar y llygaid.

nam ar y clyw: gweler *byddardod neu nam ar y clyw*.

nam clybodol: gweler *byddardod neu nam ar y clyw*.

namau ar y golwg: anhwylderau, *camweithrediadau* neu *glefydau* sy'n effeithio ar y llygaid ac ar olwg unigolyn. (Gweler *SeeABILITY*.)

(Am fwy o wybodaeth cysylltwch â RNIB Cymru, Tŷ Trident, Heol East Moors, Caerdydd CF24 5TD.)

natur-magwraeth: dadl sy'n trafod y ffactorau sy'n dylanwadu ar y modd y mae plant yn tyfu ac yn datblygu, gan gymharu effaith amgylchedd y cartref (magwraeth) a nodweddion sydd wedi eu hetifeddu (natur). (Gweler *cymdeithasoli*.)

nawdd cymdeithasol: cymorth ariannol neu *fudd-daliadau* sy'n cael eu cyllido gan y wladwriaeth. Mae budd-daliadau yn cael eu rheoli gan yr Adran Gwaith a Phensiynau.

nerf clybodol: y nerf sy'n arwain o'r *glust* fewnol at yr ymennydd.

nerf wynebol: y seithfed nerf greuanol. Mae'n cyflenwi cyhyrau'r wyneb sy'n gyfrifol am edrychiad yr wyneb. Mae hefyd yn cludo synwyriadau nerfol o'r blasbwyntiau ar flaen y *tafod*, ac yn cyflenwi'r *chwarennau poer* isdafodol a'r chwarennau lacrymaidd (chwarennau sy'n secretu dagrau).

nerfau: bwndeli o ffibrau sy'n gyfrifol am gario negeseuon neu drosglwyddo ysgogiadau i'r *ymennydd* ac oddi yno drwy *fadruddyn y cefn* a'r system nerfol berifferol i bob rhan o'r corff. Mae 43 o barau o nerfau yn y *brif system nerfol*. Y rhain yw:

- 12 pâr o nerfau creuanol sy'n cysylltu'r ymennydd â phob rhan o'r corff
- 31 pâr o nerfau sbinol sy'n cysylltu rhannau'r corff â'r ymennydd.

Mae pob nerf yn cynnwys bwndeli o ffibrau sy'n amrywio o ran eu trwch a'u nifer. Un neu ddau ffibr a geir mewn rhai nerfau ac maent yn edafedd tenau tra bo eraill yn fwy trwchus gyda llawer mwy o ffibrau. Mae nerfau yn estyn allan yn barhaus ac felly'n treiddio i bob rhan o'r corff. Gall y ffibrau hyn fod yn rhai synhwyraidd neu'n rhai echddygol; y math o ffibr sy'n penderfynu'r weithred sy'n cael ei chychwyn.

nerfau synhwyraidd: y rhain sy'n gyfrifol am gludo'r ysgogiadau synhwyraidd i'r *brif system nerfol*. Ym madruddyn y cefn mae'r nerf synhwyraidd yn cysylltu â nerf echddygol sy'n trosglwyddo'r ysgogiad i *gyhyrau* amrywiol.

newid: gall profiadau a ddaw yn ystod gwahanol gyfnodau bywyd fod yn rhai y mae modd eu rhagweld, neu yn rhai nad oes modd eu rhagweld, yn negyddol neu yn gadarnhaol. Gall unigolyn reoli newid y mae modd ei ragweld. Er enghraifft, os yw pobl yn teimlo bod eu bywyd wedi mynd yn drefn feunyddiol ddigyfnewid a'u bod mewn rhigol, fe allai newid fod yn rhyddhad gan roi iddynt her a chynnwrf o'r newydd, er enghraifft, syrthio mewn cariad, newid swydd, cynllunio gwyliau dramor. Ond fe all newid nad oedd modd ei ragweld fod yn fater arall, er enghraifft, y digwyddiadau hynny sy'n 'dod o nunlle' (e.e. galwad ffôn annisgwyl yn rhoi'r newydd bod damwain ffordd yn golygu oedi cyn y bydd y ferch yn gallu dychwelyd adref o dramor). Gall sefyllfaoedd eraill gynnwys colli gwaith, salwch sydyn, neu berthynas hir dymor yn torri i lawr. Mae'n anorfod y bydd nifer o newidiadau yn digwydd yn ystod oes rhywun. Serch hynny, yr hyn sy'n bwysig i weithwyr iechyd a gofal cymdeithasol yw'r modd y bydd pobl yn *ymdopi* â'r newidiadau hyn.

Digwyddiadau y mae modd eu rhagweld	Digwyddiadau nad oes modd eu rhagweld
Rhoi genedigaeth	Erthyliad naturiol, genedigaeth farw-anedig
Dechrau yn yr ysgol	Marw plentyn/afiechyd marwol
Gadael yr ysgol	Dim cyfleoedd addysg oherwydd salwch yn y teulu neu broblemau teuluol
Addysg bellach/cael swydd	Diweithdra/colli gwaith
Partneriaeth/priodas	Ysgariad/gwahanu
Cartref parhaol	Bod yn ddigartref
Sicrwydd ariannol	Colli incwm yn sydyn

nod atrio-fentriglaidd: man fechan o gyhyr arbenigol ym mur y *galon* rhwng yr atria a'r *fentriglau*. Mae'r nod atrio-fentriglaidd yn cydlynu curiadau'r galon. Ar gychwyn pob curiad, mae ton o weithgaredd trydanol yn ymledu o'r nod sino-atriaidd neu'r rheoliadur calon dros furiau'r atria. Mae hyn yn achosi cyfangu'r atria. Mae ffibrau'r cyhyrau yn yr atria yn gwbl ar wahân i'r rhai yn y fentrigl, ar wahân i un ardal fechan, y nod atrio-fentriglaidd. Drwy'r nod hwn mae gweithgaredd trydanol yn gallu symud o'r atria i'r fentriglau. Yna mae oedi byr cyn bod y gweithgaredd trydanol yn ymledu at fôn y fentriglau. Mae'r oedi yn caniatáu i wagio'r atria gael ei gwblhau cyn bod y fentriglau yn dechrau cyfangu.

nodau diogelwch: labeli sy'n cael eu gosod ar offer sy'n botensial beryglus i rybuddio defnyddwyr o'r perygl. Dylai'r marciau diogelwch gael eu cynnwys ar gyfarwyddiadau'r gwneuthurwyr a dylent hwythau gynnwys rhybuddion. Y marciau diogelwch sy'n ymddangos yn fwyaf rheolaidd yw:

- Nod barcud y Safon Brydeinig – golyga'r symbol hwn fod y cynnyrch wedi ei archwilio ac yn cael ei ystyried yn ddiogel. Gellir gweld y marc barcud ar:
    - offer domestig
    - offer plant fel cadeiriau uchel, pramiau a chadeiriau gwthio
    - gwresogyddion olew
- nod gwrthsefyll tân – sy'n sicrhau bod yr offer a'r nwyddau a brynwyd yn gwrthsefyll tân ac yn cwrdd â'r rheoliadau priodol
- sêl gwasanaeth Nwy Prydain – sydd i'w chael ar bob darn o offer nwy sydd wedi eu profi am ddiogelwch
- nod diogelwch Bwrdd Cymeradwyaeth Electrotechnegol Prydain – sy'n sicrhau bod pob darn o nwyddau ac offer trydan yn cwrdd â rheoliadau diogelwch y llywodraeth.

Nod barcud

normau: patrymau *ymddygiad* y disgwylir i aelodau o grŵp neilltuol eu dilyn. Mae gan grwpiau gwahanol eu setiau eu hunain o normau y mae disgwyl i'r aelodau gydymffurfio â hwy. (Gweler *grŵp cyfoedion*.)

normau datblygiadol: y sgiliau a'r *ymddygiad* cyffredin neu nodweddiadol a allai fod yn bresennol mewn plentyn o oed arbennig. Y mae'r rhain yn cael eu penderfynu wrth astudio nifer fawr o blant o'r un oed.

nychdod cyhyrol: anhwylder sy'n effeithio ar y *cyhyrau* a'r cyflenwad nerfol i'r cyhyrau. Mae nifer o fathau gwahanol o'r cyflwr, gyda phob un yn gynyddol, yn etifeddol ac yn achosi gwendid cyhyrol.

Mae ymddatodiad cynyddol o ffibrau'r cyhyrau dros nifer o flynyddoedd yn arwain at ddinistrio meinwe cyhyrau. Yn ystod y cyfnod hwn mae'r ffibrau a ddifrodwyd yn ceisio atffurfio ond mae *meinwe* ffibrol a *braster* yn cymryd eu lle. Mae'r gwendid cyhyrol a'r colli swmp cyhyrol sy'n dod o ganlyniad yn ei gwneud hi'n anodd cerdded ac yn effeithio ar y defnydd o'r breichiau a'r coesau, gan gwtogi ar symudedd.

(Am wybodaeth bellach cysylltwch â'r Muscular Dystrophy Campaign, 61 Southwark Street, Llundain SE1 OHL.)

nyrs: rhywun proffesiynol wedi cymhwyso i ofalu am bobl mewn amrywiaeth o leoliadau. Mae nyrsio yn gofyn am hyfforddiant o dair blynedd. Hanner ffordd drwy'r hyfforddiant hwn, bydd nyrsys yn arbenigo yn un o'r pedair prif gangen, oedolion, *iechyd meddwl*, *anawsterau dysgu* a nyrsio plant. Gall y cymhwyster proffesiynol mewn nyrsio alluogi i rywun ddatblygu eu sgiliau yng nghyfeiriad gyrfaoedd eraill, fel *ymwelydd iechyd*, oncoleg neu ofalu am gleifion *canser*. Mae nyrsys bellach yn gallu ennill cymhwyster ar lefel Diploma neu Radd.

nyrs ardal/nyrs cymuned: nyrsys cymwysedig sy'n gweithio'n benodol gyda chleifion neu gleientiaid yn eu cartrefi, yn y gymuned y maent yn byw ynddi. Maent yn rhan o'r tîm *gofal iechyd* cychwynnol. Maent yn cydweithio'n agos gyda *meddygon teulu* a'u canolfan gwaith fel arfer yw *clinig* iechyd neu *ganolfan iechyd*.

nyrs benodol: nyrs, *bydwraig* neu nyrs cymuned sy'n gyfrifol am ofal claf. Pryd bynnag y bydd angen triniaeth neu ofal ar *gleient*, *claf* neu *ddefnyddiwr gwasanaeth* dylid dweud wrthynt enw'r nyrs, y gofalwr cymuned neu'r fydwraig gymwysedig sy'n gofalu amdanynt. (Gweler *siarterau*, *gweithiwr allweddol*.)

nyrs feithrin: rhywun proffesiynol wedi hyfforddi sy'n gweithio gyda phlant o fabanod newydd-anedig at blant hyd at wyth oed mewn amrywiaeth o leoliadau gofal plant. Mae gweinyddesau meithrin yn hyrwyddo datblygiad corfforol, emosiynol, cymdeithasol, deallusol, gwybyddol a diwylliannol plant. Maent yn gweithio mewn meithrinfeydd, ysgolion babanod neu ysgolion arbennig, ysbytai, cartrefi teuluoedd, fel cynrychiolwyr chwarae gwyliau a gweithwyr cynllun chwarae. Mae hyfforddiant gweinyddes feithrin yn cymryd dwy flynedd, gyda dyfarnu Diploma mewn Gweinyddiaeth Feithrin ar y diwedd. Gellir cwblhau cymwysterau eraill fel *Cymwysterau Galwedigaethol Cenedlaethol* dros gyfnod byrrach o amser. Gall gweinyddes feithrin gael ei galw yn weithiwr gofal plant ac addysg neu'n weithiwr blynyddoedd cynnar. (Gweler hefyd *mamaethod*, *twf a datblygiad dynol*.)

nyrs glinigol arbenigol: nyrs gymwysedig sydd wedi datblygu sgiliau a phrofiad o drin grŵp o gleifion sy'n dioddef gan gyflwr neu *glefyd* arbennig. Enghreifftiau yw nyrsys sy'n gweithio gyda chleifion *canser*, nyrsys sy'n gweithio gyda'r rhai sy'n dioddef gan *ddiabetes*, neu gan anafiadau i'r pen yn dilyn *damwain* car.

nyrs rheoli heintiau: nyrs gofrestredig sydd â'r cyfrifoldeb penodol o reoli haint mewn *ysbytai*. Mae ef/hi wedi eu hyfforddi yn arbennig a defnyddir eu gwybodaeth a'u sgiliau i helpu nyrsys eraill i weithredu polisi rheoli *haint* fel rhan o'u gwaith. Pan ddaw haint penodol i'r amlwg, naill ai mewn ward neu yn y theatr llawdriniaethau, mae'r nyrs rheoli haint yn ymchwilio i'r ffynhonnell. Yn y blynyddoedd diwethaf mae'r achosion o *Staffylococws awrëws gwrthfethisilin* (MRSA) wedi achosi pryder mawr; mae'n facteriwm ag ymwrthedd i wrthfiotigau arbennig. Dylai gofal nyrsio cleifion sydd wedi eu heintio gael ei fonitro'n ofalus. Mae'r nyrs rheoli haint yn adrodd yn ôl i'r *pwyllgor rheoli heintiau*.

nyrsys iechyd galwedigaethol: nyrsys cofrestredig sy'n gweithio gyda phobl yn eu man cyflogaeth. Maent yn hyrwyddo *iechyd meddwl* a chorfforol ac yn gwneud asesiad risg o ran unrhyw beryglon corfforol a all arwain at weithwyr yn cael *afiechydon* sy'n gysylltiedig â'r gwaith. Mae a wnelont yn aml â sgrinio iechyd, cadw cofnodion, monitro'r amgylchedd, rhwystro damweiniau, *addysg iechyd*, *adferiad* ac unrhyw driniaeth sy'n dilyn. Maent hefyd yn ymdrin â mân ddamweiniau.

nyrsys practis: nyrsys cymwysedig ym meddygfeydd *meddygon teulu*. Mae eu swyddogaeth yn cynnwys cefnogi:

- *pobl hŷn* gyda phroblemau iechyd cronig fel briwiau ar y coesau
- cleifion sydd angen rhaglenni brechiadau gwyliau
- *hyrwyddo iechyd*, e.e. clinigau asthma
- profion iechyd rheolaidd ac *imiwneiddio*
- clinigau dynion iach a merched iach.

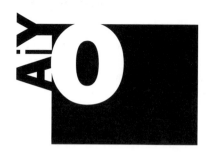

O Fudd-dâl i Waith: menter a sefydlwyd gan y Llywodraeth Lafur yn 1997 fel rhan o'i strategaeth yn erbyn tlodi. Roedd yn anelu at gynnwys 250,000 o bobl ifanc (16-25 oed) mewn 'bargen newydd i bobl ifanc' drwy eu hannog oddi ar fudd-dâl diweithdra drwy ddefnyddio pedwar opsiwn:

- cyflogaeth
- hyfforddiant
- gwaith gwirfoddol
- gwaith amgylcheddol.

Gallai cyflogwyr gael cynnig ad-daliad treth am bob un di-waith roeddynt yn rhoi lle iddynt. Roedd hyn yn cynnwys pobl sy'n ddi-waith yn y tymor hir, gan gynnwys grwpiau arbennig, rhieni sengl a throseddwyr.

ocsigen: nwy di-liw, diaroglau sy'n ffurfio 21 y cant o'r atmosffer. Mae'n hanfodol ar gyfer bywyd. Mae'n cynorthwyo gyda thaniad, yn hydoddi mewn *dŵr* i ffurfio hydoddiant niwtral ac mae'n gyfrwng ocsideiddio adweithiol dros ben (e.e. mae'n ocsideiddio haearn yn haearn ocsid). Mae ocsigen yn hanfodol i rai o'r prosesau cemegol yn y corff, ac anadlir ef i mewn drwy'r *ysgyfaint* a'i gymryd i rannau gwahanol o'r corff. Defnyddir ef mewn resbiradaeth gellog. (Gweler *mecanwaith anadlu*.)

ocsitosin: hormon a gynhyrchir yn llabed ôl *y chwarren bitwidol*. Mae'n achosi i'r *wterws* gyfangu adeg yr esgor. Ocsitosin sydd hefyd yn rheoli rhyddhau llaeth yn ystod y cyfnod sugno.

oedoliaeth: un o gamau bywyd. Mae'n digwydd pan fydd rhywun wedi datblygu ac aeddfedu'n llawn ac wedi cyrraedd yr oed cyfreithiol cyflawn, h.y. 18 mlwydd oed. Mae modd ei rannu yn gamau gwahanol:

- oedoliaeth gynnar (18-45 oed)
- oedoliaeth ganol (46-64 oed)
- oedoliaeth hwyr (65+ oed).

oedran: camau ar ddatblygiad ym mywyd bod dynol. Mae a wnelo hyn â nifer o brosesau a newidiadau sy'n digwydd yn y corff wrth iddo heneiddio. (Gweler hefyd *heneiddio*.)

oedran cydsynio: yr oedran y gall unigolyn roi eu caniatâd ar gyfer unrhyw weithgarwch, triniaeth neu therapi. Dyma ddwy enghraifft sy'n dod o dan y ddeddfwriaeth:

- 16 oed – oedran cydsynio ar gyfer cyfathrach rywiol
- 16 oed – oedran cydsynio ar gyfer cael triniaeth.

O dan *Deddf Plant 2004*, mae gan bobl ifanc yr hawl i gydsynio neu wrthod â chydsynio i driniaeth feddygol (e.e imiwneiddiadau) cyn belled ag y bernir bod y cyfryw bobl ifanc o oed neu allu i wneud eu dewis gwybodus eu hunain.

oedraniaeth (rhagfarn ar sail oed): dyma *wahaniaethu* yn erbyn unigolion neu eu trin yn annheg ar sail eu hoedran. Er enghraifft, pan mae rhywun yn cynnig am swydd efallai na chaiff ei ystyried yn addas i'r swydd honno am eu bod dros 50 oed. Gellir ystyried unrhyw iaith sy'n cael ei defnyddio i wahaniaethau yn erbyn pobl ar sail oed yn oedraniaeth, er enghraifft iaith sy'n portreadu pobl mewn oed fel pobl ddifywyd, sâl a dibynnol.

ofn: cyflwr emosiynol sy'n dod yn sgil teimlad bod perygl gerllaw. Mae ganddo nifer o nodweddion megis cynnydd yng nghyfradd curiad y *galon*, chwysu, newidiadau mewn *ymddygiad*, *ceg* sych, ac weithiau ddiffyg teimlad neu deimlo'n analluog i symud. Mae mecanweithiau ofn naturiol yn y corff sy'n cael eu hysgogi gan swyddogaethau 'ofn a ffoi' yr hormon *adrenalin*. Serch hynny, ceir sefyllfaoedd eraill a all achosi ofnau afresymol ac fe all y rhain fod yn gysylltiedig ag *anhwylderau*, *clefydau* a thrafferthion emosiynol, seicolegol, meddyliol a chorfforol. (Gweler hefyd *pryder*.)

ofwliad: rhyddhau wy neu ofwm o un o'r *ofarïau* sy'n digwydd tua bob 28 niwrnod. Mae'r wy yn cael ei symud ar hyd y tiwb Fallopio at yr *wterws* drwy symudiadau cyhyraidd a elwir *peristalsis*. Ar ben hyn mae gan leinin y tiwbiau Fallopio epitheliwm ciliedig, sy'n cynorthwyo gyda symudiad yr ofwm. Mae'r daith o'r ofari at yr wterws fel arfer yn cymryd tua saith niwrnod. (Gweler *mislif*.)

offthalmolegwyr: meddygon wedi cymhwyso sydd wedi arbenigo ar drin y llygaid a namau ar y golwg. Gallant hefyd ddod o hyd i heintiadau ar y llygad, rhoi diagnosis arnynt a'u trin. Maent yn gofalu am y rhai sydd â nam ar eu golwg ac yn edrych ar strategaethau ar gyfer rhwystro colli golwg neu ddallineb.

olrhain cysylltiadau: dulliau a ddefnyddir i ganfod nifer y bobl y mae rhywun wedi cael cysylltiad â hwy. Mae hyn yn digwydd pan fydd rhywun yn cael clefyd heintus. I rwystro'r clefyd rhag cael ei ledaenu i eraill, fe all *meddyg* neu weithiwr iechyd ofyn i'r person dan sylw pwy y buont mewn cysylltiad â hwy. Mae olrhain cysylltiadau yn ddefnyddiol mewn achosion *HIV*, *clefydau cysylltiad rhywiol* a heintiau eraill a all fod yn angheuol.

optegwyr: pobl broffesiynol wedi eu hyfforddi i archwilio a phrofi golwg y llygaid ar *gleientiaid* a chwsmeriaid. Gallant ddod o hyd i gamweithrediadau ar y llygad a rhoi presgripsiwn am y lensiau addas i'w gosod mewn sbectol. Mae optegwyr fel arfer yn codi tâl am brofion llygad. Fodd bynnag, mae rhai unigolion sy'n rhydd rhag y tâl hwn, fel *pobl hŷn* a'r anabl. (Gweler *buddion iechyd*, *optometryddion*, *offthalmolegwyr*.)

optegydd offthalmig: gweler *optometryddion*.

optometryddion: pobl broffesiynol sydd a wnelont â phrofi golwg y llygaid i ganfod a mesur unrhyw *anhwylder* neu *nam ar y golwg*. Gallant roi presgripsiwn am lensiau i gywiro diffygion o'r fath. Gallant hefyd ddod o hyd i unrhyw *afiechyd* neu *gamweithrediad* ar y llygad. Maent naill ai'n gweithio mewn practis preifat neu oddi mewn i'r *Gwasanaeth Iechyd Gwladol*.

organ: adeiladwaith yn cynnwys mathau o feinweoedd gwahanol yn cyflawni swyddogaeth neu swyddogaethau neilltuol. Mae'r *galon* yn enghraifft, wedi ei gwneud o *feinwe cyhyr* a elwir yn gyhyr cardiaidd, meinwe nerfol, yn cael eu cynnal a'u clymu gan feinwe cysylltu ac epithelial. Pan fydd organau gwahanol yn gweithio gyda'i gilydd byddant yn ffurfio system organau, e.e. y system cylchrediad gwaed sy'n cynnwys y *galon*, yr *ysgyfaint*, *rhydweliau*, *gwythiennau* a *chapilariau*.

organau synhwyro: y rhannau o'r corff sy'n cynnwys y celloedd synhwyro. Mae'r rhain yn cynnwys y *llygad*, y *glust*, y *croen*, y *tafod* a'r trwyn. Mae'r celloedd yn yr organau hyn yn sensitif i ysgogiadau, er enghraifft:

- celloedd sensitif y llygaid, h.y. mae'r rhodenni a'r pigyrnau yn ymateb i ysgogiad golau

- mae'r celloedd sensitif yn y blasbwyntiau ar wyneb y tafod yn ymateb i ysgogiad bwyd neu sylweddau sy'n mynd i mewn i'r geg. Mae blasbwynt yn ffurfiant bychan crwn ar wyneb y tafod sy'n cynnwys cell flasu. Pan fydd bwyd yn mynd i mewn i'r geg mae'n cymysgu gyda phoer a bydd presenoldeb bwyd yn ysgogi'r blasbwyntiau. Mae pedwar blas sylfaenol – melys, sur, hallt a chwerw. Mae'r blasbwyntiau sy'n perthyn iddynt wedi eu lleoli ar rannau gwahanol o'r tafod

- mae'r celloedd sensitif yn y clustiau, yn organ corti, yn ymateb i ysgogiad sŵn

- mae'r celloedd sensitif ar derfynau nerfau'r croen yn ymateb i ysgogiad cyffyrddiad, gwres, oerfel a phoen

- mae'r celloedd sensitif yn y trwyn yn ymateb i ysgogiad aroglau. Mae leinin mewnol y trwyn yn cael ei gadw'n llaith gan secretu mwcws. Pan fydd aer yn mynd i'r trwyn, mae'r celloedd arogleuol yn anfon neges i'r *ymennydd* a bydd unrhyw newidiadau ar aroglau yn cael eu dehongli.

orthoptwyr: pobl wedi eu hyfforddi'n broffesiynol sy'n gweithio gydag unigolion, plant fel arfer, sydd ag unrhyw ddiffyg neu anhwylder gyda'r golwg, symudiad llygaid annormal neu unrhyw gyflwr llygaid arall mae modd ei gywiro. Eu rôl yw rhoi ymarferion llygaid a monitro cynnydd y claf yn ystod y driniaeth. Mae llawer o orthoptwyr yn gweithio mewn *ysbytai* ond mae rhai yn gweithredu yn y gymuned yn cynnig sgrinio golwg mewn *ysgolion*, unedau symudol a chlinigau iechyd. (Gweler *optometryddion, optegwyr*.)

osmosis: yn y broses hon mae hydoddyddion yn mynd drwy bilen ledathraidd o dan wasgedd osmotig. Mae moleciwlau'r hydoddydd, e.e. dŵr, yn symud o ardal o grynodiad hydoddyn is i ardal o grynodiad hydoddyn uwch tan fydd y crynodiad ar ddwy ochr y bilen ledathraidd yn hafal â'i gilydd.

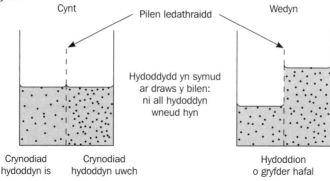

Cynt

Pilen ledathraidd

Wedyn

Hydoddydd yn symud ar draws y bilen: ni all hydoddyn wneud hyn

Crynodiad hydoddyn is   Crynodiad hydoddyn uwch

Hydoddion o gryfder hafal

osteopatheg: triniaeth amgen sy'n canolbwyntio ar gamweithrediadau neu anhwylderau ar y *cyhyrau* a system yr ysgerbwd. Dull o drin â'r dwylo a ddefnyddir i gynorthwyo'r corff i'w wella'i hun. Yr egwyddorion sylfaenol ar waith mewn osteopatheg yw:

- mae gan y corff fecanweithiau i'w wella ei hun y gall yr osteopath eu nodi a'u rhoi ar waith

- mae'r corff wedi ei wneud o unedau a rhannau sy'n cydberthyn â'i gilydd ac yn gallu gweithio gyda'i gilydd i gynnal *iechyd* a *lles*; mae hyn yn nodi natur holistaidd y driniaeth

- mae adeilwaith a swyddogaethau'r corff yn cysylltu a chydberthyn â'i gilydd. Er enghraifft, gall cyhyrau briwedig a phoenus arwain at gylchrediad gwael ac felly drwy gael diagnosis o achosion gwahanol y boen a rhyddhau *llif gwaed*, hwylusir y broses o wella.

Mae ymgymhwyso i fod yn osteopath yn cymryd pedair blynedd. I feddygon wedi cymhwyso, mae'n cymryd tri mis ar ddeg.

osteoporosis: anhwylder sy'n effeithio ar yr esgyrn, gan achosi teneuo neu leihad ym màs yr asgwrn sydd yn y corff. Ceir ef yn aml yn yr henoed. Gall diffyg gweithgaredd corfforol hyrwyddo osteoporosis cyffredinoledig. Mae *torasgwrn* ac *anabledd* yn cael eu cysylltu â'r afiechyd hwn, oherwydd ei effaith ar yr esgyrn. Mae'n effeithio fwy ar ferched na dynion oherwydd y gostyngiad mewn oestrogen (hormon rhyw y fenyw) yn dilyn *diwedd y mislif*. Weithiau rhoddir *therapi amnewid hormonau* i leihau neu arafu'r broses o osteoporosis. Gallai cymryd digon o galsiwm fel rhan o ddiet bob dydd y ferch gynorthwyo i rwystro osteoporosis yn ddiweddarach mewn bywyd.

A
B
C
Ch
D
Dd
E
F
Ff
G
Ng
H
I
L
Ll
M
N
O
P
Ph
R
Rh
S
T
Th
U
W
Y

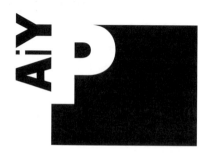

paediatregydd: *meddyg* wedi cymhwyso sy'n arbenigo ar drin plant. Fel arfer bydd paediatregwyr yn gweithio mewn *ysbytai* a bydd ganddynt wybodaeth arbenigol am yr anhwylderau, yr *afiechydon* a'r *camweithrediadau* sy'n effeithio ar blant. Bydd plant yn cael eu cyfeirio at baediatregydd gan eu *Meddyg Teulu*.

pancreas: *chwarren* fawr wedi ei lleoli yn nolen gyntaf y dwodenwm yng nghefn yr *abdomen* y tu ôl i ran isa'r *stumog*. Mae hi'n *organ* fawr wynnaidd. Mae'r ddwythell bancreatig yn cysylltu'r pancreas â'r dwodenwm. Yn ystod treulio bydd y pancreas yn secretu suddion treulio a dywelltir ar *fwyd* wrth iddo fynd i'r dwodenwm. Mae'r suddon treulio hyn yn alcalïaidd, ac yn creu'r amgylchiadau optimwm i'r ensymau pancreatig allu gweithio. Dyma swyddogaethau'r pancreas:

- cynhyrchu sudd pancreatig sy'n cynnwys yr ensymau lipas sy'n treulio braster, amylas sy'n treulio starts, a thrypsin sy'n treulio *protein*

- cynhyrchu inswlin o gelloedd pancreatig arbennig a elwir yn ynysoedd Langerhans. Mae inswlin yn lleihau lefel glwcos yn y gwaed gan sicrhau bod lefel y glwcos yn cael ei chadw'n gyson. Mae glwcos dros ben yn mynd i gelloedd y cyhyrau a'r iau i'w cadw ar ffurf glycogen

- cynhyrchu glwcagon yn ynysoedd Langerhans. Mae hwn yn codi lefelau'r glwcos yn y gwaed drwy beri rhydau glycogen yn yr iau.

paraplegia: *parlys* ar rywun o'i ganol i lawr.

parch: rhinwedd mewn gofal pan fydd rhywun yn cael ei hawliau ac yn cael ei weld yn eu cael. Mae'n cynnwys:

- sicrhau bod gan y cleient y *preifatrwydd* a'r gofod mae arnynt angen
- gwrando ar y cleient, eu gofynion, eu sgwrs
- gadael i'r cleient fod â'r hawl i'w gredoau personol
- cadw hawl y cleient i *gyfrinachedd*.

(Gweler *urddas*.)

Parentline: cyfundrefn wirfoddol genedlaethol yn cynnig gwasanaethau cefnogi, cyfarwyddo a chynghori ar y ffôn i unrhyw riant neu *ofalwr* am blant. Mae'n cynnig cymorth i rieni o dan bwysau ac yn hwyluso a macsimeiddio gallu'r teulu i ofalu am ei blant. Mae'n cynorthwyo i dorri'r cylch o anhapusrwydd yn y teulu drwy alluogi i'r rhai sy'n gwneud gwaith rhieni rannu'r anawsterau o fagu plant gydag eraill. Mae rhieni yn gallu ffonio pan fydd hi'n argyfwng arnynt neu ddim ond os byddant yn teimlo'r angen i gael sgwrs.

(Am fwy o wybodaeth cysylltwch â Parentline Plus, 520 Highgate Studios, 53-79 Highgate Road, Kentish Town, Llundain NW5 1TL.)

parlys: colli swyddogaeth y nerfau mewn un rhan o'r corff. Gall hyn fod oherwydd difrod i'r nerfau synhwyraidd neu'r nerfau echddygol neu i'r ddau fath. Mae llawer o achosion gwahanol i barlys, sy'n gallu bod dros dro neu'n barhaol. Gall fod oherwydd:

- pwysau ar *nerfau* yn cau ymaith unrhyw adweithiau nerfol e.e. tyfiant

- clefyd ar *fadruddyn y cefn*, e.e. *sglerosis ymledol*
- difrod i'r *ymennydd* e.e. *parlys yr ymennydd*
- niwed i fadruddyn y cefn neu nerfau perifferol, e.e. niwed mewn damwain car.

parlys lleferydd: nam ar y lleferydd. Mae'n digwydd pan fydd y mecanweithiau a geir wrth lefaru yn cael eu cyfyngu oherwydd camweithio synhwyraidd neu dyfiannau, neu anaf i'r *cyhyrau* a'r *nerfau* o gwmpas y *gwddf* (e.e. *clefyd Parkinson*).

parlys pedwar aelod: anhwylder, *camweithrediad* neu *glefyd* sy'n achosi *parlys* i bedwar aelod y corff. (Gweler *anabledd*.)

parlys yr ymennydd: cyflwr meddygol a achosir gan niwed neu anaf i'r ymennydd datblygol. Fe all hyn ddigwydd yn ystod *beichiogrwydd*, *genedigaeth* neu yn y cyfnod ôl-enedigol cynnar. Y mae'n bosibl y ceir mân anableddau fel cerdded hwyr neu letchwithdod neu y bydd anhwylderau mwy difrifol yn yr *ystum*, y symudiad a'r cydsymud. Ceir gwahanol fathau o barlys yr ymennydd gan ddibynnu ar y rhan o'r corff sydd wedi ei heffeithio. Fe all plant sydd â pharlys yr ymennydd ddioddef gan aelodau sy'n mynd i gyd a heb reolaeth arnynt. Yn aml bydd un symudiad yn cychwyn cyfres o symudiadau eraill, a all beri gofid i'r plentyn. Efallai y bydd angen triniaeth feddygol barhaus a chefnogaeth gymdeithasol ar blant a chanddynt barlys yr ymennydd drwy gydol eu bywydau.

(Am wybodaeth bellach cysylltwch â Scope Cymru, Y Lanfa, Ffordd y Sgwner, Caerdydd CF10 4EU.)

parth cyflogaeth: ardal lle ceir menter llywodraeth sy'n cynnwys partneriaethau busnes lleol. Gall partneriaethau lunio cynlluniau sy'n rhoi cyfle i bobl ddi-waith yn eu hardal hwy i wella eu cyfle o gael eu cyflogi ac i fynd yn ôl at gyflogaeth.

parth gweithredu iechyd: maes ble ceir menter i ffurfio partneriaeth rhwng gwasanaethau iechyd a gofal cymdeithasol. Mae'r gwasanaethau hyn yn cynnwys grwpiau gofal sylfaenol, *awdurdodau lleol*, grwpiau cymunedol, y sector wirfoddol a busnesau lleol mewn un ardal neu ddosbarth. Maent yn rhoi symbyliad ychwanegol i'r dasg o ymdrin ag iechyd gwael ac *anghydraddoldebau iechyd*. (Gweler hefyd *Y GIG Newydd – Modern, Dibynadwy, Ein Cenedl Iachach – Cytundeb dros Iechyd*.)

parthau gweithredu addysg: mae'r rhain wedi eu sefydlu o dan fenter sydd a wnelo hi â phartneriaeth fyw rhwng grwpiau o ysgolion. Mae'n debyg y bydd gan barth nodweddiadol ddwy neu dair ysgol uwchradd gydag ysgolion cynradd yn eu cefnogi a darpariaeth addysg arbennig yn gysylltedig. (Gweler *rhagoriaeth mewn ysgolion*.)

pathogen: unrhyw ficro-organeb sy'n achosi *clefyd*.

patholeg: yr astudiaeth ar glefyd a sut mae'n datblygu. Mae patholeg hefyd yn archwilio achosion clefyd a'r agweddau eraill arno. Bydd sbesimenau o *feinweoedd* a *chelloedd* a samplau eraill o'r corff yn cael eu hanfon i'r labordy patholeg. Yno maent yn cael eu harchwilio drwy ddefnyddio amrywiaeth o ddulliau megis microsgopeg. Canfyddir a oes unrhyw glefyd, anhwylder, dirywiad neu *gamweithrediad* yn bresennol a bydd adroddiad yn cael ei ysgrifennu. Mae hon yn enghraifft dda o ofal anuniongyrchol gan nad oes gan dechnegwyr y labordy fawr ddim neu ddim cyswllt o gwbl â'u cleifion.

patholegydd: yr unigolyn proffesiynol hyfforddedig sy'n gyfrifol am archwilio sbesimenau o *feinwe*'r corff a chanfod unrhyw *glefyd*, dirywiad neu *gamweithrediad*. (Gweler *histoleg*.)

Pavlov, Ivan (1849-1936): seicolegydd a ddatblygodd theori dysgu a elwir yn gyflyru clasurol. Mewn arbrawf sy'n cael ei adnabod fel 'cŵn Pavlov', dysgodd Pavlov gŵn i lafoerio wrth glywed cloch yn canu. Dysgodd y cŵn gysylltu'r sŵn gyda bwyd. Yr enw ar ddysgu drwy wneud cysylltiad yw 'cyflyru'.

pedoffilydd: rhywun sy'n cael ai atynnu'n rhywiol at blant. Gallai fod a wnelont â throseddau rhywiol yn erbyn plant (Gweler *Deddf Troseddwyr Rhyw 2003.*)

pelfis: yr adeilwaith esgyrn yn rhan isa'r bongorff. Mae'r pelfis yn cynnwys yr iliwm, yr ischiwm a'r pwbis. Mae'r unedau hyn yn ffurfio'r ddau asgwrn anenwol. Dyma'r fframwaith sy'n cynnal y *bledren*, y rectwm a'r organau atgenhedlu. (Gweler *ysgerbwd*.)

pelydriad: ffenomenon lle bydd gronynnau neu donnau yn cael eu hallyrru. Ceir gwahanol fathau o belydriad:

- gronynnau alffa (α) – gronynnau gwefr bositif sy'n cael eu bwrw allan o niwclei ymbelydrol. Maent yn gymharol drwm gyda phwerau treiddio isel
- gronynnau beta (β) – gronynnau gwefr negatif (electronau) sy'n cael eu bwrw allan o niwclei ymbelydrol. Maent yn fach iawn ac fel arfer yn cael eu bwrw allan ar gyflymder uwch na gronynnau alffa, a chanddynt felly bwerau treiddio uwch
- pelydrau gama (γ) – tonnau electromagnetig. Y pelydrau hyn sydd â'r pwerau treiddio uchaf.

Gall pelydriad niweidio gweithrediad y celloedd. Y mae'n gallu creu niwed i fêr yr esgyrn, yr ofarïau, y ceilliau, ffoetws datblygol, y croen ac y mae'n gallu achosi colli gwallt neu foelni. Mae'r niwed yn dibynnu ar faint y pelydriad a geir a'r math o belydriad; gall hefyd ddibynnu ar oed. Mae mwy o risg i blant a ffoetysau datblygol am eu bod yn tyfu ac yn datblygu'n gyflym. (Gweler *radiotherapi, archwiliad pelydr-X.*)

penderfyniaeth fiolegol: theori seicolegol sy'n credu bod twf a datblygiad unigolyn yn cael ei benderfynu gan y nodweddion a etifeddir ganddynt. Y farn sy'n wrthwyneb i hynny yw penderfyniaeth gymdeithasol pan ddywedir yr effeithir ar dwf a datblygiad unigolyn gan ddylanwadau cymdeithasol ar eu bywydau fel eu statws cymdeithasol a'r dosbarth cymdeithasol maent yn perthyn iddo.

pendics: organ fechan diwbaidd wedi ei chysylltu â phen y caecwm. Mae wedi ei gwneud o feinwe lymffoid ac nid oes ganddi unrhyw swyddogaeth hysbys. Mae'n gallu cael haint a mynd yn llidus (llid y pendics). Y driniaeth ar gyfer hyn yw llawdriniaeth dan anaesthetig cyffredinol i dynnu'r pendics. Mae llid y pendics yn mynnu cael ei drin ar unwaith gan y gall achosi crawniad neu beritonitis cyffredinol (llid ar leinin yr *abdomen.*)

penglog: yr adeilwaith o esgyrn sy'n amddiffyn a chynnal yr *ymennydd.* (Gweler *ysgerbwd.*)

perfformiad y GIG: fframwaith i berfformiad cenedlaethol y GIG wedi ei fwriadu i fesur cynnydd wrth gwrdd â'r targedau a osodwyd gan ddiwygiadau'r llywodraeth yn 1997. Roedd ganddo chwe dimensiwn:

- gwella iechyd – gwella iechyd cyffredinol y boblogaeth
- mynediad teg – gallu cael mynediad at bob gwasanaeth iechyd mewn perthynas ag anghenion pobl, ni waeth heb am ardal ddaearyddol, ethnigrwydd dosbarth, oed na rhyw
- cyflenwi effeithiol ar ofal iechyd priodol – gan gydymffurfio â safonau y cytunwyd arnynt
- effeithlonedd – defnyddio adnoddau'r GIG i gael gwerth am arian
- profiad claf/gofalwr – mesur y ffordd y mae cleifion a *gofalwyr* yn ystyried ansawdd y driniaeth a gânt
- canlyniadau iechyd gofal y GIG – asesu ei gyfraniad uniongyrchol at welliannau mewn iechyd cyffredinol, gan gwblhau'r cylch gyda'r nod o wella iechyd.

(LlEM 1997)

peristalsis: y cyfangu ac ymlacio rhythmig ar haenau hydredol a chrwn y *cyhyrau* llyfn. Mae'r gweithredu cyhyrol yn symud gwrthrychau i gyfeiriad neilltuol. Drwy'r broses hon mae *bwyd* yn cael ei symud drwy'r oesoffagws i'r *stumog* ac yn cael ei wthio ar hyd y *llwybr ymborth.*

person dibynnol: rhywun sy'n dibynnu ar berson arall am gefnogaeth gorfforol, gymdeithasol, emosiynol, deallusol neu economaidd. Er enghraifft, mae plentyn neu berson ifanc o dan 16 mlwydd oed yn ddibynnol ar ei rieni neu brif ofalwr.

personoliaeth: nodweddion neu deithi unigolyn sy'n tanlinellu'r cysonderau yn y ffordd maent yn ymateb dros amser ac mewn sefyllfaoedd gwahanol. (Gweler *mewnblygrwydd*, *allblygrwydd*.)

perthynas gofalu: y cysylltiad, y *parch* a'r berthynas broffesiynol a ddatblygir rhwng *gofalwyr* a'u *cleientiaid*. Mae hyn yn cynnwys:

- asesu a monitro gofynion unigol y cleient
- *cyfathrebu* effeithiol â'r cleient, gan greu'r cydbwysedd cywir o ran siarad, *holi* a gwrando
- cadw *cyfrinachedd* y cleient; ni ddylai gofalwyr drafod manylion cleient heb eu caniatâd
- parhau â *hawliau* a *dewisiadau*, creu ymreolaeth ac *annibyniaeth*, galluogi'r cleient i deimlo mai hwy sydd yn rheoli'r penderfyniadau sy'n effeithio ar eu bywydau
- parchu synnwyr y cleient o *urddas* o safbwynt eu ffordd o fyw a'u credoau personol a diwylliannol
- cynnal proffesiynoldeb o fewn y berthynas gofal; golyga hyn fod y cleient a'r gofalwr yn pennu ffiniau'r berthynas, sy'n golygu partneriaeth a gweithio gyda'i gilydd

(Gweler hefyd *cod ymarfer*, *sylfaen gwerthoedd gofal*, *cyfleoedd cyfartal*.)

perthynas pobl: cysylltiad ag eraill o fewn fframwaith cymdeithas. Gall y rhain gynnwys:

- perthynas fiolegol – cysylltiadau â theulu e.e. ym mywyd teulu maent yn bwysig am eu bod yn rhoi cyfle i unigolion ddysgu am berthnasu ag eraill. Dyma lle y mae plentyn yn cael ei garu ac y gall ef neu hi hefyd ddysgu caru yn ôl. Fe ddylai bywyd teulu fod yn lle diogel i blentyn ddatblygu yn gorfforol, yn emosiynol, yn gymdeithasol, yn ddeallusol ac yn ddiwylliannol.
- perthynas gymdeithasol – cysylltiadau â chyfeillion a chyfoedion. Mae'r gallu i greu ac i gynnal cyfeillgarwch yn agwedd bwysig ar fywyd unigolyn. Mae'n rhoi cyfle i roi ac i dderbyn cefnogaeth.
- perthynas waith ffurfiol o fewn y byd addysg a chyflogaeth. Nid yw'r berthynas rhwng rheolwr a gweithiwr cyflog, neu rhwng plentyn ac athro, yr un fath â pherthynas gymdeithasol neu fiolegol. Mae dysgu a gweithio gyda'i gilydd yn cynorthwyo unigolion i ddatblygu ac i aeddfedu.
- perthynas rywiol – cysylltiadau sy'n cynnwys atyniad corfforol at berson arall. Fe ddylai datblygu perthynas glòs a mynwesol â rhywun fod yn brofiad sy'n rhoi boddhad i'r bobl hynny
- perthynas gofal – cysylltiadau sy'n cynnal eraill naill ai fel gweithiwr proffesiynol neu fel gofalwr anffurfiol.

Mae perthynas yn ffocws pwysig ym mywyd unrhyw unigolyn. Mae cysylltiad agos rhwng y gallu i feithrin perthynas adeiladol a *hunan-barch*. Mae gan bob math o berthynas god ymddygiad yn perthyn iddo. Pan fydd y cod hwn yn cael ei dorri, mae'r cwlwm agosrwydd yn aml yn cael ei dorri ac mewn rhai achosion mae'r difrod y tu hwnt i gael ei drwsio, er enghraifft, mewn rhai achosion o gam-drin plant. Ceir nifer o gyrff sy'n cynnig cefnogaeth mewn perthynas â pherthynas pobl â'i gilydd.

Mae RELATE yn wasanaeth cynghori cyfrinachol i bobl gyda phroblemau yn eu perthynas.

(Am fwy o wybodaeth cysylltwch â RELATE – www.relate.org.uk)

Physically Handicapped and Able Bodied (PHAB): corff gwirfoddol sy'n integreiddio pobl gydag *anableddau corfforol* a phobl sydd hebddynt. Eu nod yw hyrwyddo ac annog pawb, ni waeth a oes ganddynt anableddau corfforol neu beidio, i rannu gweithgareddau gyda'i gilydd. Un o swyddogaethau'r corff yw trefnu gwyliau. Maent yn edrych ar hyn fel enghraifft ardderchog o ddod â phobl anabl a phobl abl o gorff at ei gilydd ar delerau cyfartal.

(Am fwy o wybodaeth cysylltwch â PHAB, Summit House, Wandle Road, Croydon, Surrey CRO 1DF.)

pibellau gwynt: y pibellau sydd yn y trwyn a cheudodau'r trwyn, y geg, tracea, y bronci a'r bronciolynnau. Mae'r bronciolynnau yn diweddu yn yr *alfeoli* yn yr *ysgyfaint*. Mae'r pibellau hyn yn cludo *aer* sy'n cael ei anadlu i'r ysgyfaint ac yn cludo aer sy'n cael ei anadlu allan, yn ôl i'r atmosffer. Mae gan y tracea leinin o gelloedd epithelial ciliedig. Mae celloedd sy'n secretu mwcws yn dal unrhyw ronynnau o lwch neu faw ac mae'r cilia yn ysgubo'r mwcws a'r llwch wedi ei ddal i gefn y gwddw lle mae'n cael ei lyncu, gan rwystro i unrhyw lwch rhag mynd i'r ysgyfaint.

Pibellau gwynt

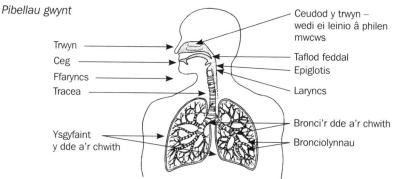

pictogram: dull o gyflwyno data a gasglwyd drwy *ymchwil*. Mae'r canlyniadau yn cael eu darlunio drwy ddefnyddio *siart bar* gyda hyd y bar yn cael ei newid i ddangos llinell o luniau neu ddelweddau.

Pictogram: nifer y plant a aeth i weld Siôn Corn mewn amryw o siopau mawr ar 22 Rhagfyr

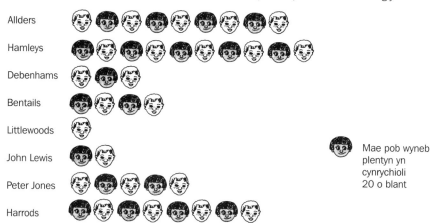

pigmentau bustl: cemegion a ffurfir wrth i *haemoglobin* dorri i lawr. Mae *celloedd gwaed coch* yn marw ar ôl tua 120 o ddyddiau mewn cylchrediad. Pan fydd hyn yn digwydd, mae'r haemoglobin sydd yn y celloedd yn torri i lawr ac mae cynnyrch gwastraff y broses hon yn cael eu troi yn bigment bustl ac yn cael eu hysgarthu yn y *bustl*.

pla: tystiolaeth o barasitiaid, naill ai ar y croen, yn y dillad neu y tu mewn i'r corff. Mae'r rhain yn cynnwys clefyd crafu, llau pen a llyngyr.

plant ag anableddau: fframwaith i blant ag anableddau a gafodd ei enwi yn Neddf Plant 1989. Sefydlwyd y fframwaith hwn er mwyn integreiddio plant gydag anableddau i mewn i brif ffrwd y ddarpariaeth o wasanaethau. Mae plant a chanddynt anableddau yn cael eu cynnwys yn awtomatig yng nghategori 'mewn angen' y Ddeddf ac felly wedi eu hargymell ar gyfer darpariaeth gwasanaethau o safon. Mae integreiddio plant ag anableddau yn ffordd o weithio tuag at gwrdd â'u gofynion cymdeithasol, deallusol, gwybyddol, emosiynol a diwylliannol yn ogystal â'u hanghenion corfforol. Yn y Ddeddf anogir *awdurdodau lleol* i gysylltu gyda chyrff eraill fel yr awdurdod iechyd a chyrff gwirfoddol perthnasol wrth wneud trefniadau ar gyfer integreiddio plant o'r fath. Yn yr achosion hyn rhaid rhoi ystyriaeth ofalus i iechyd a diogelwch yr amgylchedd ffisegol, cymarebau plant a hyfforddiant staff perthnasol (e.e. *portage*, *iaith arwyddion*, *Braille*). Gall anableddau rhai plant fod mor ddifrifol fel bod angen gwasanaethau ar wahân arnynt. Mewn achosion o'r fath, lle bo modd, fe gysylltir y ddarpariaeth hon â gwasanaeth a ddefnyddir gan blant eraill fel y gellir trefnu gweithgareddau ar y cyd o bryd i'w gilydd (LIEM 1989). (Gweler *anghenion arbennig*.)

Plant yng Nghymru: corff sy'n cynnig cyngor a chefnogaeth i blant a'u teuluoedd yng Nghymru. Fe'i sefydlwyd yn elusen yn 1993. Ei bwrpas yw adnabod a hyrwyddo buddiannau pobl ifanc yng Nghymru a gwella eu statws mewn cymdeithas amrywiol. Mae'n rhoi cyhoeddusrwydd i ymarfer da mewn gwasanaethau plant drwy waith ymchwil, datblygu polisïau, cyhoeddiadau, seminarau, cynadleddau a hyfforddiant, a thrwy gysylltiadau â barn ddylanwadol a'r cyfryngau. Mae'r gwasanaeth yn cynnwys:

- yr uned plentyndod cynnar – sy'n cynnig cefnogaeth a chyngor i staff sy'n ymwneud â phlant mewn grwpiau blynyddoedd cynnar
- gwasanaeth llyfrgell a gwybodaeth – yn darparu llyfrgell gyfeirio o lyfrau, cylchgronau, adroddiadau, ystadegau, toriadau newyddion, rhestrau llyfrau a rhestrau o gyrff; mae ganddynt fynediad i gronfa ddata llyfrgell y Biwro Plant Cenedlaethol, sef y fwyaf ym Mhrydain ym maes plant
- aelodaeth – ceir diweddaru yn gyson wybodaeth sy'n berthnasol i blant, pobl ifanc a'u teuluoedd.

(Am wybodaeth bellach cysylltwch â Plant yng Nghymru, 25 Plas Windsor, Caerdydd CF10 3BZ.)

Plant yn yr Alban yw'r asiantaeth genedlaethol ar gyfer cyrff ac unigolion sy'n gweithio gyda phlant a'u teuluoedd yn yr Alban. Mae mewn bodolaeth er mwyn adnabod buddiannau plant a'u teuluoedd a'u hyrwyddo, ac i sicrhau bod polisïau, gwasanaethau a darpariaethau perthnasol eraill yn rhai o'r radd flaenaf a'u bod yn gymwys i gwrdd ag anghenion cymdeithas amrywiol. Mae'r fframwaith ar gyfer plant, pobl ifanc a theuluoedd yr Alban yn cynnwys:

- cefnogi teuluoedd
- cydnabod amrywiaeth a hyrwyddo cyfleoedd cyfartal
- cefnogi plant a theuluoedd yn y blynyddoedd cynnar
- paratoi pobl ifanc ar gyfer bywyd fel oedolion.

Mae Plant yn yr Alban yn gweithio mewn partneriaeth â'r *Biwro Plant Cenedlaethol* a *Phlant yng Nghymru*.

(Am fanylion pellach cysylltwch â Children in Scotland, Princes House, 5 Shandwick Place, Caeredin EH2 4RG.)

plasma: hylif lliw gwellt yn y gwaed sy'n cynnwys 90 y cant o *ddŵr*. Mae plasma hefyd yn cynnwys y canlynol:

- proteinau fel ffibrinogen (sy'n cynorthwyo gyda *cheulo'r gwaed*), albwmin serwm (sy'n amsugno deunyddiau yn y gwaed), globwlin serwm (gwrthgyrff)
- prothrombin sy'n ensym sy'n cynorthwyo ceulo'r gwaed
- deunyddiau anorganig fel cloridau a ffosffadau
- *bwyd* wedi ei dreulio ar ffurf glwcos ac *asidau amino*
- gwastraff nitrogenaidd o ganlyniad i fetabolaeth yn y meinweoedd.

plasma gwaed: rhan hylif y gwaed. Dyma hylif golau o liw gwellt wedi ei wneud yn bennaf o ddŵr sy'n cynnwys amrywiaeth o sylweddau hydawdd. Mae'n cael ei gludo o un rhan o'r corff i rannau eraill. Mae plasma yn cludo sylweddau *bwyd* o'r coluddyn bach i'r *iau*, *hormonau* o'r chwarennau diddwythell i'w horganau targed, wrea o'r iau a'r *arennau*, a *charbon deuocsid* o'r celloedd i'r *ysgyfaint*. Mae plasma yn gyfrwng ar gyfer cyfnewid parhaus. Mae plasma hefyd yn cynnwys proteinau; yn eu plith albwmin, globwlin, ffibrinogen, a hefyd y gwrthgyrff. Cyfansoddion pwysig eraill mewn plasma yw ionau sodiwm, potasiwm, calsiwm, clorid, ffosffad a hydrogencarbonad. Yr enw ar blasma gwaed mae'r ffibrinogen wedi ei dynnu ohono yw serwm.

platennau: adeilweithiau mân iawn sydd i'w cael mewn *plasma gwaed*. Mae ganddynt siapiau afreolaidd ac maent yn ddi-liw. Cynhyrchir hwy yn y mêr asgwrn coch ac mae ganddynt swyddogaeth bwysig mewn *ceulo'r gwaed*. Ceir yn fras 250,0000 ohonynt fesul milimetr ciwbig o waed.

pledren: sach gyhyrog wedi'i lleoli yn rhan isa'r abdomen. Mae'r bledren yn gynhwysydd sy'n dal wrin. Mae'r wrin yn cael ei basio iddi gan yr arennau i'w gadw dros dro. Mae'r wrin yn cael ei ddal yn y bledren gan gyhyryn bach o'r enw cyhyryn sffincter sy'n cau'r ffordd allan o'r bledren. Pan fydd y bledren yn llawn, mae'r pwysau ar y nerfau yn y bledren yn peri i neges gael ei hanfon i'r *ymennydd* ac mae'r person yn teimlo fod arno eisiau gwneud dŵr. Mae deall y broses hon yn rhan bwysig o weithio gyda chleientiaid. Hyfforddir plant i ddefnyddio'u pledren drwy ddysgu mynd i'r tŷ bach. Gyda phobl mewn oed, mae cyhyrau sffincter y bledren yn aml yn colli'u helastigrwydd a gall rhywun mewn oed ddiferu wrin yn fynych. Yn y ddau achos, mae mynd i'r toiled yn rheolaidd yn rhan hanfodol o'r broses o ofalu.

plentyn ganolog: polisi ac arfer sy'n cychwyn gydag anghenion plant fel yr ystyriaeth bennaf gydag iechyd a *lles* y plentyn (Gweler *Deddf Plant 2004*.)

pobl fregus a hŷn: *pobl hŷn* sydd wedi eu heffeithio gan anaf neu drawma, *clefyd*, *camweithrediad*, neu anhwylder seicolegol neu seiciatrig sy'n eu gwneud yn fwy agored i niwed. Er enghraifft, mae clefyd Alzheimer yn effeithio ar bersonoliaeth a chof person. Mae *arthritis* yn effeithio ar gysur corfforol person. Gall *damwain* gael effeithiau seicolegol yn ogystal â rhai corfforol.

pobl hoyw: gweler *lesbiaid/hoywon*.

pobl hŷn: mae'r rhain yn ffurfio un grŵp o *ddefnyddwyr gwasnaethau* neu *gleientiaid* a chleifion sy'n defnyddio'r gwasanaethau iechyd a gofal cymdeithasol. Mae termau eraill am bobl hŷn megis dinasyddion hŷn, hen bensiynwyr, hynafgwyr a phobl mewn oed. Mae pobl hŷn yn gyfran uchel o'r boblogaeth yn y Deyrnas Unedig. Yn y blynyddoedd diwethaf mae yna nifer gynyddol o bobl hŷn, ac o'r herwydd, mae hyn wedi rhoi pwysau ar y galw am wasanaethau iechyd a gofal cymdeithasol. (gweler *pobl fregus a hŷn*.)

pobl hŷn – cam-drin: gweithred fwriadol i anafu neu frifo *cleient*, *claf* neu *ddefnyddiwr gwasanaethau* oedrannus. Gallai hyn fod ar ffurf:

- *cam-drin* geiriol, fel galw enwau ar gleient, neu weiddi arnynt pan fydd arnynt eisiau help neu pan na allant symud yn ddigon cyflym

- cam-drin corfforol, fel eu taro gyda'r llaw neu ddarn o offer fel brwsh gwallt neu hanger cotiau. Yn aml bydd y sawl sy'n cam-drin yn brifo'r cleient mewn man sydd o dan ei ddillad fel na ellir ei weld

- esgeuluso: er enghraifft, gallai'r cleient gael ei adael ar ei ben ei hun heb gael ymolchi, ei wisgo na chael ei fathio. Efallai mai dim ond yn anaml y bydd y cleient yn cael mynd i'r toiled a gall wlychu neu faeddu ei hun. Gallai hyn wneud cleient yn haws i'w cam-drin mewn ffyrdd eraill (gweler *bathio*).

- Cam-drin emosiynol, er enghraifft pan roddir y cleient oedrannus i eistedd ar y toiled a'r drws yn cael ei adael yn agored neu gael tynnu oddi amdanynt i ymolchi o flaen eraill. Nid ydynt yn cael cymryd rhan mewn penderfyniadau ynghylch eu gofal. Nid oes dim teimlad o garedigrwydd neu dosturi yn y gofal a gânt a gallant yn hawdd deimlo nad oes neb yn eu caru na'u heisiau, gan deimlo ar eu pennau'u hunain ac yn unig.

Gall gofalu am bobl hŷn fod yn dreth gan y gall fod arnynt eisiau llawer iawn o sylw, ystyriaeth a *gofal cyfannol*. Dylai pob agwedd ar eu hanghenion gwahanol ac unigol gael eu hystyried a'u bodloni.

pôl piniwn: dull o gynnal arolwg i gasglu data o ran barn y cyhoedd ar faterion gwahanol. Mae *samplu* cwota a *chyfweliadau* ar y stryd yn ddulliau sy'n cael eu defnyddio yn aml i brofi barn y cyhoedd.

polio (poliomyelitis): clefyd heintus oedd yn cael ei alw gynt yn barlys babandod, sy'n cael ei achosi gan *firws*. Ar ôl symptomau tebyg i ffliw i ddechrau, mae'r firws yn gallu ymosod ar fadruddyn y cefn, gan achosi parlys ar y cyhyrau a allai effeithio ar unrhyw ran o'r corff. Yr achosion mwyaf difrifol yw'r rhai pan effeithir ar y cyhyrau anadlu, a'r cleifion yn gorfod cael eu helpu i anadlu'n artiffisial a gallant farw hyd yn oed. Os bydd y firws yn ymosod ar y nerfau sy'n cyflenwi'r breichiau a'r coesau, gallant fynd yn wan neu gael eu parlysu. Bydd gan rai pobl broblemau gyda'u cefnau hefyd. Mae unrhyw un o'r symptomau hyn yn gallu arwain at anabledd parhaol. Gellir rhwystro polio drwy frechiad yn cael ei ddilyn gan frechiad atgyfnerthol. Dylid cael cyngor meddygol os oes ymweliadau tramor ar y gweill i wledydd lle mae polio yn dal yn gyffredin. Ers cyflwyno rhaglen frechu yn y 1960au cynnar, mae'r hysbysiadau am bolio wedi syrthio o dros 6000 yn 1965 i ddim ond tri achos yn 1992. Mae hi'n amhosibl amcangyfrif faint o bobl yn y DU sy'n anabl yn barhaol oherwydd polio, ond mae'n debyg fod degau o filoedd o hyd. Mae'r rhan fwyaf o bobl sy'n dioddef o effeithiau polio yn gallu byw bywydau digon gweithgar ac annibynnol.

(Am fwy o wybodaeth cysylltwch â'r British Polio Fellowship, Ground Floor, Unit A, Eagle Office Centre, The Runway, South Runslip, Middlesex HA4 6SE.)

polisi cymdeithasol: y ffordd y mae llywodraeth yn cyflwyno deddfwriaeth ac yn gweithredu polisi ar bynciau fel *cyflogaeth*, *addysg*, *iechyd a gofal cymdeithasol*. Mae hefyd yn amgylchynu'r astudiaeth academaidd ar sut mae polisïau gwahanol yn cael eu datblygu a'r effaith a gânt ar fywyd unigolion a chymdeithas. Er enghraifft, mae llawer o newidiadau wedi bod ynghylch *y wladwriaeth les* ers ei chyflwyno hi gyntaf yn 1948.

polisi trafnidiaeth genedlaethol integredig: strategaeth gan y llywodraeth sy'n delio â thagfeydd traffig a *llygredd* a'u canlyniadau niweidiol. Fe fydd yn hybu cerbydau glanach a mwy diogel a defnydd ehangach o drafnidiaeth gyhoeddus, seiclo a cherdded. Mae'r manteision o ran *iechyd* yn cynnwys aer o well ansawdd, lefelau ffitrwydd gwell, lefelau straen is, a llai o ddamweiniau. Mae'r strategaeth yn gweithio'n agos gyda mentrau a thargedau diogelwch ffyrdd a gyflwynwyd ym mis Hydref 1997.

217

polisïau: datganiadau sy'n cael eu gwneud i bennu sut mae codau ymarfer a gofynion statudol yn cael eu rhoi ar waith mewn cyfundrefn. Mae polisïau *cyfleoedd cyfartal* yn enghraifft.

polisïau gwrthwahaniaethu: polisïau sy'n cael eu rhoi at ei gilydd yn rhan o fframwaith ar gyfer arfer da mewn sefydliadau. Maent yno i rwystro gwahaniaethu yn erbyn unigolion ar sail *oedran*, *dosbarth*, *diwylliant*, rhyw, *iechyd*, *statws*, statws *HIV*, statws priodasol, gallu gwybyddol, *iechyd meddwl*, cefndir troseddol, gallu corfforol, tarddle, credoau gwleidyddol, *hil*, *crefydd*, gallu synhwyraidd a rhywioldeb. Mae gan y polisïau ar ryw, hil, ac anabledd ddcddfwriaeth yn gefn iddynt. (Gweler hefyd *Deddfau Gwahaniaethu ar Sail Rhyw*, *Deddfau Cysylltiadau Hiliol*, *Deddf Gwahaniaethu ar Sail Anabledd*.)

polysacaridau: *carbohydradau* wedi eu gwneud o lawer o unedau siwgr sydd wedi eu cysylltu neu eu clymu â'i gilydd mewn cadwynau hir. Mae starts a glycogen yn enghreifftiau. Mae starts i'w gael yn y rhan fwyaf o *ddietau* pobl. Ymysg y *bwydydd* sy'n cynnwys starts y mae bara, tatws, reis a phasta.

pornograffi: unrhyw ddeunydd sy'n cael ei gynhyrchu i ddangos gweithredoedd corfforol a rhywiol anweddus rhwng unigolion. Mae'r deunydd hwn yn gallu bod ar ffurf cylchlythyrau, llyfrau, cylchgronau, ffilmiau, ffotograffau, tudalennau gwe a fideos. (Gweler *pedoffilydd*.)

portage: rhaglen addysgu yn y cartref i blant gydag *anghenion arbennig* a'u rhieni. Sefydlwyd hi yn America yn y 1960au, ac ynddi bydd gweithiwr 'portage' wedi ei hyfforddi'n arbennig yn cefnogi'r teulu drwy:

- egluro'n ofalus am feysydd datblygiadol fel iaith, sgiliau symud, sgiliau gwybyddol, ysgogiad, hunangymorth a *chymdeithasoli*
- gweithio mewn partneriaeth gyda'r rhieni i gynhyrchu rhaglen ddysgu i'r plentyn gyda nifer o dasgau i'w cyflawni
- cynorthwyo'r plentyn i gyflawni'r tasgau a osodir yn y rhaglen ddysgu drwy eu rhannu'n weithredoedd llai, haws eu rheoli. Er enghraifft, bydd y dasg o gau botwm yn cael ei rhannu'n nifer o symudiadau llai, a thros gyfnod o amser bydd y plentyn yn gweithio ar gyflawni pob un o'r rhain tan fydd y dasg yn y pen draw yn cael ei chyflawni'n gyfan. Bydd pob ymdrech yn cael ei chadarnhau gan lawer o anogaeth ac atgyfnerthu cadarnhaol
- sicrhau bod y tasgau yn realistig i'r plentyn dan sylw, h.y. nad ydynt yn rhy anodd neu'n rhy hawdd
- annog y rhiant i atgyfnerthu'r dasg ar adegau gwahanol yn yr wythnos pan fydd cyfle i eistedd yn dawel gyda'r plentyn a gweithio gyda'i gilydd.

Mae pob llwyddiant yn cael ei gofnodi'n ofalus a'i fwynhau gan bawb sydd wrthi. Gellir defnyddio'r cynllun 'portage' gyda phlant ac arnynt amrywiaeth o *anableddau*. (Gweler *plant ag anableddau*.)

prawf Guthrie: prawf a ddefnyddir i ganfod clefydau ac anhwylderau fel ffenylcetonwria (PKU) ac isthyroidedd. Cyflwr etifeddol yw ffenylcetonwria sy'n effeithio ar allu baban i fetaboleiddio rhan o fwydydd protein. Mae'r cyflwr o isthyroidedd yn digwydd pan fydd y chwarren thyroid yn danweithredol. Rhoddir y prawf Guthrie pan fydd baban tua chwe diwrnod oed ac wedi bod yn cymryd bwyd llaeth am nifer o ddiwrnodau. Cesglir *gwaed*, sy'n cael ei gasglu wrth bricio'r sawdl, i orchuddio pedwar cylch ar gerdyn wedi ei baratoi'n arbennig, a fydd wedyn yn cael ei anfon i'r labordy. Mae canfod ffenylcetonwria yn gynnar a'i drin yn ddietegol yn galluogi i'r plentyn ddatblygu yn y ffordd arferol.

prawf gwddf y groth: prawf sy'n golygu tynnu rhai celloedd o wddf y groth fel rhan o ymchwilio am glefyd dirywiol. Mae'n cael ei integreiddio i mewn i'r rhaglen sgrinio serfigol a sefydlwyd yn

1987. Mae'r rhaglen hon yn cynnig profion serfigol i fenywod dros 20 mlwydd oed ac o dan 64 mlwydd oed yng Nghymru bob tair blynedd. Yn hydref 2009 dechreuwyd ar raglen frechu rhag canser ceg y groth i ferched ifanc yng Nghymru.

preifatrwydd: un o brif anghenion *claf* neu *gleient* y mae gweithwyr iechyd neu ofal cymdeithasol yn gofalu amdanynt. Y mae'n bosibl y bydd angen i gleientiaid fod ar eu pennau eu hunain ac i gael peth amser i roi trefn ar eu pethau. Fe fydd rhai cleientiaid am gadw rhyw *wybodaeth* yn breifat iddynt hwy. Yn aml bydd angen preifatrwydd ar gleifion a chleientiaid pan fyddant yn defnyddio'r toiled. Os ydyw hi'n amhosibl gadael cleientiaid ar eu pennau eu hunain, yna fe ddylai *gofalwyr* wneud yn siwr bod y cleient wedi'i orchuddio a bod drws y toiled wedi'i gau. Dylai gofalwyr fod yn ymwybodol o'r ffaith fod preifatrwydd yn ffordd y gall cleientiaid gadw rhyfaint o'u *hunaniaeth* bersonol.

prif system nerfol (PSN): sydd wedi ei gwneud o'r *ymennydd* a *madruddyn y cefn*. Mae'n cynnwys:

- mathau o fater – breithell, sy'n cynnwys llestri *gwaed* a nerfgelloedd, a gwynnin, sy'n cynnwys edafedd nerf ac ychydig o lestri gwaed
- pilenni'r ymennydd – tair pilen ac iddynt haen allanol wydn a haen ganol gyda lleoedd gwag wedi'u llenwi â hylif yr ymennydd, sy'n gweithredu fel sioc laddwr. Mae pilen leinio yn cynnwys llestri gwaed yn cyflenwi'r feinwe nerfol. Llid pilenni'r ymennydd o ganlyniad i haint yw *llid yr ymennydd*.

Y brif system nerfol yw canolfan rheoli'r corff. Mae'n cydgysylltu gweithgareddau mecanyddol a chemegol. Mae'r miliynau o nerfau sydd yn y corff yn cario 'negeseuon' neu ysgogiadau nerfol i'r prif fannau canlynol ac yn ôl:

- yr ymennydd – yr organ sy'n rheoli'r rhan fwyaf o weithgareddau'r corff. Mae'n cynnwys miliynau o niwronau (nerfgelloedd) wedi eu trefnu yn adrannau synhwyraidd, cysylltiadol ac echddygol. Mae'r adrannau synhwyraidd yn derbyn negeseuon drwy gyfrwng ysgogiadau nerfol o wahanol rannau o'r corff. Mae adrannau cysylltiadol yn yr ymennydd yn dadansoddi'r ysgogiadau ac yn gwneud penderfyniadau. Mae'r adrannau ysgogol yn anfon ysgogiadau neu wybodaeth yn ôl at gyhyrau neu chwarennau. Mae'r ysgogiadau yn cael eu cario gan ffibrau 43 phâr o nerfau – 12 pâr o nerfau creuanol yn gwasanaethu'r pen a 31 pâr o nerfau'r asgwrn cefn (gweler *serebrwm*)
- madruddyn y cefn – llinyn hir o feinwe nerfol sy'n rhedeg i lawr o'r ymennydd y tu mewn i'r asgwrn cefn. Mae ysgogiadau nerfol o bob rhan o'r corff yn pasio drwyddo at yr ymennydd ac yn ôl unwaith eto. Mae rhai yn cael eu cario i mewn i'r ymennydd, neu oddi wrtho, ac fe ymdrinir â rhai ohonynt yn y madruddyn (h.y. gweithredoedd anwirfoddol). Mae tri deg un pâr o nerfau'r asgwrn cefn yn canghennu allan o'r madruddyn drwy'r bylchau rhwng y fertebrâu. Mae pob un o nerfau'r asgwrn cefn wedi eu gwneud o ddau grŵp o ffibrau a elwir yn wreiddyn dorsal ac yn wreiddyn synhwyraidd. Maent yn cynnwys ffibrau o niwronau synhwyraidd (yn dod ag ysgogiadau i mewn) a gwreiddyn fentrol neu echddygol, sydd wedi eu gwneud o ffibrau o niwronau echddygol (yn mynd ag ysgogiadau allan)
- niwroglia – celloedd sbiral sy'n cynnal ac yn amddiffyn nerfgelloedd (niwronau) y brif system nerfol.

profedigaeth yw colli anwylyd trwy iddynt farw. Mae profedigaeth yn effeithio ar unigolion mewn ffyrdd gwahanol i'w gilydd ac maent yn profi *galar*. Yn y Deyrnas Unedig bob blwyddyn mae dros 600,000 o bobl yn marw, gan adael o leiaf 1.5 miliwn o gyfeillion ac aelodau'r teulu yn dioddef profedigaeth lem. Mae Gofal Profedigaeth CRUISE yn gorff a sefydlwyd yn 1959 i gynnig cymorth personol a chyfrinachol i bobl mewn profedigaeth a'r rhai sy'n gofalu amdanynt drwy gynghori, rhoi gwybodaeth a grwpiau cymorth cymdeithasol.

(Am fwy o wybodaeth cysylltwch â Gofal Profedigaeth Cruise Cymru, Tŷ Energlyn, Heol Las, Caerffili CF83 2TT.)

profiad gwaith: cyfleoedd i fyfyrwyr iechyd a gwaith cymdeithasol ymarfer theori a ddysgwyd ganddynt yn yr ystafell ddosbarth mewn lleoliad gofal. Ar ben hyn, mae'n rhoi cyfle i'r myfyrwyr:

- arsylwi ar ofalwyr profiadol a phroffesiynol wrth iddynt weithio gyda chleientiaid
- cwrdd â chleientiaid, cleifion neu ddefnyddwyr gwasanaethau i ddatblygu sgiliau rhyngbersonol a chyfathrebu
- dysgu yn y fan a'r lle sut mae asesu anghenion gwahanol y cleientiaid
- defnyddio profiad personol i ychwanegu dyfnder at astudio ac ymchwil
- dod i wybod am agweddau ar iechyd a gofal cymdeithasol; mae'n aml yn gyfnod pan mae myfyrwyr yn penderfynu ar eu gyrfa yn y dyfodol.

Mae profiad gwaith yn agwedd werthfawr ar gwrs gyrfaol. Mae'n cynnig nodweddion hanfodol sy'n effeithio ar y myfyrwyr a'r corff lleoliad yntau. Mae gan y cynllunio ar brofiad gwaith y gofynion canlynol:

- dyddiadau'r profiad gwaith i'w cyd-drafod gyda'r lleoliadau a'r tiwtor neu'r athro
- myfyrwyr i ddiweddaru eu *Cwricwlwm Fitae (CV)*
- myfyrwyr i ysgrifennu llythyr at oruchwyliwr y lleoliad gan amgáu eu CV a datganiad i fynd gydag ef ynghylch eu cais am gael profiad gwaith.

Pan fydd myfyrwyr wedi sicrhau lleoliad dylent:

- anfon eu CV a datganiad i fynd gydag ef
- trefnu ymweliad cyn y lleoliad
- cydlynu trefniadau teithio
- paratoi *holiadur* ynghylch amseroedd cinio, amser dechrau/gorffen (os ydynt yn wahanol i oriau'r coleg)
- sicrhau bod ganddynt set o ddillad addas i'w gwisgo. Fel arfer ni fydd sgertiau cwta, topiau gyddfau isel na throwsusau bach yn dderbyniol. Mewn rhai lleoliadau gwaith, efallai y bydd disgwyl i fyfyrwyr wisgo iwnifform
- sicrhau eu bod yn cael tasgau a gweithgareddau addas i'w cyflawni drwy gydol y profiad gwaith.

Canllawiau – dyma'r rheolau i fyfyrwyr ar leoliad gwaith:

- bod yn brydlon – cyrraedd ar amser
- dangos parodrwydd – gall problemau godi felly byddwch mor ewyllysgar â phosibl
- bod yn broffesiynol – cysylltu â'r coleg a'r gweithle os na fyddwch yn teimlo'n dda; os ydych yn pryderu neu'n poeni cysylltwch â'ch athro/tiwtor
- bod yn ddymunol – cyfathrebwch â chleientiaid, defnyddiwch eich amser yn ddoeth; gweithiwch ar y cyd â'ch cydweithwyr
- bod yn ymarferol – cynorthwywch gyda phob tasg a gweithgaredd sydd a wnelont â gweithio gyda chleientiaid a defnyddwyr gwasanaethau.

profion datblygiadol: gweler *rhaglen cadw golwg ar iechyd plant*.

profion modd: system a ddefnyddir i benderfynu a yw unigolion yn gymwys i gael rhai *budd-daliadau* penodol. Mae profion modd yn ddull o roi budd-daliadau i gleientiaid sydd 'mewn angen', h.y. mae'r system yn caniatáu targedu budd-daliadau at y rhai â'r lleiaf o adnoddau ariannol.

profion sensitifrwydd croen: cânt eu defnyddio i adnabod alergenau. Mae alergenau dan amheuaeth yn cael eu chwistrellu i'r croen ac mae graddau ymateb y croen yn cael eu defnyddio i nodi sensitifrwydd.

proffil oed: dull o edrych ar adeiladwaith y boblogaeth a rhagweld tueddiadau i'r dyfodol. Er enghraifft, mae cynnydd mewn *disgwyliad oes* yn debyg o arwain at fwy o bobl ag angen gofal tymor hir. Mae hyn yn golygu y bydd pob un sy'n gweithio yn gorfod darparu ar gyfer mwy o bensiynwyr. Yn 1953 roedd 4.6 o bobl o oed gweithio ar gyfer pob pensiynwr. Heddiw mae yna 3.4 ac erbyn 2040 bydd y gymhareb wedi syrthio i ddim ond 2.4, hyd yn oed gan ganiatáu gwneud yr oed ymddeol yr un fath i'r ddau ryw.

proffwydoliaeth hunangyflawnol: pan fydd yr hyn mae rhywun yn ei ddarogan yn digwydd mewn gwirionedd. Mae prosesau meddwl yr unigolyn yn cael eu cyffroi yn y fath fodd â'i fod yn dechrau ymddwyn yn y ffordd a ragwelir. Mae'r broffwydoliaeth yn cael ei gwireddu oherwydd ymddygiad sydd yn anymwybodol wedi ei gynllunio i'w gwireddu hi. Gall proffwydoliaeth hunangyflawnol yn aml gael ei hadeiladu ar *ymddygiad* negyddol sy'n cynhyrchu ymatebion negyddol sy'n cadarnhau'r ymddygiad.

proteinau: sylweddau pwysig y mae eu hangen ar y corff ar gyfer bron pob un o'i swyddogaethau. Mae proteinau yn cynnwys yr elfennau *carbon*, *hydrogen*, *ocsigen*, nitrogen, ffosfforws, a sylffwr. Mae proteinau wedi eu hadeiladu o unedau a elwir yn *asidau amino*. Mae 21 o wahanol asidau amino yn bresennol yn y corff dynol. Mae'r asidau amino wedi'u cysylltu gyda'i gilydd gan rwymau peptid i ffurfio cadwynau hir o foleciwlau. Siâp y gadwyn a threfn cysylltu'r asidau amino ynghyd sy'n penderfynu swyddogaeth y protein. Mae protein yn rhan hanfodol o ddiet iach ac fe'i defnyddir i hybu twf ac i amnewid ac atgyweirio celloedd a meinweoedd y corff. Prif ffynhonnell protein yw cig, cynnyrch llaeth, pysgod, cnau ac, i raddau llai, llysiau (yn arbennig rhai grawnfwydydd a ffa).

pryd ar glud: gwasanaeth gofal yn y cartref sy'n galluogi i *bobl hŷn* gael pryd o fwyd wedi ei anfon atynt yn eu cartrefi. Codir tâl safonol am y gwasanaeth hwn. Mae cyflawni'r gwasanaeth yn amrywio rhwng un ardal yn y wlad a'r llall. Mae'r prydau yn cael eu darparu gan yr *adran gwasanaethau cymdeithasol* ac yn cael eu dosbarthu weithiau gan *Wasanaeth Gwirfoddol Brenhinol y Merched*.

pryder: ymateb normal i straen neu sefyllfa o fygythiad neu ansicrwydd. Gall pryder godi hefyd mewn pyliau o banig arwahanol pan fydd rhywun yn teimlo'n nerfus ac anobeithiol. Fodd bynnag, gall pryder droi'n ganolbwynt bywyd rhywun pan fyddant yn poeni ac yn teimlo'n ofnus am sefyllfaoedd bob dydd. Gall y pryder yn yr achosion hyn arwain at gyflwr seicolegol a elwir yn niwrosis. Mae pryder hefyd yn cynhyrchu symptomau corfforol fel penysgafnder, cur pen, cryndod, diffyg canolbwyntio, dolur rhydd a diffyg anadl.

prynwyr: sefydliadau sydd â chyfrifoldeb dros brynu gwasanaethau iechyd a gofal cymdeithasol. Maent yn rhan o'r farchnad fewnol. Yn dilyn diwygiadau'r *GIG* yn 1997 mae *gofal integredig* bellach yn cymryd lle'r farchnad fewnol.

prynwyr aml-asiantaeth: gwahanol asiantaethau sy'n comisiynu ac yn talu am wasanaethau ar y cyd. Er enghraifft, fe allai *awdurdodau iechyd* ac *adrannau gwasanaethau cymdeithasol* brynu gwasanaeth *iechyd meddwl* i bobl ifanc ar y cyd. Mae'n bwysig yng ngoleuni newidiadau diweddar yn y GIG i ddeall y gwahaniaethau rhwng prynu a chomisiynu. Mae prynu yn golygu prynu'r gofal priodol i *gleient*, tra bo comisiynu yn edrych ar y gwasanaethau angenrheidiol ar gyfer ardal ddaearyddol neu gymdogaeth. Fe fydd y sefydliad perthnasol wedyn yn cael ei awdurdodi i ddarparu'r gwasanaethau gofal dan sylw. (Gweler *cydgomisiynu*.)

pulpudau cerdded neu fframiau Zimmer: fframiau metel sy'n cynnal rhywun sydd eu hangen wrth gerdded. Mae gan bulpudau cerdded dri neu bedwar troed, neu olwynion. Mae gan rai atodion ar gyfer bagiau siopa a derbynyddion i gludo eitemau ac mae rhai yn plygu i fynd â hwy'n hwylus mewn ceir neu ar drafnidiaeth gyhoeddus. Gellir eu prynu neu eu benthyg o *ysbytai* neu gan gyrff gwirfoddol fel *Gofal Pobl Hŷn* neu'r *Sefydliad Byw Gydag Anabledd*.

Pwyllgor Agweddau Meddygol Polisi Bwyd (COMA): pwyllgor o'r Adran Iechyd sy'n cynhyrchu adroddiadau pwysig mewn perthynas â maeth a bwyd. (Gweler *Pwyllgor Ymgynghorol Cenedlaethol ar Addysg Maetheg.*)

Pwyllgor Ardal Amddiffyn Plant: pwyllgor aml-asiantaeth a sefydlir i fod yn fforwm i *amddiffyn plant*. Mae'r pwyllgor yn datblygu, monitro ac adolygu polisïau amddiffyn plant lleol ac yn hyrwyddo cydweithredu effeithiol a chytûn rhwng yr asiantaethau gwahanol. Er bod peth amrywio o ardal i ardal, mae pob pwyllgor wedi ei ffurfio gan gynrychiolwyr asiantaethau allweddol fel y gwasanaethau cymdeithasol ac iechyd, a'r heddlu. Mae gan y pwyllgor yr awdurdod i lefaru a gweithredu ar ran yr asiantaeth. Mae'r pwyllgor yn cyhoeddi canllawiau ar weithdrefnau, yn mynd i'r afael â materion arwyddocaol wrth iddynt godi, yn cynnig cyngor ar gynnal achosion yn gyffredinol, yn llunio polisi ac adolygu cynnydd ar rwystro camweddau. Mae hefyd yn bwrw golwg dros hyfforddiant rhyngasiantaethol a sefydlir ym mhob awdurdod i reoli a monitro gweithdrefnau'r asiantaethau gwahanol sydd ynglŷn ag amddiffyn plant. (Gweler *Gweithio Gyda'n Gilydd i Ddiogelu Plant 1999.*)

pwyllgor meddygol lleol: y pwyllgor cynrychiolaeth statudol lleol i bob meddyg teulu yn ardal yr *awdurdod iechyd*. Mae gan yr awdurdod iechyd ddyletswydd statudol i ymgynghori â'r pwyllgor hwn ar faterion sy'n cynnwys telerau gwasanaeth meddygon teulu, *cwynion* ac ymchwilio i faterion penodol o ymddygiad proffesiynol.

pwyllgor rheoli heintiau: pwyllgor amlddisgyblaethol a sefydlwyd i osod trefn i'w gweithredu mewn *ysbytai* neu yn y gymuned er mwyn atal a rheoli *heintiau*. Mae'r pwyllgor yn cynnwys *nyrs rheoli heintiau*, cynrychiolwyr o wahanol feysydd nyrsio a gofal yn y gymuned, arbenigwyr mewn paratoi *bwyd* a microbiolegydd.

Pwyllgor Tocsicoleg (COT): pwyllgor o'r Adran Iechyd sy'n cynghori'r llywodraeth ar ddiogelwch ychwanegion bwyd. (Gweler *E rifau*.)

Pwyllgor Ymgynghorol ar Ddyrannu Adnoddau: gweler *Adnoddau'r GIG*.

Pwyllgor Ymgynghorol Cenedlaethol ar Addysg Maetheg (NACNE): pwyllgor gan y llywodraeth sy'n gosod canllawiau ynglŷn â maeth ar gyfer addysg iechyd ym Mhrydain. Cynhyrchwyd adroddiad yn 1993 a oedd yn delio â materion yn ymwneud ag iechyd megis pwysau'r corff, cymeriant *carbohydradau* a *brasterau*, clefyd coronaidd y galon, halen a phwysau gwaed ac effeithiau alcohol. Daeth yr adroddiad i'r casgliad fod gorbwysedd yn cynyddu risg iechyd rhywun. Gwnaethpwyd yr argymhellion canlynol:

- brasterau – dylid lleihau cyfanswm y cymeriant braster a dylid ystyried ffyrdd o gynyddu'r gymhareb o *asidau brasterog* amlannirlawn i asidau brasterog dirlawn. Fe roddwyd tystiolaeth i ddangos y gallai diet gyda chymhareb uchel o asidau brasterog amlannirlawn leihau'r nifer o bobl ag anhwylder cardiofasgwlaidd

- carbohydradau – dylid lleihau'r cymeriant o swcros (siwgr) a dylid cynyddu'r cymeriant o *garbohydradau* cymhlyg a ffibr. Mae lleihau'r siwgr a fwyteir yn rhan o strategaeth i ostwng y canran o'r boblogaeth sydd dros eu pwysau. Canfuwyd hefyd fod cysylltiad rhwng cymeriant siwgr a dannedd pwdr

- ffibr – i gynyddu'r cymeriant gan 50 y cant. Awgrymodd yr adroddiad fod cysylltiad rhwng lefelau isel o ffibr dietegol ac anhwylderau'r coluddyn mawr, gan gynnwys syndrom coluddyn llidus, rhwymedd, diferticwlosis a chanser y colon

- halen – lleihau'r cymeriant o halen. Nodwyd yn yr adroddiad fod cymeriant uchel o sodiwm clorid yn arwain at bwysedd gwaed uchel (gorbwysedd).

Roedd adroddiad y pwyllgor yn canolbwyntio yn arbennig ar agweddau addysg iechyd maeth a'r cysylltiad rhyngddynt a *ffordd o fyw*. Felly, roedd y targedau a osodwyd yn rhai a fyddai'n arwain at newid llesol yn agweddau pobl tuag at faeth a diet. (Gweler *Pwyllgor Agweddau Meddygol Polisi Bwyd*.)

pwyllgorau gwasanaethau cymdeithasol: sefydlir y rhain gan awdurdodau lleol gyda'r cyfrifoldeb o oruchwylio'r polisi gwasanaethau cymdeithasol lleol. Mae pwyllgorau o'r fath wedi eu gwneud o gynrychiolwyr etholedig yr awdurdod lleol. Mae gofyniad statudol arnynt i:

- arolygu gwaith pob *adran gwasanaethau cymdeithasol*
- darparu gwasanaethau cymdeithasol personol lleol
- gwneud argymhellion ynghylch y gwasanaethau cymdeithasol
- darparu *cynllun gofal yn y gymuned* i'r awdurdod lleol.

pwysau gwaed: pwysau'r gwaed yn erbyn muriau'r prif rydwelïau. Mae pwysau gwaed ar ei uchaf yn ystod systol, pan mae'r fentriclau yn cyfangu (pwysau systolig) ac ar ei isaf yn ystod diastol pan mae'r fentriclau yn ymlacio ac ail-lenwi (pwysau diastolig). Mae pwysau gwaed yn cael ei fesur mewn milimetrau o arian byw drwy ddefnyddio offer a elwir yn sffygmomanomedr sy'n cael ei osod ar rydweli freichiol y fraich. I fesur y pwysau gwaed gosodir llawes chwyddiadwy o amgylch rhan uchaf braich rhywun ac mae'r pwysau yn y llawes yn cael codi tan bydd yn uwch na'r pwysau yn y rhydweli. Wrth i'r pwysau gael ei ryddhau, mae'r gwaed yn y rhydweli yn dechrau llifo a gellir ei deimlo fel curiad calon neu ei glywed gyda stethosgop. Nid yw hyn yn boenus, ond mae'n creu teimlad o bwysau. Mae hi'n bwysig egluro'r dull o'i wneud wrth y cleient gan y gall gofid neu hyd yn oed bryder ysgafn godi pwysau gwaed. Dylid mesur pwysau gwaed gyda rhywun ar ei orwedd neu ar ei eistedd er mwyn cael darlleniad manwl gywir. Dylai'r pwysau systolig disgwyliedig fod tua 120 mm a'r pwysau diastolig 80 mm. Yr enw ar bwysau gwaed uchel yw gorbwysedd a'r enw ar bwysau gwaed isel yw isbwysedd.

Cymryd pwysau gwaed

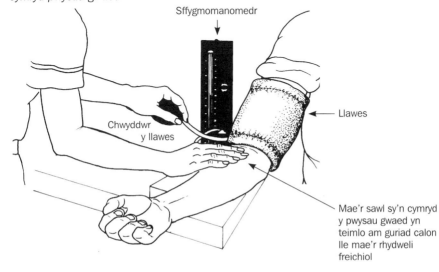

Sffygmomanomedr

Llawes

Chwyddwr y llawes

Mae'r sawl sy'n cymryd y pwysau gwaed yn teimlo am guriad calon lle mae'r rhydweli freichiol

A B C Ch D Dd E F Ff G Ng H I L Ll M N O **P** Ph R Rh S T Th U W Y

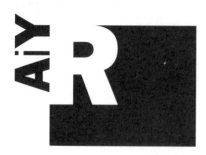

radiograffwyr: gweithwyr proffesiynol sydd wedi cael hyfforddiant arbennig, ond heb fod yn gymwysedig yn feddygol, sy'n gweithio mewn timau amlddisgyblaethol a arweinir gan radiolegwyr. Maent yn gweithio mewn *ysbytai* yn bennaf fel:

- radiograffwyr diagnostig – yn gweithredu mewn nifer o ffyrdd megis defnyddio pelydrau X, sganiau *tomograffeg echelinol gyfrifiadurol* (CAT), *delweddu cyseiniant magnetig* (MRI) *ac uwchsain*
- radiograffwyr therapiwtig – yn rhoi triniaeth pelydriad i *gleifion* yn unol â chyfarwyddiadau *meddyg.*

Mae hyfforddi i fod yn radiograffydd yn golygu astudio yn llawn amser am dair blynedd ar lefel gradd.

radioleg: dulliau o ganfod neu o drin *clefydau* gan ddefnyddio pelydriad. Gall olygu defnyddio pelydrau X ar gyfer diagnosis megis radioddiagnosis neu radioleg ddiagnostig a thriniaeth (radiotherapi) ond mae hefyd yn cynnwys llawer o ddulliau eraill o ddelweddu diagnostig a thriniaeth. Mae dwy gangen wahanol yr arbenigedd bellach yn cael eu galw yn:

- radioleg glinigol – sy'n golygu bod cleifion yn cael pelydrau X gan gynnwys sganiau CAT a dulliau diagnostig eraill megis *delweddu cyseiniant magnetig* (MRI) ac *uwchsain*
- oncoleg glinigol – sy'n golygu bod cleifion yn cael triniaeth belydriad ïoneiddio yn bennaf ar gyfer clefydau malaen (h.y. pelydrau X, radiwm a dulliau meddygol eraill).

radiolegydd: *meddyg* hyfforddedig sy'n gweithio yn adran radioleg *ysbyty.*

radiotherapi: dull o drin *clefyd* malaen fel *canser* neu *dyfiant* gan ddefnyddio pelydriad. Mae pelydrau X yn cael eu dwysáu a'u pelydr yn cael eu cyfeirio at y man lle y mae angen y *driniaeth.* Gyda rhai clefydau mae nodwyddau neu rodenni radiwm yn cael eu gosod i mewn yn y tyfiant neu'r man lle y mae'r clefyd. Mae triniaeth arall sy'n defnyddio radiwm yn golygu bod y claf yn yfed hylif ymbelydrol. Mae sgil effeithiau radiotherapi yn cynnwys cyfog, salwch a cholli gwallt.

resbiradaeth aerobig: resbiradaeth lle defnyddir *ocsigen* i ocsideiddio bwyd yn garbon deuocsid a dŵr. Mae'n rhyddhau lefel uchel o egni. Mae'r broses mewn dau gam:

- *glycolysis* – nid oes angen ocsigen ac mae'n digwydd yng nghytoplasm y gell. Mae'n troi glwcos yn asid pyrwfig.
- *cylch Krebs* – nad yw'n digwydd ond mewn resbiradaeth aerobig ac fe'i ceir ym *mitocondria*'r gell. Mae'n gylch cymhleth o adweithion ensym-gatalyddedig gydag asid pyrwfig yn cael ei ocsideiddio yn *garbon deuocsid* a dŵr, gyda symiau mawr iawn o egni yn cael eu creu.

resbiradaeth anaerobig: ffurf ar resbiradaeth sy'n digwydd pan fydd diffyg ocsigen.

Gweler y diagram ar y dudalen gyferbyn.

Resbiradaeth anaerobig

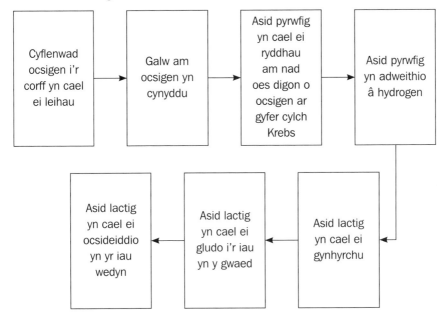

resbiradaeth artiffisial: trefn argyfwng sy'n sicrhau llif ocsigen i mewn ac allan o ysgyfaint rhywun pan fydd yr atgyrchau anadlu naturiol ac arferol yn annigonol. Y dull enwocaf ar resbiradaeth artiffisial yw awyriad neu adfywio ceg yng ngheg. (Gweler *ABC adfywio*.)

risg: y ffordd y gall *cleient* neu ofalwr fod yn agored i niwed gan eraill neu gan eu hamgylchedd gofal.

rôl yn ôl rhyw y person: agweddau, ymddygiad, datblygiad personol a diddordebau sy'n cael eu hystyried yn briodol ar gyfer un rhyw ond yn amhriodol ar gyfer y rhyw arall.

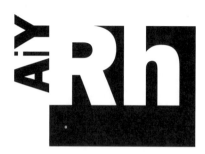

rhagdybiaeth: datganiad neu gwestiwn *ymchwil* sy'n cael ei fynegi ar ddechrau ymchwiliad neu ddarn o ymchwil. Mae'n gweithredu fel rhagfynegiad neu esboniad o ddigwyddiadau. Mae rhagdybiaeth yn agwedd bwysig o ymchwil am fod modd rhoi prawf arni drwy ei chymharu â'r realiti (a yw'r canlyniad yn dangos ei fod yn wir, ai peidio?) a gellir wedyn ei chefnogi neu ei gwrthod.

rhagfarn: syniadau rhagdybiedig ynghylch person sy'n seiliedig ar agweddau a chredoau sy'n arwain at ymddygiad a gweithredu gwahaniaethol. (Gweler *agweddau*, *gwahaniaethu*.)

rhaglen cadw golwg ar iechyd plant: wedi'i chynllunio i sicrhau bod cynnydd datblygiadol plentyn yn cael ei adolygu ar gyfnodau arbennig yn ystod wyth mlynedd cyntaf ei fywyd.

rhaglenni gwella costau: trefn weithredu sydd mewn lle sy'n adolygu gwariant. Anogir sefydliadau iechyd a gofal cymdeithasol i adolygu eu gwariant bob blwyddyn er mwyn asesu sut y mae'r arian wedi'i wario a safon y gwasanaeth a gynigir. Mae'r rhaglen yn seiliedig ar gynlluniau'r llywodraeth i fod yn fwy effeithlon ac i gael mwy o werth am eich arian. Edrychir ar y rhaglenni gwella costau hyn fel dulliau cost a budd a fydd yn golygu cynilo ar gyfer gwasanaethau newydd. (Gweler *effeithiolrwydd cost*, *cyllido*.)

rhaglenni gwella iechyd: rhaglenni a sefydlir mewn lleoliadau yn gefn i'r cytundebau iechyd cenedlaethol. Dyma swyddogaethau rhaglenni o'r fath:

- rhoi disgrifiad eglur o sut yr eir i'r afael â nodau, blaenoriaethau, targedau a chytundebau cenedlaethol yn lleol
- sefydlu ystod o flaenoriaethau a thargedau a bennwyd yn lleol i ymdrin â materion a phroblemau a fernir yn bwysig gyda phwyslais neilltuol ar feysydd o anghydraddoldebau iechyd o bwys mewn cymunedau lleol
- cefnogi rhaglenni gweithredu cytunedig penodol i fynd i'r afael â blaenoriaethau gwella iechyd cenedlaethol a lleol
- dangos bod y gweithredu a gynigir wedi ei seilio ar dystiolaeth y gwyddys ei bod yn gweithio ar sail ymchwil ac adroddiadau arfer gorau
- nodi pa gyrff lleol sydd wedi bod ynglŷn â llunio cynllun, beth fydd eu cyfraniadau a sut gallant fod yn atebol am ei gyflawni
- sicrhau bod y cynllun yn hawdd ei ddeall ac yn hawdd cael ato gan y cyhoedd
- bod yn gerbyd i osod strategaethau wrth ffurfio gwasanaethau iechyd lleol.

(Gweler hefyd *Ein Cenedl Iachach – Cytundeb dros Iechyd*, *targedau iechyd cenedlaethol*.)

rhaglenni sgrinio: gweithdrefnau a gynhelir ar bobl er mwyn chwilio am glefyd penodol. Er enghraifft, gall gwraig fynychu meddygfa ei meddyg lleol i gael *prawf gwddf y groth*, pan fydd sampl o *gelloedd* yn cael ei dynnu o wddf y groth a'i anfon i labordy i'w archwilio am gelloedd cyn-ganseraidd. Er mwyn i raglen sgrinio allu llwyddo mae'n rhaid bod gan y clefyd nodweddion penodol. Mae'n rhaid:

- fod ganddo risg uchel o ddigwydd yn y boblogaeth
- fod modd ei drin os ceir hyd iddo
- ei fod yn berygl os na cheir hyd iddo
- ei fod yn rhesymol hawdd a heb fod yn rhy ddrud cael diagnosis yn gynnar.

(Gweler hefyd *hunanarchwilio'r fron*, *prawf gwddf y groth*.)

Rhagoriaeth mewn Ysgolion: Papur Gwyn cyntaf y Llywodraeth Lafur a gynhyrchwyd yn 1997. Roedd yn adolygu:

- polisïau addysg ac yn anelu at fynd i'r afael â phroblemau fel disgyblion yn tangyflawni
- addysg blynyddoedd cynnar, asesu, yr argymhelliad am ddosbarthiadau cynradd llai o faint a chodi safonau *llythrennedd* a rhifedd
- mesur perfformiad mewn ysgolion a cholegau er mwyn codi safonau
- moderneiddio egwyddor addysg gyfun sy'n cynnwys sefydlu *parthau gweithredu addysg*
- codi statws dysgu a chodi safonau dysgu
- cynorthwyo disgyblion drwy wella meysydd megis cefnogaeth i rieni, disgyblaeth, mynychu ysgol a sgiliau ar gyfer bywyd
- partneriaethau newydd o safbwynt cymorth cymunedol ac ysgolion sefydledig, llywodraethwyr ysgolion, swyddogaeth awdurdodau addysg lleol, lleoedd mewn ysgolion, trefn dderbyn ysgolion ac ysgolion annibynnol. (LIEM 1997)

rheolaeth gofal: cydgysylltu gan reolwr gofal a enwir wedi ei benodi i arolygu asesu a phwrcasu'r gofal priodol i gleientiaid. O dan Ddeddf GIG a Gofal yn y Gymuned 1990, mae dyletswyddau cyffredinol yr awdurdod lleol ynghylch rheolaeth gofal yn cynnwys:

- diffinio anghenion – edrych ar y gofynion sydd eu hangen ar gleient i'w galluogi i barhau i fyw yn annibynnol
- dyfeisio ffyrdd o asesu – adolygu'r math o asesiad sydd ei angen ar gyfer y cleient, megis asesiad cartref, asesiad symudedd, sgiliau byw bob dydd
- cynllunio gofal – gan gynnwys y gwasanaethau sydd eu hangen, y flaenoriaeth o ran gofal i gleient
- adolygu'r gwasanaeth presennol – edrych ar unrhyw opsiynau eraill a chael cytundeb defnyddiwr y gwasanaethau, eu gofalwyr anffurfiol a'r tîm perthnasol ynglŷn â'r gofal
- sicrhau adnoddau addas – gan gynnwys cost y pecyn gofal, adolygu cyllidebau
- monitro'r gofal – sicrhau bod y gofal a roddir yn gyson â'r cynllun gofal a bod y gofalwr yn cwrdd â gofynion y cleient wrth fynd ymlaen
- rheoli darpariaeth y cynllun gofal
- adolygu'r cynllun gofal er mwyn ailasesu gofynion y cleient.

Roedd Papur Gwyn y llywodraeth *Y GIG Newydd: Modern, Dibynadwy* yn amlinellu cynigion ar gyfer gofal integredig gyda'r holl gynllunwyr gofal a'r darparwyr yn cydweithredu. (LIEM 1997). (Gweler *gweithgareddau byw bob dydd*.)

rheolau hylendid bwyd: rheolau sy'n cefnogi deddfwriaeth ar baratoi a thrafod *bwyd*. Mae'n rhaid i'r rhai sy'n trafod bwyd:

- gadw'n lân, gorchuddio toriadau gyda gorchuddion dal dŵr glas (fel bod modd eu gweld yn hawdd os byddant yn syrthio i mewn i fwyd), gwisgo dillad gwarchod addas dros eu dillad arferol, a pheidio ag ysmygu na phoeri
- ddweud wrth y sawl sy'n rheoli'r busnes bwyd os ydynt yn dioddef o wenwyn bwyd neu

haint sy'n cael ei gludo gan fwyd

- wneud yn siwr fod basn ar wahân ar gyfer golchi dwylo mewn mannau lle bydd bwyd yn cael ei baratoi, bod yna gyflenwad da o dywelion papur neu sychwr dwylo electrig, brwsh ewinedd glân a digon o sebon. Dylid golchi'r dwylo cyn trafod bwyd neu wrth newid o drafod bwyd heb ei goginio i drafod bwyd wedi ei goginio
- weithredu rheolau adeiladu o safbwynt cyfleusterau toiledau; dylai'r rhain fod yn ddigon pell o'r prif fan lle y bydd bwyd yn cael ei gynhyrchu neu ei baratoi, gydag arwyddion yn atgoffa staff i olchi eu dwylo. Mae hyn er mwyn sicrhau nad yw bwyd yn cael ei lygru â'r bacteria niweidiol sy'n bresennol mewn *ymgarthion* dynol
- gael eu hannog i beidio â gwisgo colur trwm, sy'n gallu halogi bwyd
- wneud yn siwr fod gwallt hir wedi ei orchuddio gan het neu wedi ei roi mewn rhwyd wallt fel nad oes fflochiau o groen neu flew yn syrthio i mewn i'r bwyd
- beidio â gwisgo persawr neu bersawr ôl-siafio cryf sy'n gallu llygru bwyd sydd wedi ei flasu'n ysgafn
- beidio â smocio na bwyta ar ddyletswydd; mae caniatâd iddynt wneud hyn ar yr adegau rheolaidd pan fyddant yn cymryd hoe, ond mae'n rhaid iddynt, wrth gwrs, olchi eu dwylo eto cyn ailddechrau gweithio.

Fe gafodd y rheolau Hylendid Bwyd, a gyflwynwyd yn 1970, eu diwygio yn 1991. O dan Ddeddf Diogelwch Bwyd 1990 argymhellwyd y dylai pawb sy'n trafod bwyd gael eu hyfforddi.

rheoli risg: mae a wnelo hyn ag adnabod peryglon iechyd a diogelwch er mwyn gweithredu strategaethau i ddileu a rhwystro risgiau o'r fath. Mae rheoli risg yn cynnwys:

- adnabod risg
- asesu faint o risg ydyw
- mabwysiadu dulliau a strategaethau i reoli'r risg.
- darparu cyllid ar gyfer unrhyw newid neu addasu ar offer ac eiddo.

rheoli straen: strategaethau a ddefnyddir gan unigolion i ymdopi â straen gynyddol yn eu bywydau. (Gweler *technegau ymlacio*.)

rheoli y gwasanaethau cymdeithasol: gwneir hyn drwy nifer o gyrff sydd o dan oruchwyliaeth yr Ysgrifennydd Gwladol dros Iechyd. Mae'r cyrff hyn yn cynnwys:

- cynghorau sir, bwrdeistrefi metropolitan, bwrdeistrefi Llundain
- *awdurdodau lleol*
- *pwyllgorau gwasanaethau cymdeithasol*
- *adrannau gwasanaethau cymdeithasol* lleol.

rheoli ymddygiad: dyma ddulliau a strategaethau a ddefnyddir gan ddarparwyr iechyd a gofal cymdeithasol i reoli *ymddygiad heriol* ac annerbyniol. Mae'r canllawiau gydag ymddygiad wedi eu cynllunio'n aml i gwrdd â gofynion cleientiaid mewn darpariaethau iechyd a gofal cymdeithasol gwahanol. Gallant fod yn cynnwys codau disgyblaeth ar gyfer cleientiaid: er enghraifft, mae'r cleientiaid yn dysgu ymdrin â'u hymddygiad negyddol eu hunain ac yn dechrau gwerthfawrogi beth sy'n dderbyniol. (Gweler *addasu ymddygiad*, *gwahardd*)

Rheoliadau Adrodd ar Anafiadau, Clefydau neu Ddigwyddiadau Peryglus (RIDDOR) 1995: rheoliadau yn ymwneud â chofnodi ac adrodd am *ddamweiniau* ac afiechyd yn y gwaith. Pan fydd mwy na deg o weithwyr yn y lle gwaith, mae'n rhaid cael *llyfr damweiniau* i gofnodi:

- damweiniau
- afiechyd a allai fod wedi ei achosi gan waith

- digwyddiadau peryglus a'r rhai y bu ond y dim iddynt ddigwydd.

Mae'n rhaid i gyflogwyr adrodd i'r *Gweithgor Iechyd a Diogelwch* neu i adran iechyd yr *amgylchedd* yr awdurdod lleol pryd bynnag y ceir y digwyddiadau hyn:

- damweiniau angheuol
- anaf difrifol neu gyflwr lle y bo angen triniaeth feddygol
- digwyddiadau peryglus
- damweiniau sy'n golygu bod rhywun yn analluog i weithio am dros dri diwrnod
- rhai *clefydau* cysylltiedig â gwaith
- digwyddiadau yn ymwneud â nwy.

Mae'n rhaid adrodd am nifer o ddamweiniau difrifol a digwyddiadau peryglus ar unwaith a darparu adroddiad ysgrifenedig o fewn saith diwrnod.

Mae ffurflenni arbennig y mae'n rhaid eu cwblhau pan geir afiechydon. Mae 28 categori o glefydau y mae'n rhaid adrodd amdanynt gan gynnwys *gwenwyno*, ac afiechydon y *croen* a'r *ysgyfaint*.

Mae'n rhaid i gynrychiolwyr diogelwch undebau llafur gael mynediad at bob gwybodaeth sy'n ymwneud ag unrhyw broblemau o'r fath yn y gweithle. Mae'r Gwasanaeth Meddygol Ymgynghorol Cyflogaeth, sy'n rhan o'r Gweithgor Iechyd a Diogelwch, yn rhoi *cyngor* a *gwybodaeth* ynghylch adrodd am afiechydon. Yn ogystal â'r drefn hon, ceir deddfwriaeth a gynlluniwyd i gofnodi a rheoli clefydau nad ydynt o angenrheidrwydd yn gysylltiedig â'r gweithle. Adroddir am achosion lle y cafwyd diagnosis o HIV ac *AIDS* mewn dychweliadau dienw i'r Ganolfan Clefydau Heintus sydd ynghlwm wrth yr *Adran Iechyd*. Mae'r ganolfan yn gyfrifol am gadw ystadegau ar HIV, *AIDS* ac afiechydon eraill.

Rheoliadau Sylweddau Niweidiol i Iechyd 2002: monitrir y rhain gan y Comisiwn Iechyd a Diogelwch sy'n ei gwneud yn ofynnol i bob cyflogwr i gynnal asesiad risg o safbwynt perygl a risg. Gall perygl fod yn unrhyw eitem, darn o offer, cyfrwng cemegol neu fiolegol a allai fod yn niweidiol. Er enghraifft, gallai cwpwrdd heb ei gloi mewn meithrinfa sy'n cynnwys defnyddiau glanhau gael ei asesu yn risg, am y byddai plant yn gallu agor y cwpwrdd ac ymyrryd â'r *cemegion*. Mae angen i'r dull gweithredu wrth asesu risg gwrdd â meini prawf arbennig:

- enwi unrhyw sylwedd neu offer peryglus sydd i gael ei ddefnyddio, neu'n cael ei ddefnyddio, yn y gweithle
- enwi'r sawl sy'n defnyddio'r sylwedd neu'r offer
- gwerthuso unrhyw risg i'r person neu'r personau sy'n defnyddio'r sylwedd/offer ac asesu unrhyw niwed tebygol i iechyd
- penderfynu ar ddull gweithredu a fydd yn cyflwyno systemau rheoli pan fyddir yn defnyddio'r sylwedd/offer
- cofnodi'r asesiad risg
- adolygu'r asesiad risg.

Mae'r Comisiwn Iechyd a Diogelwch yn gyfrifol i'r Arolygiaeth Iechyd a Diogelwch. Bydd arolygwyr iechyd a diogelwch yn ymweld â gweithle i wneud yn siwr bod y gofynion a geir o dan y drefn rheoli sylweddau niweidiol i iechyd yn cael eu cadw. (Gweler *amgylchedd*.)

rheolweithiau: cyfnodau o amser neu ddulliau o weithio sy'n sicrhau bod darparu llawn ar gyfer y gofal cyfan am *gleientiaid*, *cleifion* neu *ddefnyddwyr gwasanaethau*. Byddant yn cynnwys:

- amseroedd codi a mynd i'r gwely

- amseroedd prydau bwyd gan gynnwys paratoi *bwyd*, gweini a *bwydo*
- hylendid personol, newid dillad, *bathio*, ymolchi, amseroedd mynd i'r toiled
- gweithgareddau ymlacio a hamdden.

Mae rheolweithiau yn rhan o ymarfer gofal am eu bod yn gallu creu synnwyr o ddiogelwch. Hefyd os bydd a wnelo nifer o weithwyr gwahanol â gofalu am nifer fawr o gleifion, bydd gan bob gofalwr rannau a chyfrifoldebau arno i gynnal rheolwaith.

Rhestr Bersonoliaeth Eysenck: dull o fesur personoliaeth. Mae'n mesur y graddau o *allblygrwydd – mewnblygrwydd*, a'r graddau o niwrotiaeth – *sefydlogrwydd*. Gofynnir cyfres o gwestiynau i'r sawl sy'n cymryd rhan. Mae'r atebion i'r cwestiynau hyn yn rhoi gwybodaeth berthnasol sy'n ddigonol ar gyfer pennu sgôr ar gyfer allblygrwydd a niwrotiaeth. Gan ei bod yn bosibl y bydd rhai yn ffugio eu hatebion mewn ffordd sy'n fanteisiol yn gymdeithasol yn eu tyb hwy mae'r rhestr yn cynnwys graddfa gelwydd o gwestiynau nad oes modd eu hateb ond mewn un ffordd.

Rhestr Genedlaethol o Gostau Cyfeirio: costau y mae *ymddiriedolaethau'r GIG* yn eu gwario, a fydd yn cael eu cyhoeddi yn rheolaidd. Bydd y rhain yn cynnwys costau trefniadaeth, rheolaeth a gofal iechyd.

rhestr wirio lles: y saith pwynt mae angen i'r llysoedd eu hystyried pan fydd *gorchymyn gwarchod brys* wedi ei roi o dan *Ddeddf Plant 2004*. Dyma'r saith pwynt:

- dymuniadau a theimladau'r plentyn, gan gymryd i ystyriaeth ei oed a'i ddealltwriaeth
- anghenion corfforol, emosiynol ac addysgol y plentyn
- oed, rhyw, dosbarth, hil a chefndir diwylliant a chrefydd y plentyn
- pa niwed mae'r plentyn yn ei ddioddef neu wedi ei ddioddef
- y ffordd y gall y rhieni gwrdd ag anghenion gwahanol y plentyn
- y dewis o ffyrdd y gall y llys weithredu o dan bwerau'r Ddeddf Plant.

rhestrau aros: maent yn cael eu crynhoi gan ymarferwyr iechyd a gofal cymdeithasol er mwyn rheoli cael mynediad at eu gwasanaethau. Mae pob *cleient*, *claf* neu *ddefnyddiwr gwasanaeth* yn cael dyddiad ac amser apwyntiad. O dan *Siarter y Claf* mae'r amser aros i weld meddyg neu ymgynghorydd yn cael gosod terfyn uchafswm arno. Mae'r rhan fwyaf o wasanaethau iechyd a gofal cymdeithasol yn gweithredu rhestr aros o dderbyniadau ar gyfer llawdriniaethau, triniaethau a therapïau mân a mawr.

rhithbair: unrhyw fath o sylwedd sy'n gallu achosi gweld rhithiau. Mae enghreifftiau yn cynnwys *LSD* a 'madarch hud'. Gall y cyffuriau hyn roi profiadau dros dro i rywun sy'n gallu bod naill ai'n ddymunol neu'n ddryslyd a dychrynllyd iawn. Mewn rhai achosion gall y cyffuriau hyn ysgogi seicosis neu ryw ffurf o *salwch meddwl*.

rhoi grym: y ffordd y bydd *gofalwr* yn annog *cleient* unigol i wneud penderfyniadau ac i gael rheolaeth dros ei fywyd ef neu ei bywyd hi. Fe ddylai gofalwr gynnwys cleient mewn trafodaethau sy'n cyfeirio at eu gofal a'u *ffordd o fyw*, gan roi'r cyfle iddynt ymateb. Mae ymrymuso yn broses sy'n magu *hunan-barch* a hyder y cleient yn eu gallu i wneud penderfyniadau. Mae rhannu gwybodaeth yn galluogi cleient i wneud dewis sy'n seiliedig ar wybodaeth. (Gweler *magu hyder.*)

rhwydwaith: nifer o ffrindiau, cydweithwyr neu bobl sy'n ffurfio grŵp i gynnig cefnogaeth yn y ffyrdd canlynol:

- *cynghori*
- rhannu *gwybodaeth*
- rhannu arbenigedd

- codi arian ar gyfer cynlluniau hunangymorth lleol
- rhoi cyhoeddusrwydd i wasanaeth
- sefydlu sesiynau hyfforddi lleol.

(Gweler *grwpiau cefnogi*.)

rhwydwaith cefnogi: cysylltau personol neu broffesiynol o fewn y system iechyd a gofal cymdeithasol. Maent yn cynnwys nifer fawr o gyrff a sefydlwyd i ddarparu *gwybodaeth*, *cyngor*, *hunangymorth*, a llinellau cymorth ffôn, sy'n cynnig cefnogaeth i unigolion ac i grwpiau. Gallant fod yn sefydliadau statudol neu'n rhai gwirfoddol. Yn eu plith mae *adrannau'r gwasanaethau cymdeithasol*, Relate a Chanolfannau Cynghori. Sefydlir rhwydweithiau cefnogi anffurfiol o fewn teuluoedd ac ymhlith ffrindiau a chymdogion. Ceir manylion sefydliadau o'r fath yn 'Nhudalennau Melyn' y Llyfr Ffôn. Gall Canolfannau Cynghori hefyd ddarparu rhestr lawn o'r sefydliadau hyn.

rhwydweithiau cefnogaeth gymdeithasol: mae rhwydweithiau yn cynnwys y teulu, cyfeillion, partneriaid, perthnasau a bod yn aelod o grwpiau cymunedol sy'n cynnig a darparu cefnogaeth i'n *hunan-barch*. Mae cefnogaeth yn aml yn cael ei chynnig yng nghyd-destun sgwrs sy'n caniatáu *hunanddatgeliad*, h.y. siarad amdanoch chi'ch hun. (Gweler *rhwydwaith*.)

rhwystrau rhag cael mynediad at wasanaethau iechyd a gofal cymdeithasol: anawsterau y bydd *cleientiaid* a *defnyddwyr gwasanaethau* yn dod ar eu traws wrth geisio cael gafael ar y gwasanaethau iechyd a gofal cymdeithasol sydd eu hangen arnynt. Gall y rhain godi oherwydd nifer o ffactorau:

- mynediad corfforol, e.e. grisiau heb ddim lifft, drysau cul sy'n cyfyngu ar fynediad gan gadeiriau olwyn
- mynediad ariannol, e.e. mae gwasanaethau yn ddrud ac ni all y cleient dalu amdanynt
- lleoliad, e.e. mae'r gwasanaeth mewn ardal ddaearyddol y bydd cleientiaid heb drafnidiaeth yn cael trafferth ei chyrraedd
- ffactorau seicolegol, e.e. efallai y bydd gan gleientiaid ddiffyg hyder a gallant fod yn bryderus am fynd at wasanaeth
- *diwylliant*, e.e. efallai y bydd cleient yn hunanymwybodol am na allant siarad Saesneg yn dda iawn ac nid oes darpariaeth yn y gwasanaeth ar gyfer hyn
- diffyg darparu gwasanaethau, e.e. efallai bod y cleient yn byw yng nghefn gwlad, lle gall y gwasanaethau fod yn gyfyngedig
- diffyg *gwybodaeth* – efallai na fydd y cleient yn ymwybodol fod y gwasanaeth ar gael.

(Gweler hefyd *mynediad at wasanaethau*)

rhwystrau rhag cyfathrebu: anawsterau sy'n gallu codi pan fydd gweithiwr gofal yn gweithio gyda chleient. Mae rhwystrau yn cael eu gosod pan geir camddealltwriaeth a bydd unigolion yn teimlo nad yw eu hawliau a'u galluoedd yn cael eu parchu. Gall y ffactorau gynnwys agweddau o ran *diwylliant*, *anawsterau dysgu* ac *anabledd corfforol*. Mae yna broblemau cyffredin sy'n codi wrth arfer gofal, fel:

- diffyg bod yn ymwybodol o ofynion y cleient – mae hyn yn cynnwys peidio â gwrando ar y cleient, peidio â gadael i'r cleient gael digon o amser i fynegi eu hunain, peidio ag edrych ym myw llygad y cleient, dim cydberthynas na thystiolaeth arall o'r gofalwr yn ceisio sgwrsio â'r cleient
- diffyg sensitifrwydd gyda gofal ymarferol y cleient – gallai hyn gynnwys gofalwyr yn rhuthro'r cleient gyda'r bathio, peidio â thorri'u hewinedd, peidio â golchi'u gwallt, neu beidio â gofalu am eu hanghenion personol yn ddigon tyner. Atgyfnerthir y tasgau hyn drwy fod y

gofalwr yn gweithio mewn tawelwch

- gall y gofalwr ddefnyddio'u safle i reoli'r cleient. Enghraifft o hyn yw pan fydd y gofalwr yn gwneud yr holl benderfyniadau dros y cleient, yn penderfynu beth ddylent ei wisgo, lle dylent eistedd, pwy ddylent weld a siarad gyda hwy heb ddisgwyl am ateb

- cyfathrebu llafar negyddol gyda'r cleient – dyma pan fydd y gofalwr yn gweiddi ar y cleient, yn galw enwau arnynt fel twp, ynfyd neu fudr neu unrhyw derm sy'n codi cywilydd ar y cleient. Gall cam-drin o'r fath achosi i'r cleient fynd yn fud a mynd i'w gragen

- iaith gorfforol negyddol – gallai hyn gynnwys y gofalwr yn defnyddio arwyddion anllafar i gyfathrebu. Gallai hyn gynnwys ystumiau fel troi'r llygad yn y pen, peidio ag edrych ym myw llygad rhywun, codi'r ysgwyddau neu edrych yn boenus a phryderus

- diffyg adnoddau – sy'n cynnwys y systemau cyfathrebu amrywiol ar gyfer y rhai sydd â nam ar eu clyw neu eu golwg, y rhai sy'n methu â siarad, y rhai ag anableddau dysgu, a chleientiaid sydd â Saesneg yn ail iaith iddynt

- ffactorau corfforol – sydd a wnelont â maint ystafelloedd, sut mae'r dodrefn wedi eu gosod, yr addurno a faint o bobl sydd yna (gweler *gofod personol).*

Mae'r berthynas rhwng cleient a gofalwr yn un bwysig dros ben ac mae'n ganolbwynt i bob agwedd o'r gofal a roddir i gleientiaid. Dylai rhwystrau rhag cyfathrebu sy'n amlwg ac sy'n effeithio ar iechyd a lles cleient gael eu hadnabod gan y rheolwr perthnasol a dylai allu ymdrin â hwy. (Gweler hefyd *perthynas gofalu, rheolaeth gofal, magu hyder, cyfathrebu.*)

rhydwelïau (gwythiennau mawr): llestri gwaed sy'n cludo *gwaed* i ffwrdd oddi wrth y *galon.* Mae gan rydwelïau leinin wedi ei wneud o gelloedd epitheliol (haen endothelaidd). Mae muriau'r rhydwelïau yn drwchus dros ben ac yn cynnwys llawer iawn o *feinwe* a *chyhyrau* elastig. Pan fydd fentriglau'r galon yn cyfangu, mae gwaed ar bwysau uchel yn cael ei wthio i'r rhydwelïau. Mae hyn yn achosi i'r muriau ymestyn. Pan fydd y cyfangu fentrigalaidd yn gorffen, mae pwysau'r gwaed yn gostwng ac mae'r feinwe elastig yn cyfangu. Mae'r ymestyn a chyfangu hwn ar y feinwe elastig ym muriau'r rhydwelïau o gymorth i wastatáu *llif gwaed* drwy'r corff. (Gweler *cylch cardiaidd.*)

Toriad ar rydweli

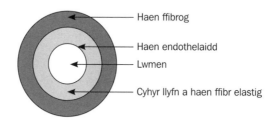

Haen ffibrog
Haen endothelaidd
Lwmen
Cyhyr llyfn a haen ffibr elastig

rhydwelïau coronaidd: pibellau *gwaed* sy'n cario *ocsigen* i gyhyrau'r galon.

rhydwelïyn: llestr sy'n cymryd gwaed o'r rhydwelïau llai a'r capilarïau. Mae rhydwelïynnau yn fach iawn mewn diamedr, ac fel pob llestr gwaed, mae ganddynt leinin o gelloedd epitheliol. Mae eu muriau yn cynnwys niferoedd mawr o ffibrau *cyhyrau.* Mae gan lawer o rydwelïynnau hefyd gylchoedd o gyhyrau a elwir yn gyhyrau sffincter lle maent yn ymuno â'r capilarïau. Drwy gyfangu ffibrau'r cyhyrau yn y muriau a chyhyrau'r sffincter, mae cyflenwad y gwaed i rwydweithiau capilari neilltuol yn gallu cael ei reoleiddio i gwrdd ag anghenion pob rhan o'r corff.

rhyngweithiad: cyfathrebu ag eraill. Mae angen i bobl sy'n gweithio ym maes iechyd a gofal cymdeithasol gyfathrebu gyda chleientiaid a gyda'i gilydd. Mae gofyn iddynt gymryd rhan mewn rhyngweithiadau un wrth un gyda chleientiaid a gweithwyr proffesiynol eraill, a rhyngweithiadau grŵp, fel cynadleddau achos, gwaith grŵp a chyfarfodydd staff. Gall y rhain fod yn ffurfiol neu'n anffurfiol.

Pwrpas y rhyngweithiadau hyn yw:

- cyfnewid *gwybodaeth*
- esbonio dulliau gweithredu
- hybu cysylltiadau a lles y cleient
- asesu anghenion cleient
- trafod a chysylltu â chleientiaid, aelodau teulu, cydweithwyr a gweithwyr proffesiynol eraill
- hybu dysgu a chefnogi datblygiad
- hybu datblygiad cymdeithasol grŵp

(Gweler *sgiliau gwrando gweithredol*, *cyfathrebu effeithiol*, *sgiliau rhyngbersonol*.)

rhyngweithiad optimeiddiedig: dyma ffordd i sicrhau bod y berthynas rhwng *cleient* a *gofalwr* yn un fendithiol. Er mwyn optimeiddio *rhyngweithiad* rhyngbersonol effeithiol, dylai'r cyswllt gael ei werthuso o ran:

- faint o gyswllt llygad sydd
- mynegiannau'r wyneb, e.e. gwenu
- gosodiad a safle, e.e. eistedd, sefyll
- *ystumiau*, e.e. amneidio â'r pen, symud dwylo.

Dylai canlyniadau'r gwerthuso hwn awgrymu ffyrdd i wella arferion *cyfathrebu* a datblygu sgiliau rhyngbersonol. (Gweler *magu hyder*, *rhwystrau rhag cyfathrebu*, *rhyngweithiad*, *sgiliau rhyngbersonol*, *gofod personol*, *cyfathrebu effeithiol*.)

rhyngweithio ar sail gweithgaredd: mae'n cynnwys y gweithgareddau gwahanol y gall cleientiaid a gofalwyr eu gwneud gyda'i gilydd. Mae'r gweithgareddau hyn wedi eu cynllunio i ddatblygu a hyrwyddo eu sgiliau cyfathrebu a rhyngbersonol. Ymysg y gweithgareddau y gellir eu cynnig i ddatblygu'r sgiliau hyn y mae:

- 'un wrth un', e.e. trafod, tasgau ymarferol
- gweithgareddau grŵp bach, e.e. trafod, dadl, tasgau ymarferol
- gweithgareddau grŵp mawr, e.e. cyflwyniadau llafar, trafodaethau, tasgau ymarferol.

(Gweler hefyd *rhyngweithiad*.)

rhywiaeth: dyma *wahaniaethu* yn erbyn unigolyn neu ei drin yn annheg ar sail eu grŵp rhyw. Mae'n cynnwys agweddau, ymddygiad a gweithdrefnau mewn cymdeithas sy'n cynnal eu cred bod un grŵp rhyw yn bwysicach mewn cymdeithas na'r llall. Mae hefyd yn cadarnhau rolau a chyfrifoldebau stereoteipiol dynion a merched yn y gymdeithas. Gall hyn fod ar ffurf merched sy'n ceisio am swyddi yn methu â chael eu cyflogi mewn sectorau a ddominyddir gan ddynion. Mae dynion a merched yn dal i wynebu stereoteipio mewn cymdeithas gan fod disgwyl iddynt ymddwyn mewn ffordd neilltuol a chyflawni rolau cymdeithasol penodol, er bod agweddau mwy rhyddfrydig wedi datblygu yn y blynyddoedd diwethaf.

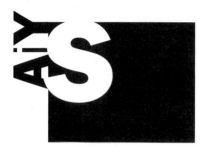

Saesneg fel ail iaith: pan nad yw Saesneg yn iaith gyntaf plentyn neu oedolyn. (Gweler *dwyieithrwydd*)

safonau addysgol: y ffordd y mae safon cyrhaeddiad addysgol yn cael ei asesu. Mesurir hyn fel arfer gan y nifer o ddisgyblion a myfyrwyr sy'n enill graddau pasio mewn arholiadau ac asesiadau allanol (Gweler *Cwricwlwm Cenedlaethol*.)

sail resymegol: y rheswm dros unrhyw ffurf ar ymchwil neu ymchwiliad. Mae nifer o bynciau y gellir ymchwilio iddynt ym maes iechyd a gofal cymdeithasol.

salmonela: grŵp o *facteria* sy'n achosi mathau arbennig o *wenwyn bwyd*. Mae bacteria salmonela i'w cael mewn cig amrwd ac mae coginio yn eu dinistrio. Gall heintiad salmonela gael ei achosi gan:

- gig, yn enwedig cig dofednod, heb gael ei ddadrewi drwyddo. Wrth goginio nid yw'r tymheredd y tu mewn i'r cig yn ddigon uchel i ladd y bacteria ac mae'r cig (os caiff ei fwyta) yn gallu achosi gwenwyn bwyd. Mae tocsinau bacteriol yn cyrraedd coluddion y sawl sy'n bwyta'r cig halogedig a bydd twymyn yn codi gyda chwydu a dolur rhydd.
- dwylo heb eu golchi. Mae bacteria salmonela ar y dwylo yn gallu cael eu trosglwyddo ar fwyd gan y sawl sy'n trin a pharatoi bwyd os na fydd wedi golchi ei ddwylo'n lân.
- paratoi bwyd heb fod yn hylan, h.y. wynebau coginio nad ydynt yn cael eu glanhau'n rheolaidd yn caniatáu trosglwyddo'r bacteria i gig wedi'i goginio.

Mae sylw gofalus i hylendid, paratoi bwyd a chadw bwyd, yn ofyniad angenrheidiol i rwystro heintiad salmonela. (Gweler *rheolau hylendid bwyd*.)

salwch meddwl: *clefyd* neu *afiechyd* sy'n effeithio ar les seicolegol, cymdeithasol, corfforol, gwybyddol neu gyffredinol unigolyn. Mae enghreiffftiau yn cynnwys cyflyrau seicotig fel *iselder* a *sgitsoffrenia* ac afiechydon niwrotig fel ffobiâu.

sampl: grŵp o unigolion y cymerir eu bod yn gynrychioliadol o'r boblogaeth maent yn cael eu tynnu ohoni. Mewn ymchwil nid yw hi'n bosibl bob amser i astudio'r boblogaeth yn gyfan, ac o'r herwydd, bydd sampl yn cael ei ddefnyddio.

samplu: yn y broses hon mae cyfran gynrychioliadol o'r boblogaeth yn cael ei dewis i'w hastudio. Mae'n weithdrefn a ddefnyddir yn helaeth mewn llawer o fathau gwahanol o ymchwil. Nod samplu yw sicrhau bod y grŵp o unigolion a ddewisir mor gynrychioliadol â phosibl o'r boblogaeth gyfan ond yn dal yn hawdd eu trin yn nhermau niferoedd. Gall y casgliadau a'r argymhellion a dynnir o ymchwil o'r fath gael eu cymhwyso at y boblogaeth yn gyfan. Dywedir wedyn fod y canlyniadau wedi eu 'cyffredinoli'. (Gweler *ffrâm samplu*, *dulliau samplu*.)

samplu â gogwydd: gorgynrychioli un categori o bobl sy'n cymryd rhan mewn arolwg. Er enghraifft, efallai y bydd y gyfran o wrywod, benywod, myfyrwyr neu bobl o oed arbennig mewn sampl yn methu â chynrychioli'n ddigonol y boblogaeth y tynnwyd ef ohoni. Ceir llawer o ffyrdd y gall ymchwilydd gyflwyno gogwydd o ran *samplu* heb yn wybod iddo. Maent yn cynnwys:

- methu â rhoi digon o feddwl i'r dechneg samplu a ddefnyddir (e.e. dim ond dewis pobl sy'n digwydd bod yng nghantîn y coleg yn ystod cwrs seicoleg)

- dim ond defnyddio pobl sy'n gwirfoddoli – efallai na fydd pobl sy'n gwirfoddoli i gymryd rhan mewn prosiect ymchwil ddim yn nodweddiadol

- dim ond defnyddio myfyrwyr – ni fydd y sampl yn cynrychioli'r boblogaeth gyfan.

samplu clwstwr: *dull samplu*, a ddefnyddir mewn ymchwil, sy'n edrych ar boblogaeth yr *arolwg* ac yn ei rhannu'n grwpiau neu glystyrau llai. Fe'i defnyddir pan fydd poblogaeth yr arolwg yn anghyffredin o fawr. Er enghraifft, fe fydd gan Fwrdeistref yn Llundain boblogaeth fawr, felly fe allai fod yn addas i ddosbarthu'r boblogaeth yn grwpiau llai yn ôl *hil*, dosbarth, rhyw, *oedran*.

samplu cwotâu: *dull samplu* lle y dewisir grŵp penodol o bobl yn y boblogaeth i'w defnyddio yn y prosiect ymchwil. Mae hyn yn sicrhau bod grwpiau o bobl sydd wedi eu targedu yn cael eu cynnwys yn yr ymchwil, a'r rheiny'n cynrychioli categorïau addas yn ôl *oed*, *hil*, dosbarth a rhyw'r unigolyn. Rhoddir rhestrau o bobl i'w cyfweld ym mhob categori i ymchwilwyr.

samplu cyfleus neu samplu anghynrychiadol: *dull samplu* lle y bydd yr ymchwilydd yn defnyddio'r cyfranwyr neu'r nifer o bobl sydd ar gael a'r mwyaf cyfleus. Er enghraifft, fe all myfyriwr sy'n astudio materion Iechyd a Gofal Cymdeithasol ddewis pwnc fel camddefnyddio cyffuriau a gallai nifer o fyfyrwyr yn eu coleg neu eu hysgol fod yn grŵp samplu iddynt.

sbiromedreg: prawf o gynhwysedd anadlu'r corff mewn perthynas â resbiradaeth ac anadlu. Sbiromedr yw'r peiriant a ddefnyddir i roi darlleniadau a elwir yn drywydd sbiromedr. (Gweler *mecanwaith anadlu*.)

SCOPE: elusen a chorff gwirfoddol sy'n cynnig ystod o wasanaethau i bobl sy'n dioddef o *barlys yr ymennydd* a'u teuluoedd a'u gofalwyr, gan gynnwys *ysgolion*, *gofal preswyl*, *gwybodaeth* a chyngor gyrfaoedd. Maent hefyd yn cynnig *cynghori*. Mae'r papur newydd misol 'Disability Now' yn rhoi gwybodaeth sy'n berthnasol i bob ffurf ar yr anabledd. Mae rhwydwaith o dimau lleol yn cynnig cysylltiad gyda gweithwyr cymdeithasol SCOPE a dros 200 o grwpiau cyswllt lleol.

(Am fwy o wybodaeth cysylltwch â Scope Cymru, Y Lanfa, Ffordd y Sgwner, Caerdydd CF10 4EU.)

sector annibynnol: yn darparu gwasanaethau iechyd a gofal cymdeithasol sy'n annibynnol ar y wladwriaeth. Mae'r rhain yn cynnwys

- sefydliadau gwirfoddol – cyrff nad ydynt yn gwneud elw ac sydd â'u pwyllgorau rheoli yn darparu gwasanaeth heb gael cyflog amdano. Er hynny, y mae sefydliadau gwirfoddol yn cyflogi ac yn talu staff gweinyddol i gydlynu gwahanol raglenni a chynlluniau. Maent yn gweithredu yn genedlaethol, yn lleol ac yn rhanbarthol

- mae sefydliadau preifat yn darparu gwasanaeth am dâl. Maent yn codi am y ddarpariaeth er mwyn gwneud elw i'r perchenogion neu'r cyfranddalwyr

- sefydliadau nid er elw sy'n cael eu sefydlu fel ymddiriedolaethau elusennol, lle y bydd unrhyw incwm dros ben yn cael ei fwydo yn ôl i'r elusennau. (Gweler *elusennau*.)

sector breifat: sector sy'n cynnwys cyrff a sefydlwyd i ddarparu gwasanaethau iechyd, addysg a gofal cymdeithasol 'am bris'. Maent yn wasanaethau sy'n ennyn incwm ac yn gwneud elw a gallant gynnwys:

- *ysgolion* cyhoeddus ac annibynnol

- cwmnïau yswiriant iechyd

- rhai *ysbytai*

- darparwyr gofal plant

- cartrefi gofal preifat a hosteli
- *meddygaeth gyflenwol ac amgen*
- rhai gwasanaethau sgrinio.

(Gweler *sector annibynnol*.)

seeABILITY: (Ysgol Frenhinol y Deillion oedd yr hen enw) elusen sy'n cefnogi unigolion gyda *namau ar y golwg* ac yn cynorthwyo gyda'u haddysg a'u dysgu. Amcangyfrifir bod yng ngwledydd Prydain heddiw dros 30,000 o bobl sy'n ddall, gyda nam ar y golwg neu sydd â rhyw anabledd gweld arall – dim ond 1 y cant o'r rhain sy'n cael gofal digonol.

(Am fwy o wybodaeth cysylltwch â seeABILITY, SeeAbility House, Hook Road, Epsom, Surrey KT19 8SQ.)

Sefydliad Brenhinol Cenedlaethol y Byddar: mae'n ymdrin ag anghenion a phroblemau pobl o bob oed sy'n dioddef gan raddfeydd gwahanol o golli clyw.

(Am fwy o wybodaeth cysylltwch â RNID Cymru, 16 Heol y Gadeirlan, Caerdydd CF11 9LJ.)

Sefydliad Brenhinol Cenedlaethol y Deillion (RNIB): corff gwirfoddol sy'n darparu gwasanaethau cenedlaethol i'r deillion a phobl rannol ddall. Mae hyn yn cynnwys pobl gyda phroblemau'r golwg fel pobl hŷn gyda chataractau neu blisgen ar y llygad. Mae'r RNIB yn cynnig gwasanaeth gwybodaeth ar bob pwnc sy'n perthyn i iechyd y golwg a dallineb.

(Am fwy o wybodaeth cysylltwch ag RNIB Cymru, Llys Trident, Heol East Moors, Caerdydd CF24 5TD.)

Sefydliad Byw Gydag Anabledd: *elusen* genedlaethol sy'n darparu cyngor a gwybodaeth ymarferol, ddiweddar ar lawer o agweddau o fyw gydag *anabledd*. Mae'n cynnig cefnogaeth i bobl anabl a *phobl hŷn* a'u *gofalwyr* yn y ffyrdd canlynol:

- Mynegai Hamilton – cyfeiriadur cynhwysfawr o offer byw bob dydd gyda gwahanol *gymhorthion ac addasiadau*
- cyrsiau a hyfforddiant – sy'n canolbwyntio ar faterion ymarferol ynghylch *anabledd*
- canolfan offer – sy'n arddangos dros 1000 o eitemau o offer i'r anabl gyda therapyddion profiadol ar gael i gynorthwyo gyda gwybodaeth a chyngor i bawb sydd am ddysgu, diweddaru neu ehangu eu gwybodaeth am yr offer
- y gronfa ddata fwyaf cynhwysfawr yn Ewrop ar offer i'r anabl yn cynnwys manylion am dros 14,000 o eitemau, gan gynnwys eitemau sydd ar gael ar hyn o bryd, rhai nad ydynt bellach yn cael eu cynhyrchu, ynghyd ag enwau a chyfeiriadau cyflenwyr a grwpiau *hunangymorth*
- gwasanaeth ymgynghorol y gellir ei addasu i gwrdd â gofynion amrywiaeth helaeth o sefydliadau sy'n ymwneud â chynllunio, adeiladu, rheoli a gweithio cyfleusterau ar gyfer pobl anabl.

(Am wybodaeth bellach cysylltwch â'r: Disabled Living Foundation, 380-384 Harrow Road, Llundain W9 2HU.)

Sefydliad Iechyd y Byd: cangen o'r Cenhedloedd Unedig. Mae wedi ei gysylltu â chyrff byd-eang eraill fel UNICEF. Mae'n ymdrin â materion byd-eang ynghylch iechyd a lles.

Sefydliad Cenedlaethol dros Iechyd a Rhagoriaeth Glinigol (NICE): corff a sefydlwyd yn ei ffurf bresennol yn 2005. Mae aelodau'r Sefydliad yn cynnwys unigolion sy'n weithwyr iechyd proffesiynol, academwyr yn y GIG, economegwyr iechyd ac aelodau sy'n cynrychioli buddiannau'r cleifion. Mae'n rhoi cydlyniad ac amlygrwydd i *wybodaeth* ynghylch gofal a thriniaeth glinigol a'u heffeithiolrwydd cost.

Sefydliad Rhagoriaeth Gofal Cymdeithasol: sefydlwyd yn 2000 i wella ansawdd ymarfer a darpariaeth gofal cymdeithasol. Mae'n ceisio safbwyntiau a phrofiadau defnyddwyr yn ogystal â chynhyrchu canllawiau ar ymarfer gofal cymdeithasol effeithiol a chyflawni gwasanaethau.

Sefydliad Ymchwil y Galon: corff gwirfoddol sy'n anelu at dynnu sylw at faterion sydd a wnelont ag afiechyd y *galon*. Mae *llawfeddygon* y galon, meddygon ysbytai, *nyrsys* a *meddygon teulu* yn dibynnu ar gyllid gan Sefydliad Ymchwil y Galon i fod yn gefn i'w gwaith ymchwil, addysg a hyfforddiant. Mae'r Sefydliad yn elusen nad yw'n cael dim cyllid gan y llywodraeth.

(Am fwy o wybodaeth cysylltwch â Sefydliad Ymchwil y Galon Cymru, 14 Park Grove, Caerdydd CF10 3BN.)

sefydliadau gofal: asiantaethau statudol, gwirfoddol, preifat, annibynnol, *hunangymorth* a chefnogi sy'n darparu gofal i wahanol grwpiau o gleientiaid mewn nifer o ffyrdd gwahanol. Mae'r rhain yn cynnwys:

- *gofal dydd* – sefydlu clybiau cinio i'r henoed, grwpiau rhieni a phlant bach ar gyfer rhieni sydd â phlant ifanc, a grwpiau chwarae
- *canolfannau iechyd* – meddygfeydd meddygon teulu
- gofal preswyl – ar gyfer y cleientiaid hynny fydd yn cael budd o ofal llawn amser
- canolfannau gwybodaeth – yn cynnig gwybodaeth a chyngor mewn nifer o feysydd
- grwpiau gwirfoddol
- *cynghori* a chefnogaeth – cynnig cyfle i bobl siarad am y gwahanol faterion sy'n effeithio arnynt
- *gofal seibiant* – yn cynnig seibiant i ofalwyr o'r cyfrifoldeb trwm a'r baich, sydd yn aml yn llafurus, a all fod ynghlwm wrth ofal tymor hir am aelod o'r teulu
- *ysbytai*
- trafnidiaeth – mae Galw'r Gyrrwr yn darparu trafnidiaeth i'r anabl a'r oedrannus i fynd i siopa, neu i'r theatr
- *grwpiau cefnogi*
- *carfanau pwyso* – i dynnu sylw at anghenion cleientiaid a'u gofalwyr, materion amgylcheddol yn ymwneud â'r anabl, ac ati.

sefydliadau statudol: gwasanaethau iechyd a gofal cymdeithasol sydd wedi'u sefydlu oherwydd gofynion y gyfraith. Mae disgwyl iddynt ddarparu amrywiaeth o wasanaethau. Mae'r rhain yn cynnwys y *Gwasanaeth Iechyd Gwladol* ac *adrannau gwasanaethau cymdeithasol*.

sefydliadau troseddwyr ifanc: sefydliadau lle mae troseddwyr ifanc yn cael eu dal yn dilyn cael eu dedfrydu, fel arfer gan *lys ieuenctid*. Maent yn cael eu cymryd i garchar ieuenctid a rhoddir swyddog prawf neu *weithiwr cymdeithasol* iddynt sy'n debyg o ymweld â hwy'n rheolaidd tan y cânt eu rhyddhau.

sefydliadau wedi eu cynnal â grant: y modd y cynhelir sefydliadau drwy gymorthdaliadau ariannol gan y llywodraeth, elusennau neu gan fusnesau yn buddsoddi ynddynt. Yn sgil Deddf Addysg 1988, gall *ysgolion* ddewis eithrio o reolaeth *awdurdod lleol* a derbyn eu grantiau yn uniongyrchol gan y llywodraeth ganolog. Y gobaith oedd y byddai ysgolion wedi'u cynnal â grant yn fodd i ysgolion fod yn fwy annibynnol gyda phenderfyniadau yn cael eu gwneud gan y llywodraethwyr a'r rhieni, ac nid gan yr awdurdod lleol.

sefydliadoli: gall hyn ddigwydd pan fydd pobl wedi bod mewn *ysbyty* neu mewn gofal preswyl am gyfnod hir. Maent yn cynefino â'r drefn arferol ac yn gyfarwydd â'r tasgau dyddiol a wneir drostynt. Maent yn ei chael hi'n anodd cyflawni unrhyw dasg newydd eu hunain ac oherwydd

A B C Ch D Dd E F Ff G Ng H I L Ll M N O P Ph R Rh S T Th U W Y

hyn gallant wrthwynebu unrhyw newid yn eu trefn ddyddiol. Dylai *gofalwyr* wneud yn siwr eu bod yn annog *cleientiaid* i wneud penderfyniadau ac i gymryd rhan mewn tasgau a gweithgareddau personol.

seiciatrydd: meddyg cymwysedig sydd wedi dewis arbenigo ym maes *iechyd meddwl*. Mae seiciatryddion yn gweithio gyda phobl sy'n dioddef gan *salwch meddwl* a'r sawl sydd ag *anawsterau dysgu*. Maent yn aml yn gweithio mewn tîm o bobl broffesiynol eraill gan gynnwys seicolegwyr a *therapyddion galwedigaethol*.

seicolegydd: gweithiwr proffesiynol sydd wedi'i hyfforddi i ddehongli ymddygiad dynol normal ac abnormal. Mae seicolegwyr wedi cael hyfforddiant arbenigol ar ôl cwblhau gradd mewn seicoleg. Gallant weithio fel:

- seicolegwyr clinigol – sy'n delio â *chleifion* sy'n cael eu trin am *anhwylderau iechyd meddwl*
- *seicolegwyr addysg* – sy'n cynorthwyo gydag anghenion emosiynol a phroblemau plant a phobl ifanc i fyny at 19 mlwydd oed
- seicolegwyr galwedigaethol – sy'n cynghori sefydliadau ar eu hanghenion hyfforddiant gwaith
- seicolegwyr troseddeg a'r gyfraith – mewn carchardai, *ysbytai* arbennig, canolfannau caethiwo ieuenctid ac unedau diogel.

seicolegydd addysg: rhywun proffesiynol wedi ei hyfforddi sy'n gyfrifol am asesu a chefnogi plant gydag *anghenion addysgol arbennig*. Mae seicolegwyr addysg yn aelodau o dîm neu banel o bobl broffesiynol sy'n adolygu a monitro anghenion addysg plentyn ac yn chwarae rhan gyfrifol yn y broses datganiad. Maent yn monitro plantyn gydag *anghenion arbennig* cyfredol sydd wedi eu hintegreiddio yn yr ysgolion prif ffrwd. Gallant hefyd archwilio materion fel *deallusrwydd*, rheoli plant mewn lleoliad ystafell ddosbarth, ymdrin ag *ymddygiad* plant, profion seicometrig, hyfforddi athrawon ac unrhyw waith asiantaeth arall sydd mewn cyswllt uniongyrchol â'r broses addysgol. (Gweler *anghenion arbennig* a *gwneud datganiadau*.)

semenu artiffisial: dull sy'n cael ei ddefnyddio i gyflwyno had y gwryw (sy'n cynnwys sberm) i mewn i *wain* y ferch fel ei bod hi'n gallu beichiogi. Defnyddir y dull hwn pan fydd y gwryw yn cael trafferth cynnal codiad ar ei bidyn (analluedd) neu pan fydd ganddo gyfrif sberm isel neu ei fod yn anffrwythlon. Mae defnyddio had gan y gŵr neu'r partner yn cael ei alw'n semenu artiffisial. Pan fydd y rhoddwr yn anhysbys mae'n cael ei alw'n semenu gan roddwr.

SENCO: cydlynydd *anghenion addysgol arbennig*. (Gweler *gwneud datganiadau*.)

senoffobia: ofn pobl o dramor.

serebrwm: rhan o'r blaen-ymennydd, sy'n cynnwys dau hemisffer serebrol. Mae'r hemisfferau hyn yn gyfrifol am reoli ymddygiad gwirfoddol. Mae'r rhan hon o'r *ymennydd* yn fawr iawn ac mae'n cynnwys y rhan fwyaf o'r ymennydd canol a'r ôl-ymennydd. Mae gan wahanol rannau o'r serebrwm wahanol swyddogaethau.

- Adrannau synhwyraidd – mae'r rhain yn derbyn gwybodaeth synhwyraidd. Maent yn cynnwys adrannau megis golwg a chlyw, yn ogystal â'r rhai sy'n ymwneud â gwybodaeth synhwyraidd a ddaw o arwyneb y corff yn gyffredinol. Mae maint yr adran yn gysylltiedig â'r nifer o dderbynyddion a geir yno.
- Adrannau cysylltiadol – yr adrannau sy'n gyfrifol am ddehongli gwybodaeth synhwyraidd yng ngoleuni profiad. Maent wedi eu cysylltu yn bennaf â chof a dysgu.
- Adrannau echddygol – yr adrannau lle bydd yr ysgogiadau sy'n mynd at gyhyrau gwirfoddol yn tarddu.

sgiliau arsylwi: sgiliau sy'n cael eu datblygu drwy asesu, monitro a chofnodi ymddygiad pobl eraill.

sgiliau cynnal sgwrs yw'r ffyrdd y gall unigolion ddefnyddio iaith i gyfathrebu â'i gilydd. Maent yn gyfrwng i'r *gofalwr* fedru:

- cyflwyno eu hunain i gleient neu glaf a dod i adnabod y cleient. Mae siarad yn ffordd o gael *gwybodaeth* berthnasol megis cyfeiriad a hanes meddygol

- ffurfio perthynas â chleientiaid drwy ddod i wybod am eu hobïau, eu diddordebau a'u hoff bynciau, fel operâu 'sebon' ar y teledu

- cynnal perthynas – gall gofyn i gleient sut y maent yn teimlo, neu gofio sgyrsiau blaenorol fod yn ffordd o gyflwyno sicrwydd ac ymddiriedaeth am fod y cleient yn teimlo bod y gofalwr wedi gwrando arnynt; gall atgoffa cleient am bynciau cadarnhaol a chyfarwydd fod yn atgyfnerthiad positif ac fe all feithrin *hunan-barch*.

Mae'n bwysig cofio bod yn rhaid dysgu a datblygu'r gallu i sgwrsio. Dylid gofyn cwestiynau yn y fath fodd fel nad ydynt yn codi ofn ar y cleient a gwneud iddo ef neu hi deimlo eu bod dan fygythiad.

Datblygiad iaith a siarad yw'r modd y bydd babanod a phlant ifanc yn dysgu cysylltu â'r byd y maent yn byw ynddo. Pan fydd oedi gyda dysgu siarad, neu os bydd nam ar y lleferydd, defnyddir ffyrdd eraill o gynnal sgyrsiau megis *iaith arwyddion*, *iaith y corff* ac *ystumiau*. (Gweler *cyfathrebu*, *magu hyder*.)

sgiliau gwrando: y gallu i wrando ar eraill mewn ffordd sy'n cyfleu diddordeb a pharch cadarnhaol. Yna bydd y sawl sy'n siarad yn teimlo bod yr hyn maent yn ei ddweud yn cyfrif. Mae gwrando yn agwedd bwysig ar y broses ofalu ac mae'n cynnwys y canlynol:

- eistedd neu sefyll mewn safle sy'n galluogi i'r *cleient* neu'r *claf* deimlo eu bod yn cael gwrandawiad, gan gadw'r 'safle agored', heb blethu'r breichiau na chroesi'r coesau

- gwneud a chadw cyswllt llygad gan ddangos i'r cleient eu bod yn cael gwrandawiad

- dysgu rheoli ystumiau'r wyneb fel y gall unrhyw beth sy'n cael ei ddweud ymddangos yn bwysig

- rhoi amser i'r cleient neu'r claf fynegi'r hyn maent am ei ddweud; mae hyn yn neilltuol o bwysig pan fydd gan y cleient nam ar ei leferydd, neu fod eu defnydd o Gymraeg neu Saesneg yn gyfyng.

(Gweler hefyd *sgiliau gwrando gweithredol*, *cyfathrebu*, *sgiliau rhyngbersonol*, *Saesneg fel ail iaith*, *sgiliau cynnal sgwrs*.)

sgiliau gwrando gweithredol: sgiliau gwrando sy'n cael eu defnyddio yn ystod y rhyngweithiad rhwng y cleient a'r gofalwr. Mae dau fath o wrando gweithredol:

- aralleirio – ffordd o grynhoi beth mae'r cleient wedi ei ddweud a bwydo hyn yn ôl i'r cleient er mwyn cael cadarnhad fod yr hyn sydd wedi ei ddweud wedi cael ei ddeall. Er enghraifft gallai gofalwr ddweud wrth gleient 'mae'r hyn rydych newydd ddweud wrthyf i yn codi'r pwyntiau hyn, ydw i'n iawn?' Mae aralleirio yn ffordd bwysig o sicrhau yn gywir fod yr hyn sydd wedi ei ddweud wedi cael ei ddeall gan y gofalwr. Mae hefyd yn rhoi'r teimlad i'r cleient fod y gofalwr yn gwrando ac yn gwneud ymdrech i ddeall eu sgwrs. Mae'n ffordd i'r gofalwr allu cyfleu eu bod am ofalu am y cleient. Yn aml, dyma'r cam cyntaf at adeiladu perthynas effeithiol rhwng y cleient a'r gofalwr.

- gwrando adlewyrchol – sy'n canolbwyntio ar yr hyn sy'n cael ei ddweud. Bydd y gofalwr naill ai'n ailadrodd beth mae cleient wedi ei ddweud neu'n defnyddio negeseuon dieiriau ac iaith corff gadarnhaol gan adael lle a seibiant i'r cleient allu ymateb ymhellach.

sgiliau pendantrwydd: datblygir y rhain i ymdrin â sefyllfaoedd cymdeithasol penodol ac i ddod i ben â hwy. Seilir hwy ar y gallu i reoli'r emosiynau ac wynebu amgylchiadau anodd mewn

A
B
C
Ch
D
Dd
E
F
Ff
G
Ng
H
I
L
Ll
M
N
O
P
Ph
R
Rh
S
T
Th
U
W
Y

ffordd dawel a rhesymol. Bydd gweithwyr iechyd a chymdeithasol yn aml yn cael eu hyfforddi mewn pendantrwydd i'w cynorthwyo gyda'u gwaith gyda grwpiau cleientiaid gwahanol. (Gweler *cyfathrebu*.)

sgiliau rhyngbersonol: y sgiliau sy'n galluogi unigolion i gyfathrebu â'i gilydd. Mae sgiliau rhyngbersonol yn rhan annatod o'r broses gofal. Mae enghreifftiau o sgiliau o'r fath yn cynnwys defnyddio:

- *cyfathrebu* geiriol, gan ddefnyddio iaith a sgwrsio
- *cyfathrebu dieiriau*, iaith y corff, *ystumiau*, mynegiant yr wyneb a chyswllt llygaid
- amgylchedd diogel ac addas ar gyfer rhyngweithio
- polisi ac ymarfer sydd ddim yn gwahaniaethu, parchu gwahaniaethau *hil*, iaith, *diwylliant*, crefydd, rhywioldeb a thueddiadau gwleidyddol
- dulliau o hybu iechyd a *lles* y sawl sy'n cael gofal a hybu *hunan-barch* positif
- agwedd nad yw'n barnu eraill a dangos *parch*
- polisïau i gadw *cyfrinachedd* a diogelu gwybodaeth bersonol am gleient
- trefn sy'n annog rhyddid ac *annibyniaeth* cleientiaid o ran eu *hawliau* a'u dewisiadau
- *gwybodaeth* berthnasol a defnyddiol.

(Gweler *rhyngweithio optimeiddiedig*, *sylfaen gwerthoedd gofal*, *magu hyder*.)

sgiliau symud: agweddau ar ddatblygiad corfforol y gellir eu grwpio ynghyd yn:

- sgiliau symud manwl – sgiliau llawdrin sy'n defnyddio symudiadau bach yn y dwylo, yr arddyrnau a'r bysedd ac sy'n cynnwys rhywfaint o gydsymud llaw a llygad, fel yr hyn a geir wrth sgriwio neu ddadsgriwio caead
- sgiliau symud bras – sy'n cynnwys symudiadau cyhyrau mawr ac aelodau mawr o'r corff megis rhedeg, cerdded, sgipio a dawnsio.

sgitsoffrenia: ffurf ar salwch meddwl difrifol. Mae'n effeithio ar un o bob cant o bobl ar draws y byd. Mae'r symptomau yn gallu cael eu rhannu'n ddau grŵp:

- 'symptomau positif' sy'n cynnwys rhithdybiau, er enghraifft, pan fydd rhywun yn credu mai rhywun arall ydynt ac yn cael rhithweledigaethau fel clywed lleisiau a gweld, teimlo, blasu neu arogli pethau nad ydynt yno
- 'symptomau negatif' fel mynd i'w cragen, cael trafferth wrth gyfathrebu a mynegi emosiynau.

(Am fwy o wybodaeth cysylltwch â Hafal, Tŷ William Knox, Ffordd Britannic, Llandarsi, Castell Nedd SA10 6EL.)

sglerosis ymledol: clefyd sy'n effeithio ar y system nerfol lle ceir newid dirywiol yn ffurfio yma ac acw mewn rhannau o'r *ymennydd*, *madruddyn y cefn* a'r nerfau optig. Mae'r arwyddion a'r symptomau yn cynnwys diffyg teimlad, gwendid ac ansadrwydd wrth gerdded, a phroblemau'r llygaid megis golwg dwbl. Mae cylchdro o wellhad dros dro ac ailwaeledd yn nodweddu'r *clefyd*.

(Am wybodaeth bellach cysylltwch â MS Society Cymru, Cwrt y Deml, Heol y Gadeirlan, Caerdydd CF11 9HA.)

sgôr apgar: system sgorio a ddefnyddir i asesu iechyd cyffredinol baban yn syth ar ôl ei enedigaeth. Mae uchafswm o ddau bwynt yn cael eu rhoi ar gyfer pob un o'r arwyddion canlynol am un munud a phum munud wedi'r geni. Dyma'r nodweddion a gofnodir:

- anadlu a math o anadlu
- *cyfradd curiad y galon*
- lliw, edrychiad iach croen y baban

- tôn y *cyhyrau*
- ymateb i ysgogiadau fel golau.

Sheridan, Mary: *meddyg* a weithiai gyda phlant ac a ysgrifennodd am ddatblygiad plant. Mae ei llyfr 'From Birth to Five Years – Children's Development Progress' wedi ei ddefnyddio yn gymorth i wella canllawiau clinigol ac wrth fagu plant. Mary Sheridan a gyflwynodd y cysyniad o gamau ar ddatblygiad plentyn, a rannwyd yn bedwar categori ganddi:

- ymddaliad a symud mawr – rheoli'r *cyhyrau* mawr a sut mae plentyn yn cydlynu symudiadau'r corff
- y golwg a symud manwl – symudiad llygad a'r defnydd ar reoli cyhyrau'n fanwl fel *cydsymud llaw-llygad*
- gwrando a siarad – sut mae plentyn yn deall sŵn ac yn ei ddehongli drwy siarad/*datblygiad iaith*
- ymddygiad cymdeithasol a *chwarae* – y ffyrdd y bydd plentyn yn dysgu sgiliau cymdeithasol a *hunangymorth* ac yn adeiladu perthynas gydag eraill.

Mae'r categorïau hyn yn cynorthwyo gweithwyr proffesiynol gofal plant i ddeall y ffordd y bydd plant yn ennill sgiliau gwahanol yn ystod eu pum mlynedd cyntaf.

siart bar: siart neu graff sy'n dangos cymhariaeth rhwng newidynnau. Mae'n ddull a ddefnyddir i gyflwyno *gwybodaeth* ac fe'i ddefnyddir yn helaeth gydag ymchwil iechyd a gofal cymdeithasol. Enghraifft o siart bar yn cael ei ddefnyddio mewn prosiect ymchwil o'r fath fyddai un yn dangos y nifer o blant a oedd yn mynychu ysgolion meithrin dros gyfnod o dair blynedd. (Gweler *histogramau*.)

Enghraifft o siart bar

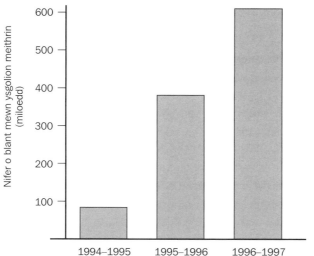

siart cylch: dull o gynrychioli data a gasglwyd drwy ymchwil. Mae llun cylch llawn yn cael ei dynnu. Mae meintiau cymharol o ddewisiadau data gwahanol yn cael eu cynrychioli fel sectorau ar y cylch. Mae'r sectorau yn amrywio mewn maint yn ôl amledd y canlyniadau. Drwy'r dull hwn gellir dangos canlyniadau ymchwil meintiol mewn ffordd hawdd ei ddeall.

Siarter y Claf: gweler *siarterau, mynediad at wasanaethau*.

Siarter y GIG: siarter newydd yn hysbysu pobl am y safonau triniaeth a gofal y gallant ddisgwyl eu cael gan y GIG. Mae hefyd yn egluro cyfrifoldebau'r cleifion. (Gweler *siarterau.)*

A B C Ch D Dd E F Ff G Ng H I L Ll M N O P Ph R Rh **S** T Th U W Y

siarterau: cawsant eu cyflwyno gan y llywodraeth yn 1992. Mae siarterau yn gyfrwng lle y disgwylir i'r holl *awdurdodau iechyd* ddatgan eu safonau lleol ar goedd. Felly gall *cleientiaid*, *cleifion* a *defnyddwyr gwasanaethau* gael eu sicrhau o safon gofal fydd yn cwrdd â'u gofynion. Safonau Siarter Cenedlaethol yw'r meincnodau pwrpasol ynglŷn â:

- pharchu angen cleientiaid am *breifatrwydd* ac *urddas*, gan gynnwys o ran eu credoau crefyddol a diwylliannol
- *mynediad* at *wasanaethau* – trefniadau i wneud yn siwr bod pawb yn gallu defnyddio'r gwasanaethau
- *gwybodaeth* – i berthnasau a ffrindiau ynglŷn â'r driniaeth
- amserau aros – e.e. am wasanaeth ambiwlans, 14 munud mewn ardal drefol, 19 munud mewn ardal wledig; ar gyfer asesiad cychwynnol mewn gwasanaethau damweiniau ac argyfwng, aros mewn clinigau i gleifion allanol
- dyddiadau ar gyfer llawdriniaethau – gwybodaeth ynghylch trefniadau cynnal llawdriniaethau neu eu canslo ac adolygiad o'r dull gweithredu
- nyrs, bydwraig neu ymwelydd iechyd cymwysedig wedi eu henwi – yn gyfrifol am gleifion unigol
- rhyddhau o'r ysbyty – dylid cyd-drefnu ôl-ofal.

(Gweler hefyd *siarterau gofal yn y gymuned*.)

siarterau gofal yn y gymuned: dogfennau sy'n berthnasol i wasanaethau cymdeithasol, iechyd a *thai* allweddol. Maent yn rhan hanfodol o *ofal yn y gymuned* effeithiol sy'n cynnwys y broses *asesu*. Mae siarterau o'r fath yn cael eu datblygu yn lleol i wneud yn siwr bod gwasanaethau yn gweithio'n dda gyda'i gilydd i gwrdd ag anghenion cleientiaid fel y'u nodir mewn deddfwriaeth gofal yn y gymuned. Mae darparwyr gofal unigol wedi datblygu safonau y byddir yn gweithio tuag atynt er mwyn sicrhau gofal o safon. Mae gweithio gyda'i gilydd yn ffordd o gysylltu'r trefniadau gofal ar gyfer pobl fel y gellir darparu gwasanaeth cydgysylltiol. (Gweler *siarterau, Marc Siarter*.)

siartiau: ffordd o gofnodi gwybodaeth berthnasol. Defnyddir siartiau gan weithwyr iechyd a gofal cymdeithasol i:

- gofnodi canlyniadau ymchwil (e.e. gan fyfyrwyr wrth wneud eu haseiniadau)
- gofnodi darlleniadau *tymheredd*, *curiad y galon*, *resbiradaeth* a *phwysau gwaed*, a chydbwysedd hylifau, er enghraifft mewn *ysbyty* gan *feddygon* neu *nyrsys*
- gofnodi'r *cyffuriau* a weinyddwyd mewn siartiau meddyginiaethau
- gofnodi mesuriadau twf ar ffurf siartiau canraddau.

siartiau canraddau: siartiau a ddefnyddir i gofnodi mesuriadau corff plentyn megis taldra a phwysau. Gellir cymryd y mesuriadau yn y ffyrdd canlynol.

- Cymerir mesuriadau taldra yn sefyll o ddwy oed ymlaen. Mae'r mesur yn cael ei gymryd heb esgidiau, gan sefyll gyda'r sodlau, y pen-ôl a'r ysgwyddau yn cyffwrdd â wal unionsyth. Mae'r plentyn yn cael ei annog i edrych yn syth o'i flaen.
- Byddir yn cymryd mesuriadau taldra gorweddol gyda'r plentyn yn gorwedd ar wastad ei chefn neu ar wastad ei gefn.
- Byddir yn cymryd mesuriadau pwysau gyda'r baban neu blentyn ifanc yn gorwedd, yn eistedd neu yn sefyll ar y glorian. Dylid pwyso plant o dan un flwydd oed heb ddillad na chlwt i gael darlleniad cywir.

Mae mesuriadau'r plentyn yn cael eu cofnodi yn ofalus ar gyfer pob oed a cham. Mynegir dosbarthiad y mesuriadau mewn *canraddau*. Mae canradd yn cyfeirio at safle'r mesuriad pe byddid yn cofnodi cyfres o 100 o blant. Mae'r 50fed canradd yn cynrychioli'r mesuriad canol neu'r canolrif. Mae siart canradd o'r fath yn dangos cromlin twf normal. Mae nifer o fesuriadau yn cael eu cymryd dros gyfnod o amser fel bod modd plotio'r gromlin twf.

siblingiaid: y brodyr a'r chwiorydd mewn *teulu*. Mae cystadleuaeth rhwng siblingiaid yn cael ei weld yn aml yn nodwedd ar y berthynas rhwng brodyr a chwiorydd sy'n cystadlu am anwyldeb gan eu rhieni.

sicrhau adnoddau i wasanaethau: y dulliau a ddefnyddir i sicrhau bod adnoddau ariannol a dynol digonol ar gael i'r gwasanaethau iechyd a gofal cymdeithasol gwahanol.

sicrhau ansawdd: fframwaith o safonau a sefydlwyd er mwyn cynnal gwasanaeth proffesiynol yn y gwasanaethau iechyd a gofal cymdeithasol. Mae enghreifftiau ohonynt wedi eu hysgrifennu yn rhan o *Siartr y Claf* a *pherfformiad y GIG*. (Gweler *Gwerth Gorau*.)

sioc: adwaith er gwaeth i sefyllfa, *damwain* neu anhwylder sy'n achosi gostyngiad sydyn mewn *pwysau gwaed*. Gall y gostyngiad hwn mewn pwysau gwaed fod oherwydd gwaedu, *trawiad ar y galon*, heintiad difrifol yn y corff, adwaith i feddyginiaethau neu hyd yn oed newyddion drwg o natur annisgwyl sy'n achosi adwaith corfforol. Beth bynnag yw'r rheswm, mae'r *arwyddion a'r symptomau* yr un fath â'i gilydd ac yn cynnwys:

- pwls cyflym ond gwan
- afliwiad ar y croen, yn arwain at welwder llwydaidd/glas a gwefusau glas
- croen oer a llaith a chwysu
- teimlo'n wan a phenysgafn
- teimlo'n sâl
- anadlu cyflym a bas.

Yn ystod sioc gall rhywun fynd yn anymwybodol. Mae'n bwysig galw'r ambiwlans yn syth a pheidio â gadael yr unigolyn ar ei ben ei hun. (Gweler *ABC adfywio*, *ystum adferol*.)

sirosis yr afu/iau: anhwylder yr afu/iau lle bydd meinwe'r afu/iau wedi'i difrodi a bydd meinwe ffibrog yn cymryd lle'r feinwe iach. Fe fydd y feinwe ffibrog neu greithiog hon yn effeithio ar y ffordd y bydd yr afu/iau yn gweithio yn arferol. Prif achos sirosis yw 'yfed trwm' neu gymeriant gormodol o *alcohol*. Y driniaeth orau yw i'r sawl a effeithir beidio ag yfed alcohol. Fe fydd hyn fel arfer yn helpu'r afu i adfer ei hun.

siwgrau: yr enw cyffredin am grŵp o gemegau a elwir yn *garbohydradau*. Maent yn cynnwys *carbon*, hydrogen ac *ocsigen*. Maent yn cael eu dosbarthu yn ôl y nifer o unedau siwgr sy'n eu ffurfio:

- monosacaridau – mae gan fonosacaridau (e.e. glwcos, ffrwctos, galactos) un uned siwgr
- deusacaridau – mae gan ddeusacaridau (e.e. swcros, lactos a maltos) ddwy uned siwgr
- polysacaridau – mae polysacaridau yn garbohydradau cymhlyg, sydd â llawer o foleciwlau siwgr sydd wedi eu cysylltu.

Skinner, Burrhus Frederick (1904-1990): seicolegydd a ddatblygodd *theori dysgu* sy'n cael ei galw yn gyflyru gweithredol. Roedd Skinner yn defnyddio cyfarpar o'r enw blwch Skinner i arddangos y theori hon. Dysgodd llygod mawr sut oedd pwyso lifer i ryddhau bwyd wedi ei osod mewn blwch. Defnyddiai Skinner y term 'atgyfnerthydd' roedd modd ei gymhwyso at unrhyw beth a fyddai'n ysgogi ymateb ailadroddus mewn pobl neu anifeiliaid.

smotyn glas Mongolaidd: man glas ar y croen sy'n bresennol ar enedigaeth. Mae'n edrych yn eithaf tebyg i glais. Mae fel arfer yn effeithio ar blant o dras Affricanaidd Garibïaidd.

sodiwm: *mwyn* sydd ei angen mewn symiau bach i gynnal swyddogaeth iach y corff. Mae'n hanfodol ar gyfer datblygu'r *nerfau* a'r *cyhyrau* ac i helpu i gynnal gwasgedd osmotig yn y *celloedd*. Ffynonellau sodiwm yw halen, a'r rhan fwyaf o fwydydd eraill. Mae arwyddion a symptomau diffyg sodiwm yn cynnwys cramp y cyhyrau.

sosiogram: dull a ddefnyddir i archwilio sut mae cysylltiadau yn cael eu pennu oddi mewn i ryngweithiad grŵp. Arsylwir ar ddeinameg grŵp ac mae diagram yn cael ei adeiladu (gweler enghraifft isod) i grynhoi'r wybodaeth sy'n cael ei chasglu.

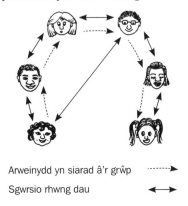

Arweinydd yn siarad â'r grŵp ------▶

Sgwrsio rhwng dau ◀—▶

spina bifida: nam sbinol sy'n digwydd yn gynnar mewn *beichiogrwydd*. Mae'n effeithio ar ddatblygiad asgwrn cefn y baban heb ei eni pan na fydd un neu ragor o'r *fertebrâu* yn cau fel y dylent, gan adael bwlch. Mae hyn yn golygu bod *madruddyn y cefn* a'r *nerfau* yn debygol o fod wedi eu niweidio, ac o ganlyniad ceir parlysu yn aml yn y rhan o dan y pwynt yma ym madruddyn y cefn. Gall hefyd amharu ar y modd y bydd yr asgwrn cefn yn datblygu. Gall effeithio ar gerdded a gall fod niwed i'r *bledren* a'r bowel gan achosi anymataliaeth. Un o'r sgil effeithiau posibl yw *hydroseffalws* ac ymhlith eraill ceir anawsterau dysgu a chofio, problemau gofodol a chanfyddiad ac anallu i ganolbwyntio'n iawn. Yn ôl ymchwil ddiweddar i atal spina bifida, gall menywod leihau'r risg drwy gymryd 5 mg asid ffolig yn ddyddiol am o leiaf un mis cyn cenhedlu ac yn ystod 12 wythnos gyntaf beichiogrwydd.

(Am wybodaeth bellach cysylltwch ag ASBAH, Associaton for Spina Bifida and Hydrocephalus, 42 Park Road, Peterborough PE1 2UQ.)

staen Gram: dull o ddefnyddio llifyn glas i gynorthwyo gydag adnabod *bacteria* yn ficrosgopig. Os oes gan y bacteria nodweddion arwyneb arbennig mae'r staen glas yn cael ei gadw ac fe fydd y ficro-organeb yn gram-positif ($+$). Os nad yw'r staen yn cael effaith arnynt fe fyddant yn gram-negatif ($-$).

Staffylococws awrëws gwrth-fethisilin (MRSA): bacteriwm sy'n gwrthsefyll y rhan fwyaf o wrthfiotigau. Nid yw MRSA yn berygl i bobl iach, ond y mae i'r rhai y mae eu gwytnwch yn isel ac sydd mewn perygl o gael heintiad. Enghreifftiau o hynny yw pobl sy'n cael eu trin am *ganser* drwy *gemotherapi*. Gallant gael eu heintio ag MRSA yn rhwydd am fod eu cyfrif *celloedd gwynion* yn isel. Mae'r *arwyddion a'r symptomau* fel arfer yn cynnwys gwres uchel neu dwymyn ac mae'r claf yn teimlo'n sâl. Pan fydd MRSA yn digwydd rhoddir gwybod i'r nyrs rheoli heintiad a rhoddir dulliau ar waith i rwystro'r heintiad rhag cael ei drosglwyddo i eraill. Gall y *claf* gael ei arwahanu a gall fod cyfyngiadau ar ymweld. Efallai y bydd angen i bawb sydd mewn cysylltiad â'r claf wisgo menig, ffedogau plastig neu ddillad uchaf fel camau rhwystrol.

statws: mesur o safle neu fri person neu grŵp o bobl. Gall statws ddiffinio sut y bydd pobl yn cael eu trin gan eraill a sut y maent yn eu gweld eu hunain. (Gweler *dosbarth cymdeithasol*.)

statws cymdeithasol: y safle sydd gan bobl yn y gymdeithas. Gall y safleoedd hyn fod yn wahanol mewn lleoliadau neu grwpiau amrywiol fel nyrs, meddyg ysbyty neu reolwr gofal. (Gweler *swyddogaeth gymdeithasol*.)

statws cymdeithasol ac economaidd: safle unigolyn yn y gymdeithas yn nhermau dosbarth cymdeithasol a'r arian sydd ar gael i gynnal byw bob dydd a dull byw.

statws economaidd: gweler *statws cymdeithasol ac economaidd*.

stereoteipio: mabwysiadu set o *agweddau* tybiedig ynghylch grwpiau o unigolion mewn cymdeithas. Mae hyn yn gysylltiedig â ffurfio agweddau cadarnhaol a negyddol sy'n gallu effeithio ar *ymddygiad* rhywun tuag at grŵp neu unigolyn arbennig. Gall stereoteipio gael ei ddysgu gan blant oddi wrth eu rhieni. Yn ogystal â hyn, mae'r cyfryngau torfol (h.y. teledu, papurau newydd, llyfrau, ffilmiau, gemau a chomics) yn gallu atgyfnerthu stereoteipio.

stereoteipio ar sail rhyw: credoau sefydlog ynghylch yr hyn y mae bod yn fenywaidd neu yn wrywaidd yn ei olygu. Enghreifftiau o *stereoteipio* ar sail rhyw yw'r gwahanol gredoau ynglŷn â'r math o waith sy'n addas ar gyfer dynion a menywod.

stereoteipio rolau rhyw: y ffordd mae unigolion yn cael eu categoreiddio yn ôl eu rhyw. Er enghraifft, gellid awgrymu bod trinwyr ceir yn ddynion bob amser a bod coginio, glanhau a golchi llestri yn cael eu gwneud gan ferched bob amser, neu y dylai bechgyn chwarae pêl-droed ac y dylai genethod chwarae â'u doliau. Mae stereoteipio rolau rhyw yn aml yn cael ei ddysgu yn y cartref gan rieni sy'n ddelfrydau ymddwyn i'w plant. Mae agweddau anhyblyg ac anystwyth yn cael eu ffurfio a bydd disgwyl i unigolion chwarae'r rolau hyn. Gallant gael eu hatgyfnerthu gan lyfrau, cylchgronau a rhaglenni teledu. Mae cael polisïau *cyfleoedd cyfartal* yn ffordd i herio'r rolau stereoteipiol hyn.

stranciau: ffrwydradau o sgrechian, cynddaredd afreolus a rhwystredigaeth sy'n gallu digwydd mewn plant bach. Mae stranciau yn gyffredin rhwng blwydd a thair blwydd oed. Gall plant pedair neu bum mlwydd oed hefyd ymddwyn yn y modd yma. Mae stranciau o'r fath yr un mor gyffredin mewn bechgyn a merched. Mae'r ymddygiad yn cynnwys swnian, sgrechian, cicio a dyrnu. Y mae'n bosibl y bydd plentyn bach yn strancio am ei fod ef/hi am herio terfynau'r ymddygiad a ganiateir, ond y mae plant sy'n cael eu magu mewn amgylchedd lle na osodir terfynau yr un mor debygol o strancio. (Gweler *ymddygiad heriol*, *disgyblaeth*.)

Strategaeth Gofal Plant Genedlaethol Cymru: cynllun y llywodraeth i ddarparu lleoedd gofal plant ar gyfer plant dan bump oed. Fel rhan o'r cynllun mae pob awdurdod lleol wedi sefydlu partneriaeth blynyddoedd cynnar a gofal plant. Mae'r partneriaethau hyn yn grŵp o weithwyr proffesiynol o'r sectorau preifat, gwirfoddol a statudol sy'n gweithio gyda phlant ifanc a'u teuluoedd a chynrychiolwyr o sefydliadau gwasanaethau cymdeithasol, cyflogaeth a hyfforddiant. Mae'n bosibl y gall rhieni sy'n gweithio hawlio rhywfaint o arian ar gyfer costau gofal plant drwy'r system dreth.

strociau: gweler *damwain serebro-fasgwlaidd*.

strwythur teulu: grŵp o unigolion sy'n byw gyda'i gilydd ac sy'n ffurfio teulu. Ceir gwahanol strwythurau teuluol:

- ystyrir mai'r teulu niwclear yw'r un lle bydd dyn a menyw a'u plant dibynnol yn byw yn yr un annedd (maent yn cydweithredu â'i gilydd yn gymdeithasol ac yn economaidd)
- teulu estynedig yw'r un lle yr ychwanegir at y strwythur niwclear sylfaenol, neu ei estyn, naill ai yn fertigol (e.e. neiniau a theidiau, rhieni, plant) neu yn llorweddol (e.e. dau neu fwy o frodyr yn byw gyda'i gilydd ynghyd â'u gwragedd a'u plant)
- teuluoedd adffurfiedig neu lys-deuluoedd – cwpl sydd wedi ysgaru ac ailbriodi gan gynnwys y gwahanol blant o'u perthynas flaenorol

- *teuluoedd rhiant unigol* – un oedolyn yn byw gyda phlant; gall y strwythur teuluol hwn fod yn ganlyniad ysgariad, partneriaeth yn chwalu neu farwolaeth

- teuluoedd rhiant sengl – un oedolyn sydd wedi dewis cadw ei statws sengl wrth fagu plant dibynnol

- teuluoedd o'r un rhyw – cyplau o'r un grŵp rhyw sydd wedi dewis magu plant.

strwythurau iechyd a gofal cymdeithasol: fframwaith o ddarpariaeth iechyd a gofal cymdeithasol a drefnir i ateb gofynion y grwpiau cleientiaid gwahanol. Ymysg yr enghreifftiau o wasanaethau iechyd a gofal cymdeithasol yn cefnogi pobl hŷn byddai gofal preswyl, gofal cartref, gofal seibiant, therapi galwedigaethol, canolfannau dydd, gofal yn y cartref, gweithwyr cymdeithasol, gostyngiadau parcio a chefnogaeth wirfoddol.

stumog: cronfa'r corff ar gyfer *bwyd*. Yn y stumog bydd y bwyd yn cael ei gorddi gan weithredu cyhyrol sy'n ei newid yn ffurf fwy hylifol a elwir yn dreulfwyd. Mae presenoldeb bwyd yn y stumog yn ysgogi *chwarennau* yn leinin y stumog i secretu rennin a phepsin, sy'n adweithio gyda bwyd ac asid hydroclorig (gweler *treuliad*). Mae muriau'r stumog yn cynnwys cyhyryn hydredol, cyhyryn crwn, isfwcosa a mwcosa.

Y stumog

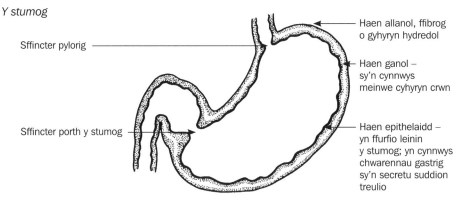

Sffincter pylorig

Sffincter porth y stumog

Haen allanol, ffibrog o gyhyryn hydredol

Haen ganol – sy'n cynnwys meinwe cyhyryn crwn

Haen epithelaidd – yn ffurfio leinin y stumog; yn cynnwys chwarennau gastrig sy'n secretu suddion treulio

Surestart: menter a sefydlwyd gan y llywodraeth gyda'r nod o wella iechyd a *lles* teuluoedd mewn ardaloedd difreintiedig sy'n dioddef gan dlodi a thangyflawni mewn addysg.

Swyddfa Safonau Addysg (ESTYN): cyfundrefn neu gorff sy'n arolygu a monitro perfformiad *ysgolion* a gwasanaethau addysg eraill ac yn adrodd arnynt. Cynhelir ymweliadau ag ysgolion gan dimau o arolygwyr sy'n cynnwys aelodau lleyg (pobl heb gefndir ym myd addysg). Y bwriad yw bod gwasanaethau yn cael eu harolygu yn rheolaidd. Mae crynodebau o'r adroddiadau yn gorfod cael eu cyhoeddi a'u dosbarthu i'r bobl briodol.

swyddog lles y llysoedd: person a apwyntir i ddarparu adroddiad i'r llys ynghylch sefyllfa a chefndir plentyn a theulu'r plentyn. Swyddog prawf yw swyddog lles y llys fel arfer. Gall y llys ofyn naill ai i'r awdurdod lleol neu i swyddog lles y llys i baratoi adroddiad. (Gweler *Gweithio Gyda'n Gilydd i Ddiogelu Plant 1999*.)

swyddogaeth: yr ymddygiad sy'n cael ei fabwysiadu gan unigolion wrth ryngweithio mewn sefyllfaoedd cymdeithasol. Mae pobl yn dysgu eu rolau drwy'r broses gymdeithasoli a gallant chwarae llawer o rannau gwahanol drwy gydol eu bywydau. Ymysg yr enghreifftiau mae *nyrs*, tad, swyddog o'r heddlu.

swyddogaeth gymdeithasol yw'r ffordd mae statws cymdeithasol yn cael ei gynrychioli mewn cymdeithas. Er enghraifft, mae nyrs yn cadarnhau ei safle ef neu hi drwy wisgo gwisg nyrs a bydd disgwyl iddo/iddi fabwysiadu natur ofalgar nyrs.

swyddogaethau yn y cartref: y rhannau a chwaraeir gan ddyn. Y stereoteip o rôl menywod yw eu bod yn coginio, yn glanhau ac yn m... yn mynd allan i weithio ond nid ydynt yn golchi'r llestri nac yn glanhau. ... rhennir gwaith domestig wedi newid yn y blynyddoedd diweddar gydag ymddang... newydd', hynny yw, y dyn sy'n helpu gyda'r gwaith tŷ, gofal plant a thasgau eraill yn y ca...

swyddogion heddlu sy'n gyfrifol am gynnal cyfraith a threfn a sicrhau bod y cyhoedd a'u heiddo yn cael eu hamddiffyn. Maent yn ymchwilio i droseddau ac mae a wnelont â rhwystro troseddau. Maent yn gweithio gyda phobl broffesiynol eraill i gynnal y *system cyfiawnder troseddol* yn y Deyrnas Unedig.

swyddogion iechyd yr amgylchedd: swyddogion a gyflogir gan yr *awdurdod lleol* sydd wedi cael hyfforddiant arbennig. Eu swyddogaeth yw diogelu iechyd y cyhoedd drwy fonitro'r amgylchedd o safbwynt *bwyd*, tân, amgylchedd gwaith a *llygredd*.

syffilis: clefyd cysylltiad rhywiol. Fe'i hachosir gan *facteria* sy'n cael eu trosglwyddo yn ystod *cyfathrach rywiol*. Mae'r symptomau yn dechrau gyda phothell a all ddod ar y pidyn neu yn y *wain*. Dilynir hyn gan frech, dolur gwddf a thwymyn ar ôl tair i chwe wythnos. Wrth i'r *clefyd* ddatblygu, ceir rhagor o friwiau ar y *geg*, y gwefusau neu'r wain. Heb eu trin, fe all y bacteria effeithio ar y *galon*, y pibellau gwaed a'r *ymennydd*. Gall hyn arwain at *barlys* cyffredinol neu wallgofrwydd os yw'r bacteria syffilis yn ymosod yn ddifrifol ar weithrediad yr ymennydd. Mae syffilis yn cael ei drin gan wrthfiotigau ac anogir y person heintiedig i gadw ffordd o fyw ddiwair er mwyn atal lledaenu'r clefyd.

sygot: cynnyrch ffrwythloni. Mae ymasiad cell ryw'r gwryw (sberm) a chell ryw'r fenyw (yr ofwm) yn creu sygot. Mae'r sygot yn tyfu'n *embryo*, sy'n datblygu yn *ffoetws*.

sylfaen gwerthoedd gofal: fframwaith damcaniaethol sy'n hyrwyddo arfer da ym maes iechyd a gofal cymdeithasol. Mae'n rhoi i'r gofalwyr set o werthoedd ac egwyddorion cyffredin i weithio oddi mewn iddynt. Mae'r sylfaen gwerthoedd gofal yn ymwneud â:

- meithrin *hawliau a chyfrifoldebau* pobl. Mae'r rhain yn cynnwys hawliau megis yr hawl i fod yn wahanol, o beidio â chael *gwahaniaethu* yn eu herbyn, *cyfrinachedd*, dewis, *urddas*, *cyfathrebu effeithiol*, *diogelwch* a sicrwydd
- meithrin cydraddoldeb ac amrywiaeth ymhlith pobl. Mae hyn yn cynnwys bod â dealltwriaeth o dybiaethau cyffredin fel y rhai hynny a geir ynghylch *hunaniaeth rhyw*, *hil*, *oedran*, rhywioldeb, *anabledd* a dosbarth, a bod â dealltwriaeth o *ragfarn*, *stereoteipio* a *labelu* a'r effaith y maent yn ei gael. Mae'n bwysig deall eich credoau a'ch tybiaethau a'ch rhagfarnau eich hun ac, yn ogystal â hyn, weld gwerth mewn amrywiaeth
- chadw gwybodaeth yn gyfrinachol. Mae hyn yn golygu defnyddio'r fframwaith cyfreithiol sydd wedi ei gynnwys yn y *Deddfau Gwarchod Data 1984 a 1998* a'r *Ddeddf Mynediad i Ffeiliau Personol 1987*. Gweithredir polisïau a dulliau o weithredu yn ymwneud â chyfrinachedd er mwyn rhoi gwerth ar hawliau cleient a'u hamddiffyn.

symbolau: arwyddion sy'n cynrychioli gwrthrych, llwybr neu sefyllfa ac sy'n cyfleu neges i'r darllenydd. Mae'r enghreifftiau ym maes iechyd a gofal cymdeithasol yn cynnwys y symbolau:

- defnyddir gan gyflogwyr cyfle cyfartal
- defnyddir i ddangos bod mynediad i gadeiriau olwyn
- defnyddir i ddangos bod sylwedd yn beryglus – dylid gwisgo menig.

symptomau diddyfnu: adweithiau corfforol neu seicolegol negyddol mae unigolion yn eu cael pan fyddant yn rhoi'r gorau yn sydyn i ddos penodol o *gyffur* neu yn ei leihau. Ymysg y rhain ceir chwysu, cryndod, *chwydu* a phoenau stumog.

...gallu sydd gan rywun i gerdded, rhedeg a defnyddio amrywiaeth o symudiadau ...genrheidiol ar gyfer byw bob dydd. Mae symudedd *cleient* yn cael ei asesu fel rhan o'u *cynllun gofal*. (Gweler *gweithgareddau byw bob dydd*.)

syndrom alcohol y ffoetws: cyfuniad o *arwyddion a symptomau* a geir mewn *baban newydd-anedig* o ganlyniad i gymeriant uchel o *alcohol* gan y fam yn ystod beichiogrwydd. Gall y diffygion hyn fod ar ffurf arafiad twf, ac annormaledd yn y *galon* neu aelodau'r corff. Gall symbylyddion eraill heblaw alcohol hefyd effeithio ar y *ffoetws* neu'r baban heb ei eni mewn ffordd debyg. Mae'r rhain yn cynnwys:

- nicotin – gallai *ysmygu* effeithio ar dwf y ffoetws yn y groth
- *cyffuriau* – pan fydd y fam yn cymryd heroin er enghraifft, gall y baban gael ei eni'n gaeth i heroin
- rhai cyffuriau therapiwtig (gweler *thalidomid*).

Syndrom Asperger: anhwylder sy'n rhannu llawer o'r un symptomau ag *awtistiaeth*. Mae ambell nodwedd fel bod yn drwsgl yn nodweddiadol yn y rhai sy'n dioddef o Syndrom Asperger. Dyma'r prif nodweddion:

- anhawster gyda pherthynas gymdeithasol – yn wahanol i'r rhai yr effeithir arnynt gan awtistiaeth, mae'r rhai â Syndrom Asperger arnynt yn ceisio'n galed i gymdeithasu; fodd bynnag, maent yn ei chael hi'n galed i ddeall arwyddion dieiriau, gan gynnwys ystumiau'r wyneb
- bod yn drwsgl – anhawster gyda sgiliau cydlynu
- anhawster gyda chyfathrebu – gall y rhai â Syndrom Asperger arnynt siarad yn rhugl dros ben ond ni fyddant yn cymryd llawer o sylw o ymateb y gwrandawr; gallant ddal ati i siarad yn eu blaenau heb falio am ddiddordeb y gwrandawr a gallant ymddangos yn ansensitif i'w teimladau.

Ar waethaf fod ganddynt sgiliau iaith cymwys, gall y dioddefwyr swnio'n orfanwl a gallant gymryd geiriau yn rhy lythrennol. Gallant ddysgu ffeithiau a ffigyrau ond mae'n anodd iddynt feddwl mewn ffyrdd abstract. Gallant ddatblygu diddordeb obsesiynol mewn hobïau neu gasgliadau. Gall y dioddefwyr deimlo'n ddiogel yn eu trefniadau a bydd yn well ganddynt gael patrwm sefydlog ar eu diwrnod (Gweler *awtistiaeth*.)

Syndrom Down: cyflwr genetig a achosir gan bresenoldeb cromosom ychwanegol; mae gan y sawl sydd â Syndrom Down 47 cromosom yn lle'r 46 arferol. Mae gan oddeutu un baban ym mhob 1000 Syndrom Down ac maent fel arfer o dan y pwysau a'r hyd arferol pan y'u genir ac mae ganddynt nodweddion gwahaniaethol fel wynebau sy'n edrych yn fflat. Yn aml fe fydd ganddynt dafodau mawr sy'n ymwthio allan mewn cegau bach, mae eu llygaid ar oledd ac mae ganddynt ddwylo llydan gyda bysedd byr. Mae nifer gynyddol o blant gyda Syndrom Down yn mynychu ysgolion cyffredin erbyn hyn ac yn mynd yn eu blaenau i gael gwaith ac i fyw bywydau lled annibynnol fel aelodau llawn o'r gymuned. Cymdeithas Syndrom Down yw'r unig *elusen* genedlaethol sy'n gweithio dros blant sydd â Syndrom Down a'u teuluoedd yn unig.

(Am wybodaeth bellach cysylltwch â Cymdeithas Syndrom Down, Ystafell 1, 206 Heol yr Eglwys Newydd, Y Mynydd Bychan, Caerdydd CF14 3NB.)

syndrom marwolaeth sydyn baban (marwolaeth yn y crud): *marwolaeth* sydyn ac annisgwyl baban heb fod yna reswm amlwg. Mae'n brofiad poenus iawn i rieni, a fydd angen cefnogaeth a *chynghori profedigaeth* i ymdopi â'u *galar*. Yn y blynyddoedd diwethaf, darganfuwyd bod *ysmygu* sigaréts yn y cartref yn ffactor risg uchel. Y dyddiau hyn, mae babanod yn cael eu rhoi i orwedd ar eu cefn neu eu hochr, nid ar eu blaen, er mwyn helpu i osgoi gorboethi. Mae ymchwil eang yn cael ei gwneud ar hyn o bryd i ddarganfod pam y mae babanod yn marw yn y ffordd hon.

(Am wybodaeth bellach cysylltwch â'r Foundation for the Study of Infant Deaths, 11 Belgrave Road, Llundain SW1V 1RB.)

Syndrom Munchausen: anhwylder y bersonoliaeth lle bydd unigolyn yn ceisio cael triniaeth mewn *ysbyty* neu lawdriniaeth ar gyfer clefyd nad yw'n bod. Mae Syndrom Munchausen drwy brocsi yn anhwylder lle bydd yr unigolyn yn peri niwed i rywun arall, megis plentyn neu rywun hŷn, er mwyn cael sylw meddygol.

syndrom X fregus: anhwylder a achosir gan annormaledd y *cromosom X* mewn celloedd dynol. Mae'n effeithio yn bennaf ar wrywod ac fe all arwain at anabledd dysgu ac arafwch.

syndrom XXY: anhwylder cromosomau sy'n cael ei adnabod hefyd fel anhwylder Klinefelter. Mae'n gyflwr sy'n effeithio ar wrywod sy'n cael eu geni gyda chromosom X ychwanegol. Mae'r rhai sy'n dioddef gan yr anhwylder hwn yn cael eu geni gydag organau cenhedlu gwrywaidd heb ddatblygu'n iawn ac mae ganddynt nodweddion benywaidd amlwg, fel magu *bronnau*.

syndrom XYY: anhwylder cromosomau sy'n cael ei achosi gan gromosom Y ychwanegol ym mhob *cell*. Mae'r rhai sydd â'r anhwylder hwn arnynt yn wrywod sy'n tyfu i fod yn dalach na'r cyfartaledd a bydd ganddynt lefelau ffrwythlondeb isel.

sypyn atrio-fentriglaidd (sypyn His): casgliad o ffibrau cyhyrau cardiaidd wedi eu newid a elwir yn feinwe Purkinje wedi ei leoli yn septwm y galon rhwng y fentrigl dde a'r fentrigl chwith. Mae'n cynnal rhythm y galon a chyfangu'r galon neu'r cyhyr cardiaidd.

system adborth: system gylchol lle y defnyddir yr allbwn i reoli'r mewnbwn. System adborth negyddol yw un lle bydd y cynnydd yn yr allbwn yn cael ei ddefnyddio i leihau'r mewnbwn. Mae rheoli lefel yr hormon thyroid yn y gwaed yn enghraifft o adborth negyddol – pan fydd lefel yr hormon thyroid yn rhy uchel, mae'n atal y *chwarren bitwidol* flaen rhag cynhyrchu'r hormon sy'n ysgogi'r thyroid. (Gweler *homeostasis* a *bioadborth*.)

system arennol: Gweler *system wrinol*.

system atgenhedlu'r fenyw: y rhan o'r corff sy'n gyfrifol am genhedlu.

System atgenhedlu'r fenyw

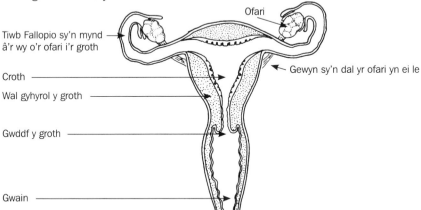

Mae'r system atgenhedlu mewn merched yn cynnwys y canlynol:

- ofarïau – Y ddau onad mewn merched sy'n cael eu cadw yn eu lle gan ewynnau yn yr abdomen isaf, dan yr *arennau*. Mae'r gewynnau yn cysylltu'r ofarïau â waliau'r pelfis. Cynhyrchir y gametau benywaidd neu'r celloedd rhyw (ofa, neu un ofwm) yn rheolaidd yn ffoliglau ofaraidd yr ofarïau wedi oed aeddfedrwydd

- ffoliglau ofaraidd – mae pob ofwm llawn hylif a'i araen o gelloedd ffoligl yn cynnwys ofwm sy'n aeddfedu. Mae'r ffoliglau yn raddol fynd yn fwy o ran maint ac yn dechrau secretu hormonau. Dim ond un ffoligl wedi aeddfedu'n llawn, a elwir yn ffoligl Graaf, a geir o ganlyniad i bob cylch o gynhyrchu ffoliglau

- tiwbiau Fallopio – tiwbiau cul, cyhyrog yn cysylltu'r ofarïau â'r groth. Mae'r rhain yn ei gwneud hi'n bosibl i'r ofwm basio o'r ofari i'r groth drwy symudiad cyhyrol a elwir yn *beristalsis*

- *croth* – yr organ wag lle y bydd baban sy'n datblygu neu ffoetws yn cael ei ddal, neu lle rhyddheir yr ofa ohono. Unwaith y byddant wedi eu rhyddhau, mae'r ofa yn pasio allan o'r system genhedlu. Mae gan y groth leinin o bilen fwcaidd (yr endometriwm) yn gorchuddio wal gyhyrol sy'n cynnwys llawer o lestri gwaed (gweler *mislif*)

- *gwain* – y bibell gyhyrol sy'n arwain o'r groth ac allan o'r corff. Yn ystod *cyfathrach rywiol* mae'r pidyn yn alldaflu semen, sy'n cynnwys sberm, i mewn i'r wain

- *fwlfa* – rhan allanol y system genhedlu mewn merched sy'n cynnwys y labia, sef plygion o groen o amgylch agoriad y wain a'r wrethra.

system atgenhedlu'r gwryw: dyma sy'n gyfrifol am ran y gwryw mewn atgenhedlu rhywiol. Mae hi wedi ei gwneud o brif *organau*, neu onadau, sy'n cynnwys dwy gaill, a nifer o organau ychwanegol. Mae'r *celloedd* yn y gonadau hefyd yn gweithredu fel chwarennau endocrinaidd sy'n secretu llawer o hormonau pwysig.

- Ceilliau – yn cynnwys camlesi tiwbaidd o'r enw tiwbynnau semen sy'n cynhyrchu sberm. Lleolir y rhain yn y ceillgwd sy'n crogi o dan yr *abdomen*. Mae'r tymheredd optimwm i gynhyrchu sberm ychydig yn is na thymheredd arferol y corff.

- Pidyn – yr organ y mae'r sberm yn cael ei fwrw allan drwyddi drwy'r wrethra yn ystod cyfathrach rywiol. Mae wedi ei wneud o feinwe ymgodol feddal, sbyngaidd, y mae ynddi lawer o fylchau neu sinysau gwaed, llestri gwaed a phennau nerfau a elwir yn dderbynyddion. Pan fydd dyn wedi ei gynhyrfu'n rhywiol, bydd y sinysau a'r llestri gwaed yn llenwi â gwaed ac mae hyn yn gwneud y pidyn yn galed a syth. Codiad yw'r enw ar hyn.

System atgenhedlu'r gwryw

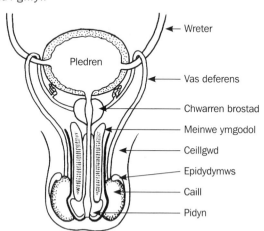

system Bliss: bwrdd electronig sy'n dangos geiriau ac ymadroddion gwahanol. Defnyddir e'n benodol ar gyfer pobl â nam ar eu lleferydd. Mae'r person dan sylw yn cyffwrdd â'r geiriau neu'r ymadroddion maent am eu defnyddio er mwyn cyfleu neges.

system cyfiawnder troseddol: ystod o grwpiau proffesiynol sydd â'r rôl a'r cyfrifoldeb o weithredu cyfraith a threfn yn y gymdeithas. Mae gweithwyr proffesiynol ym maes cyfraith a threfn yn cynnwys yr heddlu, y *Gwasanaeth Prawf*, *timau cyfiawnder ieuenctid*, *Gwasanaeth Erlyn y Goron* a *Chymorth i Ddioddefwyr*.

system cylchrediad gwaed: rhwydwaith o diwbiau wedi'u llenwi â *gwaed* (pibellau gwaed) sy'n cylchredeg hylif i wahanol rannau o'r corff. Mae tri phrif fath o bibellau gwaed, sef *rhydweliau*, *gwythiennau* a *chapilariau*. Mae haen *feinwe* denau (endotheliwm) yn leinio rhydweliau a gwythiennau a dyma'r unig haen yn waliau'r capilari. Cedwir y gwaed i lifo mewn un ffordd gan y galon yn pwmpio, a gan y feinwe gyhyrol yn waliau'r rhydweliau a'r gwythiennau. Mewn gwahanol rannau o'r corff mae cyhyrau yn cyfangu ac yn llaesu ac mae'r gweithrediadau hyn yn annog llif y gwaed.

system dreuliad: tiwb sy'n ymestyn o'r *geg* drwy'r corff i'r bibell refrol. Mae'n gyfrifol am basio *bwyd* o un pen o'r corff i'r llall. Mae prif rannau'r system dreuliad yn cynnwys:

- *y geg* – rhoddir bwyd yn y geg ac y mae'r dannedd yn ei dorri i lawr a'i gymysgu â phoer. Mae *ensymau* yn y poer yn dechrau torri startsh i lawr. Mae blasbwyntiau ar y *tafod* yn sicrhau bod bwyd yn cael ei fwynhau ond gallant hefyd roi rhybudd i berson am unrhyw beth sy'n annymunol neu'n niweidiol i'r corff. Mae'r tafod yn rholio'r bwyd yn folws ac yn ei wthio at gefn y gwddf lle y mae'n cael ei lyncu ac yn mynd i mewn i'r oesoffagws

- oesoffagws – pibell hir gyhyrog sy'n cysylltu cefn y gwddf â'r *stumog*. Mae bwyd yn symud drwy'r oesoffagws drwy *beristalsis* sy'n ei gwneud hi'n bosibl i fwyd gael ei wthio i lawr i mewn i'r stumog

- stumog – cwdyn cyhyrog sy'n gweithredu fel cronfa i gasglu bwyd. Mae bwyd yn cael ei storio yn y stumog ac wedi cyfnod o amser mae actifedd cyhyrol y stumog yn corddi'r bwyd ac yn ei gymysgu gyda secretiadau gastrig: mwcws, asid hydroclorig a'r rhagflaenydd ensym pepsinogen. Mae'r pepsinogen yn cael ei drawsnewid yn bepsin sydd wedyn yn dechrau torri'r proteinau i lawr. Asid hydroclorig sy'n actifadu pepsinogen ac mae hefyd yn lladd unrhyw facteria niweidiol a allai fod wedi eu llyncu gyda'r bwyd. Mae'r mwcws sy'n gymysg â'r bwyd yn ei iro. Mae'r bwyd yn pasio o'r stumog i'r dwodenwm, drwy'r sffincter pylorig, mewn ffurf hylifol a elwir yn dreulfwyd

- dwodenwm – rhan gyntaf y coluddyn bach sydd o siâp C a thua 20cm o hyd. Mae'r treulfwyd yn mynd i mewn i'r dwodenwm lle bydd suddion treulio o'r *pancreas* yn cael eu secretu ar y bwyd sydd wedi ei dreulio'n rhannol. Anfonir *bustl* o'r *iau* i dorri braster i lawr (emwlsio) yn ddefnyddiau llai

- ilewm – mae'r bwyd yn mynd yn ei flaen i'r ilewm lle y bydd ensymau pellach yn cael eu secretu o wal y coluddyn i gwblhau trawsnewid pob *carbohydrad* yn siwgr, pob *protein* yn *asidau amino* a phob braster yn *asidau brasterog* a glyserol. Mae bwyd yn cael ei amsugno yn y coluddyn bach, er ei bod yn bosibl y bydd ychydig o ddŵr, glwcos, alcohol a sylweddau eraill nad oes angen eu torri i lawr ymhellach yn cael eu hamsugno yn y stumog. Mae wal y coluddyn bach yn arwynebedd mawr y ceir amsugno drwyddo. O'r coluddyn bach fe fydd bwyd yn cael ei basio i'r colon

- colon – y colon (y coluddyn mawr) yw rhan olaf y tiwb cyhyrog sy'n cario bwyd lled-hylifol sydd wedi ei dreulio neu dreulfwyd. Yn y fan hon fe amsugnir 90 y cant o'r dŵr sy'n weddill o'r treulfwyd a'r ymgarthion lled-solet sydd ar ôl. Pan fydd rhan isaf y colon (y rectwm) yn llawn ymgarthion bydd pwysau ar waliau'r rectwm, sy'n cynnwys terfynau nerfau. Mae'r rhain yn anfon negeseuon i'r ymennydd sy'n rhoi gwybod i'r person bod angen iddynt agor eu perfeddion. Mae'r bwyd yn cael ei basio drwy'r anws, agoriad ar un pen y rectwm a reolir gan gylch o gyhyr a elwir yn sffincter yr anws.

Mae angen i weithwyr iechyd a gofal cymdeithasol fod â dealltwriaeth sylfaenol o sut y mae'r system dreuliad yn gweithio. Er enghraifft, pan fyddir yn helpu cleientiaid hŷn neu blant gyda mynd i'r toiled mae'n bwysig edrych ar yr *ymgarthion* i weld eu lliw, eu ffurfiant a faint ohonynt sydd yno. Fe all y sylwi hwn arwain at adnabod clefyd neu anhwylder yn gynnar. Er enghraifft, fe all ymgarthion golau sydd o liw pwti fod yn arwydd o anhwylder camamsugnol y coluddion, er enghraifft, cerrig bustl. Gall *gwaed* ffres yn y carthion, neu *ddolur rhydd*, hefyd fod yn arwydd o ryw *glefyd* neu *anhwylder* ar y system dreuliad.

system ddosbarthiad Hall Jones: system ddosbarthiad wedi ei seilio ar fwy o gategorïau nag a roddir ym mynegai'r Cofrestrydd Cyffredinol.

system endocrin: system sy'n cynnwys nifer o *chwarennau* diddwythell a geir mewn gwahanol rannau o'r corff. Mae'r chwarennau yn secretu hormonau sy'n teithio yn y gwaed er mwyn targedu organau lle y maent yn cael effaith cemegol ar y corff. Enghreifftiau o'r prif chwarennau endocrin yw'r *chwarren bitwidol*, y *chwarennau parathyroid*, y *chwarennau adrenal*, y *pancreas*, y *gonadau* (yr ofarïau a'r ceilliau), a'r *hypothalamws*.

system gardiofasgwlaidd: y galon a'r llestri gwaed sy'n gysylltiedig â hi, h.y. *rhydweliau*, *gwythiennau* a *chapilariau*.

system gardioresbiradol: mae'n cynnwys y galon a'r ysgyfaint a'r llestri gwaed a gysylltir â hwy. Gellir monitro'r system gardioresbiradol gan *ofalwr* drwy fesur a chofnodi cyfradd curiad y galon, pwysau gwaed ac effeithlonedd anadlu (h.y. y gyfradd resbiradol a chyfaint yr ysgyfaint) sydd a wnelont â'r cyflenwad o ocsigen a chael gwared ar garbon deuocsid.

system gwaed: system gludiant y corff dynol. Ymhlith ei swyddogaethau y mae:

- cludo maetholion, nwyon gwaed, hormonau a chynnyrch gwastraff o un rhan o'r corff i un arall
- dosrannu gwres o feinweoedd resbiradol (e.e. yr iau a'r cyhyrau) i rannau eraill o'r corff.

system imiwnedd: mae'r system hon yn rheoli'r ffordd y bydd y corff yn gwrthsefyll *pathogenau*. Mae'r system yn cynnwys nifer o adeileddau a phrosesau gan gynnwys:

- y *croen*, sy'n darparu gorchudd amddiffyn i'r corff sy'n dal dŵr
- cynhyrchu imiwnoglobwlinau gan fêr yr esgyrn, y ddueg a'r holl feinwe lymffoid ac eithrio'r thymws
- mae'r haenau o bilen fwcaidd sy'n leinio'r *geg*, y llwybrau anadlu, y llwybr ymborth a'r *wain* yn gallu cynhyrchu *ensymau* gwrthficrobaidd yn ogystal â mwcws sy'n dal unrhyw ronynnau
- y *cilia* yn y pibellau anadlu sy'n brwsio gronynnau i ffwrdd o'r *ysgyfaint*
- ceulo'r *gwaed* sy'n ffurfio rhwystr amddiffynnol dros drychiadau a *chlwyfau*
- secretiad *asid* yn y *stumog* sy'n dinistrio organebau niweidiol
- yr ensym lysosym a geir mewn dagrau ac sy'n dinistrio *bacteria*.

Pan fydd organebau estron yn mynd i mewn i lif y gwaed, mae'r corff yn sefydlu ymateb gweithredol er mwyn dileu'r rhai hynny a allai achosi *clefydau*. Gelwir hyn yn ymateb imiwnedd.

system les y llysoedd: strwythur wedi ei sefydlu o fewn y gwasanaeth prawf i reoli gwaith teuluol yn y llysoedd. Swyddogion prawf yw swyddogion lles llysoedd, gyda rhai ohonynt â hyfforddiant penodol yn y maes hwn; maent yn ymwneud â gwaith teuluol mewn tri math gwahanol o lys:

- llysoedd achosion teuluol sy'n golygu delio ag achosion sydd â pherthynas agos â materion teuluol
- llys lleol gydag ynadon yn delio â materion teuluol

- llys y goron ac uchel lys lle y bydd barnwyr yn penderfynu canlyniad yr achosion.

Gofynnir yn aml i swyddogion lles y llys baratoi adroddiadau lles i gynorthwyo barnwyr ac ynadon wrth iddynt bwyso a mesur y gofal i blant pan fydd dadl nas torrwyd rhwng rhieni.

system lymffatig: system o lestri lymff, nodau lymff ac organau bychain o feinwe lymffoid sy'n bwysig wrth ailgylchu'r hylifau corff hynny sy'n cynorthwyo'r corff yn y frwydr yn erbyn afiechyd. Mae'n cynhyrchu lymffocytau sef *celloedd gwaed gwyn* sy'n ymladd afiechyd. Mae llestri'r system lymffatig yn cludo hylif o'r enw lymff o amgylch y corff ac yn ei ddychwelyd i'r *gwythiennau* a'r organau lymffoid fel dull o ymladd heintiad. Mae llestri yn cludo lymff o holl rannau'r corff tuag at ochr chwith y frest. Mae llestri lymff wedi eu leinio â meinwe endotheliwm ac mae ganddynt falfiau i rwystro llifo'n ôl. Yr enw ar y llestri teneuaf yw capilariau lymff. Mae'r capilariau yn uno i ffurfio llestri mwy o'r enw y lymffatigion, sydd yn y pen draw yn uno i ffurfio'r ddwy brif gangen sy'n gwagio i'r gwaed drwy'r wythïen isglafiglaidd dde drwy'r ddwythell lymffatig dde a'r wythïen isglafiglaidd chwith drwy'r ddwythell thorasig. Mae'r organau lymffoid sy'n cael eu cysylltu gan y system lymffatig yn cynnwys y ddueg, y tonsiliau a'r chwarren *thymws*.

system llysoedd Lloegr a Chymru: system gyfreithiol a sefydlwyd i weithredu cyfraith a threfn. Mae'r system yn cynnwys tribiwnlysoedd, llysoedd ynadon, llysoedd plant, llysoedd crwner, llysoedd sir, llysoedd y Goron, llysoedd apêl a'r Uchel Lys. Yn ogystal â hyn, mae Tŷ'r Arglwyddi a'r Llys Iawnderau Dynol Ewropeaidd yn gweithio o fewn y system llysoedd i adolygu apeliadau.

system nerfol: dyma sy'n darparu'r dull cyflymaf o gyfathrebu yn y corff. Mae dwy ran i'r system nerfol: y *brif system nerfol* a'r system berifferol. Yr hyn a geir yw rhwydwaith o nerfgelloedd a elwir yn niwronau sy'n cario negeseuon i'r *ymennydd* ac oddi yno drwy *fadruddyn y cefn* a'r system nerfol berifferol i bob rhan o'r corff. Yr ymennydd a madruddyn y cefn yw'r brif system nerfol. Mae'r system nerfol berifferol yn cynnwys bwndeli o ffibrau echddygol a synhwyraidd sy'n cludo negeseuon i wahanol rannau o'r corff ac oddi yno.

system nerfol awtonomig: y rhan o'r system nerfol sy'n rheoli'r *cyhyrau* a'r *chwarennau* ond nad ydyw dan reolaeth ymwybodol. Mae'n cydlynu llawer o weithgareddau anwirfoddol y corff fel treulio, *pwysau gwaed*, *curiad y galon* a *pheristalsis*. (Gweler *ymateb awtonomig*.)

system nerfol barasympathetig: rhan o'r *system awtonomig* sy'n arafu cyfradd curiad y galon, yn gostwng *pwysau gwaed* ac yn hybu treulio. Mae dwy nerf bwysig sy'n rhan o'r *system nerfol* barasympathetig. Dyma'r:

- nerf fagws sy'n ymestyn o waelod yr asgwrn cefn gan rwydweithio i bob rhan o'r corff
- nerf pelfig sy'n ymestyn o ran isa'r asgwrn cefn gan rwydweithio i rannau isaf y corff.

Mae'n gweithio'n wrthwyneb i'r *system nerfol sympathetig*.

system nerfol sympathetig: rhan o'r *system nerfol awtonomig* sy'n cael ei hysgogi mewn sefyllfaoedd o straen. Mae'r system nerfol sympathetig yn ysgogi'r *chwarennau adrenal* i gynhyrchu *adrenalin*. Effeithiau adrenalin yw bod:

- cyfradd curiad y *galon* yn cynyddu
- cynnydd mewn resbiradaeth yn effeithio ar y gyfradd anadlu a dyfnder yr anadlu (gweler *mecanwaith anadlu*)
- mwy o chwysu
- *ceg* sych
- canhwyllau'r llygaid yn ymledu.

system resbiradaeth: dyma'r system sy'n gyfrifol am anadlu. Mae resbiradaeth yn cynnwys dwy broses, resbiradaeth allanol a resbiradaeth fewnol.

Mae resbiradaeth allanol (*cyfnewid nwyol*) yn cynnwys:

- cymryd aer i'r *ysgyfaint*. Mae'r *ocsigen* o'r aer yn mynd drwy'r capilarïau *gwaed* sy'n leinio'r ysgyfaint

- mynd â *charbon deuocsid* o'r corff. Mae'r carbon deuocsid o'r celloedd yn mynd allan o'r capilarïau gwaed sy'n leinio'r ysgyfaint ac yn cael ei anadlu allan.

Mae resbiradaeth fewnol yn cynnwys:

- rhyddhau egni drwy ymddatod bwyd. Mae ocsigen yn cael ei ddefnyddio yn y broses hon a charbon deuocsid yn cael ei ryddhau.

Y system resbiradaeth

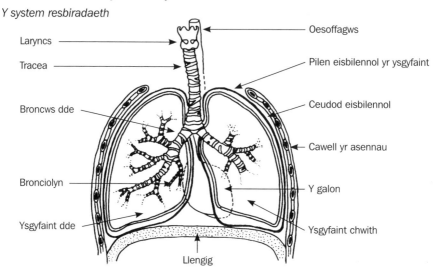

Dyma gydrannau'r system resbiradaeth ddynol:

- larynics. 'Blwch y llais' ar ben y tracea. Mae'n cynnwys tannau'r llais – dau ddarn o feinwe yn plygu at i mewn o leinin y tracea ac wedi eu cysylltu â phlatiau *cartilag*. Yr enw ar yr agoriad rhwng y tannau yw'r glotis. Wrth siarad, mae *cyhyrau* yn tynnu'r platiau cartilag (a'r tannau) at ei gilydd, ac mae'r aer sy'n mynd drwy'r tannau yn gwneud iddynt ddirgrynu, gan greu synau

- tracea neu bibell wynt. Y brif diwben mae aer yn mynd drwyddi ar ei ffordd i mewn ac allan o'r ysgyfaint

- bronci (broncws yn yr unigol). Y prif diwbiau mae'r tracea yn rhannu iddynt. Y ddau froncws cyntaf yw'r prif fronci de a chwith. Mae pob un yn cludo aer i ysgyfaint, wrth ochr rhydweli ysgyfeiniol sy'n mynd â gwaed i mewn. Yna maent yn canghennu yn fronci eilaidd, bronci trydyddol a bronciolynnau, sydd â llestri gwaed gyda phob un, yn canghennu o'r rhydweli ysgyfeiniol ac yn uno i ffurfio gwythiennau ysgyfeiniol

- ysgyfaint. Y ddwy brif organ anadlu, y mae nwyon yn cael eu cyfnewid y tu mewn iddynt. Mae'r ysgyfaint yn cynnwys llawer o diwbiau (bronci a bronciolynnau) a sachau aer (*alfeoli*)

- bronciolynnau. Y miliynau o diwbiau mân sydd yn yr ysgyfaint, gyda llestri gwaed ar gyfer pob un. Maent yn canghennu oddi ar fronci trydyddol ac mae ganddynt ganghennau llai o'r enw bronciolynnau pen, pob un yn diweddu mewn clwstwr o alfeoli

- alfeoli (unigol alfeolws). Miliynau o sachau mân wedi eu cysylltu â bronciolynnau pen. Maent wedi eu hamgylchynu gan *gapilarïau* (llestri gwaed mân) y mae'r gwaed ynddynt yn gyfoethog o garbon deuocsid. Mae'r gwaed yn mynd allan drwy furiau'r capilari ac i mewn drwy'r alfeoli. Mae'r ocsigen a anadlir i'r alfeoli yn pasio drwy'r capilarïau, sydd yna'n dechrau uno â'i gilydd (yn y diwedd yn ffurfio gwythiennau ysgyfeiniol) (gweler *mecanwaith anadlu*)

- eisbilen neu bilen eisbilennol yr ysgyfaint. Haen o feinweoedd o amgylch pob ysgyfaint ac sy'n leinio ceudod y frest (thoracs). Rhwng y ddwy haen o eisbilennau ceir gofod (ceudod eisbilennol) sy'n cynnwys hylif. Mae'r eisbilen a'r ceudod llawn hylif yn llunio sach eisbilennol glustogol

- *llengig*. Dalen o feinwe gyhyrol sy'n rhannu'r frest oddi wrth ran isa'r corff, neu'r *abdomen*. Wrth orffwys, mae'n gorwedd ar ffurf bwa, wedi ei wthio i fyny gan fur yr abdomen oddi tano.

system wrinol: y brif system yn y corff sydd a wnelo hi ag ysgarthu. Drwy'r broses hon y mae'r corff yn cael gwared ar sylweddau nad oes eu hangen, a gynhyrchwyd o ganlyniad i weithgaredd celloedd. Mae'r *llwybr ymborth*, yr *ysgyfaint* a'r *croen* hwythau'n chwarae'u rhan wrth ysgarthu.

Y system wrinol

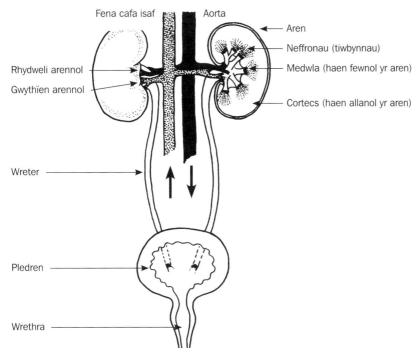

Mae'r system wrinol wedi ei gwneud o:

- yr *arennau* – dwy organ yng nghefn y corff, o dan yr asennau. Dyma brif organau ysgarthu, yn ffiltro allan deunyddiau ysgarthol o'r gwaed a rheoleiddio lefel a chynnwys hylifau'r corff. Mae'r gwaed yn mynd i'r aren drwy *rydweli* arennol ac yn gadael drwy *wythïen* arennol

- wreterau – dau diwbyn sy'n cludo wrin o'r arennau i'r bledren

- y *bledren* neu'r bledren wrinol – sach sy'n cadw wrin. Mae gan ei leinin lawer o blygiadau sy'n gwastatáu wrth iddi lenwi, gan adael iddi ymestyn. Mae dau gylch cyhyrol, a elwir y sffincterau wrinol mewnol ac allanol, yn rheoli'r agoriad o'r bledren i'r wrethra. Pan fydd cyfaint yr wrin yn cyrraedd lefel arbennig, mae nerfau yn ysgogi'r sffincter mewnol i agor, ond mae'r sffincter allanol o dan reolaeth ymwybodol (ar wahân i gyda phlant bach), a gellir ei ddal ar gau am hirach

- wrethra – y tiwb sy'n cludo'r wrin o'r bledren allan o'r corff (mewn dynion mae hefyd yn cludo sberm). Mae cael gwared ar wrin yn cael ei alw'n wrineiddio neu'n droethiad.

systemau rheoli'r corff: y modd y mae gwahanol rannau o'r corff yn cydweithio i berfformio gwahanol swyddogaethau. Mae *cyfathrebu* rhwng y gwahanol rannau yn digwydd drwy'r system nerfol a/neu drwy adweithiau cemegol a achosir gan *hormonau* y *system endocrin*.

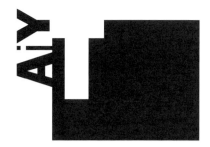

tabl cyfnodol: yr elfennau cemegol wedi eu trefnu yn nhrefn eu rhifau atomig.

tafod: *organ* gyhyraidd wedi ei chysylltu â gwaelod y *geg*. Mae wedi'i orchuddio gyda philen fwcaidd ac wedi'i wneud o ffibrau cyhyrau sy'n gadael i'r tafod symud o amgylch mewn sawl cyfeiriad. Mae arwyneb ucha'r tafod wedi'i orchuddio gydag ymestyniadau mân a elwir papilau. Mae yna hefyd *flasbwyntiau*, sy'n fandyllau, wedi eu lleoli ar arwyneb y tafod. Dyma swyddogaethau'r tafod:

- cnoi bwyd fel bod y bwyd yn ffurfio *bolws* neu belen
- defnyddio gweithrediadau cyhyrol i wthio'r *bwyd* i gefn y *gwddf* gan alluogi iddo gael ei lyncu
- sensitifrwydd i flas, gwead a thymheredd y bwyd sy'n cael ei fwyta
- cynhyrchu lleferydd.

tagio: ffordd o fonitro *cleient*. Er enghraifft, fe'i defnyddir i rwystro *pobl hŷn* (pan fyddant wedi drysu) rhag crwydro y tu hwnt i ffiniau diogel eu cartref neu eu cartref preswyl. Gall hyn olygu gwisgo breichled ddiogelwch neu larwm symudol. Mae'r system hon yn dal i berthyn i'r cyfnod datblygu cychwynnol ac fe'i gwelir gan rai fel ffurf ar rwystro a rheoli sy'n agos at darfu ar iawnderau sifil. Ond y mae rhai yn gweld defnyddio breichledau diogelwch fel ffordd effeithiol o fonitro symudiadau cleientiaid oedrannus ac yn fodd i staff ddarparu gwell gofal unigol os bydd y defnydd ohonynt wedi'i gynnwys yn rhan o gynllun gofal y cleient. Mae tagio electronig yn cael ei ddefnyddio yn y system cyfiawnder troseddol gyda gwahanol grwpiau o droseddwyr.

tai: y term cyffredinol a ddefnyddir ar gyfer cartrefi lle y bydd pobl yn byw. Mae gwahanol reoliadau a deddfau sy'n sicrhau bod *awdurdodau lleol* yn datblygu polisïau tai addas. Mae deddfwriaeth tai ac adeiladau yn gosod safonau i hybu amodau diogel megis:

- cyflenwad *dŵr* digonol gyda dŵr poeth, baddon/cawod sefydlog a chlosed dŵr (toiled) wedi eu cynnwys fel rhan o'r ffitiadau mewnol
- cyfleusterau boddhaol ar gyfer storio, paratoi a choginio *bwyd*
- darpariaeth briodol ar gyfer storio tanwydd a chyfleusterau digonol ar gyfer gwresogi
- digon o socedi trydan ar gyfer trydan a goleuo
- systemau draenio digonol a phriodol a threfniadau ar gyfer gwaredu dŵr gwastraff
- golau ac awyru addas ym mhob ystafell
- adeiladau mewn cyflwr da a heb ddamprwydd.

Adrannau tai o fewn y cynghorau dosbarth lleol sydd â phrif gyfrifoldeb dros ddarparu tai cyngor. Mae dulliau gweithredu ar gyfer cynghorau lleol wedi eu cynnwys yn Neddf Llywodraeth Leol a Thai 1989.

tai gwarchod: math o lety i *gleientiaid*. Mae'n cynnig dewis arall i ofal preswyl i'r henoed a chleientiaid anabl ac yn cynnwys:

- llety annibynnol sydd fel arfer wedi eu grwpio gyda'i gilydd ar un safle. Mae gan y llety larwm y gall cleientiaid ei chanu os bydd angen help neu os na fyddant yn teimlo'n dda

- warden preswyl dan gyflog sy'n gefn i'r cleientiaid ac ar gael mewn argyfwng. Mae cloch larwm y cleient yn rhybuddio'r warden

- darparu mesur o *annibyniaeth*. Mae'r person hŷn yn dal i fyw yn ei gartref ei hun ond mae cyfleoedd am gyswllt cymdeithasol ar gael.

Mae gan lawer o safleoedd tai gwarchod gyfleusterau cymunedol fel lolfa fawr gyda theledu lle gall y preswylwyr gynnal cyfarfodydd, partïon, dawnsfeydd, cyrsiau a chadw'n heini, neu alw heibio am sgwrs.

taliadau uniongyrchol: taliadau sydd wedi eu cynllunio er mwyn gadael i bobl reoli eu gofal a thalu amdano eu hunain. Mae hyn yn eu galluogi i drefnu eu gofal eu hunain yn hytrach na'i fod yn cael ei drefnu gan eu *hadran gwasanaethau cymdeithasol* leol. Cefnogir y dull hwn o dalu gan ddeddfwriaeth berthnasol (gweler *Deddf Gofal yn y Gymuned (Taliadau Uniongyrchol) 1996*).

tannau llais: dau blyg o feinwe sy'n ymwthio allan o ochr y laryncs ac yn dirgrynu drwy'r aer yn mynd drwyddynt pan ysgogir hwy gan ganolfan llefaru'r *ymennydd* i gynhyrchu synau sy'n ffurfio'r llais.

targedau iechyd cenedlaethol: wedi eu gosod gan y llywodraeth mewn pedwar maes sydd â blaenoriaeth. Y rhain yw: *clefyd y galon a strociau, damweiniau, canser* ac *iechyd meddwl*. (Gweler hefyd *addysg iechyd, Ein Cenedl Iachach – Cytundeb dros Iechyd*.)

taro: cosb gorfforol sy'n gallu bod ar sawl ffurf, fel defnyddio'r llaw, ffon neu strap. Mae rhai rhieni yn taro'u plant fel dull o gadw rheolaeth. Fodd bynnag, nid yw hi byth yn briodol i weithwyr gofal plant daro plant sydd yn eu gofal. Dylai strategaethau eraill gael eu hannog fel gosod terfynau ar gyfer *ymddygiad* gyda *disgyblaeth* anghorfforol.

tawelyddion: *cyffuriau* sy'n cael eu defnyddio i ostwng tyndra, lleddfu pryder a gwneud i rywun deimlo wedi ymlacio ac yn dawel ynddo'i hun. Mae'r sgil effeithiau potensial yn cynnwys syrthni a mynd i ddibynnu arnynt.

techneg Alexander: therapi cyflenwol sy'n galluogi i'r unigolyn fod yn fwy ymwybodol o gytbwysedd, osgo a symud. Dysgir i'r unigolion sut mae defnyddio'u cyhyrau yn fwy effeithlon. Mae wedi ei seilio ar y theori fod *afiechyd*, anaf a phoen yn gallu cael eu hachosi gan fod agweddau ffisegol ar y corff allan o gytbwysedd. (Gweler *meddygaeth gyflenwol*.)

technegau cyfryngau cyferbyniol: dulliau a ddefnyddir i roi gwybodaeth fanylach am *archwiliad pelydr-X*. Mae'n golygu chwistrellu llifyn radio-ddidraidd i mewn i'r rhan briodol o'r corff. Mae hwn yn amlinellu unrhyw ofod neu feinwe feddal. Defnyddir technegau gwahanol ar wahanol rannau o'r corff. Esiamplau o dechnegau cyfryngau cyferbyniol yw *angiogramau*, sy'n ymchwilio i lestri *gwaed*, ac uwd bariwm sy'n gymorth i weld y llwybr treuliad.

technegau ymlacio: defnyddir y rhain i leihau tensiynau a straen yn y corff. Mae amryw o ddulliau ar gael fel:

- ymarferion anadlu, yn creu anadlu gwastad a dan reolaeth sy'n ymlacio a thawelu'r corff

- ffurfiau ar ymarferion ymlacio'r *cyhyrau*, fel tynhau'r cyhyrau ac yna gadael yn araf i bob cyhyr ymlacio ac ymestyn

- gorwedd mewn ystafell wedi'i goleuo gan gannwyll ar wely cyfforddus yn gwrando ar gerddoriaeth dawel

- defnyddio goleuadau a delweddau gwahanol i greu synnwyr o heddwch ac ymlacio

- myfyrio

- ioga a rhaglenni ymarfer arbenigol sy'n cael eu dysgu a'u hymarfer

- diddordebau hamdden gwahanol
- tylino'r corff gydag olewau lleddfol.

technoleg gwybodaeth yn cefnogi ansawdd ac effeithlonrwydd: dull o gefnogi'r *Gwasanaeth Iechyd Gwladol* gyda *gwybodaeth* gywir a chyfredol. Yn 1998, cyhoeddodd y Llywodraeth strategaeth rheoli gwybodaeth a thechnoleg newydd ar gyfer y GIG a amlinellwyd yn *Y GIG Newydd – Modern, Dibynadwy*. Mae hon yn defnyddio budd potensial enfawr TG i gefnogi'r ymgais am ansawdd ac effeithlonrwydd yn y GIG drwy:

- roi *cofnodion* cleifion yn electronig pan fydd eu hangen
- ddefnyddio'r rhwydGIG a'r Rhyngrwyd i ddod â chanlyniadau profion cleifion atynt yn gyflymach, trefnu eu hapwyntiadau ar-lein a rhoi'r cyngor arbenigol diweddaraf iddynt
- roi *gwybodaeth* gywir ynghylch cyllid a pherfformiad yn brydlon
- gyflwyno gwybodaeth i'r cyhoedd am *iechyd*, *afiechyd* a'r arfer gorau o ran triniaeth drwy'r Rhyngrwyd a'r cyfryngau agored i'r cyhoedd sy'n dod i'r amlwg, e.e. teledu digidol
- ddatblygu telefeddygaeth i sicrhau bod sgiliau arbenigol ar gael ym mhob rhan o'r wlad.

Mae angen mesurau cadarn i ddiogelu *cyfrinachedd* a phreifatrwydd cleifion. Y nod yw creu cynghrair grymus rhwng cleifion gwybodus sy'n cael eu cynghori gan bobl broffesiynol wybodus fel ffordd o wella iechyd a gofal iechyd. (LIEM 1998)

teganau: gwrthrychau neu offer mae plentyn yn eu defnyddio i *chwarae* a dysgu. Mae teganau yn gallu amrywio o wrthrychau bob dydd sydd i'w cael o amgylch y tŷ, fel sosbenni a chaeadau, pecynnau grawnfwyd gwag a hen ddillad, at ddarnau soffistigedig o gyfarpar wedi'u dylunio i greu chwarae. Bydd plant yn defnyddio teganau gwahanol ar oedrannau a chamau amrywiol. Mae teganau yn bwysig am eu bod yn rhoi rhywbeth i blant sy'n perthyn iddynt hwy. Mae hon yn agwedd hanfodol ar blant yn datblygu synnwyr o hunaniaeth. Gall dewis y tegan iawn fod yn anodd. Mae'n bwysig gadael i blentyn ddewis tegan sy'n cefnogi beth maent yn hoffi ei wneud a beth maent yn gallu ei wneud. Rheolir y gofynion iechyd a diogelwch ar gyfer teganau gan reoliadau diogelwch teganau sy'n ymdrin â:

- metelau niweidiol gan gynnwys plwm
- blaenau ac ymylon llym
- llygaid teganau meddal
- diogelwch trydanol
- bagiau plastig
- fflach brofi ffabrig ffwr
- cellwlos nitrad (perygl tân)
- metelau niweidiol mewn pensiliau
- offer paentio.

Mae Deddf Gwarchod Defnyddwyr 1987 yn caniatáu i unrhyw un sydd wedi'i anafu gan gynnyrch diffygiol hawlio iawndal gan y gwneuthurwr. Mae gwneuthurwyr ac enw da ganddynt, yn enwedig ym Mhrydain, yn gweithio at y Safon Brydeinig BS 5665. Mae'r teganau yn cael eu harchwilio, ac os yw'r archwiliad yn llwyddiannus, yna gall y gwneuthurwr roi nod BS 5665 ar y pecynnu.

tegwch: y nodwedd o fod yn deg ac yn rhesymol mewn ffordd sy'n trin pawb yn gyfartal.

teimladau: gweler *emosiynau*.

tendon: llinyn sy'n cynnwys bwndeli o ffibrau, sy'n clymu'r cyhyrau i'r *asgwrn*. Mae tendonau yn cynorthwyo â symudiad cyhyrau ar fan arbennig o'r asgwrn.

tendro cystadleuol gorfodol: gofyniad statudol bod rhaid i *awdurdodau lleol* roi gwasanaethau allan i dendr. Mae hyn yn golygu bod cytundebau yn cael eu cynnig ar y farchnad cytundebau fel bod cyrff preifat yn gallu cystadlu am y busnes. Mae hon yn ffordd o wneud gwasanaethau'r awdurdodau lleol yn agored i'r sector breifat. Yn 1989 gyda'r Ddeddf Llywodraeth Leol fe ychwanegwyd at y gwasanaethau i'w cyflawni drwy dendro cystadleuol i gynnwys glanhau, arlwyo a rheoli cyfleusterau hamdden.

tetanws (genglo): clefyd a achosir gan y bacteriwm Clostridiwm tetani. Mae ar gael yn y ddaear ac mae'n mynd i mewn i'r corff drwy archollion a chrafiadau. *Cyfnod magu* tetanws yw 4-21 diwrnod. Bydd cyhyrau'r gwddf, y cefn ac aelodau'r corff yn cyfangu ac yn tynhau o ganlyniad i'r clefyd. Gall cyhyrau'r ên gloi. Mae atal tetanws yn rhan annatod o unrhyw raglen *imiwneiddio*.

teulu: grŵp o unigolion sydd yn perthyn drwy *waed*, *mabwysiadu* neu briodas. (Gweler *strwythur teulu*.) Mae swyddogaeth y teulu yn cael ei dylanwadu gan ystyriaethau moesol, am ei bod yn drefniant cymdeithasol yn ogystal ag un fiolegol. Gellir cael cefnogaeth i grwpiau teuluol arbennig gan:

- Families Anonymous – cymdeithas *hunangymorth* i deuluoedd a chyfeillion y sawl sy'n camddefnyddio cyffuriau (am wybodaeth bellach cysylltwch â Families Anonymous, Charlotte Despard Avenue, Battersea, Llundain SW11 5HD).
- Families Need Fathers – sy'n canolbwyntio yn bennaf ar y problemau sydd ynghlwm wrth gynnal perthynas plentyn â'r ddau riant yn ystod ysgariad, ac wedyn (am wybodaeth bellach cysylltwch â Families Need Fathers, 134 Curtain Road, Llundain EC2A 3AR).

Cyflwynwyd Papur Gwyrdd gan y llywodraeth, 'Cefnogi Teuluoedd', ym mis Tachwedd 1998 o ganlyniad i'r cynnydd yn nifer y teuluoedd un rhiant yn y Brydain fodern. Roedd y cynigion yn cynnwys:

- cyflwyno'r Sefydliad Teuluoedd a Magu Plant Cenedlaethol, i ddarparu cyngor a gwybodaeth sy'n cwrdd ag anghenion yr amrywiaeth amlddiwylliannol a geir mewn cymdeithas
- ymestyn swyddogaeth ymwelwyr iechyd i gynnwys rhaglenni hyfforddiant yn cynnwys grwpiau o rieni a phlant bach a gweithio gyda phobl ifanc yn eu harddegau
- adolygu swyddogaeth neiniau a theidiau – fe fydd pobl oedrannus yn gallu gwirfoddoli i fod yn ddirprwy neiniau a chefnogi rhieni ifanc
- adolygu absenoldeb tadolaeth gyda thadau, yn ogystal â mamau, yn gymwys
- systemau gwybodaeth i gyplau sy'n priodi.

Teuluoedd a Phlant: adran yn y system les a gyflwynwyd gan Bapur Gwyrdd y Llywodraeth *Dyheadau newydd i'n gwlad: cytundeb lles newydd 1998*. Roedd yn rhoi cefnogaeth i ddeuluoedd a phlant yn ogystal â mynd i'r afael â thlodi ymhlith plant. Amcanion yr adran hon o'r system les oedd:

- cefnogi teuluoedd sydd â phlant, yn enwedig y teuluoedd tlotaf, gyda chynnydd ym mudd-dal plant; mae gan y teuluoedd hynny sydd ar fudd-daliadau sy'n gysylltiedig ag incwm hawl i gynnydd pellach ym mudd-daliadau pob plentyn sydd o dan 11 mlwydd oed
- cynorthwyo rhieni heb waith (di-waith) i ymuno â'r farchnad lafur drwy leihau'r rhwystrau rhag gweithio (e.e. darparu gofal plant diogel, fforddiadwy)
- cefnogi rhieni sy'n gweithio drwy wella safon gofal plant
- sicrhau bod cefnogaeth ariannol ac emosiynol gan rieni yn parhau hyd yn oed ar ôl gwahanu; mae hyn yn golygu adolygu swyddogaeth yr *asiantaeth cefnogi plant* ac ymchwilio i'r polisïau sy'n galluogi *awdurdodau lleol* i ddarparu ar gyfer y plant y mae

ganddynt *gyfrifoldeb rhiant* drostynt

- lleihau'r raddfa genhedlu mewn merched dan 16. Roedd hyn yn cynnwys gweithredu'r cynigion yn y Papur Gwyn 'Rhagoriaeth mewn Ysgolion' i ddysgu disgyblion ynghylch cyfrifoldebau magu plant. (LIEM 1998)

teuluoedd rhiant unigol: teuluoedd yn cynnwys un plentyn neu blant dibynnol yn byw gyda dim ond un rhiant yn unig. Fel arfer y fam fydd y rhiant ond gallai fod mai'r tad ydyw. Dros y tri degawd diwethaf, yn bennaf oherwydd y newid mewn *strwythurau teuluoedd*, cafwyd cynnydd sylweddol yn y nifer o rieni unigol. Yn 1995 roedd y gyfradd o deuluoedd gyda phlant dibynnol a dim ond un rhiant yn y cartref yn 22 y cant o gymharu ag 8 y cant yn 1971. Felly mae un teulu o bob pump dan adain rhiant unigol, bron dair gwaith y ffigwr 25 mlynedd yn ôl. Mae achosion rhieni unigol wedi newid. Ychydig o rieni unigol sy'n weddwon. Yn ystod y 1970au, roedd y prif gynnydd yn y nifer o wragedd wedi ysgaru a phlant ganddynt. Yn ystod y degawd diwethaf, mae'r twf mwyaf sylweddol wedi bod mewn mamau unigol heb briodi, gan gynnwys nifer fawr o rai y mae eu partneriaethau cyd-fyw wedi dod i ben. Mae mamau unigol dibriod fel arfer yn ieuengach, gyda phlant ieuengach, a chyda chymwysterau a rhagolygon swyddi is na rhieni unigol at ei gilydd. (Gweler *Dyheadau newydd i'n gwlad: cytundeb lles newydd 1998*.)

(Am ragor o wybodaeth cysylltwch â'r Cyngor Cenedlaethol dros Deuluoedd Rhieni Unigol, 255 Kentish Town Road, Llundain NW5 2LX.)

tîm: grŵp o unigolion sy'n gweithio gyda'i gilydd at ddibenion cyffredin. Gall hyn fod mewn nifer o wahanol ffyrdd:

- ar sail broffesiynol – tîm o *nyrsys* ar ward
- ar sail amlddisgyblaethol – gwahanol weithwyr proffesiynol yn gweithio gyda'i gilydd wrth ofalu am *gleient*
- ar sail dysgu – grŵp o fyfyrwyr ar bwnc ymchwil
- ar sail hamdden neu chwaraeon – grŵp o bobl sy'n cwrdd i ddilyn diddordebau hamdden fel nofio, sboncen, pêl-droed
- ar sail addysgol – grwpiau o ddisgyblion, myfyrwyr wedi'u ffrydio ar sail academaidd
- ar sail cymhwysedd – grwpiau o unigolion sy'n gweithio gyda'i gilydd i ennill cymwyseddau neu sgiliau yn y gweithle. Er enghraifft, y rhai sy'n astudio ar gyfer *cymwysterau galwedigaethol cenedlaethol* mewn *gofal iechyd*, *gofal yn y gymuned* a gofal plant.

Mae gwaith tîm effeithiol yn golygu defnyddio sgiliau pob aelod a sicrhau bod gan bob un swyddogaeth a chyfrifoldeb o fewn y tîm. Fel arfer fe fydd gan dîm arweinydd sy'n cydlynu'r gwaith a wneir gan y grŵp. Bydd timau yn aml yn cwrdd yn rheolaidd i rannu gwybodaeth, trafod problemau a gwneud penderfyniadau. Yn aml, cymerir cofnodion o'r cyfarfodydd hyn a bydd agenda neu gynllun gweithredu yn cael ei baratoi. Mae *cyfathrebu* ysgrifenedig ac ar lafar rhwng aelodau tîm yn hanfodol, yn enwedig pan fydd yn ymwneud ag iechyd a lles cymdeithasol defnyddwyr gwasanaethau, cleientiaid neu gleifion.

tîm adferiad cymunedol: tîm amlddisgyblaethol arbenigol. Mae'n asesu anghenion pobl gartref neu bobl sydd newydd ddychwelyd adref o'r ysbyty ac yn trefnu pecynnau o wasanaethau i gwrdd ag anghenion adferiad.

tîm cyffuriau cymunedol: tîm o bobl broffesiynol sy'n gweithio mewn ardal leol yn rhoi cyngor a gwybodaeth ynghylch peryglon camddefnyddio cyffuriau yn ogystal ag ymweld ag ysgolion a chlybiau ieuenctid, rhedeg gweithdai a rhoi sgyrsiau. (Gweler *timau cyffuriau*.)

tîm gofal: y sawl sydd â chyfrifoldeb gofal ffurfiol neu anffurfiol, boed yn weithwyr cyflogedig neu yn weithwyr di-dâl, beth bynnag fo'u safle yn y system. Mae'r tîm gofal yn cynnwys y *cleient* neu'r *claf*. (Consortiwm Sector Gofal)

tîm gofal iechyd cychwynnol: y gweithwyr proffesiynol sy'n gofalu am unigolion yn y gymuned. Maent fel arfer yn cynnwys *meddygon teulu*, *ymwelwyr iechyd*, *nyrsys* cymuned, *bydwragedd*, *deintyddion*, *fferyllwyr*, *optometryddion* ac ymarferwyr meddygol offthalmig.

timau amlddisgyblaethol: gweithwyr iechyd a gofal cymdeithasol proffesiynol, a chanddynt wahanol sgiliau, yn gweithio gyda'i gilydd i gwrdd ag anghenion arbennig y *cleient*.

timau cyfiawnder ieuenctid: maent yn gweithio gyda phobl at 18 oed sydd o dan orchmynion llys a'r sawl sy'n cael eu hystyried hefyd 'mewn perygl o gael eu carcharu'. Gall timau cyfiawnder troseddol gynnwys swyddogion prawf a *gweithwyr cymdeithasol*, yn dibynnu ar y trefniadau lleol. Maent yn gyfrifol am ysgrifennu adroddiadau cyn dedfrydu i'r llys. Mae'r adroddiadau hyn yn cyflwyno gwybodaeth angenrheidiol am yr unigolyn ifanc a'i drosedd, ac yn cynnig llwybr gweithredu i'r dedfrydwyr ei ystyried. Mae materion gwarchod y cyhoedd bellach o bwysigrwydd neilltuol.

timau cyffuriau: mae'r rhain wedi eu sefydlu fel rhan o strategaeth wrthgyffuriau genedlaethol y llywodraeth. Maent yn cynnwys:

- timau cyffuriau cymunedol sy'n gyrff statudol, yn aml yn rhan o'r GIG ac yn defnyddio *meddygon teulu*, ac *adrannau gwasanaethau cymdeithasol*
- timau gweithredu ar gyffuriau yn Lloegr, a thimau gweithredu ar gyffuriau ac alcohol yng Nghymru. Mae'r timau hyn yn sicrhau bod cydweithio rhwng gwahanol asiantaethau yn ogystal â'u bod yn monitro i weld a yw targedau'r llywodraeth ynghylch cyffuriau yn cael eu cyflawni.

timau troseddwyr ifanc: timau aml-asiantaeth a sefydlwyd o dan Ddeddf Trosedd ac Anhrefn 1988. Swyddogaeth y timau hyn yw hyrwyddo strategaethau gwahanol i gefnogi troseddwyr ifanc yn y gymuned.

tlodi: cyflwr o fod ag ychydig neu ddim arian nac adnoddau eraill. Mae'n gyflwr a all berthyn i unigolyn, grŵp neu wlad. Gellir gwahaniaethu rhwng dau fath o dlodi:

- tlodi absoliwt – lle nad oes digon o arian i dalu am fwyd, dŵr nac unrhyw fath o loches. Ceir y math hwn o dlodi mewn rhai gwledydd sy'n datblygu
- tlodi cymharol – lle nad oes digon o arian i gynnal safon arbennig o fyw. Mae'n bosibl y bydd gan y person hwn incwm sydd lawer yn is nag eraill yn y boblogaeth. Efallai na fydd pobl yn gallu talu am ddiet digonol a chartref. Mae tlodi cymharol yn cael ei gysylltu yn aml â diweithdra.

tomograffeg echelinol gyfrifiadurol (sganio CAT): dull o wneud diagnosis o *glefyd* gan ddefnyddio radioleg i archwilio meinweoedd meddal y corff. Mae pelydrau-X yn sganio'r corff ac yn edrych ar y gwahaniaethau o ran dwysedd y meinweoedd. Mae'r cyfrifiadur wedyn yn adeiladu ar sgrin ddelweddau trawstoriadol o'r hyn sy'n cael ei astudio. Gellir gweld, gwneud diagnosis a thrin *tyfiannau*, crawniadau a mathau eraill o glefydau gyda chymorth delweddu. (Gweler *delweddu cyseiniant magnetig*.)

torasgwrn: torri neu gracio *asgwrn*. Gall y toriad gael ei achosi gan ergyd drom neu gwymp. Mae'r driniaeth yn cynnwys cynnal y toriad yn y safle normal, naill ai gyda sblint plastr Paris, sblint gwydr ffibr neu rwymyn. Ceir gwahanol fathau o doriadau megis:

Toriad syml – toriad clir neu grac yn yr asgwrn

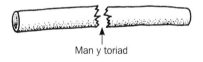

Man y toriad

Toriad chwilfriw – mae hwn yn cynhyrchu darnau asgwrn niferus

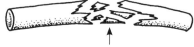

Nifer o ddarnau o asgwrn

Ysigiad – yn cynhyrchu tro yn yr asgwrn am ei fod yn gartilagaidd (yn digwydd gan amlaf mewn plant)

Hollt yn asgwrn cartilagaidd baban/plentyn ifanc

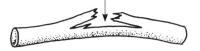

Toriad agored – mae rhan o'r asgwrn sydd wedi torri yn mynd trwy wyneb allanol y croen ac felly yn gallu achosi gwaedu

Mae'r toriad wedi torri trwy wyneb y croen

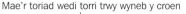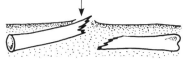

Toriad caeëdig – mae'r asgwrn wedi torri ond nid yw'n mynd trwy'r croen sydd o'i amgylch

Mae'r toriad wedi ei gyfyngu ac nid yw wyneb y croen wedi ei dorri

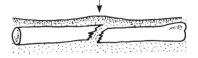

toriad neu eni Cesaraidd: triniaeth lawfeddygol sy'n tynnu'r babi sydd heb ei eni o groth ei fam. Gall toriad Cesaraidd fod yn angenrheidiol pan fydd:

- problem sy'n effeithio ar naill ai'r fam neu'r ffoetws wedi cael ei nodi yn ystod y beichiogrwydd
- gwaedu difrifol wedi bod yn ystod yr esgor a bod bywyd y ffoetws dan fygythiad
- y babi wedi tyfu'n fawr a'i bod hi'n anodd i'r fam eni'r babi drwy gamlas y wain
- mae gorfodi'r esgor wedi methu ac mae bywyd y ffoetws mewn perygl
- mae'r fam yn wan ac yn methu â dal ati gyda'r esgor
- mae'r ffoetws mewn gofid ac mae'n rhaid ei eni'n syth
- mae'r brych yn gorchuddio ceg y groth ac mewn perygl o ddod allan o flaen y baban (placenta praevia).

trais: ymddygiad corfforol gan unigolyn a all achosi niwed neu ddifrod i eraill. Mae hyn yn cynnwys ymosod corfforol, ymddygiad ymosodol, bygwth, aflonyddu rhywiol a chorfforol. Mae trais yn cael ei gysylltu'n aml gyda *cham-drin* corfforol a rhywiol.

trais rhywiol: cyfathrach rywiol gyda pherson arall sy'n bartner amharod. Mae hyn yn aml yn golygu defnyddio grym corfforol. Gellir cael help a chefnogaeth gan y Rape Crisis Centre. I ddod o hyd i'r ganolfan agosaf ffoniwch 0845 4647.

trais yn y cartref: *cam-drin* corfforol o fewn perthynas. Efallai y bydd un partner mewn perthynas yn defnyddio dulliau corfforol, emosiynol, economaidd, rhywiol neu seicolegol i reoli'r person arall. Mae'n drosedd o fewn y gyfraith. Mae trais yn y cartref yn digwydd mewn partneriaethau beth bynnag fo'r *oedran*, *hil*, *dosbarth*, *diwylliant* neu *grefydd*. Yn y rhan fwyaf o achosion y dyn sy'n ymddwyn yn dreisgar tuag at y fenyw. Mae'r Ddeddf Trais yn y Cartref ac Achosion Priodasol 1976 wedi ei hatgyfnerthu gan gamau newydd a gyflwynwyd gan y llywodraeth yn 1997. Fe ddylai hyn olygu:

- amddiffyn cryfach o lawer i blant sy'n dioddef trais yn y cartref
- y bydd cydnabyddiaeth o'r gwahanol fathau o berthynas lle y gall trais yn y cartref gael ei gyflawni (fe ystyrir hyn gan lawer yn welliant mawr yn y gyfraith).

(Gweler *Ffederasiwn Cymorth i Ferched.*)

trallwysiad: y gweithdrefnau sy'n cael eu defnyddio i gyflwyno hylif i feinwe neu lestr *gwaed* yn y corff. Bydd hylif yn cael ei drallwyso pan fydd cyflenwad y corff ei hun wedi lleihau oherwydd damwain neu *glefyd*. Mae *trallwysiad gwaed* yn enghraifft pan fydd gwaed yn cael ei bwmpio i'r corff drwy lestr gwaed, yn y fraich fel arfer.

trallwysiad gwaed: trosglwyddo *gwaed* o un person i un arall. Mae'r gallu i wneud hyn yn ddiogel yn dibynnu ar *grwpiau gwaed* yr unigolion dan sylw. Mae gan *gelloedd gwaed coch* foleciwlau protein ym mhilenni arwyneb eu celloedd. Mae rhai o'r proteinau hyn yn gweithredu fel *antigenau* a phresenoldeb y rhain sy'n pennu'r grŵp gwaed. Er enghraifft, mae gan y celloedd gwaed coch sy'n perthyn i unigolion grŵp A antigen A ar eu harwynebau ac mae gan y rhai sy'n perthyn i bobl â gwaed grŵp B antigen B. Ar ben hyn, bydd gan yr unigolion hyn wrthgyrff yn eu plasma. Bydd gan rywun o grŵp A wrthgorff penodol yn erbyn antigen B. Er hwylustod, galwn hwn yn wrthgorff b. Yn yr un modd, bydd gan rywun â gwaed grŵp B wrthgorff a.

Oherwydd hyn, mae'n ddiogel rhoi gwaed grŵp A i rywun arall â gwaed grŵp A. Mae gan y ddau antigen A ond nid oes gan y naill na'r llall wrthgorff b.

trawiad ar y galon (cnawdnychiad myocardiaidd): canlyniad rhwystr yn y *rhydweli goronaidd*. Gall hyn arwain at segment o gyhyr y galon yn marw. Mae'r sawl sy'n dioddef yn sydyn yn cael poen ddifrifol yng nghanol ei frest. Mae'r boen yn ymestyn i'r gwddw ac ar hyd y fraich chwith. Mae ar y person eisiau cael ei gysuro'n dawel a thriniaeth frys. Ni ddylai neb sy'n cwyno am boenau yn y frest gael ei adael ar ei ben ei hun a dylid galw ambiwlans mor fuan â phosibl.

trawma: anaf corfforol a achosir gan rym allanol. Gellir defnyddio'r term hefyd mewn ystyr seicolegol (gweler *anhwylder pryder ôl-drawmatig*).

trawsblaniadau: proses pan fydd organ neu feinwe yn gallu cael eu trawsblannu o gorff un unigolyn i gorff unigolyn arall. Er enghraifft, trawsblaniadau *arennau*, trawsblaniadau *calon*.

trawsblannu organau: gweler uchod.

trawsnewidiadau: newidiadau sy'n digwydd ym mywyd rhywun. Gall y newidiadau hyn fod angen cyfnod o addasu a gall fod a wnelont â sawl agwedd ar fywyd unigolyn fel *gwaith*, *teulu* a *ffordd o fyw*.

trefn lywodraethol glinigol: menter gan y llywodraeth a oedd i sicrhau a gwella safonau clinigol ar y lefel leol, drwy'r Gwasanaeth Iechyd Gwladol (GIG). Roedd hyn yn cynnwys gweithredu er mwyn osgoi risgiau, canfod digwyddiadau niweidiol yn gyflym, ymchwilio iddynt yn agored a dysgu gwersi ganddynt, bod arfer da yn cael ei ledaenu'n gyflym a bod systemau mewn lle i sicrhau gwella parhaus mewn gofal clinigol. (Gweler *GIG: Y GIG Newydd – Modern, Dibynadwy 1997, ysbytai.*)

treuliad: proses sy'n torri *bwyd* i lawr o ffurf solet. Mae moleciwlau mawr o fwyd yn cael eu torri i lawr yn fater hydawdd fel y gallant gael eu hamsugno i mewn i lif y gwaed i gael eu cludo i wahanol rannau o'r corff. Mae'r system dreuliad yn gyfrifol am y broses sy'n cychwyn cyn gynted ag y bydd bwyd yn mynd i mewn i'r geg. Fe fydd bwyd wedyn yn mynd yn ei flaen drwy'r oesoffagws i'r stumog, i mewn i'r dwodenwm, gweddill y coluddyn bach, y coluddyn mawr, y rectwm, ac allan drwy'r anws. Yn ystod treuliad, bydd bwyd yn cael ei dorri i lawr drwy ffyrdd corfforol (yn cynnwys yn fecanyddol) a chemegol.

tribiwnlysoedd diwydiannol: cyrff cyfreithiol a sefydlwyd i gefnogi unigolion sydd wedi eu trin yn annheg yn eu gwaith neu eu *cyflogaeth*. Maent yn cynnwys cadeirydd sydd â chymwysterau cyfreithiol a dau aelod arall sydd yn cael eu hapwyntio drwy ymgynghori â chyflogwyr a sefydliadau gweithwyr. Mae'r achosion y bydd tribiwnlysoedd diwydiannol yn eu hystyried yn perthyn i faterion megis:

- agweddau ar gyfraith cyflogaeth
- tâl cyfartal i ddynion a menywod
- hawliau menywod mewn perthynas â materion yn ymwneud â *gwahaniaethu ar sail rhyw*
- cysylltiadau hiliol
- colli gwaith
- aelodaeth o undebau llafur, diswyddiad anghyfiawn a thâl colli gwaith.

trin traed: theori ac ymarfer mewn perthynas â chadw traed yn iach. Mae'n cynnwys trin traed a'r anableddau a'r clefydau sy'n gysylltiedig â hwy. Gelwir unigolion gyda chymwysterau mewn trin traed yn giropodyddion neu bodiatregwyr. Mae ganddynt rôl hanfodol o fewn tîm iechyd cymunedol, gan gynnal meddygfeydd mewn ysbytai, canolfannau iechyd, clinigau a chartrefi preswyl. Mae rhai ciropodyddion yn rhedeg practis preifat ond ceir hefyd giropodyddion cymunedol sy'n ymweld â phobl yn eu cartrefi eu hunain. Gellir cyfeirio *cleifion*, *cleientiaid* a *defnyddwyr gwasanaethau* at giropodydd drwy eu *meddyg teulu* neu fe allant drefnu apwyntiad preifat. Mae hyfforddi i fod yn giropodydd yn golygu dilyn cwrs gradd llawn amser am dair blynedd, er bod rhai canolfannau yn cynnig y cwrs ar sail rhan amser.

triniaeth: dulliau sy'n cael eu defnyddio i iacháu neu gefnogi *cleient*, *claf* neu *ddefnyddiwr gwasanaeth*. Gall y dulliau o driniaeth fod naill ai'n dymor byr neu dymor hir yn dibynnu ar y cyflwr. Gall triniaeth dymor byr gynnwys cwrs o wrthfiotigau ar gyfer heintiad ar y gwddf, er enghraifft. Gall triniaeth dymor hir gynnwys llawfeddygaeth, mathau gwahanol o *gyffuriau* a ffisiotherapi ar gyfer *clefydau* fel gwynegon. Mae triniaeth yn gallu bod yn:

- geidwadol, pan ddefnyddir dulliau gwahanol gan gynnwys gorffwys yn y gwely, cyffuriau, therapïau amgen neu unrhyw weithdrefn arall nad yw'n cynnwys llawdriniaeth
- llawfeddygol, pan fydd llawdriniaethau gwahanol yn cael eu defnyddio i drin y cyflwr.

triniaeth laser: dull o driniaeth gyda dyfais sy'n cynhyrchu pelydryn tenau iawn o oleuni. Mae'r ynni yn y pelydryn golau yn ddwys iawn a gellir ei ddefnyddio i roi triniaeth mewn mangre fechan iawn yn y corff sydd ag abnormaledd fel gyda thrin cerrig y bustl. Mae'r dull hefyd yn effeithiol wrth ymdrin â rhai cyflyrau ar y llygaid. Mae modd defnyddio laserau i ddadflocio rhydwelïau bychain fel *rhydwelïau coronaidd*.

triongliant: tri neu fwy o ddulliau yn cael eu defnyddio mewn un darn o ymchwil. Gall hyn wella dilysrwydd yr ymchwil. Er enghraifft, wrth archwilio materion gyda merched aeddfed sy'n astudio nyrsio meithrin, gall ymchwilydd ddefnyddio:

- astudiaeth achos o ganolfan hyfforddi neu goleg neilltuol
- cyfweliadau strwythuredig ac mewn dyfnder gyda myfyrwyr a darlithwyr
- *holiaduron*.

triwantiaeth: absenoldeb heb awdurdod o'r ysgol gan blant o oedran ysgol gorfodol (5-16 oed). Bydd plant yn cadw draw o'r ysgol am amrywiaeth o resymau. O dan Ddeddf Addysg

1993, nid yw plant yn torri'r gyfraith wrth 'chwarae triwant'; caiff ei ystyried mai'r rhieni sy'n cyflawni trosedd. *Llysoedd ieuenctid* sy'n ymdrin â throseddau o'r fath gan fynnu drwy ddeddfwriaeth fod rhieni yn cymryd cyfrifoldeb am eu plant.

trosedd: sef torri'r cod cyfreithiol a sefydlwyd mewn cymdeithas ac sy'n cael ei gynnal gan y system gyfreithiol. Fe all gynnwys bwrgleriaeth, dwyn, trais a gweithredoedd eraill yn erbyn person neu eu heiddo. Y troseddwr yw'r person sydd wedi cyflawni'r drosedd. Y dioddefwr yw'r person sydd wedi diodde'r drosedd. Gofynnir yn aml i bobl ddatgan unrhyw droseddau yn eu gorffennol pan fyddant yn gwneud cais am gyflogaeth o fewn y sector iechyd a gofal cymdeithasol (gweler *Cymorth i Ddioddefwyr*). Troseddeg yw'r astudiaeth o droseddu ac mae'n edrych ar faint o droseddu sy'n digwydd a natur troseddwyr o fewn cymdeithas.

troseddau rhyw: gweithredoedd o anwedduster rhywiol sy'n cael eu cyflawni gan unigolion ar bobl eraill. Maent yn cynnwys *trais* rhywiol a *cham-drin* rhywiol.

troseddu yn erbyn hawliau: gweithred neu sefyllfa sy'n ymyrryd â hawliau rhywun a'r rhyddid y mae ganddynt hawl iddo.

troseddwyr ifanc: pobl ifanc o dan 17 oed sy'n cyflawni trosedd (troseddu). Yr enw ar y nifer o droseddau sy'n cael eu cyflawni gan bobl ifanc o'r fath bob blwyddyn yw'r gyfradd troseddau ieuenctid. Mae'r rhai sy'n troseddu fel arfer yn cael eu hachos wedi ei glywed mewn *llys ieuenctid*, er bod troseddau mwy difrifol yn mynd i Lys y Goron.

trosglwyddo gwres: proses sy'n digwydd pryd bynnag y bydd gwahaniaeth tymheredd ar draws rhanbarth. Mae egni gwres yn cael ei drosglwyddo drwy ddargludo, darfudo a phelydru o'r lleoedd poethaf i'r rhai oerach. Mae trosglwyddo gwres yn cynyddu egni mewnol yr atomau oerach, gan godi eu tymheredd, ac yn lleihau egni'r atomau poethach, gan ostwng eu tymheredd hwy. Mae'r broses yn parhau tan fydd y tymheredd yr un faint ar draws y rhanbarth – cyflwr sy'n cael ei alw'n gydbwysedd thermol.

- Dargludo (dargludo thermol) – proses lle mae egni gwres yn cael ei drosglwyddo drwy solidau (a hefyd, i raddau llawer llai, mewn hylifau a nwyon). Mewn dargludyddion da mae'r trosglwyddo egni yn gyflym, yn bennaf oherwydd symudiad yr electronau (electronau sy'n gallu symud o amgylch), ond hefyd drwy ddirgryniad atomau.

- Darfudo – ffordd y mae egni gwres yn cael ei drosglwyddo mewn hylifau a nwyon. Os caiff hylif neu nwy ei gynhesu, mae'n ymestyn, yn mynd yn llai dwys ac yn codi. Mae hylif neu nwy oerach, dwysach yna'n suddo i gymryd ei le. Felly mae cerrynt darfudiad yn cael ei sefydlu.

- Pelydru – ffordd y mae egni gwres yn cael ei drosglwyddo o le poethach i le oerach heb i'r cyfrwng gymryd unrhyw ran yn y broses. Gall hyn ddigwydd drwy wactod, yn wahanol i ddargludo a darfudo. Mae'r term pelydriad hefyd yn cael ei ddefnyddio yn aml at yr egni gwres ei hun, sy'n cael ei adnabod fel arall fel egni gwres pelydrol. Mae hwn ar ffurf tonnau electromagnetig, ymbelydredd isgoch yn bennaf. Pan fydd y tonnau hyn yn syrthio ar wrthrych bydd peth o'u hegni yn cael ei amsugno gan gynyddu egni mewnol y gwrthrych ac felly ei dymheredd.

Mae termau perthynol eraill yn cynnwys:

- ynysyddion – deunyddiau y mae dargludo yn araf ynddynt, fel pren a'r rhan fwyaf o hylifau a nwyon. Gan nad oes ganddynt electronau rhydd, nid yw egni gwres ddim ond yn cael ei drosglwyddo gan ddirgrynu a gwrthdaro'r atomau sy'n uniongyrchol nesaf at ei gilydd

- dargludedd (dargludedd thermol) – mesur o ba mor dda yw deunydd fel dargludydd. Mae cyfradd y trosglwyddo egni gwres drwy wrthrych yn dibynnu ar ddargludedd y deunydd ac ar raddiant y tymheredd (y newid tymheredd gyda phellter ar hyd y deunydd). Po ucha'r dargludedd a pho sertha'r graddiant, po gyflyma'r trosglwyddo egni.

- effaith tŷ gwydr – effaith tymheredd yn codi neu gynhesu sy'n cael ei gynhyrchu pan fydd pelydru yn cael ei ddal mewn lle caeëdig, e.e. mewn tŷ gwydr neu atmosffer y Ddaear. Mae'r gwrthrychau y tu mewn i'r lle caeëdig yn amsugno ymbelydredd yr haul ac yn ail-allyrru ymbelydredd egni is sy'n methu â phasio'n ôl drwy'r haenau o wydr, neu yn yr atmosffer, o *garbon deuocsid*. Mae lefel carbon deuocsid ar gynnydd, ac felly mae'r atmosffer yn cynhesu'n araf. (Stockley, Oxlade a Wertheim 1988)

trychiad: llawdriniaeth i dorri aelodau neu rannau o'r corff i ffwrdd, h.y. coesau, breichiau, bodiau. Yr enw ar *glaf* neu *gleient* sydd wedi cael trychiad yw trychedig (ampiwtî).

trylediad: symudiad sylweddau, moleciwlau neu ïonau o rywle lle y bydd crynodiad uchel ohonynt i rywle lle y byddant mewn crynodiad is. Mae'n ffordd bwysig o gludo sylweddau drwy bilenni arwyneb *celloedd*. Gall cyflymder y sylweddau yn symud i mewn ac allan o gelloedd gael ei effeithio gan nifer o ffactorau megis:

- *tymheredd*
- arwynebedd arwyneb y bilen
- gwahanol grynodiad ar bob ochr o'r bilen
- trwch y bilen.

Gellir gweld enghraifft o drylediad yn y modd y bydd *ocsigen* yn pasio o'r alfeoli i'r gwaed yng nghapilarïau'r *ysgyfaint*.

Mae *bwyd* ac *ocsigen* yn symud drwy drylediad o'r *gwaed* neu'r hylif meinweol i mewn i'r celloedd. Mae *carbon deuocsid* a deunydd gwastraff arall yn tryledu mewn cyfeiriad dirgroes o'r celloedd i mewn i'r gwaed. Felly mae cyfnewid deunyddiau yn digwydd.

tueddiadau cymdeithasol: yr agweddau ar gymdeithas sy'n cynrychioli newidiadau demograffig ac effeithiau newid ar ein cymdeithas. Enghreifftiau o hyn yw ysgariad, trosedd, *tlodi*, *anabledd* a chamweithredu. Mae'r agweddau hyn ar gymdeithas wedi eu cysylltu'n agos â ffactorau sosio-economaidd. Mae tueddiadau cymdeithasol yn cael eu mesur drwy ymchwil a gwybodaeth ystadegol a gyhoeddir yn flynyddol fel ffordd i fonitro agweddau ar gymdeithas a newid cymdeithasol. (Gweler *demograffeg*.)

tueddiadau demograffig: gwybodaeth am y ffordd mae cymdeithas yn newid. Mae cyrff y llywodraeth yn adolygu ystadegau fel eu bod yn gallu adeiladu polisïau cymdeithasol sy'n berthnasol i anghenion y boblogaeth. Er enghraifft, mae'r nifer cynyddol o bobl mewn oed yn y boblogaeth yn arwydd o'r angen cynyddol ar gyfer darpariaeth iechyd a gofal i'r henoed. Dyma enghreifftiau o fathau gwahanol o dueddiadau demograffig:

- proffiliau oedran – cyfraddau genedigaethau a marwolaethau, niferoedd o blant, pobl hŷn etc.
- dosbarthiad daearyddol y boblogaeth, er enghraifft y niferoedd o bobl sy'n dioddef gan afiechydon gwahanol, plant sy'n dioddef gan fathau gwahanol o afiechydon heintus, y nifer o achosion o lid yr ymennydd a geir mewn ardaloedd daearyddol
- ethnigrwydd – y grwpiau ethnig gwahanol sy'n llunio cymdeithas fel y Tsieineaid a'r Affro-Caribïaid
- grwpiau cymdeithasol ac economaidd, er enghraifft, y di-waith, pobl ar fudd-daliadau, rhieni sengl.

Mae tueddiadau demograffig wedi eu seilio ar ystadegau lleol, rhanbarthol, cenedlaethol a byd-eang.

tueddiadau mewn gofal iechyd: y ffyrdd y mae agweddau ar ofal iechyd yn newid. Mae'r enghreifftiau canlynol yn ystyried tueddiadau amrywiol:

Newidiadau cymdeithasol a demograffig

- Poblogaeth sy'n heneiddio – mae pobl yn byw yn hirach. Mae hyn yn gosod galwadau ychwanegol ar adnoddau iechyd yn enwedig gan fod llai yn y boblogaeth yn gweithio i gynhyrchu'r adnoddau hynny.
- Meddygaeth yn symud ymlaen – oherwydd dulliau mwy soffistigedig o driniaeth mae bywydau yn cael eu harbed a fyddai wedi eu colli fel arall.
- Gofal iechyd – sy'n ymateb i anghenion y gymdeithas. Mae mwy o ddigartrefedd wedi gweld twbercwlosis neu *y ddarfodedigaeth* yn dychwelyd fel achos arwyddocaol o afiechyd yng ngwledydd Prydain.
- Mae dulliau byw modern yn effeithio ar *iechyd* – *alcohol, diet, ysmygu*, ymarfer corff.

Newidiadau mewn technoleg

- *Llawdriniaeth twll clo* – ar gael i sawl gweithdrefn. Mae hyn wedi newid natur gofal mewn *ysbytai*, e.e. aros am ddiwrnod yn hytrach nag am gyfnod hirach fel claf mewnol.
- Offer diagnostig – sganeri *tomograffeg echelinol gyfrifiadurol* a *delweddu cyseiniant magnetig, uwchsain*. Mae canfod clefyd yn gynharach yn caniatáu triniaeth fwy effeithiol.
- Mae cyfrifiaduro wedi gwella effeithionedd agweddau gwahanol ar ofal fel triniaethau laser i drin amryw o gyflyrau.

Newidiadau mewn arfer

- Mae *Siarter y Claf* yn pwysleisio 'gofal claf-ganolog', a hyrwyddo dewisiadau i'r *claf*.
- Technegau nyrsio sy'n cynnwys cynllunio gofal.

Gofal yn y gymuned

- *Iechyd Meddwl* – symud cleifion tymor hir o seilamau mawr (h.y. ysbytai seiciatryddol) i unedau gofal preswyl llai.
- Ymestyn gofal cychwynnol gyda rhai *meddygon teulu* yn cynnal *llawdriniaeth diwrnod*.

twf a datblygiad corfforol: y ffordd y mae'r corff yn cynyddu yn ei faint, e.e. taldra a phwysau, a'i allu i gyflawni tasgau a gweithgareddau. Wrth i esgyrn a chyhyrau plentyn dyfu a datblygu, bydd ei gydsymud cyhyrau hefyd yn cynyddu. Mae twf a datblygiad yn gyflym yn ystod blwyddyn gyntaf bywyd ac yna'n gyson drwy gydol blynyddoedd plentyndod. Yn ystod *glasoed*, ceir cynnydd sydyn yn y twf ar nodweddion rhywiol eilaidd. Yn dilyn glaslencyndod diweddar a bywyd oedolyn cynnar, mae'r twf yn dechrau arafu. Dylai'r cynnydd gael ei fonitro o'r diwrnod mae'r baban yn cael ei eni. Gall taldra a phwysau'r plentyn gael eu mesur yn rheolaidd gan y *tîm gofal iechyd cychwynnol*. (Gweler *siartiau canraddau*.)

twf a datblygiad dynol: y ffordd y mae'r corff yn newid drwy gylchred bywyd pobl. Mae twf a datblygiad yn cynnwys:

- datblygiad corfforol – er enghraifft datblygiad *esgyrn* a *chyhyrau* sy'n effeithio ar symudiad y corff a chydsymud
- datblygiad cymdeithasol – datblygiad perthynas ag eraill drwy *gymdeithasoli* a sgiliau hunanreolaeth
- *datblygiad deallusol a gwybyddol* – datblygiad dysgu, sgiliau datrys problemau a rhesymu; mae hwn yn cynnwys *datblygiad iaith*
- datblygiad emosiynol – datblygiad teimladau emosiynol gan gynnwys y cwlwm agosrwydd a'r ymlyniad rhwng y baban newydd-anedig a'i rieni ef neu hi neu'r rhoddwr gofal sylfaenol; mae hwn yn esblygu yn *hunan-barch* yn nes ymlaen
- datblygiad diwylliannol – datblygiad *hunaniaeth* ddiwylliannol rhywun drwy atgyfnerthu

hunan-barch positif.

Yn nhermau twf a datblygiad dynol, dylid ystyried hunaniaeth ddiwylliannol a hunaniaeth rhyw person. Fe fydd yr agweddau hyn yn datblygu ac yn aeddfedu ar y cyd â'r newidiadau eraill yn y gylchred bywyd.

Mae'r ffactorau a all effeithio ar dwf a datblygiad yn cynnwys pwysau geni isel, diffyg ysgogi, damweiniau, afiechyd, anawsterau genedigaeth, diet annigonol, etifeddiaeth ac amgylchedd (gweler *natur-magwraeth*).

Mae'r astudiaeth o ddatblygiad dynol yn bwysig i fyfyrwyr iechyd a gofal cymdeithasol am ei fod yn eu cynorthwyo i ddeall ac i wneud anghenion *cleientiaid* a *defnyddwyr gwasanaethau* yn glir.

twf a datblygiad y ffoetws: cyfnodau twf y *ffoetws* yn y groth o genhedliad at 40 wythnos. Mae'r brych yn darparu'r *ocsigen* a'r *maetholion* angenrheidiol sy'n cael eu pasio i lif gwaed y ffoetws o lif gwaed y fam drwy'r llinyn bogail. Mae'r ffoetws yn tyfu mewn coden o hylif (y sach amniotig) sy'n ei amddiffyn rhag anaf a *heintiau*. Yn union cyn yr enedigaeth mae pilenni yn y cwd amniotig yn torri. Cyfeirir at hyn fel 'y dŵr yn torri'. Dyma ddatblygiad y ffoetws:

- 8 – 9 wythnos oed: mae'r ffoetws tua 20 mm o hyd. Mae'r llygaid a'r *geg* wedi eu ffurfio. Mae'r dwylo a'r traed yn cael eu ffurfio. Mae'r *galon*, yr *ymennydd*, yr *ysgyfaint* ac organau eraill yn datblygu. Mae'r galon yn curo o tua 5 i 6 wythnos

- 10 – 14 wythnos oed: mae'r ffoetws tua 60 mm o hyd; mae wedi ei ffurfio'n llawn. Mae curiad y galon yn gryf. Fe all beichiogrwydd ddechrau dangos

- 23 – 30 wythnos oed: mae'r ffoetws tua 30-35 cm o hyd. Mae braster yn dechrau ffurfio o dan y croen. Mae'r croen wedi ei orchuddio â blew mân, ac mae haen o 'vernix caseosa' (haen o sylwedd seimllyd) yn gorchuddio'r croen. Mae'r ffoetws yn 'hyfyw' o 24 wythnos. Dyma'r term cyfreithiol sy'n golygu y gall y baban oroesi y tu allan i'r groth. Mae rhai babanod yn goroesi hyd yn oed yn iau na hyn

- 31 – 40 wythnos oed: erbyn tua 32 wythnos mae'r baban fel arfer yn gorwedd â'r pen i lawr yn barod ar gyfer genedigaeth. Cyn yr enedigaeth, efallai y bydd y pen yn symud i lawr i mewn i'r pelfis a dywedir ei fod wedi cysylltu, ond weithiau ni fydd pen y baban yn cysylltu tan y bydd yr esgor wedi dechrau.

twyll: dulliau a ddefnyddir gan unigolion i wneud ceisiadau ffug am arian. Mae'r enghreifftiau yn cynnwys hawlio budd-daliadau gan y wladwriaeth drwy ddulliau anonest ac anghyfreithlon. Mae sawl math o dwyll, yn amrywio o gamgyfleu bwriadol gan unigolion sy'n llenwi ffurflenni at weithgaredd troseddol cyfundrefnol. (Gweler *Dyheadau newydd i'n gwlad: cytundeb lles newydd 1998*)

twymyn teiffoid: clefyd heintus sy'n cael ei achosi wedi i rywun fwyta neu yfed llaeth neu *fwyd* wedi eu halogi gan Salmonella typhi. Mae modd cael y clefyd drwy yfed dŵr heb fod yn lân, yn enwedig dŵr wedi ei halogi gan garthion. Gall pryfed neu amodau byw afiach hwythau arwain at y clefyd. Mae'r clefyd yn aml yn ffynnu dan amgylchiadau lle nad oes dim rheoliadau na safonau iechyd cyhoeddus. Gellir ei drosglwyddo o'r naill unigolyn i'r llall a gall unigolion gael eu heintio gan gludwyr. Cludwyr yw'r bobl sydd eu hunain heb unrhyw arwydd na symptom o'r clefyd ond sy'n cludo'r bacteria yn eu system. Mae symptomau'r clefyd yn cynnwys gwres uchel neu dwymyn gyda dolur rhydd (gyda gwaed ynddo efallai). Ar ddiwedd wythnos gyntaf twymyn teiffoid, mae brech yn gallu ymddangos ar ran ucha'r abdomen. Mae'r cyfnod magu rhwng deg a 14 diwrnod.

tybiaeth: rhagfarniad am rywun neu am sefyllfa. Mae a wnelo â ffurfio agwedd. Ym myd iechyd a gofal cymdeithasol, dylai fod yn rhan o *arfer gwrthwahaniaethol* i beidio â gwneud rhagfarniadau neu dybiaethau am *ddefnyddwyr gwasanaeth*, *cleientiaid*, *cleifion* a chydweithwyr. (Gweler hefyd *stereoteipio*.)

tyfiant: chwydd neu lwmpyn sy'n gallu digwydd mewn rhannau gwahanol o'r corff. Mae'n gallu cynnwys *meinwe* annormal nad oes ganddi ddim swyddogaeth ddefnyddiol yn y corff. Mae tyfiant yn gallu bod yn:

- anfalaen – mae'r tyfiant mewn capsiwl ac felly nid yw'n goresgyn neu niweidio'r meinweoedd a'r organau o'i amgylch
- malaen – nid yw'r tyfiant mewn capsiwl ac felly'n gallu goresgyn meinweoedd ac organau o'i amgylch gan achosi i dyfiannau eraill dyfu a datblygu.

Mae mathau amrywiol o ganser sy'n dechrau gydag un tyfiant ond yna'n effeithio ar rannau eraill o'r corff e.e. gall tyfiant canseraidd yn yr ysgyfaint ledu i'r asennau neu'r iau.

tylino adferol: ffurf amgen o driniaeth sy'n gallu gwella rhai cyflyrau llym a chronig fel ysgwydd wedi fferru, poen gwddw a chur pen y meigryn. (Gweler *therapi tylino*.)

tylino biodeinamig: therapi cyflenwol sy'n ffurf ar dylino. Mae'n dechneg sy'n mobileiddio'r corff drwy gynorthwyo i ryddhau llif egni wedi'i flocio a thyndra cyhyrol dwys, gan leihau pwysau.

tymheredd: mesur o wres. Mesurir tymheredd gan ddefnyddio thermomedr y gellir ei raddnodi i ddangos nifer o wahanol raddfeydd tymheredd. (Gweler *thermomedr clinigol*.)

tymheredd uchel iawn (UHT): y broses o ddiheintio bwyd ar dymheredd uchel iawn am gyfnodau byr. Mae hyn yn lleihau'r newidiadau cemegol yn y bwyd mewn cymhariaeth â dulliau traddodiadol eraill gan ymestyn y cyfnod o amser y gellir cadw bwyd yn ddiogel cyn cael ei fwyta (gweler *cyffeithio bwyd*).

tyndra cyn mislif: nifer o arwyddion a symptomau sy'n gallu effeithio ar fenyw tua 7-10 diwrnod cyn mislif. Mae'r rhain yn cynnwys:

- tymer flin a thyndra
- teimlo'n nerfus ac yn bryderus
- teimlo'n chwyddedig, yn enwedig o gwmpas yr abdomen
- cur pen
- blinder a diffyg egni.

Gall triniaeth olygu cymryd olew melyn yr hwyr ac ychwanegion fitaminau.

tynnu grym: gwadu hawliau cleientiaid a'u hawl i wneud y dewisiadau y mae ganddynt yr hawl i'w gwneud. Mae hyn yn cynnwys cadw *gwybodaeth* berthnasol yn ôl oddi wrth y cleient a pheidio â'u cynnwys wrth *wneud penderfyniadau* ynghylch agweddau emosiynol, corfforol, deallusol, cymdeithasol a diwylliannol yn eu bywyd. (Gweler *rhoi grym*.)

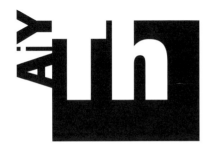

thalasemia: anhwylder etifeddol y *gwaed* sy'n gyffredin mewn rhannau arbennig o'r byd megis gwledydd Môr y Canoldir, Affrica ac Asia. Mae'r anhwylder yn effeithio ar gydran protein *haemoglobin*. Mae tri dosbarthiad:

- lleiaf – mae'r unigolyn yn gludydd ond nid oes ganddynt arwyddion na symptomau eu hunain
- canolradd – mae gan yr unigolyn fath ysgafn o'r *clefyd* a all olygu bod angen ambell *drallwysiad gwaed* arno ef neu hi
- mwyaf – mae gan yr unigolyn arwyddion a symptomau eraill ac mae anhwylder yr haemoglobin yn achosi *anaemia*, helaethiad y ddueg a bydd *mêr yr esgyrn* yn cael ei effeithio.

Yr hyn sy'n penderfynu maint yr effaith yw p'un ai un neu ddau o'r rhieni sy'n gludyddion. Pan fydd yr anhwylder yn cael ei etifeddu gan un rhiant, ni fydd gan y plentyn unrhyw arwyddion na symptomau fel arfer.

thalidomid: cyffur a roddwyd ar bresgripsiwn i fenywod beichiog rhwng 1959 a 1961 i helpu gyda salwch bore. Darganfuwyd bod y sgil effeithiau yn cynnwys anffurfiadau difrifol mewn babanod datblygol, gyda rhai yn cael eu geni heb fysedd, breichiau na choesau.

theori Piaget am ddatblygiad gwybyddol: mae hon yn cefnogi'r farn fod modd defnyddio *chwarae* i atgyfnerthu profiad gwybyddol neu ddysgu plentyn. Gall cydsymud echddygol synhwyraidd cynnar gynorthwyo plant i ddeall y byd o *symbolau* maent yn byw ynddo, ac felly annog cydweithredu a chwarae cydweithredol. Ar bob un cam yn theori Piaget, mae'r *dychymyg* i gael ei annog gan rieni, athrawon ac eraill. Dylai *teganau* a *gemau* ddatblygu sgiliau datrys problemau, datblygu cyhyrau, *cydsymud llaw-llygad*. Mae chwarae yn datblygu a gwella dysgu'r plentyn.

Tri cham Piaget

Cam	Oed	Datblygiad
Cam 1 Cam echddygol synhwyraidd	0 – 2 flwydd	Y plentyn sy'n datblygu yn defnyddio ei synhwyrau i ganfod y byd o'i amgylch. Synhwyrau fel gweld, clywed, cyffwrdd, blas ac arogli. Fel enghraifft, bydd baban yn aml yn rhoi pethau yn ei geg
Cam 2 Cam cynweithredol	2 – 7 mlwydd	Yn ystod y cam hwn mae'r plentyn yn datblygu sgiliau gwahanol fel cydsymud llaw a llygad a datrys problemau. Mae plant yn dysgu drwy'u dychymyg a 'chwarae cymryd arnoch'. Mae datblygiad iaith yn cyfoethogi'r cam hwn
Cam 3 Gweithrediadau concrid	7 oed a hŷn	Mae'r plentyn yn datblygu sgiliau sydd a wnelont â rheolau, rhannu cyfrifoldeb gydag eraill a chymryd eich tro

theorïau dysgu: mae'r rhain yn ceisio egluro sut mae unigolion yn cyflawni newid parhaol mewn dealltwriaeth ac ymddygiad. Mae newid yn digwydd fel arfer o ganlyniad i brofiad ac mae'n dibynnu ar alluoedd gwybyddol fel *cof* a chanfyddiad. Mae dwy lefel adnabyddus o theori dysgu. Y rhain yw:

- cyflyru clasurol neu ddysgu drwy gysylltu – mae hyn ynghlwm yn y cymdeithasoli ar blant ifanc ac mae hefyd yn chwarae rhan yn y datblygu ar ffobiâu. Gwelir egwyddorion cyflyru clasurol wrth drin ffobiâu. Er enghraifft, defnyddir ef wrth drin alcoholigion drwy greu ffobia. Gelwir hyn yn therapi anghymell. Mae modd mewnosod cyffur arbennig o dan y *croen* fel ei fod yn aros yn weithredol yn y corff dros gyfnod maith o amser. Os bydd yr alcoholig yn cael diod yn ystod yr amser hwnnw byddant yn sâl ar eu hunion. Mae cymryd *alcohol* yn cael ei gysylltu â chyfogi ac felly mae'r claf yn dysgu ei osgoi.

- cyflyru gweithredol – mae a wnelo hyn ag ymatebion sy'n arwain at foddhad neu bleser. Pan fydd hyn yn digwydd mae ymatebion yn debyg o gael eu hailadrodd. Y term am hyn yw atgyfnerthiad cadarnhaol. Nid yw'r ymatebion hynny sy'n arwain at anghysur yn debygol o gael eu hailadrodd a'r term arnynt yw atgyfnerthiad negyddol. Mae siapio neu addasu *ymddygiad* yn cael ei gysylltu â chyflawni'r ymddygiad a gymeradwyir drwy wobrwyo'r gweithredoedd sy'n cynhyrchu'r ymateb a ddymunir. Defnyddir hyn yn aml yn fwriadol i greu ymddygiad sy'n gymdeithasol dderbyniol. Mae rheoli a chadw trefn ar blant yn camymddwyn yn yr ysgol yn un enghraifft.

Gall rheoli ymddygiad gynnwys defnyddio:

- atgyfnerthyddion sylfaenol – y rhai sy'n bodloni anghenion neu yriant sylfaenol, e.e. *bwyd*, *dŵr* neu ganmoliaeth

- atgyfnerthyddion eilaidd – sy'n cael eu priodweddau atgyfnerthol drwy gysylltu gydag atgyfnerthyddion sylfaenol, e.e. talebau, sêr, arian.

Gall *gofalwyr* wobrwyo cleientiaid gydag arwyddion o gymeradwyaeth fel gwenu. Mae canmoliaeth yn bwysig wrth adeiladu *hunan-barch*. (Gweler *magu hyder*, *addasu ymddygiad*, *Pavlov*, *Skinner*.)

therapi: proses a ddefnyddir i gynorthwyo unigolion i oresgyn eu hanawsterau corfforol, seicolegol, cymdeithasol neu wybyddol. Gall fod ar ffurf:

- *cynghori*
- therapi celf/drama/cerddoriaeth
- profiadau golau a sain
- ymarferion corfforol
- dulliau cyflenwol neu amgen fel tylino'r corff ac *aromatherapi*.

therapi amnewid hormonau (HRT): oestrogen sy'n cael ei roi i fenywod pan fydd cynhyrchiad naturiol yr hormonau rhyw wedi lleihau neu wedi peidio am ryw reswm, megis *diwedd y mislif*, neu ar ôl hysterectomi llwyr (tynnu'r *groth* a'r ofariâu drwy lawdriniaeth). Mewn rhai achosion rhoddir yr hormon progesteron fel rhan o therapi amnewid hormonau i fenywod sy'n profi symptomau diwedd mislif ac sy'n dal i fod â chroth ganddynt.

therapi celf: defnyddio celf yn ddull i unigolion allu eu mynegi'u hunain drwy dynnu lluniau, paentio a gwneud modelau. Mae o gymorth i bobl ryddhau'r tensiynau a'r straen sydd arnynt ac mae'n hyrwyddo hunan-barch cadarnhaol.

therapi cerddoriaeth: defnyddio cerddoriaeth i gynorthwyo unigolion i ymdopi â straen ac ymddygiad ymosodol yn eu bywydau. Mae cerddoriaeth yn gallu gwneud i rywun ymdawelu a llonyddu. Mae'r gallu i greu cerddoriaeth a sŵn yn gallu bod yn brofiad sy'n rhoi llawer o foddhad.

therapi chwarae: y ffordd mae chwarae yn cael ei ddefnyddio yn ffurf ar driniaeth er mwyn bod yn gefn i'r plentyn. Gall hyn fod ar ffurfiau gwahanol megis:

- cefnogi triniaeth i blentyn gydag anhwylder corfforol – gall ymarfer corfforol ysgafn fod yn driniaeth ddilyniant ddelfrydol ar ôl llawdriniaeth ar y goes. Er enghraifft, gall chwarae gêm ymestyn fod yn fodd i blentyn gael hwyl yn ystod ei ymarferion

- gollyngdod rhag poen – gall cynnig gweithgareddau gwahanol ac ysgogol gynorthwyo plentyn sydd mewn poen naill ai oherwydd ei gyflwr neu ar ôl cael llawdriniaeth

- dull o gael diagnosis ar broblem *ymddygiad* y plentyn – gall plentyn arddangos beth sy'n eu poeni yn gyfrinachol. Defnyddir hyn yn fynych pan fydd amheuaeth o *gam-drin plant* pan fydd y plentyn yn cael teganau gwahanol i chwarae â hwy gan gynnwys doliau sy'n anatomigaidd gywir

- ffurf ar driniaeth – pan fydd gan y plentyn lawer o deimladau rhwystredig neu wedi eu cau i mewn; gall chwarae fod yn ffordd foddhaol o ryddhau'r teimladau hyn.

therapi tylino: trin tyner â'r dwylo ar feinweoedd meddal y corff. Fel arfer mae'r dwylo yn cael eu defnyddio i gyffwrdd fel rhan hanfodol o therapi tylino, ond weithiau bydd rhannau eraill o'r corff fel blaenau'r breichiau, y penelinoedd a'r traed yn gallu cael eu defnyddio. Gall tylino fod yn rhan bwysig o raglen iechyd a ffitrwydd rhywun. Swyddogaethau tylino ydyw:

- lleihau tyndra mewn *cyhyrau*
- gwella cylchrediad y *gwaed* a'r *lymff*
- cynyddu symudedd a'r ystod o symudiadau yn y *cymalau*
- lliniaru poenau llym a chronig yn y cyhyrau
- annog ymlacio a lleihau pwysau
- ysgogi a lleddfu'r system nerfol.

therapi ymddygiad: unrhyw dechneg o newid ymddygiad sydd wedi ei seilio ar weithdrefnau *cyflyru clasurol*. Ymysg dulliau eraill o therapi ymddygiad mae modelu, economeg docynnau a siapio.

therapyddion galwedigaethol: dyma bobl broffesiynol hyfforddedig sy'n trin *cleifion*, cleientiaid a *defnyddwyr gwasanaethau* gydag anawsterau dysgu neu gorfforol neu salwch meddwl parhaol neu dros dro. Yn dilyn *Deddf y GIG a Gofal yn y Gymuned 1990* a'r pwyslais cynyddol ar *ofal yn y gymuned*, mae therapyddion galwedigaethol yn gweithio mewn nifer o leoliadau gwahanol i gefnogi cleientiaid o amrywiaeth o gefndiroedd. Gall y lleoliadau hyn gynnwys *ysbytai* cyffredinol ac ysbytai arbenigol, canolfannau iechyd, gwasanaethau cymdeithasol awdurdodau lleol, *cartrefi preswyl* a *chanolfannau dydd*, gwasanaethau iechyd plant ac iechyd meddwl, yng nghartrefi pobl eu hunain ac mewn diwydiant a masnach. Mae therapydd galwedigaethol yn gorfod cyfuno gwybodaeth a sgiliau wrth weithio gyda phobl o bob oed. Maent yn gefn i gleientiaid gyda phroblemau gwahanol, fel afiechyd seicolegol neu gorfforol, dod atynt eu hunain ar ôl damwain neu heneiddio. Yn y bôn yr hyn maent yn ei wneud yw annog unigolion i gymryd camau drostynt eu hunain. Maent yn cynorthwyo cleientiaid i wella ansawdd eu bywydau eu hunain a galluogi iddynt aros yn annibynnol a'u rheoli'u hunain mor hir â phosibl. Gall hyn gynnwys ymweld â chartref cleient ac asesu eu hangen am *gymhorthion ac addasiadau* angenrheidiol. Mae therapyddion galwedigaethol cofrestredig yn ymgymhwyso ar ôl cwrs tair blynedd yn y brifysgol.

(Am fwy o wybodaeth cysylltwch â Choleg y Therapyddion Galwedigaethol, 106-114 Borough High Street, Southwark, Llundain SE1 1LB.)

therapyddion lleferydd: gweithwyr proffesiynol sydd wedi eu hyfforddi i gynorthwyo oedolion a phlant i oresgyn problemau ieithyddol a phroblemau *cyfathrebu*. Mae therapyddion cymwysedig yn gweithio mewn gwahanol fannau gan gynnwys mewn *ysbytai*, *ysgolion*, clinigau cymunedol a meddygaeth breifat (gweler *datblygiad iaith*). Mae cymhwyso i fynd yn therapydd lleferydd yn golygu naill ai cwblhau cwrs gradd tair/pedair blynedd neu gwrs diploma dwy flynedd i raddedigion.

thermograffi: mae'n mesur y gwres a gynhyrchir mewn rhannau o'r corff. Cofnodir y mesuriadau ar bapur ffotograffig sy'n sensitif i newidiadau mewn gwres. Thermogram yw'r llun a gynhyrchir, e.e. fe fydd unrhyw ran sy'n cynhyrchu gwres yn cael ei dangos fel man poeth. Defnyddir y dechneg hon i ganfod *tyfiannau*.

thermomedr clinigol: offeryn a ddefnyddir i fesur *tymheredd* corff bod dynol. Gellir cymryd tymheredd y corff:

- yn y gesail – drwy osod y thermomedr dan y gesail
- yn y rectwm – drwy osod y thermomedr yn yr anws
- yn y *geg* – drwy osod y thermomedr yn y geg ac o dan y tafod.

Tiwb gwydr bychan gyda dangosydd mercwri yw'r thermomedr clinigol, gyda'r dangosydd yn codi ac yn syrthio gyda thymheredd y corff. Tymheredd normal y corff yw 36.8 gradd *Celsius* neu 98.4 gradd Fahrenheit. Mae'r thermomedr clinigol yn ffordd draddodiadol o fesur tymheredd. Ond bellach defnyddir thermomedrau eraill yn ogystal, megis thermomedrau clust, stribedi arddangosiad grisial hylif a thermomedrau digidol electronig.

Thermomedr yn dangos tymheredd normal

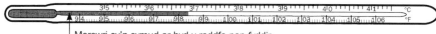

Mercwri sy'n symud ar hyd y raddfa pan fyddir
yn cymryd y tymheredd, i ddangos darlleniad.
Mae 36.8°C (98.4°F) yn normal

thrombosis: tolchen. Yn aml yn ganlyniad anhwylder sy'n newid peth o ffurf hylifol *gwaed* i gyflwr mwy soled. Gall hyn arwain at rwystr mewn *rhydweli* sy'n cyfyngu ar *lif y gwaed* i'r *feinwe* y mae'n ei chyflenwi. Enghreifftiau o thrombosis yw thrombosis coronaidd, strôc neu *ddamwain serebo-fasgwlaidd*.

thymws: chwarren yng ngwaelod y gwddf. Mae'n gorwedd y tu ôl i asgwrn y frest ac yn ymestyn at y *chwarren thyroid*. Mae'n datblygu ac yn tyfu o fabandod ac mae'n fwyaf ei faint yn ystod *glasoed*. Swyddogaeth y thymws yw cefnogi system *imiwnedd* y corff.

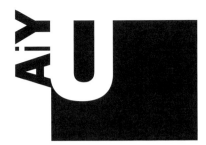

Uchel Lys: rhan o'r system cyfraith a chyfiawnder. Ceir tair adran wahanol ar y llys barnwrol. Dyma hwy:

- Mainc y Frenhines sy'n adolygu anghydfodau ynghylch arian, fel chwilio am iawndal mewn achosion enllib
- yr adran deuluol sy'n ymchwilio i anghydfodau sydd a wnelont â phlant a theuluoedd gan gynnwys mabwysiadu, ysgariad a gorchmynion llys
- yr adran siawnsri sy'n ymdrin â materion ynghylch ewyllysiau, trethiant ac anghydfodau mewn busnesau a chwmnïau.

Undeb Ewropeaidd (UE): grŵp o 27 gwlad yng Nghorllewin a Dwyrain Ewrop a Llychlyn sy'n cynrychioli tua 500 miliwn o ddinasyddion. Mae'r Undeb Ewropeaidd wedi datblygu nifer o sefydliadau allweddol sy'n gyfrifol am benderfynu ar bolisïau a deddfwriaeth fel Cyngor y Gweinidogion, Senedd Ewrop, Comisiwn Ewrop, Pwyllgor Economaidd a Chymdeithasol, Cyngor Ewrop a'r Llys Cyfiawnder Ewropeaidd.

undebau llafur: cyrff wedi eu sefydlu i warchod a hyrwyddo hawliau gweithwyr neu bobl dan gyflog. Mae undebau llafur hefyd yn gallu monitro'r amodau iechyd a diogelwch y mae eu haelodau yn gweithio danynt. Gallant fod yn gysylltiedig â'r Gyngres Undebau Llafur.

uned gofal arbennig i fabanod: tîm tra arbenigol o *feddygon* a *nyrsys* wedi'u hyfforddi sy'n gweithio gyda *babanod* cynamserol neu sy'n cael problemau newydd-anedig ac sydd felly ag anghenion arbennig megis cymorth gydag anadlu. Mae angen gofal unigol ar fabanod o'r fath, ac weithiau grudiau cynnal. Yn ogystal, y mae'n bosibl y defnyddir eitemau eraill o gyfarpar soffistigedig i gynnal bywyd y baban.

unedau a reolir yn uniongyrchol: *ysbytai* neu sefydliadau gofal iechyd sy'n cael eu rheoli yn uniongyrchol gan *awdurdodau iechyd*.

unigoliaeth: term sy'n tanlinellu ei fod yn bwysig cydnabod fod pobl yn wahanol a bod gwahaniaethau rhyngddynt. Gall y gwahaniaethau hyn gynnwys cyfansoddiad genetig, *ffordd o fyw*, *crefydd*, *diwylliant*, *hil*, profiadau byw a *deallusrwydd*.

urddas: fe ddylai gofalwyr sicrhau bod eu *cleientiaid* yn cael y math o ofal sy'n eu galluogi i deimlo eu bod yn haeddu *parch* a bod ganddynt falchder ynddynt hwy eu hunain, a *hunan-barch* positif. (Gweler *sylfaen gwerthoedd gofal*, *magu hyder*, *parch*.)

uwchsain: techneg ddelweddu sy'n arddangos nodweddion anatomaidd y corff. Mae'n broses ddiagnostig a therapiwtig anfewnwthiol. Mae'n cynhyrchu tonnau sŵn amledd uchel (nad ydynt yn glywadwy gan *glust* ddynol) sy'n cael eu cyfeirio i mewn i'r corff ac yn creu atseiniau wrth fownsio oddi ar adeiladweithiau. Mae'r patrwm a geir o hyn o adlewyrchiad sŵn yn cael ei brosesu gan gyfrifiadur i gynhyrchu delwedd symudol ar sgrin neu ffotograff. Mae hylif yn dargludo'r uwchsain yn dda, ac felly mae'n ddefnyddiol wrth gael diagnosis ar godenni (sy'n llawn hylif), neu wrth archwilio adeiladweithiau eraill sy'n llawn hylif (e.e. arsylwadau ar y ffoetws yn y sach amniotig.)

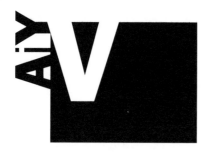

Vygotsky, Lev (1896-1934): seicolegydd a oedd yn credu bod dysgu plentyn yn cael ei ddylanwadu gan ei gyd-destun cymdeithasol. Credai hefyd fod *cof* a dysgu plentyn yn cael eu heffeithio gan y *diwylliant* mae'n byw ynddo. Un o'i syniadau oedd fod gan blentyn botensial mae angen i oedolyn ei 'ddatgloi'. Yr enw ar y bwlch rhwng beth mae'r plentyn yn gallu ei wneud ar hyn o bryd a'r hyn mae ganddo ef neu ganddi hi'r potensial i'w wneud yw'r Parth Datblygiad Procsimol. O'r herwydd mae rôl yr oedolyn wrth gefnogi datblygiad y plentyn yn hanfodol.

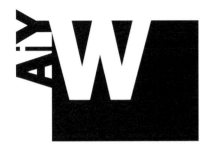

wrea: cynnyrch gwastraff a gynhyrchir yn yr *iau* o ganlyniad i dorri *protein* i lawr. Mae'n cael ei dynnu ymaith gan yr *arennau*. Os caiff yr wrea lonydd i gronni yn y *gwaed*, gall gael effaith niweidiol ar y corff.

wrin: hylif dyfrllyd sy'n felyn ei liw sy'n cael ei gynhyrchu gan yr *arennau*. Cynnyrch gwastraff ydyw a ffurfir o ganlyniad i amryw o adweithiau cemegol yn y corff. Mae wedi ei wneud o wastraff nitrogenaidd wedi hydoddi mewn *dŵr*. Mae wrin yn gallu cael ei ddadansoddi'n gemegol i gynorthwyo gyda diagnosis cynnar ar *glefyd*. Mae wrin yn cynnwys dŵr, wrea, halen, cyfansoddion nitrogen fel asid wrig a chreatinin, hormonau a mwynau. Gall *cyffuriau* neu foddion ymddangos yn yr wrin (e.e. steroidau). Gellir cynnal profion arno i chwilio am annormaleddau neu gyflyrau penodol, sy'n cynnwys:

- siwgr – os oes gormod o siwgr yn y gwaed gall fod yn arwydd o *ddiabetes*
- albwmin/protein – pan effeithir ar ymddatodiad protein neu'r arennau gan ryw anhwylder neu glefyd
- *beichiogrwydd*.

wterws: gweler *system atgenhedlu'r fenyw*.

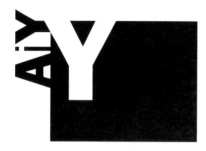

Y Bennod Gymdeithasol: rhan o Gytundeb Maastricht 1992 a oedd yn rhoi grym i'r Undeb Ewropeaidd orfodi hawliau cymdeithasol parthed *cyflogaeth*, amodau gwaith a hawliau gweithwyr. Yn 1997 yr arwyddwyd y rhan hon o'r cytundeb gan lywodraeth y Deyrnas Gyfunol.

y cylch cardiaidd:

- Mae muriau'r atria yn cyfangu ac mae gwaed yn cael ei wthio i'r fentriclau. Yr enw ar hyn yw'r systol atriaidd.
- Mae muriau'r fentriglau yn cyfangu ac mae gwaed yn cael ei allwthio o'r galon i'r rhydweli ysgyfeiniol a'r aorta. Yr enw ar hyn yw'r systol fentrigwlaidd.
- Mae muriau'r fentriglau yn ymlacio a gwaed yn llifo i'r atria. Yr enw ar hyn yw'r diastol fentigwlaidd.

(Gweler hefyd *cylch cardiaidd*.)

Y Cyfnod Sylfaen: mae'r Cyfnod Sylfaen yn ffordd newydd o edrych ar addysg plant rhwng 3 a 7 oed, ac mae'n cyfuno'r Blynyddoedd Cynnar (plant rhwng 3 a 5 oed) gyda Chyfnod Allweddol 1 (plant rhwng 5 a 7 oed) yn y *Cwricwlwm Cenedlaethol*. Mae'n dilyn fframwaith statudol, Fframwaith ar gyfer Dysgu Plant 3 i 7 Oed yng Nghymru. Egwyddor y Cyfnod Sylfaen yw y dylid gosod sylfaen gadarn at ddysgu'r dyfodol drwy gynnig cwricwlwm sy'n addas i ddatblygiad y plentyn ac mae'n gosod pwyslais mawr ar gael plant i ddysgu drwy wneud pethau. Bydd yna gyfleoedd i ennill profiadau a dysgu drwyddynt wrth chwarae a chymryd rhan. Rhoddir amser hefyd i'r plant feithrin eu sgiliau siarad a gwrando a magu hyder wrth ddarllen ac ysgrifennu. Mewn mathemateg bydd pwyslais ar bethau ymarferol yn eu bywyd bob dydd ac ar ddatrys problemau. Mae'r fframwaith yn pennu'r cwricwlwm a'r deilliannau dan saith Maes Dysgu. I bob Maes Dysgu mae rhaglen sy'n gosod yr hyn y dylid ei addysgu i blant ac mae'r deilliannau yn pennu'r safonau perfformio a ddisgwylir. Cyflwynir y Cyfnod Sylfaen o 2008 at 2011.

y ddarfodedigaeth: clefyd heintus sy'n cael ei achosi gan y twbercl bacilws (gweler *bacteria*). Mae'n achosi namau mewn rhannau gwahanol o'r corff er bod yr unigolyn yn ystod camau cychwynnol y *clefyd* yn dioddef gan besychu llesgyddol, colli pwysau a chwysu yn y nos. Mae'r unigolyn yn aml yn pesychu gwaed sy'n gallu peri gofid. Mae'r driniaeth yn cynnwys gwrthfiotigau, gorffwys yn y gwely a chael eich ynysu oddi wrth eraill yn ystod y camau heintus. Gall dod atoch eich hun gymryd nifer o fisoedd.

Y Fargen Newydd: gweler *O Fudd-dâl i Waith*

Y GIG Newydd – Modern, Dibynadwy 1997: Papur Gwyn y llywodraeth a gyflwynwyd yn 1997 yn cynnig newidiadau i'r Gwasanaeth Iechyd Gwladol. Yr egwyddorion a oedd yn sail i'r newidiadau oedd y cynlluniau:

- i adolygu'r *GIG* i fod yn wir wasanaeth cenedlaethol. Roedd cleifion drwy'r wlad i gael mynediad teg i wasanaethau a oedd yn gyson o'r radd flaenaf, yn brydlon ac o fewn cyrraedd
- i wneud y ddarpariaeth o ofal iechyd yn unol â'r safonau cenedlaethol newydd hyn yn

gyfrifoldeb lleol. Roedd *meddygon* a *nyrsys* lleol, sydd yn y sefyllfa orau i wybod beth yw anghenion *cleifion*, yn flaenllaw o ran llunio gwasanaethau

- i gael y GIG i weithio mewn partneriaeth. Drwy dorri i lawr rhwystrau rheoli a sefydlu cysylltiadau cadarnach ag *awdurdodau lleol*, byddai gofynion y claf yn ganolog i'r broses ofalu

- i gynyddu effeithiolrwydd drwy ystyriaeth fwy trylwyr o berfformiad a thrwy leihau biwrocratiaeth, fel bod pob gwariant yn y GIG yn cael ei wario er mwyn rhoi'r gofal pennaf i gleifion

- symud y ffocws tuag at ansawdd gofal fel bod rhagoriaeth wedi'i gwarantu i bob claf, a bod ansawdd yn gymhelliad hollbwysig wrth wneud penderfyniadau ar bob lefel o'r gwasanaeth

- i ailadeiladu hyder yn y GIG fel gwasanaeth cyhoeddus, yn atebol i gleifion, yn agored i'r cyhoedd ac wedi'i lunio gan eu barn hwy. (LIEM 1997)

Y Groes Goch Brydeinig: corff rhyngwladol sy'n helpu i gwrdd ag anghenion pobl dan fygythiad ar adegau o argyfwng, yng ngwledydd Prydain ac ar draws y byd. Mae'r Groes Goch Brydeinig yn arddel polisi eu bod:

- yn niwtral ym mhob gwrthdrawiad – yn amhleidiol o ran hil a chred. Oherwydd eu niwtraliaeth gallant weithio ar feysydd brwydro, gan ddod â *bwyd* a chyflenwadau meddygol

- yn gofalu am bobl yn y gymuned leol – mae dros 90,000 o wirfoddolwyr yn cynnig dewis o wasanaethau yn y gymuned, gan gynnwys hyfforddiant cymorth cyntaf.

- â staff sydd â'r hyfforddiant a'r sgiliau i ymateb i argyfyngau.

(Am fwy o wybodaeth cysylltwch â The British Red Cross, UK Office, 44 Moorfields, Llundain EC2Y 9AL.)

Y Gymdeithas Frenhinol dros Rwystro Damweiniau (RoSPA): corff proffesiynol ac *elusen* gofrestredig. Ei nod sylfaenol yw cynorthwyo i achub bywydau a lleihau'r nifer o anafiadau oherwydd *damweiniau* o bob math. Mae damweiniau wedi'u nodi fel *targed iechyd cenedlaethol* ym mentrau iechyd diweddaraf y llywodraeth. Mae gweithgareddau rhwystro damweiniau RoSPA yn cynnwys diogelwch ar y ffyrdd, yn y gwaith, yn y cartref, ym myd hamdden, ar ddŵr ac yn y dŵr ac addysg diogelwch i'r ifanc. Mae swm cynyddol o *ddeddfwriaeth* yn y DU wedi ei hanelu at hyrwyddo *diogelwch*. Mae'r llywodraeth yn rhoi grantiau at feysydd penodol o weithgareddau RoSPA sy'n cynnwys:

- diogelwch ar y ffyrdd – ar gyfartaledd mae damweiniau ar y ffyrdd yn lladd 4000 o bobl bob blwyddyn yng ngwledydd Prydain. Mae cyfanswm yr anafiadau ar y ffyrdd tua 310,000 bob blwyddyn. Mae RoSPA yn mynd i'r afael â'r broblem hon mewn nifer o ffyrdd. Ymgyrchodd yn egnïol dros wneud gwisgo gwregysau diogelwch yn orfodol, ac un o gyn-lywyddion y Gymdeithas, yr Arglwydd Nugent o Guildford, a fu'n llwyddiannus yn cynnig y gwelliant ar ddeddfwriaeth gwregysau diogelwch i'w gynnwys yn y Mesur Trafnidiaeth

- diogelwch yn y cartref ac mewn hamdden – damweiniau yn y cartref yw problem guddiedig y byd diogelwch. Bob blwyddyn, maent yn lladd tua 4000 o bobl ac yn achos i 2.9 miliwn o bobl ar ben hynny gael triniaeth ysbyty am anafiadau. Mae bron hanner y rhai sy'n cael eu hanafu yn blant. Mae RoSPA yn cynorthwyo i rwystro damweiniau yn y cartref drwy rybuddio pobl am fannau peryglus yn y cartref drwy gyhoeddusrwydd ac addysg. Mae'n cynorthwyo a chynghori'r holl gyrff llywodraeth leol sy'n hyrwyddo diogelwch yn y cartref

- iechyd a diogelwch yn y gwaith – mae tua 500 o bobl yn marw bob blwyddyn yn sgil damweiniau yn y gweithle ac yn ei ymyl. Mae 1.6 miliwn o bobl ar ben hynny yn gorfod mynychu ysbytai am driniaeth. Mae RoSPA yn ymladd y niferoedd trasig hyn drwy addysg, cynlluniau hyfforddi a chynadleddau arbenigol. Cynhelir cyrsiau ym mhencadlys RoSPA, yn ei ganolfan hyfforddi yn Acocks Green, Birmingham, neu ar safleoedd cwmnïau eu hunain. Bydd gwobrau yn cael eu rhoi i gwmnïau sydd wedi cyflawni llwyddiannau eithriadol mewn diogelwch diwydiannol. Cyhoeddir tri chyfnodolyn misol arbenigol ar ddiogelwch yn y gweithle a materion iechyd

- Addysg diogelwch – yn y bôn addysg diogelwch yw holl waith RoSPA. Fodd bynnag, mae ymdrech arbennig yn cael ei gwneud mewn ysgolion drwy gynhyrchu swm mawr o ddeunydd wedi ei gynllunio'n benodol i addysgu plant o oedran cynnar am sut gallant osgoi damweiniau ym mhob amgylchedd.

(Am fwy o wybodaeth cysylltwch â RoSPA yng Nghymru, Ail Lawr, 2 Cwrt-y-Parc, Parc Busnes Caerdydd, Llanisien, Caerdydd CF14 5GH.)

Y Samariaid: corff gwirfoddol sy'n cynnig gwasanaeth gwrando a bod yn gyfaill dros y ffôn. Mae'n cynnig cefnogaeth i'r rhai sy'n teimlo fel lladd eu hunain neu'n anobeithio ar bob awr o'r dydd a'r nos. Mae'r gwasanaeth ar gael i unrhyw aelod o'r cyhoedd yn gyffredinol sydd am drafod eu problemau. (Gweler *cynghori.*) Mae'n cael ei gefnogi gan *wirfoddolwyr* wedi eu hyfforddi'n arbennig.

(Am fwy o wybodaeth cysylltwch â'r Samariaid, The Upper Mill, Kingston Road, Ewell, Surrey KT17 2AF.)

Y Senedd: yn cynnwys Tŷ'r Cyffredin a Thŷ'r Arglwyddi. Mae'r Senedd yn gyfrifol am benderfynu ar bolisïau cyfreithiol a chymdeithasol sy'n effeithio ar fywydau'r cyhoedd yn gyffredinol a'r gymdeithas y maent yn byw ynddi. Ffurfir y llywodraeth gan y blaid wleidyddol sy'n rheoli, gydag arweinydd y blaid yn mynd yn Brif Weinidog.

Y Swyddfa Cyfrifiadau ac Arolygon o'r Boblogaeth: corff sy'n casglu data i'w cyhoeddi ar dablau poblogaeth cenedlaethol, lleol a meddygol. Mae'r canlyniadau a gofnodir yn cynnwys cyfraddau morbidrwydd, *cyfraddau marwolaethau*, ystadegau *cyflogaeth*, cyfraddau priodasau ac *ysgariad*.

Y Swyddfa Gartref: yr adran o lywodraeth ganolog sy'n gyfrifol am weinyddu'r system cyfiawnder gan gynnwys yr heddlu, a'r *gwasanaethau prawf* a charchardai.

Y Swyddfa Gymreig: adran y llywodraeth ganol a oedd yn arfer bod yn gyfrifol am faterion mewnol Cymru cyn sefydlu Cynulliad Cenedlaethol Cymru yn 1999. Mae rhai pwerau yn parhau yng ngofal y gweinidog sy'n cynrychioli Cymru yn y cabinet yn Llundain.

y wladwriaeth les: sefydlwyd hi yn 1948 yn dilyn *Adroddiad Beveridge 1942*. Disgrifir hi fel cymdeithas lle mae'r wladwriaeth (h.y. llywodraeth) yn cymryd y cyfrifoldeb o sicrhau lleiafswm o safon byw i bawb. Mae'n cael ei chefnogi gan system budd-daliadau ac yn cael ei chysylltu ag ystod o wasanaethau lles. (Gweler *gwladwriaeth les newydd.*)

ymarfer: gweithgarwch sy'n angenrheidiol i gadw'r corff yn iach ac yn gweithio'n iawn. Mae ymarfer cyson yn llesol i'r corff yn y ffyrdd canlynol:

- mae'n cadw'r *cymalau* yn ystwyth ac yn symudol, ac yn atal cyffni
- mae'n galluogi *cyhyrau* i gadw'n gryf, yn dynnach ac mewn cyflwr iach
- mae'n cynnal stamina'r corff, sy'n dilyn pan fydd yr organau gwahanol, fel y galon, yn gweithio'n effeithiol
- mae'n gymorth i ddatblygu'r esgyrn a chydsymud y cyhyrau
- mae'n cadw rhywun yn iach, yn gwella'r archwaeth am fwyd, yn help i gysgu'n sownd, ac yn atal gormod o bwysau corff.

Gelwir ymarferion sy'n dal i adael i rywun anadlu digon o *ocsigen* i ocsidio glwcos er mwyn darparu'r egni angenrheidiol, yn *ymarferion aerobig*.

ymarferion aerobig: gweithgareddau sy'n arwain at ymdrechion corfforol. Mae'r ymarferion hyn wedi eu hanelu at gynyddu'r cymeriant *ocsigen* er lles yr *ysgyfaint* a'r *system gardiofasgwlaidd*. Mae gweithgareddau fel rhedeg, nofio a sgipio yn ymarferion aerobig.

ymateb awtonomig: ymateb a ysgogir gan y *system nerfol awtonomig*. Mae'r effeithiau a gynhyrchir gan y system nerfol sympathetig yn gwrthwynebu'r rhai a gynhyrchir gan y system nerfol barasympathetig.

Mae'r **system nerfol barasympathetig** yn:

- arafu'r *galon*
- ymledu *rhydweliynnau*
- cyfangu bronciolynnau
- cyfangu'r iris
- ysgogi chwarennau'r dagrau
- cyflymu symudiad y perfedd
- ymlacio'r *bledren* a sffincter yr anws
- atal secretu chwys.

Mae'r **system nerfol sympathetig** yn:

- cyflymu'r galon
- cyfangu'r rhydweliynnau
- ymledu'r bronciolynnau
- ymledu'r iris
- arafu symudiad y perfedd
- cyfangu'r bledren a sffincter yr anws
- achosi cyfangu'r bledren
- cynyddu secretu chwys.

ymateb straen: ymateb corfforol sy'n atgyfnerthu ymateb ymladd a ffoi rhywun. Gall yr ymateb straen greu problemau pan na fydd rhywun yn gallu ymladd na ffoi neu pan nad yw ymatebion o'r fath yn briodol. Gall rhywun gynhyrfu am nad yw ef neu hi yn gallu dianc oddi wrth broblemau neu sefyllfaoedd gwahanol yn eu bywydau. (Gweler *adrenalin*.)

ymatebwr: yr unigolyn sy'n cymryd rhan mewn project drwy ateb cwestiynau mewn cyfweliad neu drwy lenwi holiadur.

ymchwil: ymchwiliad systematig ar bwnc sy'n cynnwys casglu *data*, dadansoddi canlyniadau, tynnu casgliadau, ysgrifennu adroddiadau a gwneud argymhellion. Diben ymchwil yw:

- adolygu'r wybodaeth sydd ar gael
- disgrifio sefyllfa neu broblem
- rhoi eglurhad ar sefyllfa
- ennill dealltwriaeth ddyfnach o bwnc.

Mewn gwaith ymchwil, ceir amryw o ddulliau ymholi. Mae'r rhain yn weithdrefnau ymchwiliol sy'n perthyn i amrywiaeth o ddisgyblaethau yn y gwyddorau naturiol, ymddygiadol a chymdeithasol.

Mae'r camau ar y broses ymchwil yn cynnwys:

- diffinio'r broblem – dewis y pwnc
- adolygu'r llenyddiaeth – ymgyfarwyddo â'r ymchwil sydd ar gael

- ffurfio rhagdybiaeth – beth sydd arnoch angen ei brofi?

- dewis dull ymchwil

- cynnal y gwaith ymchwil

- dehongli'r canlyniadau

- adrodd ar y canlyniadau ymchwil – casgliad gydag argymhellion.

Ymchwil Canser y DU: dyma'r elusen canser fwyaf yn y byd a grëwyd drwy uno'r Ymgyrch Ymchwil Canser a chronfa Ymchwil Canser Imperial yn Chwefror 2002.

(Am fwy o wybodaeth cysylltwch â Cancer Research UK, PO Box 123, Lincoln's Inn Fields, Llundain, WC2A, 3PX.)

ymchwiliad: trefn a sefydlir i ymchwilio i achosion digwyddiadau trasig neu esgeulustod honedig. Gall ymchwiliadau o'r fath amrywio o baneli dau berson anffurfiol i ymchwiliadau ffurfiol sy'n achosion cyfreithiol lle ceir *barnwr*. Pwrpas ymchwiliad yw sicrhau cyfiawnder i'r dioddefwr a'u teuluoedd.

ymdopi yw'r ffordd y bydd unigolion yn dysgu byw gyda newidiadau sy'n digwydd yn eu bywydau bob dydd. Gellir rhagweld rhai o'r newidiadau hyn, ac mae eraill yn rhai na ellir eu rhagweld. Gall *newid* ddod â hapusrwydd neu dorcalon i fywyd unigolyn. Mae pobl yn datblygu gwahanol strategaethau er mwyn ymdopi â newid. Mae'r rhain yn eu helpu i ddeall eu hunain wrth iddynt brofi sefyllfaoedd anodd a phoenus. Gall strategaethau ymdopi gynnwys:

- adnabod yr ymatebion, y meddyliau a'r teimladau sy'n dod i'r wyneb gyda'r newid

- bod yn ymwybodol bod newid wedi digwydd a bod rhywbeth y gellir ei wneud i gynorthwyo gyda'r newid hwnnw

- dod i delerau â bywyd ar ôl y newid.

Mae'n bwysig cofio bod pobl wahanol yn ymdopi â newid mewn ffyrdd gwahanol. Efallai y bydd rhai yn ymateb gyda dicter, rhwystredigaeth, iselder a diymadferthedd. Beth bynnag fo'r ymateb, y mae'n bosibl y bydd angen cefnogaeth a chymorth ar bobl sy'n mynd drwy newid.

Mae gwahanol ddulliau cefnogi ar gael i gynorthwyo unigolion i ymdopi. Mae'r rhain yn cynnwys:

- teulu a ffrindiau a *rhwydwaith cefnogi*

- *cynghori* gan asiantaeth broffesiynol

- grwpiau cefnogi a *hunangymorth* sy'n cydymdeimlo ac yn cynghori

- gwasanaethau gwybodaeth megis *Cyngor Ar Bopeth*.

Ymddiriedolaeth Anableddau: elusen a sefydlwyd yn 1979. Ei nod yw cyflwyno ffordd greadigol o ddarparu *gofal personol* a *chartrefi* arbennig ar gyfer pobl ag anableddau corfforol difrifol.

(Am wybodaeth bellach cysylltwch â: The Disabilities Trust, First Floor, 32 Market Place, Burgess Hill, West Sussex RH15 9NP.)

Ymddiriedolaeth Atal Damweiniau Plant: corff gwirfoddol sy'n gweithio yn agos gyda gweithwyr proffesiynol ym maes iechyd, gofal cymdeithasol a gofal plant i dynnu sylw at faterion yn ymwneud â diogelwch plant.

(Am wybodaeth bellach cysylltwch â Child Accident Prevention Trust, Canterbury Court, 1-3 Brixton Road, Llundain SW9 6DE.)

Ymddiriedolaeth 'Vitalise': corff sy'n cynnal canolfannau gwyliau i bobl ddifrifol o anabl yn gorfforol, gan alluogi i ofalwyr gymryd hoe oddi wrth eu dyletswyddau. Mae'r canolfannau yn cael eu cynnal gan staff a gwirfoddolwyr hyfforddedig, ac mae gofal 24 awr ar gael. Mae gan bob canolfan yr holl offer angenrheidiol ar gyfer pobl anabl. Mae yna hefyd siop, bar a gardd.

Mae'r ymddiriedolaeth yn cynnig cyfle ardderchog i fyfyrwyr iechyd a gofal cymdeithasol wneud cais am waith gwirfoddol a datblygu eu sgiliau gofal.

(Am fwy o wybodaeth cysylltwch â: Ymddiriedolaeth Vitalise, 12 City Forum, 250 City Road, Llundain EC1V 8AF.)

Ymddiriedolaethau GIG: cyrff sy'n darparu gwasanaethau i *gleifion* mewn *ysbytai* ac yn y gymuned. Mae ymddiriedolaethau yn gyfrifol am ddarparu gofal iechyd a chymuned i filiynau o bobl yn y Deyrnas Unedig. Maent yn cyflogi mwyafrif mawr staff y GIG ac mae eu gwariant yn cyfrif am dros 70 y cant o gyllideb y GIG. Mewn partneriaeth â phrifysgolion lleol a chyrff ymchwil eraill, mae Ymddiriedolaethau GIG hefyd yn cynnal cyfrifoldebau addysg ac ymchwil pwysig ochr yn ochr â'u hymrwymiad at ofal am gleifion. O dan ddiwygiadau diweddar, mae ymddiriedolaethau GIG:

- yn cynorthwyo i lunio'r *rhaglenni gwella iechyd*
- yn sefydlu safonau newydd ar ansawdd gyda chytundebau lleol rhwng *awdurdodau iechyd* ac *ymddiriedolaethau gofal cychwynnol* wedi eu seilio ar fesurau effeithlonedd newydd
- yn cynnwys *meddygon*, *nyrsys* a phobl broffesiynol uwch eraill yn y cynllunio ar *gytundebau gwasanaeth*
- yn cefnogi *trefn lywodraethol glinigol*.

ymddiriedolaethau gofal cychwynnol: grwpiau o *ofalwyr* proffesiynol megis *meddygon teulu* a *nyrsys* sy'n gweithio gyda'i gilydd mewn ardal. Cafodd y rhain eu sefydlu yn rhan o ddiwygiadau'r *GIG* yn 1997. Swyddogaeth grwpiau gofal cychwynnol yw:

- cyfrannu at *raglenni gwella iechyd* yr *awdurdod iechyd* ym maes iechyd a gofal iechyd, gan gynorthwyo i sicrhau eu bod yn adlewyrchu anghenion y gymuned leol a phrofiad cleifion
- hyrwyddo iechyd y boblogaeth leol
- comisiynu gwasanaethau iechyd yn eu hardaloedd gan yr ymddiriedolaethau *GIG* perthnasol o fewn fframwaith y rhaglenni gwella iechyd
- monitro perfformiad yn ôl y *cytundebau gwasanaeth* sydd ganddynt gydag ymddiriedolaethau'r GIG
- datblygu gofal cychwynnol drwy gyfrwng gweithio ar y cyd rhwng meddygfeydd, rhannu sgiliau a threfnu adnoddau
- integreiddio gwasanaethau iechyd cychwynnol a chymunedol drwy gydweithio agosach â gwasanaethau cymdeithasol o safbwynt cynllunio a chyflenwi (gyda sylw arbennig i iechyd plant neu adferiad lle y mae cyfrifoldebau wedi eu rhannu o fewn y gwasanaeth iechyd a lle y mae cydgysylltu ag *awdurdodau lleol* yn aml yn ddiffygiol).

(LIEM 1997)

ymddygiad: y ffordd y mae pobl yn cael eu gweld yn gweithredu ac yn ymddwyn. Mae ymddygiad yn aml yn adlewyrchu agweddau at rai pynciau. Er enghraifft, efallai y bydd rhywun sydd â diddordeb mewn gwleidyddiaeth yn gwrando ar y newyddion ar y radio a'r teledu, yn darllen y papur newydd, yn gwrando ar areithiau seneddol, yn cefnogi plaid wleidyddol, yn mynychu cynadleddau'r blaid ac y bydd ganddynt gyfeillion sydd â llawn gymaint o ddiddordeb mewn gwleidyddiaeth fel eu bod yn gallu trafod rhai pynciau arbennig.

ymddygiad abnormal. Dyma ymddygiad nad yw'n cydymffurfio â'r hyn a ystyrir yn normal neu fel y 'norm' gan rai grwpiau o bobl yn y gymdeithas. Enghraifft o hyn fyddai rhywun yn gweiddi geiriau anweddus ar bobl sy'n mynd heibio iddo ar y stryd, heb feddwl am yr effaith mae hyn yn ei gael, a'r ofn a'r ansicrwydd mae'n eu hachosi drwy'r math hwn o ymddygiad. (Gweler *ymddygiad heriol*.)

ymddygiad cymdeithasol: y ffordd y mae rhywun yn ymwneud ag eraill. Dylai plant gael eu dysgu yn gynnar sut mae ymddwyn gydag eraill. Dylent gael dysgu beth yw ymddygiad derbyniol gyda phlant eraill a beth sydd heb fod. Byddai ymddygiad annerbyniol yn cynnwys brathu, rhegi a tharo plant eraill. Mae gweithwyr gofal plant yn cael eu hyfforddi i ddatblygu strategaethau i gynorthwyo plant i ymdrin ag ymddygiad annerbyniol. (Gweler *disgyblaeth*, *stranciau*.)

ymddygiad heriol: *ymddygiad* sy'n creu problemau ac anawsterau sy'n effeithio ar ddiogelwch yr unigolyn, eu gofalwyr ac eraill. Gellir cael ymddygiad heriol gan bobl gydag anawsterau dysgu, plant neu unrhyw gleient unigol, rheolwr gofal neu ofalwr sydd dan straen. Fe all ddangos ei hun yn y ffyrdd hyn:

- gweiddi, sgrechian, cnoi a chicio (e.e. *stranciau* plentyn)
- ffrwydradau dilywodraeth o dymer sy'n arwain at drais, a all fod yn berygl i'r achoswr ac i eraill (e.e. cleient sgitsoffrenig sy'n dioddef o rithdybiau ac sydd efallai yn clywed lleisiau)
- cyfnodau o ffwndro a drysu (e.e. cleient gydag anawsterau dysgu a allai fod yn dioddef o *epilepsi*)
- newid hwyliau eithafol a chyfnodau o rwystredigaeth os byddir yn amharu ar drefn y person (e.e. cleient oedrannus sydd yn ei chael hi'n anodd symud i ofal preswyl).

Gall gweithio gyda chleientiaid gydag ymddygiad negyddol neu heriol olygu *therapi ymddygiad* i helpu'r cleientiaid i reoli eu *hymddygiad*. Gall gofalwyr sydd o dan straen ddatblygu anawsterau yn eu hymddygiad a all gael eu hamlygu drwy weiddi a *bwlio* cleientiaid a chydweithwyr neu daro cleientiaid digymorth yn gorfforol. Dylid cefnogi gofalwyr gyda strategaethau ar *reoli straen* megis *technegau ymlacio*. (Gweler *rheoli ymddygiad*.)

ymddygiad negyddol: *ymddygiad* gan unigolyn y gellid ei ddehongli fel ymddygiad gwrth-gymdeithasol. Mae hyn yn cynnwys *stranciau*, sgrechian, gweiddi a rhegi. Mae angen trin y math hwn o ymddygiad yn gadarn ac yn sensitif. (Gweler *ymddygiad heriol*.)

ymennydd: y rhan fwyaf datblygedig o'r *system nerfol*. Mae'n cael ei gynnwys yng ngheudod y greuan neu'r benglog ac wedi ei amgylchynu gan dair pilen a elwir yn bilennau'r ymennydd. Dyma rannau'r ymennydd:

- serebrwm – dyma ddarn mwyaf datblygedig yr ymennydd yn cynnwys dau hemisffer serebrol. Dyma safle swyddogaethau fel gweld, arogleuo, clywed, cyffwrdd, lleferydd a'r cof.
- Ymennydd canol – rhan sy'n cysylltu'r dienseffalon â'r pons. Mae'n cludo ysgogiadau i mewn at y thalamws ac allan o'r serebrwm at fadruddyn y cefn.
- Medwla neu'r medwla oblongata – y rhan o'r ymennydd sy'n gyfrifol am y gweithredoedd anwirfoddol lluosog fel anadlu (Gweler *hypothalamws*.)

Coesyn yr ymennydd yw'r term sy'n cael ei ddefnyddio i ddisgrifio'r rhan sy'n cynnwys yr ymennydd canol, y pons a'r medwla. Gweler y darluniau ar dudalen 285.

ymgarthion: defnydd gwastraff (carthion) sy'n cael eu hysgarthu o'r corff drwy'r rectwm a'r anws. Mae'n cynnwys yn bennaf cellwlos anhydraul, dŵr, bwyd heb ei dreulio a bacteria.

ymgarthu: gyrru gwastraff dynol neu ysgarthion a fydd wedi ei storio yn y rectwm allan drwy'r anws.

ymgyrch: gweithredu wedi ei drefnu sy'n cael ei wneud gan grŵp er mwyn codi'r ymwybyddiaeth am bwnc neilltuol mewn cymdeithas. Er enghraifft, mae Grŵp Gweithredu Tlodi Plant yn tynnu sylw at faterion tlodi ac anghenion plant.

ymgyrchoedd addysg iechyd: dulliau a ddefnyddir i gyfleu gwybodaeth am iechyd i'r cyhoedd yn gyffredinol. Maent yn gadael i unigolion fod yn ymwybodol o'r materion iechyd sy'n gallu effeithio arnynt. Mae ymgyrchoedd o'r fath yn ymdrin â nifer o faterion sydd wedi eu cysylltu'n agos â'r *targedau iechyd cenedlaethol*. Nod ymgyrchoedd o'r fath yw cynnig hysbysrwydd drwy gyflenwi'r *wybodaeth* briodol sy'n galluogi i unigolion wneud dewisiadau ynghylch eu hiechyd. Enghraifft bosibl fyddai annog pobl i roi'r gorau i ysmygu, neu edrych ar gynnwys *braster* y *bwyd* wrth ei brynu er mwyn cynnal diet braster isel. Gall ymgyrchoedd addysg iechyd annog unigolion i gymryd mwy o reolaeth ar faterion iechyd yn eu bywydau. Mewn ambell achos gall hyn arwain at newid arferion ffyrdd o fyw, fel gwneud mwy o *ymarfer* a dysgu *rheoli straen*.

Adrannau'r ymennydd

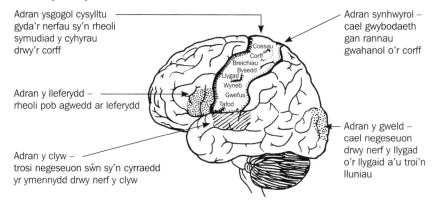

Toriad drwy'r ymennydd

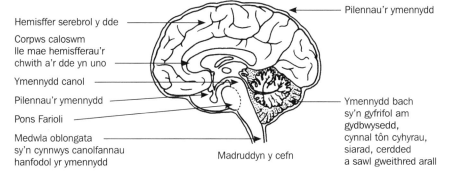

ymlediad: gwanhad ym mur y *rhydweli* sy'n creu chwydd fel swigen ar y pwynt lle mae'r llestr gwaed wedi gwanio. Gall y canlyniadau i bobl fod yn ddifrifol dros ben. Os yw'r chwydd yn byrstio, gall arwain at waedu yn yr *ymenydd* sy'n achosi paralysis mewn rhannau o'r corff.

ymlyniad: y berthynas gynnar sy'n datblygu rhwng plentyn bach a'i fam neu ofalwr gofal cyntaf. Enw arall ar ymlyniad yw bondio. (Gweler *Bowlby*.)

ymlyniad yn y GIG: dyma'r trefniant gweithrediadol rhwng nyrsys ac ymwelwyr iechyd, yn gweithio ar y cyd â *meddygon teulu* penodol i ofalu am gleifion cofrestredig. (Gweler *gofal iechyd*.)

ymwadiad: dyma fath cyffredin o fecanwaith ymdopi. Mae'n ffordd y mae pobl yn rheoli digwyddiadau, amgylchiadau a sefyllfaoedd gwahanol yn eu bywydau. Mae ymwadiad yn fecanwaith a ddefnyddir yn aml dan yr amgylchiadau canlynol:

- marwolaeth aelod o'r teulu neu gyfaill
- cael newydd am salwch terfynol

- colli gwaith
- digwyddiad annisgwyl neu ddamwain

Er mwyn dod i ben â'r sefyllfa mae'r person yn ceisio ei hanwybyddu neu wrthod cydnabod beth sy'n digwydd. Gall gwadu bod digwyddiad wedi bod wneud y sefyllfa yn afreal. Mae'n rhan o'r broses o alaru ac mae ar y person angen cefnogaeth i dderbyn beth sy'n digwydd a gweithio drwy ddimensiynau gwahanol y digwyddiad a'i effaith ar eu perthynas gydag eraill.

ymwelydd iechyd: *nyrs* gofrestredig sy'n ymgymhwyso drwy hyfforddiant pellach fel ymwelydd iechyd. Cyflogir ymwelydd iechyd gan yr awdurdod iechyd a bydd wedi lleoli mewn *canolfan iechyd* neu feddygfa *meddyg teulu*. Mae'r ymwelydd iechyd yn cynnig cefnogaeth a chyfarwyddyd, yn monitro twf a datblygiad babanod a phlant ifanc, ac yn cymryd rhan mewn gweithdrefnau *cam-drin plant* yn ogystal â gweithio gyda'r henoed. Mae a wnelont yn bennaf ag *addysg iechyd* yn ogystal â gofalu uniongyrchol a lles eu cleientiaid.

ymwybyddiaeth: cyflwr o fod yn gwbl ar ddi-hun, yn effro ac yn ymwybodol o'r amgylchedd o'ch cwmpas. Mae ymwybyddiaeth yn cael ei rheoli gan system nerfol sy'n cydgysylltu swyddogaethau holl systemau'r corff. Pan fydd person mewn damwain neu'n cael ei anafu mewn rhyw fodd, fe all ef neu hi golli ymwybyddiaeth a bod yn anymwybodol. (Gweler *Cod AVPU, coma.*)

ymyleiddio: y weithred a gymerir gan unigolion neu grwpiau i ynysu neu gau allan unrhyw unigolyn o'r gymdeithas. Gall hyn arwain at unigolyn neu grŵp yn cael eu rhoi dan anfantais neu eu gorthrymu. Gall unigolion neu grwpiau gael eu gorthrymu neu gael gwahaniaethu yn eu herbyn ar sail oed, *dosbarth cymdeithasol*, rhyw, *hil* a gallu.

ymyriad: trefn sy'n golygu bod *gofalwr* yn gweithredu i wella ansawdd bywyd unigolyn. Gall hyn gynnwys:

- *galluogi*, sy'n annog unigolion i gymryd rheolaeth dros eu bywydau
- annog *ymdopi*, sy'n caniatáu i unigolion ddod i delerau â'r anawsterau, yr anableddau neu'r sefyllfaoedd yn eu bywydau
- *gofal* sy'n rhoi cefnogaeth i rywun o safbwynt eu hanghenion corfforol, cymdeithasol, deallusol ac emosiynol.

Yn ystod misoedd cynnar bywyd baban mae'r gweithredoedd hyn gan ofalwr y baban o gymorth i greu synnwyr o gariad, diogelwch a *lles*. Mae hyn yn rhoi golwg gadarnhaol i'r baban arno ei hun ac ar y byd mae'n byw ynddo. Wrth i'r baban dyfu'n blentyn bydd y synnwyr diogelwch hwn o gymorth wrth feithrin perthynas gydag eraill. (Gweler hefyd *Bowlby*.)

Yr Alban a'i senedd: Mae gan yr Alban fwy o reolaeth dros ei materion hi ei hun ers sefydlu Senedd yr Alban yn 1999. Mae gan Senedd yr Alban a'i gweithrediaeth gyfrifoldeb dros nifer o feysydd megis:

- *iechyd* gan gynnwys y *Gwasanaeth Iechyd Gwladol*, iechyd cyhoeddus ac iechyd meddwl yn yr Alban
- *addysg* a hyfforddi gan gynnwys addysg o dan 5 oed, cynradd, uwchradd ac addysg uwch
- llywodraeth leol, gwaith cymdeithasol a *thai*
- y gyfraith a materion cartref, gan gynnwys y rhan fwyaf o'r gyfraith sifil a throseddol a'r system cyfiawnder troseddol.

Mae agweddau eraill ar ei grymoedd yn cynnwys datblygu economaidd, yr amgylchedd, y celfyddydau a chwaraeon, amaeth, pysgodfeydd a choedwigaeth. Gweler Deddf Senedd yr Alban (LIEM 1998).

ysbytai: sefydliadau mawr sy'n trin pobl ag anhwylderau, *clefydau* a *chamweithrediadau*. Mae oddeutu 2500 o ysbytai yng Nghymru a Lloegr, tua 350 yn yr Alban a dros 50 yng Ngogledd Iwerddon. Yn 1998, cyflwynwyd mesurau newydd ar gyfer ysbytai yn seiliedig ar *drefn lywodraethol glinigol*. Roeddynt yn cynnwys:

- monitro cyfraddau llwyddiant a methiant yn dilyn mathau arbennig o driniaeth, gan gynnwys *marwolaethau*, cyfraddau cymhlethdodau yn dilyn llawdriniaeth, marwolaethau yn dilyn trawiad ar y *galon*, marwolaethau yn dilyn torri gwddf neu asgwrn y forddwyd

- sefydlu fframwaith perfformiad cenedlaethol yn canolbwyntio ar ansawdd gwasanaethau y *GIG*, ac nid y gost yn unig

- datblygu mesurau ansawdd clinigol soffistigedig ar sail cymharu arbenigedd ag arbenigedd, ac ysbyty ag ysbyty

- monitro manylion perfformiad pob ysbyty o safbwynt llawdriniaethau

- disgwyl i *feddygon* gymryd rhan yn y drefn ymholi i farwolaethau yn dilyn llawdriniaeth, marwolaethau mamol, geni'n farw, marwolaethau babanod a hunanladdiad

- disgwyl i feddygon roi eu canlyniadau mewn archwiliad o'u maes arbenigol wedi'i drefnu gan y Coleg Brenhinol.

ysgariad: diddymiad cyfreithiol priodas. Mae newid mawr wedi bod dros y 50 mlynedd diwethaf yn yr agwedd gymdeithasol tuag at briodas a bywyd teuluol. Mae hwn wedi ei atgyfnerthu gan ddeddfwriaeth (h.y. Deddf Ysgariad 1969). Yn dilyn y Papur Gwyn 'Edrych tua'r Dyfodol, Cyflafareddu a'r Rhesymau dros Ysgariad 1995' a Mesur Seneddol Cyfraith Teulu 1995, cynigiwyd newidiadau i ddeisebau ysgariad. Er enghraifft, fe fydd hi'n bosibl cyflwyno deisebau yn ystod blwyddyn gyntaf priodas. Mae *Social Trends* (1996) yn cofnodi'r gostyngiad yn y nifer o gyplau sy'n priodi a'r cynnydd yng nghyfradd ysgariadau. Gall ysgariad fod yn straen i deulu, yn enwedig plant ifanc, gyda methiant yn y berthynas rhwng eu rhieni yn peri gofid iddynt. (Gweler *gorchymyn cymorth teuluol*.)

ysgarthiad: gwaredu isgynhyrchion diwerth sy'n ganlyniad prosesau metabolig yn y corff. Mae ysgarthiad yn cynnwys gwaredu wrea drwy'r *arennau* a *charbon deuocsid* o'r *ysgyfaint*. (Gweler *gwaredu gwastraff* a'r *system wrinol*.)

ysgerbwd: mae'r ysgerbwd yn ffrâm o dros 200 o *esgyrn* sy'n cynnal ac amddiffyn *organau'*r corff (yr ymysgaroedd) ac yn rhoi sylfaen gadarn i'r *cyhyrau* weithio arni. Mae'r esgyrn yn cynnwys:

- y greuan neu'r benglog. Cas sy'n amddiffyn yr *ymennydd* ac organau'r wyneb. Mae wedi ei gwneud o esgyrn creuanol ac wynebol. Mae'r ên uchaf, er enghraifft, wedi ei gwneud o ddau asgwrn ymdoddedig a elwir macsilâu (unigol – macsila)

- cawell yr asennau. Cawell o esgyrn sy'n ffurfio muriau'r thoracs neu adran y frest. Mae wedi ei gwneud o 12 pâr o asennau, y fertebrâu thorasig a'r sternwm. Mae'r asennau wedi eu cysylltu â'r sternwm gan fandiau o gartilag asennol, ond dim ond y saith pâr cyntaf sy'n ymuno ag ef yn uniongyrchol. Mae'r pum pâr olaf yn asennau ffug. Mae'r tri phâr uchaf o'r rhain yn ymuno â'r sternwm yn anuniongyrchol – mae eu cartilag asennol yn uno ag un y seithfed pâr. Asennau arnawf yw'r ddau bâr isaf, dim ond wedi eu cysylltu â'r fertebrâu thorasig yn y cefn

- asgwrn cefn. Gelwir hefyd yn golofn sbinol. Cadwyn hyblyg o 33 o *fertebrâu* sy'n amddiffyn nerfau'r asgwrn cefn.

Gweler y diagram ar dudalen 288.

Ysgerbwd

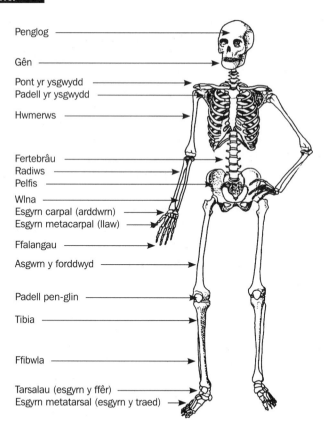

Penglog

Gên

Pont yr ysgwydd
Padell yr ysgwydd

Hwmerws

Fertebrâu
Radiws
Pelfis
Wlna
Esgyrn carpal (arddwrn)
Esgyrn metacarpal (llaw)

Ffalangau

Asgwrn y forddwyd

Padell pen-glin

Tibia

Ffibwla

Tarsalau (esgyrn y ffêr)
Esgyrn metatarsal (esgyrn y traed)

ysgogiadau nerfol: negeseuon sy'n cael eu cario neu eu tywys ar hyd gwahanol ffibrau nerfol yn y corff. Er enghraifft, mae sŵn, golau, cyffyrddiad a gwres yn ysgogi'r *organau* synnwyr i anfon ysgogiadau ar hyd nerfgell neu niwron i'r ymennydd ac i unrhyw ran o'r corff. Mae niwronau wedi eu cysylltu â'i gilydd gan ffurfio rhwydwaith corff sy'n cysylltu â'r *ymennydd* a *madruddyn y cefn*. Ond nid yw'r niwronau wedi eu cysylltu yn uniongyrchol â'i gilydd, serch hynny. Mae bwlch bach neu synaps rhwng niwronau cydiedig. Pan fydd ysgogiad yn cael ei dywys ar hyd nerf, mae cemegau sy'n cael eu rhyddhau wrth y synaps yn golygu y gellir tywys y neges/ysgogiad i nerfgell arall. Nerfgelloedd sy'n cario negeseuon i'r *ymennydd* ac o'r ymennydd drwy *fadruddyn y cefn* a'r system nerfol berifferol yw niwronau. Maent yn gwahaniaethu o ran eu maint a'u siâp ond fe'u dosberthir yn grwpiau yn ôl eu swyddogaethau gwahanol, sy'n cynnwys:

- *niwronau synhwyraidd* – sy'n cario negeseuon neu'n trosglwyddo ysgogiadau o'r *organau* synhwyraidd i'r brif system nerfol
- niwronau echddygol – sy'n cario negeseuon neu'n trosglwyddo ysgogiadau o'r brif system nerfol i'r *cyhyrau* a'r *chwarennau*
- niwronau rhyngol – sy'n trosglwyddo negeseuon rhwng y gwahanol niwronau.

Ysgol Frenhinol y Deillion: gweler *SeeABILITY*.

ysgolion: mae hi'n ofyniad statudol yng ngwledydd Prydain i bob plentyn rhwng 5-16 oed fynychu addysg amser llawn. Bydd plant yn dechrau yn yr ysgol gynradd yn y flwyddyn y byddant yn bump oed ac yn symud i'r ysgol uwchradd yn 11 oed, neu i ysgol ganol yn 13 oed.

Ceir mathau gwahanol o ysgolion:

- preifat neu annibynnol – sy'n darparu ar gyfer plant at 16 oed; telir ffioedd yn y rhain ac mae rhai yn ysgolion un rhyw neu un ffydd (Pabyddol, Eglwys Loegr neu Fwslim)
- babanod – ar gyfer plant 5-7 oed
- iau – ar gyfer plant 7-11 oed
- canol – ar gyfer plant 13-16 oed
- cyfun – ar gyfer plant o allu cymysg rhwng 11-16 oed
- gramadeg – ar gyfer plant rhwng 11-16 oed; mae'n rhaid i'r plant basio arholiad mynediad er mwyn cael mynychu ysgolion o'r fath.

ysgolion prif ffrwd: dyma'r rhai sy'n cynnig addysg orfodol i blant o 5 i 16 oed. Mae'r ysgolion hyn yn dilyn y *cwricwlwm cenedlaethol* o'r cyfnod sylfaen at gyfnod allweddol 4.

Ysgrifennydd Gwladol dros Iechyd: y gweinidog yn y llywodraeth sy'n gyfrifol am ddarparu gwasanaethau iechyd a gofal cymdeithasol. Y gweinidogion iechyd yng Nghynulliad Cenedlaethol Cymru, Cynulliad Gogledd Iwerddon a Senedd yr Alban sy'n gyfrifol am iechyd yn y gwledydd hynny yn y DU.

ysgyfaint: prif organau *resbiradaeth*. Ceir un ar y dde a'r llall ar y chwith. Maent yn llenwi ceudod y thoracs ac wedi eu lleoli o boptu'r galon. (Gweler *system resbiradaeth*.)

ysmygu: arferiad sy'n defnyddio tybaco sy'n cynnwys sylweddau niweidiol fel tar, nicotin a *charbon monocsid*. Mae nicotin yn sylwedd caethiwus a dyma'r rhan o'r sigarét sy'n creu dibyniaeth ar ysmygu. Mae'n cael ei amsugno i lif y gwaed ac yn effeithio ar y corff drwy gyflymu cyfradd curiad y galon, *pwysau gwaed* a chynhyrchu *hormonau*, sy'n gwneud ysmygwyr yn debycach o gael trawiad ar y galon. Mae carbon monocsid yn cyfuno gyda haemoglobin, y rhan o'r gwaed sy'n cludo ocsigen, a thrwy hynny'n lleihau gallu'r gwaed i gludo ocsigen. Mae ocsigen yn angenrheidiol ar gyfer bod meinweoedd ac organau'r corff yn gweithio'n iach. Pan fydd y cyflenwad ocsigen yn cael ei ostwng, bydd hyn yn gallu effeithio ar dwf ac ar weithredu'r corff. Er mwyn goresgyn gostyngiad o'r fath mewn ocsigen bydd y corff yn cynhyrchu mwy o haemoglobin. Bydd hyn yn tewychu'r gwaed sy'n cynyddu'r perygl o dolchen neu *thrombosis*. Os caiff y cyflwr hwn ei adael heb ei drin, gall arwain at y fath ostyngiad mewn cylchrediad mewn aelod o'r corff fel na fydd dim triniaeth ar gael ond trychiad neu dynnu'r aelod drwy lawdriniaeth. Mae ysmygu hefyd yn arwain at ddyddodi tar ar yr ysgyfaint. Mae'r tar yn tagu'r bronciolynnau sy'n arwain at gulhau'r llwybrau anadlu. Mae hyn yn achosi problemau anadlu, pesychu a bod mewn gwendid o ran cael heintiadau ar y frest. Er enghraifft mae'r cilia yn yr epitheliwm ciliedig yn y llwybrau aer yn cael eu tagu fel nad yw mwcws yn cael ei symud ac mae'n casglu, gan arwain at 'besychiad yr ysmygwr'. Mae leinin llwybrau'r aer yn dirywio sy'n achosi i'r leinin dewychu gan wneud anadlu yn anodd.

Bu yna ddadl gynyddol hefyd am ysmygu goddefol. Bydd hyn yn digwydd pan fydd rhywun nad yw'n ysmygu yn anadlu mwg sigarét pobl eraill, naill ai ar ffurf y mwg mae'r ysmygwr wedi ei ysmygu allan neu'r mwg o flaen y sigarét. O'r herwydd mae ysmygu yn y gweithle a mannau cyhoeddus bellach yn anghyfreithlon. Canser yw'r achos pennaf o glefyd yn arwain at farw cynnar yn Lloegr; credir ei fod yn cyfrif am bron un farwolaeth o bob pump bob blwyddyn. Ysmygu yw prif achos canser yr ysgyfaint ac mae'n cael ei gysylltu â chlefyd y galon, broncitis cronig, asthma a chanserau'r geg, y bledren, yr arennau, y stumog a'r pancreas. Mae mamau sy'n ysmygu yn cynyddu'r perygl o farw yn y crud i'w babanod (gweler *syndrom marwolaeth sydyn baban* (LIEM 1998)). Mae pryder cynyddol am y cynnydd yn y niferoedd o bobl ifanc sy'n ysmygu, yn enwedig genethod.

A
B
C
Ch
D
Dd
E
F
Ff
G
Ng
H
I
L
Ll
M
N
O
P
Ph
R
Rh
S
T
Th
U
W
Y

Mae ymgyrchoedd addysg iechyd yn cynhyrchu llenyddiaeth i amlygu'r problemau a achosir gan ysmygu. Mae Gweithredu ar Ysmygu ac Iechyd yn cynnig gwybodaeth a gwasanaeth cynghori.

(Am wybodaeth bellach cysylltwch â Gweithredu ar Ysmygu ac Iechyd, ASH Cymru, 220c Heol y Bontfaen, Treganna, Caerdydd CF5 1GY.)

Peryglon iechyd ysmygu

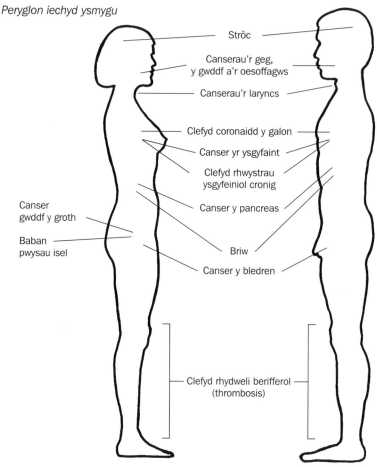

Strôc

Canserau'r geg, y gwddf a'r oesoffagws

Canserau'r laryncs

Clefyd coronaidd y galon

Canser yr ysgyfaint

Clefyd rhwystrau ysgyfeiniol cronig

Canser gwddf y groth

Baban pwysau isel

Canser y pancreas

Briw

Canser y bledren

Clefyd rhydweli berifferol (thrombosis)

ystadegau: data rhifiadol a gesglir i roi *gwybodaeth*. Mae'r defnydd o ystadegau a dadansoddi'r wybodaeth a gesglir o safbwynt iechyd a gofal cymdeithasol yn rhoi arwyddion y gellir eu defnyddio wrth ddyrannu'r adnoddau angenrheidiol mewn gwahanol feysydd targed. Mae'r wybodaeth a gesglir yn cynnwys:

- cyflwr iechyd y Deyrnas Unedig yn gyffredinol
- *ysgariad*/ailbriodas/*strwythurau teuluoedd*
- cyfraddau *marwolaethau*
- y nifer o blant o dan bump yn y Deyrnas Unedig.

ystadegau/cyfradd genedigaethau: y nifer o blant sy'n cael eu geni bob blwyddyn. Cofnodir hyn fel plant a enir fesul 1000 o bobl yn y boblogaeth.

ystum: lleoliad *cyhyrau*'r corff wrth iddynt gynnal yr *ysgerbwd* wrth sefyll, eistedd, cerdded, neu weithio. Mae ffibrau ym mhob cyhyr sy'n cael eu cyfangu yn barhaus gan dynhau neu ffyrfhau'r cyhyrau. Ffyrfhau cyhyrol sy'n gyfrifol am gadw'r cyhyrau yn barod i gyfangu yn ddi-oed ac am gadw'r corff mewn safle unionsyth heb i rywun feddwl yn ymwybodol am wneud. Cynhelir ystum unionsyth gan gyfangiad y cyhyrau plygu ac estyn sy'n cadw'r *esgyrn* a'r *cymalau* yn eu lle. Pan fydd y corff yn cael ei ddal yn unionsyth gyda'r ymdrech gyhyrol leiaf, mae dosbarthiad pwysau'r corff ar y cluniau ac esgyrn y coesau yn cadw cydbwysedd da yn y corff. Ystyrir bod hyn yn ystum da. Gall ystum gael ei effeithio gan bwysau, amgylchedd gwaith gwael, seddau annigonol neu esgidiau a dillad nad ydynt yn ffitio'n iawn. Mae ystum yn cael ei gynnal yn dda drwy *ymarfer*, *diet* cytbwys a *ffordd o fyw* iach.

ystum adferol: yr ystum y rhoddir rhywun ynddo pan fyddant yn anymwybodol. Mae'r ystum hwn yn rhwystro'r tafod rhag blocio'r llwnc ac, am fod y pen ychydig yn is na gweddill y corff, mae'n golygu y gall hylif ddraenio i ffwrdd o'r geg ac yn lleihau'r risg bod yr un a gafodd yr anaf yn mewnanadlu cynnwys y stumog. Cedwir y pen, y gwddf a'r cefn wedi eu halinio, tra bo aelodau'r corff wedi eu plygu gan gynnal y corff mewn ystum cyffyrddus a diogel. (Ambiwlans Sant Ioan 1997) Mae rhoi'r person anymwybodol yn yr ystum adferol yn cael ei wneud gan rywun sydd wedi'i hyfforddi mewn Cymorth Cyntaf fel arfer. I fyfyrwyr iechyd a gofal cymdeithasol, mae dysgu am gymorth cyntaf yn ofyniad iechyd a diogelwch pwysig a fydd yn gwella eu harferion gofal.

ystumiau: negeseuon di-eiriau sy'n cael eu cyfleu drwy ddefnyddio'r breichiau, y dwylo a'r bysedd. Mae'n bwysig cofio bod ystyr gwahanol ystumiau yn wahanol mewn diwylliannau gwahanol. (Gweler *cyfathrebu*.)

Yswiriant Gwladol: gweler *budd-daliadau*.

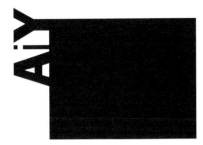

Geirfa Gryno

Dyma ddetholiad o rai termau fel y'u defnyddir yng nghorff y llyfr. Rhestr i gynorthwyo gyda chyfeirio'n sydyn yw hon, ac nid geirfa gyflawn. Am wybodaeth lawnach dylech droi bob amser at *Y Termiadur* a geiriaduron a geirfaoedd safonol eraill.

A

aciwbigo acupuncture
aciwbwysedd acupressure
acsila axilla
acson axon
adferiad rehabilitation
adfywio resuscitate, resuscitation
adolygiad barnwrol judicial review
adwaith imiwn immune reaction
adweitheg reflexology
aer cyfnewid tidal air
aetioleg aetiology
Afiechyd Imiwnedd Diffygiol Acquired Immune Deficiency Syndrome (AIDS)
afiechydon awtoimiwn autoimmune diseases
afiechydon diffyg deficiency diseases
afiechydon etifeddol hereditary diseases
afiechydon galwedigaethol vocational diseases
aflonyddu harassment
affagia aphagia
affasia aphasia
affonia aphonia
agranwlocytosis agranulocytosis
anghenion arbennig special needs
aldosteron aldosterone
alfeolws, alfeoli alveolus, alveoli
allanadliad expiration
allblygrwydd extroversion
alldafliad ejaculation
allyrru emit
amffetaminau amphetamines
amniosentesis amniocentesis

amsugno absorption
amylas amylase
anfalaen benign
anhwylder caffaeledig acquired disorder
anhwylderau cryman-gelloedd sickle-cell disorders
anterth llif peak flow
anweddiad evaporation
anws anus
aortograffeg aortography
araen coating
aren, arennau kidney, kidneys
arennol renal
arfer gwrthwahaniaethol anti-discriminatory practice
arsylwadau dechreuol baseline observations
arsylwi observation
arsylwi cyfranogwr participant observation
arthrograffi arthrography
arhythmia arrhythmia
asffycsia asphyxia
asgwrn cynffon coccyx
asid asgorbig ascorbic acid
asid pyrwfig pyruvic acid
astigmatedd astigmatism
astudiaeth achos case study
astudiaeth reoli achos case control study
atacsia ataxia
atgyrch, atgyrchau reflex, reflexes
atriwm atrium
awdiogram audiogram
awdurdodau lleol local authorities
awtonomiaeth autonomy

awtopsi autopsy
awyru ventilation

B

baban newydd-anedig newborn baby
bargyfreithwyr barristers
basau ac alcalïau bases and alkalis
basili gwrthasidaidd acid-fast bacilli (AFB)
basilws bacillus
bathio bathing
benthyg croth surrogacy
bioadborth biofeedback
bolws bolus
brasterau amlannirlawn
    polyunsaturated fats
brechau rashes
brechiad inoculation
brechu vaccination
bustl bile
bwa niwral neural arch
bwlimia nerfosa bulimia nervosa

C

caethiwed addiction
calsifferol calciferol
cam-drin sylweddau substance abuse
camddefnydd cyffuriau drug misuse
camlas grwperol sacral canal
camlas niwral neural canal
camweithrediad dysfunction
capilarïau capillaries
carbohydradau carbohydrates
cartilag cartilage
cawell yr asennau ribcage
ceillgwd scrotum
ceiropracteg chiropractic
celloedd epithelial ciliedig
    ciliated epithelial cells
ceudod eisbilennol pleural cavity
ceudodau deintyddol dental cavities
ceulo'r gwaed blood clotting
cilia cilia
clefyd endemig endemic disease
clefyd niwronau motor
    motor neurone disease
clefydau ac anhwylderau geneteg
    genetic disorders and diseases

clefydau cyffwrdd-ymledol
    contagious diseases
clefydau hysbysadwy notifiable diseases
clostridiwm botwlinwm
    clostridium botulinum
clustsyllydd auriscope, otoscope
cnawdnychiad myocardiaidd
    myocardial infarction (heart attack)
cnepyn traws transverse process
cocên cocaine
coden y bustl gall-bladder
cofrestr oruchwyliaeth
    supervision register
coluddyn intestine
coluddyn bach small intestine
coluddyn mawr large intestine
continwwm gofal continuum of care
corffilod y gwaed blood corpuscles
corffyn ciliaraidd ciliary body
cornbilen cornea
crwner coroner
cwarantin quarantine
cydran gofal care component
cyfaint anadlol vital capacity
cyfaint cyfnewid tidal volume
cyfaint strôc stroke volume
cyfansoddion compounds
cyfathrebu communication
cyfbilen conjunctiva
cyfeiriadedd rhywiol sexual orientation
cyfeirnod gwerth dietegol
    dietary reference value
cyfleoedd cyfartal equal opportunities
cyflwyniad o chwith breech presentation
cyflyrau mater (solidau, hylifau a nwyon)
    states of matter (solids, liquids and
    gases)
cyflyru clasurol classical conditioning
cyfradd curiad y galon heart rate
cyfradd metabolaeth waelodol
    basal metabolic rate
cyfradd twf gwahaniaethol
    differential growth rate
cyfraith farnwrol neu gyfraith achos
    case or judicial law
cyfrinachedd confidentiality
cyfundrefnau organisations
cyfunrywioldeb homosexuality

cyfyngiad arian cash limit
cyffeithio bwyd food preservation
cyffredinoliaeth universalism
cyffuriau cytotocsig cytotoxic drugs
cyffuriau rheoledig controlled drugs
cyhyr anrheoledig involuntary muscle
cyhyr ciliaraidd ciliary muscle
cyhyr llyfn smooth muscle
cyhyr ysgerbydol (rhesog)
 skeletal (striated) muscle
cyhyrau muscles
cyhyrau gwrthweithiol
 antagonistic muscles
cylch cardiaidd cardiac cycle
cylchred cell cell cycle
cylchrediad circulation
cyllideb unedig sengl
 single unified budget
cymal sacro-iliag sacroiliac joint
cymalau joints
cymalau synofaidd synovial joints
cymdeithasoli socialisation
cymhareb ddibyniaeth dependency ratio
cymhareb marwolaethau safonol
 standard mortality ratio
cymhelliant motivation
cymhorthdal incwm income support
cymhorthion ac addasiadau
 aids and adaptations
cymodi conciliation
cyn-godio pre-coding
cynhadledd achos case conference
cynhwysedd aerobig aerobic capacity
cynorthwywyr gofal iechyd
 health care assistants
cynweithredol pre-operational
cyswllt llygaid eye contact
cytundebau gwasanaeth
 service agreements

Ch

chwarren, chwarennau gland, glands
chwarren bitŵidol pituitary gland
chwarren thyroid thyroid glandchwarennau
 adrenal adrenal glands
chwarennau adrenal adrenal glands
chwarennau ecsocrin exocrine glands
chwarennau parathyroid
 parathyroid glands

D

dadamineiddio deamination
damcaniaethau datblygiad
 theories of development
damwain serebro-fasgwlaidd
 cerebrovascular accident
data bywgraffyddol ac iechyd
 biographical and health data
data meintiol quantitative data
data morbidrwydd morbidity data
data tablaidd tabulation
datblygiad echddygol motor development
datblygiad gwybyddol
 cognitive development
datgeliad disclosure
deddfwriaeth legislation
defnyddwyr gwasanaethau service users
delfryd ymddwyn role model
delweddu cyseiniant magnetig (MRI)
 magnetic resonance imaging
demograffeg demography
derbyniad admission
dibrisiad devaluing
dibyniaeth ar les welfare dependency
diddyfnu weaning
diffygion genyn enciliol X-gysylltiedig
 X-linked recessive gene defects
diheintiad disinfection
disg rhyngfertebrol invertebral disc
disgwyliad oes life expectancy
dogni gofal rationing of care
dueg spleen
dulliau atal cenhedlu rhwystrol
 barrier contraceptives
dwodenwm duodenum
dwythell duct
dyfais fewngroth intrauterine device
dyfarniadau gofal care awards
dysychiad dehydration

E

economi, effeithlonedd
  ac effeithiolrwydd
 economy, efficiency and effectiveness
echddygol motor
egwyddor prif ystyriaeth
 paramountcy principle

eiriolaeth advocacy
eisbilen pleura
elfennau, cyfansoddion a chymysgeddau
elements, compounds and mixtures
emboledd embolism
ensymau enzymes
enwaediad circumcision
epidemioleg epidemiology
erthyliad abortion
erthyliad naturiol miscarriage
esgyrn carpal carpal bones
esgyrn metacarpal metacarpal bones
esgyrn metatarsal metatarsals
etifeddiad rhyw inheritance of sex
ethnosentrigrwydd ethnocentricism
Ewrosentrigrwydd Eurocentrism

F

fertebrâu meingefnol lumbar vertebrae
fili villi
Firws Imiwnoddiffyg Dynol (HIV)
Human Immunodefficiency Virus (HIV)
firysau viruses
fitaminau braster-hydawdd
fat soluble vitamins

Ff

ffactor rhesws rhesus factor
ffagosytosis phagocytosis
ffeministiaid feminists
fferyllwyr pharmacists
ffibrosis y bledren cystic fibrosis
ffoetws foetus
fforamina foramina
ffylocwinon phylloquinone

G

galar grief
galluogi enablement
gametau gametes
genynnau genes
geriatregydd geriatrician
gewyn, gewynnau ligament, ligaments
gewyn cynhaliol suspensory ligament
GIG (Gwasanaeth Iechyd Gwladol)
NHS (National Health Service)
gofal ataliol preventative care
gofal cyfannol holistic care

gofal dirprwyol substitute care
gofal integredig integrated care
gofal lliniarol palliative care
gofal rhyngol intermediate care
gofal seibiant respite care
gofal trydyddol tertiary care
gofalwr carer
gogwydd bias
gonadau gonads
Gorchymyn Arolygaeth Addysg
Education Supervision Order
gorchymyn cyswllt contact order
gorffwylltra dementia
graddegau mesur rating scale
graddfa wahaniaethol semantig
semantic differential scale
graff gwasgariad scattergram
gronynnau alffa alpha particles
gronynnau beta beta particles
grwpiau amlgronfa multifunds
gwahaniaethu discrimination
gwaharddeb injunction
gwain vagina
gwasanaeth ansawdd iechyd
health quality service
Gwasanaeth Iechyd Gwladol (GIG)
National Health Service (NHS)
gwasanaethau diasiad seamless services
gwasanaethau llym acute services
gwasanaethau wedi'u lleoleiddio
localised services
gwasgbwyntiau pressure points
gwefr bositif positive charge
gwefr negatif negative charge
gweithred atgyrch reflex action
Gwerth Gorau Best Value
gwneud datganiadau statementing
gwrthgorff antibody
gwrthwenwyn antidote
gwybyddol cognitive
gwyriad deviance
gwythiennau veins

H

haemocytomedr haemocytometer
haenen goroid choroid layer
haenen sglerotig sclerotic coat
haeniad cymdeithasol social stratification

halwynau salts
halwynau bustl bile salts
hanes achos case history
heintiad defnynnau droplet infection
heterorywioldeb hetreosexuality
hil race
hiliaeth racism
histoleg histology
hormon twf growth hormone
hunanddatgeliad self-disclosure
hunaneffeithiolrwydd self-efficacy
hunan-eiriolaeth self-advocacy
hunanganfyddiad self-perception
hunangyfeirio self-referral
hunangysyniad self-concept
hunaniaeth identity
hunanymrymuso self-empowerment
hwmerws humerus
hydoddedd solubility
hydoddion solvents
hylendid hygiene
hylif dyfrllyd aqueous humour
hylif gwydrog vitreous humour
hylif yr ymennydd cerebrospinal fluid

I

iaith arwyddion sign language
iau *neu* **afu** liver
'iechyd gwifredig' 'wired for health'
ilewm ileum
imiwnedd goddefol passive immunity
imiwnedd gweithredol active immunity
imiwneiddio immunisation

L

labelu labelling
lewcocytau leucocytes
lwfans allowance
lymff lymph

Ll

llawdriniaeth diwrnod day surgery
llawdriniaeth twll clo keyhole surgery
llawfeddygon surgeons
llech, y rickets
llengig diaphragm
LlEM (Llyfrfa Ei Mawrhydi)
    HMSO (Her Majesty's Stationery Office)

lleoliadau iach healthy settings
llesiant well-being
llestr gwaed, llestri gwaed
    blood-vessel, blood-vessels
llid inflammation
llid yr ymennydd meningitis
llwybr ymborth alimentary canal
llym acute
llysieuwyr vegetarians
llythrennedd literacy

M

madruddyn y cefn spinal cord
maetholion nutrients
mamaethod nannies
man gydgysylltiol association area
manylebau gwasanaeth
    service specifications
medwla medulla
meddygaeth amgen alternative medicine
meddygaeth gyflenwol
    complementary medicine
meinwe tissue
meinwe bloneg adipose tissue
meinwe cyhyrau muscular tissue
meinwe gyswllt connective tissue
meinwe nerfol nervous tissue
meithriniad gwaed blood culture
mewnanadlydd inhaler
mewnblygrwydd introversion
mislif menstruation
moeseg ethics
monosacaridau monosaccharides
mwyn, mwynau mineral, minerals
mynediad at wasanaethau
    access to services
mynediad at wybodaeth
    access to information
mynediad gorfodol i ysbyty
    compulsory admission to hospital
mynediad gwirfoddol voluntary admission

N

nam clybodol auditory impairment
neffronau nephrons
nerf clybodol auditory nerve
nerfau synhwyraidd sensory nerves
nod atrio-fentriglaidd atrio-ventrical node

normau norms
nychdod cyhyrol muscular dystrophy

O

ocsigen oxygen
oedran cydsynio age of consent
oesoffagws oesophagus
ofwliad ovulation
offthalmolegwyr ophthalmologists
optegwyr opticians
optegydd offthalmig ophthalmic optician
optometryddion optometrists
orthoptwyr orthoptists
osteopatheg osteopathy

P

padell pen-glin patella
padell yr ysgwydd scapula
paediatregydd paediatrician
parth cyflogaeth employment zone
parth gweithredu iechyd
health action zone
parthau gweithredu addysg
education action zones
patholeg pathology
patholegydd pathologist
pelydrau gama gamma rays
pelydriad radiation
pibellau gwynt air passages
pigmentau bustl bile pigments
pigyn niwral neural spine
pilen eisbilennol pleural membrane
pilen mwcws mucus membrane
pilennau'r ymennydd meninges
pla infestation
platennau platelets
pledren bladder
prawf gwddf y groth cervical smear
profion datblygiadol developmental tests
profion modd means-testing
proffwydoliaeth hunangyflawnol
self-fulfilling prophecy
Pwyllgor Ymgynghorol
ar Ddyrannu Adnoddau
Advisory Committee
on Resource Allocation

R

resbiradaeth respiration
resbiradaeth aerobig aerobic respiration
resbiradaeth anaerobig
anaerobic respiration

Rh

rhagdybiaeth hypothesis
Rheoliadau Adrodd ar Anafiadau,
Clefydau neu Ddigwyddiadau
Peryglus (RIDDOR) 1995
Regulations for Reporting of Injuries,
Diseases and Dangerous Occurrences
(RIDDOR)
rheolweithiau routines
Rhestr Genedlaethol o Gostau Cyfeirio
National Schedule of Reference Costs
rhestr wirio lles welfare checklist
rhithbair hallucinogen
rhwydwaith network
rhwystrau rhag cyfathrebu
barriers to communication
rhydwelïau arteries
rhydwelïyn arteriole
rhyngweithiad interaction
rhyngweithiad optimeiddiedig
optimised interaction
rhywiaeth sexism

S

sail resymegol rationale
samplu â gogwydd biased sampling
samplu clwstwr cluster sampling
samplu cwotâu quota sampling
sbermleiddiad spermicide
sbiromedreg spirometry
sefydliadoli institutionalisation
sgiliau arsylwi observational skills
sgiliau gwrando gweithredol
active listening skills
sgiliau pendantrwydd assertive skills
sglerosis ymledol multiple sclerosis
siarterau charters
strwythur teulu family structure
strwythurau iechyd a gofal cymdeithasol
health and social care structures

sylfaen gwerthoedd gofal
   care value base
symptomau diddyfnu
   withdrawal symptoms
syndrom Down Down's syndrome
syndrom X fregus fragile X syndrome
sypyn atrio-fentriglaidd (sypyn His)
   atrio-ventricular bundle (bundle of His)
system adborth feedback system
system arennol renal system
system atgenhedlu reproductive system
system cyfiawnder troseddol
   criminal justice system
system dreuliad digestive system
system nerfol awtonomig
   autonomic nervous system
system wrinol urinary system

T

tabl cyfnodol periodic table
taflod feddal soft palate
tannau llais vocal cords
tarsalau tarsals
tawelyddion tranquillisers
technegau cyfryngau cyferbyniol
   contrast media techniques
tîm adferiad cymunedol
   community rehabilitation team
timau amlddisgyblaethol
   multi-disciplinary teams
tocofferol tocopherol
**tomograffeg echelinol gyfrifiadurol
(sganio CAT)**
   Computer axial tomography
   (Cat scanning)
torasgwrn fracture
toriad chwilfriw comminuted fracture
tracea trachea
trallwysiad transfusion
trawsnewidiadau transitions
triongliant triangulation
troethiad micturition
trychiad amputation
trylediad diffusion

tylino massage
tylino adferol remedial massage
tylino biodeinamig biodynamic massage
tyndra cyn mislif pre-menstrual syndrome

Th

theorïau dysgu learning theories
therapyddion galwedigaethol
   occupational therapists
therapyddion lleferydd speech therapists
thymws thymus
thyroid gorweithiol overactive thyroid
thyroid tanweithiol underactive thyroid

U

unigoliaeth individuality
uwchsain ultrasound

W

wlna ulna
wrea urea
wreter, wreterau ureter, ureters
wrethra urethra
wrin urine
wterws uterus

Y

y ddarfodedigaeth tuberculosis
ymddiriedolaeth, ymddiriedolaethau
   trust, trusts
ymgarthion faeces
ymlediad aneurysm
ymlyniad attachment
ymwadiad denial
ymyleiddio marginalisation
ymyriad intervention
ysgerbwd skeleton
ysgogiadau nerfol nerve impulses
ysgyfaint lung
ysigiad greenstick fracture
ysmygu smoking
ystum posture
ystum adferol recovery position
ystumiau gestures

TORFAEN LIBRARIES

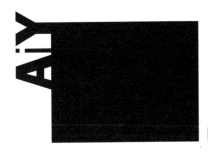

Rhai Gwefannau Defnyddiol

Dyma ddetholiad byr o'r gwefannau lawer sydd ar gael i ymchwilio ymhellach.

www.ageuk.org.uk	
www.audit-commission.gov.uk	
www.autism.org.uk	
www.barnardos.org.uk/wales	Barnardo's Cymru
www.ccwales.org.uk	Cyngor Gofal Cymru
www.communitycare.co.uk	
www.complantcymru.org.uk/cy/	Comisiynydd Plant Cymru
www.childline.org.uk	
www.charity-commission.gov.uk	
www.dlf.org.uk	Sefydliad Byw Gydag Anabledd
www.drugs.org.uk	
www.equalityhumanrights.com/hafan/	Comisiwn Cydraddoldeb a Hawliau Dynol
www.homeoffice.gov.uk	Y Swyddfa Gartref
www.kingsfund.org.uk	
www.mentalhealth.org.uk	
www.mind.org.uk/mind_cymru/landing	Mind Cymru
www.nmc-uk.org	Y Cyngor Nyrsio a Bydwreigiaeth
www.ncb.org.uk	Biwro Plant Cenedlaethol
www.niscc.info	Cyngor Gofal Cymdeithasol Gogledd Iwerddon
www.olderpeoplewales.com	Comisiynydd Pobl Hŷn Cymru
www.scotland.gov.uk	Llywodraeth yr Alban
www.scope.org.uk/about-us/scope-wales	Scope Cymru
www.wales.gov.uk	Llywodraeth Cynulliad Cymru
www.wales.nhs.uk	Gwasanaeth Iechyd Gwladol Cymru
www.wcva.org.uk	Cyngor Gweithredu Gwirfoddol Cymru

Termau

geiriadur.bangor.ac.uk/termiadur/	Y Termiadur
termau.org/porth	Porth Termau Cenedlaethol Cymru
www.termcymru.wales.gov.uk	Term Cymru

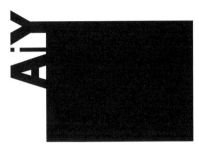

Darllen Pellach

Global Programme in AIDS, The HIV/AIDS Pandemic 1994 Overview
Sefydliad Iechyd y Byd, Genefa, y Swistir

Health Provision 1984
Sefydliad Iechyd y Byd, Genefa, y Swistir